J.W.F. Elte
D. Overbosch
R.O.B. Gans
M.O. van Aken

Differentiële diagnostiek in de interne geneeskunde

Onder redactie van:
J.W.F. Elte
D. Overbosch
R.O.B. Gans
M.O. van Aken

Differentiële diagnostiek in de interne geneeskunde

Vijfde, herziene druk

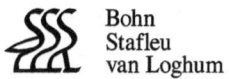

Houten 2015

Enkele kleurenafbeeldingen bij de hoofdstukken 17 en 18 zijn te vinden op
▶ http://extras.springer.com. Vul op deze website in het zoekveld Search ISBN dit ISBN-nummer in: 978-90-368-0944-3 Let op: het is belangrijk om precies deze schrijfwijze aan te houden, dus met tussenstreepjes.

ISBN 978-90-368-0945-0

© 2015 Bohn Stafleu van Loghum, onderdeel van Springer Media BV
Alle rechten voorbehouden. Niets uit deze uitgave mag worden verveelvoudigd, opgeslagen in een geautomatiseerd gegevensbestand, of openbaar gemaakt, in enige vorm of op enige wijze, hetzij elektronisch, mechanisch, door fotokopieën of opnamen, hetzij op enige andere manier, zonder voorafgaande schriftelijke toestemming van de uitgever.

Voor zover het maken van kopieën uit deze uitgave is toegestaan op grond van artikel 16b Auteurswet j° het Besluit van 20 juni 1974, Stb. 351, zoals gewijzigd bij het Besluit van 23 augustus 1985, Stb. 471 en artikel 17 Auteurswet, dient men de daarvoor wettelijk verschuldigde vergoedingen te voldoen aan de Stichting Reprorecht (Postbus 3060, 2130 KB Hoofddorp). Voor het overnemen van (een) gedeelte(n) uit deze uitgave in bloemlezingen, readers en andere compilatiewerken (artikel 16 Auteurswet) dient men zich tot de uitgever te wenden.

Samensteller(s) en uitgever zijn zich volledig bewust van hun taak een betrouwbare uitgave te verzorgen. Niettemin kunnen zij geen aansprakelijkheid aanvaarden voor drukfouten en andere onjuistheden die eventueel in deze uitgave voorkomen.

Eerste druk 1994
Tweede, herziene druk 1998
Derde, herziene druk 2003
Vierde, herziene druk 2005
Vijfde, herziene druk 2015

NUR 878

Basisontwerp omslag: Studio Bassa, Culemborg
Automatische opmaak: Crest Premedia Solutions (P) Ltd., Pune, India

Bohn Stafleu van Loghum
Het Spoor 2
Postbus 246
3990 GA Houten

www.bsl.nl

Woord vooraf bij de vijfde, herziene druk

Meer dan twintig jaar geleden verscheen de eerste editie van Differentiële diagnostiek in de interne geneeskunde. Voor u ligt de vijfde, geheel herziene editie. Hierin komen opnieuw alle aspecten van de interne geneeskunde aan de orde. De hoofdstukken zijn nu veelal herschreven door nieuwe auteurs die gebruikmaakten van de oorspronkelijke teksten van de eerdere auteurs. De redactie wil met nadruk de eerdere auteurs danken voor hun bijdragen die dit boek tot zo'n vaak gebruikt praktijkboek hebben gemaakt.

Voor het eerst maakt de eerste redacteur van alle vier vorige edities, prof. dr. W.D. Reitsma, geen deel meer uit van de redactie. Hij heeft met zijn kennis, nauwgezetheid en enthousiasme zeer veel bijgedragen aan het tot stand komen van dit boek. De redactie van de huidige druk is hem zeer veel dank verschuldigd. De redactie is aangevuld met twee nieuwe leden: dr. M.O. van Aken en prof. dr. R.O.B. Gans.

Bij deze druk van compendium en handboek is ervoor gekozen om alle tabellen en figuren alleen in het compendium op te nemen en niet in het handboek. Het compendium beoogt een praktisch en handzaam boek te zijn en het handboek kan als naslagwerk gebruikt worden naast het compendium. In het handboek dat nu hetzelfde formaat heeft als het compendium, wordt verwezen naar de tabellen en figuren in het compendium. Het handboek is bedoeld om theoretische achtergronden te geven, overwegingen hoe tot een bepaalde diagnose te komen en vormt zo als het ware de 'rode draad'. De beide boeken vormen een onlosmakelijk geheel en zijn dan ook slechts gezamenlijk verkrijgbaar.

De redactie hoopt dat ook deze editie velen zal helpen bij het opstellen van de juiste differentiële diagnose en staat, als tevoren, open voor eventuele op- of aanmerkingen.

De redactie, juni 2015

Inhoud

1	**Algemene problemen**	1
	R.O.B. Gans, J.B.L. Hoekstra	
1.1	Lichaamssamenstelling	1
1.2	Water- en zouttekort	4
1.3	Dorst en polyurie	5
1.4	Hypovolemie	9
1.5	Gegeneraliseerd oedeem en longoedeem	11
1.6	SIADH (syndroom van 'inappropriate' ADH-secretie)	15
1.7	Hypernatriëmie en hyponatriëmie	16
1.7.1	Hypernatriëmie	16
1.7.2	Hyponatriëmie	18
1.8	**Hyperkaliëmie en hypokaliëmie**	21
1.8.1	Inleiding	21
1.8.2	Hyperkaliëmie	24
1.8.3	Hypokaliëmie	29
1.9	**Afwijkingen van het zuur-base-evenwicht**	34
1.9.1	Metabole acidose	36
1.9.2	Metabole alkalose	39
1.9.3	Respiratoire acidose	40
1.9.4	Respiratoire alkalose	42
1.10	**Overgewicht en ondervoeding**	46
1.10.1	Adipositas	48
1.10.2	Ondervoeding	51
	Literatuur	55
2	**Cardiale ziektebeelden**	57
	P.P. van Geel, R.A. Tio	
2.1	**Pijn op de borst; angina pectoris, myocardinfarct, pericarditis**	57
2.1.1	Angina pectoris	57
2.1.2	Myocardinfarct	63
2.1.3	Pericarditis	64
2.2	**Hartkloppingen**	67
2.2.1	Hartkloppingen	67
2.2.2	Ritme- en geleidingsstoornissen	70

2.3	**Harttonen en -geruisen**		84
2.3.1	Harttonen		84
2.3.2	Souffles bij klepafwijkingen		87
2.4	**Hartfalen**		90
2.4.1	Definitie en voorkomen		90
2.4.2	Oorzaken		93
2.4.3	Pathofysiologie en symptomatologie		95
2.4.4	Anamnese		98
2.4.5	Onderzoek		98
2.4.6	Aanvullend onderzoek		102
	Literatuur		104
3	**Afwijkingen van het respiratoire systeem**		105
	G.J. Braunstahl, J.C.C.M. in 't Veen, A. Rudolphus		
3.1	**Dyspnoe**		105
3.1.1	Definitie		105
3.1.2	Anamnese		106
3.1.3	Lichamelijk onderzoek		110
3.1.4	Laboratoriumonderzoek		111
3.1.5	Aanvullend onderzoek		112
3.2	**Hypoxemie en centrale cyanose**		114
3.2.1	Definitie		114
3.2.2	Klinische verschijnselen		115
3.2.3	Aanvullend onderzoek		115
3.3	**Pneumonie**		116
3.3.1	Definitie		116
3.3.2	Klinische verschijnselen		117
3.3.3	Risicofactoren		117
3.3.4	Classificatie		120
3.3.5	Aanvullend onderzoek		121
3.4	**Hemoptoë**		122
3.4.1	Definitie		122
3.4.2	Klinische verschijnselen		123
3.4.3	Laboratoriumonderzoek		124
3.4.4	Aanvullend onderzoek		125
3.5	**Pulmonale massa/noduli**		127
3.5.1	Definitie		127
3.5.2	Differentiële diagnose		128

3.5.3	Klinische verschijnselen	129
3.5.4	Laboratoriumonderzoek	129
3.5.5	Beeldvormend onderzoek	131
3.5.6	Aanvullende diagnostiek	132
3.6	**Diffuse longafwijkingen**	133
3.6.1	Definitie	133
3.6.2	Differentiële diagnose	133
3.6.3	Klinische verschijnselen	135
3.6.4	Laboratoriumonderzoek	137
3.6.5	Beeldvormend onderzoek	138
3.6.6	Aanvullend onderzoek	140
3.7	**Verbreed mediastinum**	141
3.7.1	Definitie	141
3.7.2	Klinische verschijnselen	142
3.7.3	Laboratoriumonderzoek	144
3.7.4	Beeldvormend onderzoek	144
3.8	**Pleuravocht**	146
3.8.1	Definitie	146
3.8.2	Klinische verschijnselen	146
3.8.3	Laboratoriumonderzoek	148
3.8.4	Beeldvormend onderzoek	148
3.8.5	Pleurapunctie	150
	Literatuur	152
4	**Shock**	153
	J.G. van der Hoeven	
4.1	**Definitie en herkenning**	153
4.1.1	Klinische verschijnselen	153
4.1.2	Laboratoriumdiagnostiek	154
4.2	**Klinische indeling**	156
4.3	**Hypovolemische shock**	157
4.4	**Cardiogene shock**	159
4.5	**Obstructieve shock**	160
4.5.1	Longembolie	160
4.5.2	Tamponnade	161
4.5.3	Spanningspneumothorax	162
4.6	**Distributieve shock**	163
4.6.1	Sepsis	163

4.6.2	Anafylaxie	164
4.6.3	Dwarslaesie	165
4.7	**Klinische aanpak**	165
	Literatuur	166
5	**Hypertensie**	**167**
	J. Deinum	
5.1	**Inleiding**	167
5.2	**Heeft de patiënt echt hypertensie?**	168
5.2.1	Meting van de spreekkamerbloeddruk	168
5.2.2	Automatische bloeddrukmetingen	169
5.3	**Dreigt er een complicatie op korte termijn? Hypertensieve crisis**	171
5.4	**Is er een eenduidige oorzaak voor de hypertensie?**	174
5.4.1	Primaire en secundaire hypertensie	174
5.5	**Hypertensie en zwangerschap**	195
5.6	**Orgaanschade als gevolg van hypertensie**	197
5.7	**Anamnese en onderzoek**	200
	Literatuur	202
6	**Aandoeningen van de nieren**	**203**
	C.E.H. Siegert	
6.1	**Pijn uitgaand van de tractus urogenitalis**	203
6.1.1	Inleiding	203
6.1.2	Nefrolithiasis	204
6.1.3	Urineweginfectie	206
6.2	**Hematurie en proteïnurie**	209
6.3	**Proteïnurie**	214
6.4	**Acute en chronische nierinsufficiëntie**	217
6.4.1	Inleiding	217
6.4.2	Acute nierinsufficiëntie	220
6.4.3	Chronische nierinsufficiëntie	224
	Literatuur	228
7	**Afwijkingen van de koolhydraat- en vetstofwisseling**	**229**
	C.J. Tack, M. Castro Cabezas, J.W.F. Elte	
7.1	**Diabetes mellitus**	229
7.1.1	Inleiding	229

7.1.2	Diagnose	230
7.2	**Bewusteloosheid bij diabetes mellitus**	237
7.2.1	Hypoglykemie	238
7.2.2	Ernstige hyperglykemische ontregelingen	241
7.2.3	Hyperosmolaire hyperglykemische ontregeling	244
7.2.4	Melkzuuracidose	245
7.3	**Hypoglykemie bij mensen zonder diabetes**	247
7.4	**Langetermijncomplicaties van diabetes mellitus**	250
7.5	**Afwijkingen van de vetstofwisseling**	256
7.5.1	Inleiding	256
7.5.2	Primaire of erfelijke hyperlipidemieën	259
7.5.3	Primaire hypercholesterolemie	259
7.5.4	Primaire hypertriglyceridemie	264
7.5.5	Primaire gecombineerde hyperlipidemie	266
7.5.6	Secundaire hyperlipidemie	267
7.5.7	Andere oorzaken van secundaire hyperlipidemie	272
	Literatuur	274
8	**Endocrinologie**	275
	J.W.F. Elte, M.O. van Aken	
8.1	**Afwijkingen van de schildklier**	275
8.1.1	Inleiding	275
8.1.2	Vormafwijkingen/struma	277
8.1.3	Schildklierfunctiestoornissen	281
8.1.4	Interpretatie van schildklierfunctieonderzoek	287
8.2	**Afwijkingen van de calciumstofwisseling**	290
8.2.1	Inleiding	290
8.2.2	Hypercalciëmie	291
8.2.3	Hypocalciëmie en hypomagnesiëmie	296
8.2.4	Overige stoornissen: fosfaatmetabolisme, hypermagnesiëmie	299
8.2.5	Metabole botziekten	302
8.3	**Aandoeningen van de hypofyse**	308
8.3.1	Hypofysetumoren	308
8.3.2	Prolactinoom	311
8.3.3	Acromegalie	312
8.3.4	Ziekte en syndroom van Cushing	314
8.3.5	Hypofyse-insufficiëntie	318

8.4	**Afwijkingen in samenhang met de bijnieren**	319
8.4.1	Tumoren van de bijnier	319
8.4.2	Bijnierschorsinsufficiëntie	321
8.4.3	Congenitale bijnierschorshyperplasie	324
8.5	**Groei en seksuele rijping**	327
8.5.1	Groeistoornissen	327
8.5.2	Vertraagde puberteit	327
8.5.3	Pubertas praecox	330
8.5.4	Hypogonadisme bij de man	331
8.5.5	Infertiliteit bij de man	333
8.5.6	Erectiele disfunctie	334
8.5.7	Gynaecomastie	334
8.5.8	Amenorroe	337
8.5.9	Hirsutisme	339
	Literatuur	341
9	**Ziekten van de tractus digestivus**	343
	D.R. de Vries, P.D. Siersema	
9.1	**Inleiding**	343
9.1.1	Anamnese	343
9.1.2	Lichamelijk onderzoek	345
9.2	**Misselijkheid en braken**	345
9.2.1	Inleiding	345
9.2.2	Lichamelijk onderzoek	345
9.2.3	Aanvullend onderzoek	347
9.3	**Zuurbranden en pijn op de borst**	348
9.3.1	Inleiding	348
9.3.2	Lichamelijk onderzoek	349
9.3.3	Aanvullend onderzoek	349
9.4	**Passageklachten**	350
9.4.1	Inleiding	350
9.4.2	Lichamelijk onderzoek	351
9.4.3	Aanvullend onderzoek	352
9.5	**Hikken en boeren**	352
9.5.1	Inleiding	352
9.5.2	Aanvullend onderzoek	354
9.6	**Bloedbraken en melena**	354
9.6.1	Inleiding	354

9.6.2	Lichamelijk onderzoek	355
9.6.3	Aanvullend onderzoek	355
9.7	**Rectaal bloedverlies**	358
9.7.1	Inleiding	358
9.7.2	Aanvullend onderzoek	360
9.8	**Obstipatie**	361
9.8.1	Inleiding	361
9.8.2	Lichamelijk onderzoek	362
9.8.3	Aanvullend onderzoek	362
9.9	**Diarree**	364
9.9.1	Inleiding	364
9.9.2	Aanvullend onderzoek	366
9.10	**Buikpijn**	368
9.10.1	Inleiding	368
9.10.2	Lichamelijk onderzoek	371
9.10.3	Aanvullend onderzoek	372
9.11	**Anale klachten**	374
9.11.1	Inleiding	374
9.11.2	Lichamelijk onderzoek	376
9.11.3	Aanvullend onderzoek	376
9.12	**Acute buik**	377
	Literatuur	378
10	**Leverziekten**	379
	R.A. de Man	
10.1	**Icterus en gestoorde serumleverenzymwaarden**	379
10.2	**Hyperbilirubinemie**	380
10.2.1	Diagnostiek	381
10.2.2	De gele patiënt	382
10.2.3	Anamnese	382
10.2.4	Lichamelijk onderzoek	384
10.2.5	Laboratoriumonderzoek	384
10.2.6	Verdere diagnostiek	386
10.3	**Acute hepatitis**	386
10.4	**Chronische hepatitis**	390
10.5	**Levercirrose**	392
10.6	**Een ruimte-innemend proces in de lever**	393
10.7	**Vochtophoping in de peritoneale holte**	395
	Literatuur	398

11	**Hematologische aandoeningen**	401
	M.H.H. Kramer	
11.1	**Bleek, moe en anemie**	401
11.1.1	Inleiding	401
11.1.2	Anamnese en lichamelijk onderzoek.	404
11.2	**Lymfadenopathie**	419
11.2.1	Inleiding	419
11.2.2	Anamnese en onderzoek.	420
11.3	**Splenomegalie**	430
11.3.1	Inleiding	430
11.3.2	Anamnese en onderzoek.	431
11.4	**Afwijkingen van de witte bloedcellen, myelodysplasie en leukemie**	433
11.4.1	Inleiding	433
11.4.2	Anamnese en onderzoek.	434
11.5	**Polycytemia, polyglobulie en trombocytose.**	455
11.5.1	Polycytemie en polyglobulie	455
11.5.2	Trombocytose.	458
11.6	**Ziekten die gepaard gaan met abnormale bloedeiwitten..**	460
11.6.1	Inleiding	460
11.6.2	Anamnese en onderzoek.	462
11.6.3	Lymfoplasmocytair lymfoom (ziekte van Waldenström)	462
11.6.4	Multipel myeloom	463
11.6.5	Amyloïdose	464
	Literatuur	467
12	**Hemostase en trombose.**	469
	V.E.A. Gerdes	
12.1	**De pathologische bloeding.**	469
12.1.1	Verlengde protrombinetijd (PTT) en verlengde geactiveerde partiële tromboplastinetijd (APTT)	472
12.1.2	Verlengde geactiveerde partiële tromboplastinetijd	474
12.1.3	Verlengde protrombinetijd.	476
12.1.4	Bloedingsneiging bij normale APTT en PTT	476
12.1.5	Verlengde bloedingstijd en platelet function analysis (PFA)	478
12.1.6	Diffuse intravasale stolling	479
12.2	**Trombosebeen**	481
12.3	**Longembolie**	486
	Literatuur	489

13	**Gemetastaseerde maligniteit bij onbekende primaire tumor**	491
	K.P.M. Suijkerbuijk, E. van der Wall	
13.1	**Definitie en epidemiologie**	491
13.1.1	Definitie	491
13.1.2	Incidentie	492
13.1.3	Prognose	492
13.2	**Diagnostiek**	495
13.2.1	Anamnese en lichamelijk onderzoek	495
13.2.2	Laboratoriumonderzoek	496
13.2.3	Radiologisch onderzoek	497
13.2.4	Endoscopisch onderzoek	498
13.2.5	Pathologie	498
13.2.6	Moleculaire markers	499
13.3	**Behandeling**	499
13.3.1	Targeted therapy	500
	Literatuur	500
14	**Infectieziekten**	501
	J.T. van Dissel, D. Overbosch	
14.1	**Inleiding: micro-organisme, gastheer en omgeving**	501
14.2	**Infectie, ontsteking en koorts**	504
14.3	**Koorts en koude rillingen als diagnosticum**	505
14.3.1	'Verklikkertekenen' bij anamnese en lichamelijk onderzoek	513
14.3.2	Bijzondere gastheer omstandigheden	514
14.3.3	Febris e causa ignota: speuren naar sporen	516
14.3.4	Koorts bij cardiale aandoeningen	523
14.3.5	Aanvullend onderzoek	524
14.3.6	Koorts bij hiv-geïnfecteerde patiënten	528
14.3.7	Koorts bij een patiënt met, of verdacht van een hiv-infectie	531
	Literatuur	538
15	**Importziekten**	539
	D. Overbosch, P.J.J. van Genderen	
15.1	**Benadering van een patiënt uit de tropen**	539
15.1.1	Impact	540
15.1.2	Activiteiten	542
15.1.3	Reiziger	542

15.2	**Importziekten met koorts**	543
15.2.1	Malaria	544
15.2.2	Koorts bij een negatief dikkedruppelpreparaat	545
15.2.3	Koorts en leukocytose	546
15.2.4	Koorts zonder leukocytose	552
15.2.5	Chronische koortsende importziekten	553
15.3	**Importziekten met diarree**	554
15.3.1	Acute diarree	555
15.3.2	Chronische diarree	557
15.3.3	Dunnedarmdiarree en malabsorptie	559
15.3.4	Dikkedarmdiarree	561
15.3.5	Niet-infectieuze oorzaken van dikkedarmdiarree	563
15.4	**Importziekten met jeuk en/of ulceratie**	565
15.4.1	Jeuk	566
15.4.2	Ulceraties	566
15.4.3	Gelokaliseerde jeuk	567
15.4.4	Gegeneraliseerde jeuk	570
15.4.5	Belangrijke aandoeningen zonder jeuk	572
15.4.6	Ulceraties	573
15.5	**Tot slot**	580
	Literatuur	581
16	**Ziekten die gepaard gaan met gewrichtsklachten en vaatafwijkingen**	583
	P.J. Barendregt	
16.1	**Artralgie**	583
16.2	**Monoartritis**	585
16.2.1	Anamnese en lichamelijk onderzoek	585
16.2.2	Aanvullend onderzoek	586
16.3	**Polyartritis**	587
16.3.1	Anamnese en lichamelijk onderzoek	587
16.3.2	Aanvullend onderzoek	590
16.4	**Lage rugpijn**	592
16.4.1	Anamnese en lichamelijk onderzoek	592
16.4.2	Laboratorium- en aanvullend onderzoek	592
16.5	**Vasculitis**	594
16.5.1	Anamnese en lichamelijk onderzoek	595
16.5.2	Laboratorium- en aanvullend onderzoek	595

16.6	**Het fenomeen van Raynaud**	597
16.6.1	Anamnese en lichamelijk onderzoek	597
16.6.2	Laboratorium- en aanvullend onderzoek	598
16.7	**Amyloïdose**	599
16.7.1	Anamnese en lichamelijk onderzoek	599
16.7.2	Laboratorium- en aanvullend onderzoek	600
16.8	**Cryoglobulinemie**	601
16.8.1	Anamnese en lichamelijk onderzoek	602
16.8.2	Laboratorium- en aanvullend onderzoek	602
16.9	**Classificatiecriteria**	602
16.9.1	Reumatoïde artritis	602
16.9.2	Systemische lupus erythematosus (SLE)	602
16.9.3	Axiale spondylartropathie (spondylitis ankylopoetica)	603
16.9.4	Ziekte van Still	603
16.9.5	Polymyalgia rheumatica	605
16.9.6	Arteriitis temporalis	606
	Literatuur	606
17	**Huidverschijnselen**	609
	R.I.F. van der Waal, J.J.E. van Everdingen	
17.1	**Erythemateuze huidaandoeningen**	609
17.1.1	Inleiding	609
17.1.2	Erythema palmare	611
17.1.3	Erythema perstans	612
17.1.4	Erythema nodosum	613
17.1.5	Erythema migrans	615
17.1.6	Erythema (exsudativum) multiforme	617
17.1.7	Anamnese en onderzoek	620
17.2	**Geneesmiddelenexantheem**	620
17.2.1	Klinisch beeld en etiologie	620
17.2.2	Anamnese en onderzoek	622
17.3	**Urticaria**	623
17.3.1	Klinisch beeld en etiologie	623
17.3.2	Anamnese en onderzoek	626
17.4	**Pruritus**	627
17.4.1	Etiologie	627
17.4.2	Anamnese en onderzoek	628
	Literatuur	628

18	**Inflammatoire aandoeningen van het oog**	629
	P.M. van Hagen, K. van Bilsen, G.S. Baarsma	
18.1	Wat is uveïtis?	629
18.2	Klinische presentatie van uveïtis	631
18.3	Onderzoek van de patiënt met uveïtis	633
18.4	Diagnostiek bij uveïtis	634
18.5	Onderzoek naar frequente oorzaken van uveïtis	636
18.5.1	Infectieuze oorzaken	636
18.5.2	Endogene uveïtis	639
18.5.3	Systeemaandoeningen	639
18.5.4	Specifieke vormen van uveïtis zonder systeemaandoening	643
18.5.5	Maskeradesyndroom	644
18.6	Tot slot	645
	Literatuur	646
19	**Neurologische afwijkingen**	647
	S.E. Hoogers, S.F.T.M. de Bruijn	
19.1	Hoofdpijn	647
19.1.1	Secundaire hoofdpijn	648
19.1.2	Primaire hoofdpijn	652
19.2	Duizeligheid	653
19.3	Wegrakingen	654
19.3.1	Epileptische insulten	655
19.3.2	Syncope	656
19.4	Verlaagd bewustzijn en coma	657
19.4.1	Bewustzijnsstoornissen met primair cerebrale oorzaak	659
19.4.2	Bewustzijnsstoornissen met een extracerebrale oorzaak	660
19.5	Spierzwakte	661
19.5.1	Perifere zenuwen	662
19.5.2	Spieren	664
	Literatuur	666
20	**Somatisch onvoldoende verklaarde lichamelijke klachten (SOLK)**	667
	J.H. Bolk	
20.1	Inleiding	667

20.2	Zijn er kenmerken van de patiënt, de setting, de klacht of het klachtenpatroon en/of de presentatie die voorspellen of de klacht onvoldoende lichamelijk verklaard blijft?	669
20.3	Analyse van de klachten.	669
20.4	Veel voorkomende klachten en syndromen	670
20.4.1	Het chronisch vermoeidheidssyndroom (CVS)	672
20.4.2	Fibromyalgie	675
20.4.3	Prikkelbaredarmsyndroom	676
20.4.4	Chronische buikpijn bij vrouwen	677
20.4.5	Chemical sensitivity syndroom	677
20.4.6	Chronisch whiplashsyndroom	678
20.4.7	RSI: repetitive strain-injury	679
20.4.8	Posttraumatische stressstoornis (PTSS)	679
20.4.9	Burn-out	680
20.4.10	Hyperventilatie	680
20.5	Pathofysiologie van SOLK-syndromen	681
20.6	De aanpak en behandeling van patiënten met SOLK en somatoforme stoornissen	682
	Literatuur	684

Bijlagen

Afkortingenlijst ... 689

Register ... 699

Redactie en auteurs

Redactie

dr. J.W.F. Elte
internist-endocrinoloog, Gouda

dr. D. Overbosch
internist, Epse

prof. dr. R.O.B. Gans
internist, UMC Groningen

dr. M.O. van Aken
internist-endocrinoloog Hagaziekenhuis, Den Haag

Auteurs

dr. M.O. van Aken
internist-endocrinoloog, Hagaziekenhuis, Den Haag

dr. G.S. Baarsma
oogarts, Rotterdams Oogheelkundig Instituut (ROI), Rotterdam

dr. P.J. Barendregt
reumatoloog, Maasstad Ziekenhuis, Rotterdam

K. van Bilsen, MD
Aios Interne/PhD kandidaat Immunologie, Interne Geneeskunde, Erasmus MC, Rotterdam

prof. dr. J.H. Bolk (em.)
internist, 'niet praktiserend', LUMC, Leiden

dr. G.J. Braunstahl
longarts, St. Franciscus Gasthuis, Rotterdam

dr. S.F.T.M. de Bruijn
neuroloog, Hagaziekenhuis, Den Haag

dr. M. Castro Cabezas
internist-endocrinoloog, St. Franciscus Gasthuis, Rotterdam

dr. J. Deinum
internist, St. Radboud UMC, Nijmegen

prof. dr. J.T. van Dissel
internist, LUMC, Leiden, directeur Centrum Infectieziektebestrijding RIVM

dr. J.W.F. Elte
internist-endocrinoloog, Gouda

dr. J.J.E. van Everdingen
dermatoloog, AMC Amsterdam

prof. dr. R.O.B. Gans
internist, UMC Groningen

dr. P.P. van Geel
cardioloog, UMC Groningen

dr. P.J.J. van Genderen
internist, Havenziekenhuis en Instituut voor Tropische Ziekten, Rotterdam

dr. V.E.A. Gerdes
internist, Slotervaartziekenhuis, Amsterdam

prof. dr. P.M. van Hagen
internist-immunoloog, Erasmus MC, Rotterdam

prof. dr. J.B.L. Hoekstra
internist, AMC Amsterdam

prof. dr. J.G. van der Hoeven
internist-intensivist, Radboud UMC, Nijmegen

dr. S.E. Hoogers
neuroloog, Spijkenisse Medisch Centrum en Erasmus MC, Rotterdam

prof. dr. M.H.H. Kramer
internist, VUmc, Amsterdam

dr. R.A. de Man
maag-, darm- en leverarts, Erasmus MC, Rotterdam

dr. D. Overbosch
internist, Epse

dr. A. Rudolphus
longarts, Sint Franciscus Gasthuis, Rotterdam

dr. C.E.H. Siegert
internist-nefroloog, Sint Lucas Andreas Ziekenhuis, Amsterdam

prof. dr. P.D. Siersema
maag-, darm- en leverarts, UMC Utrecht

dr. K.P.M. Suijkerbuijk
oncoloog i.o., UMC Utrecht

prof. dr. C.J. Tack
internist, Radboud UMC, Nijmegen

dr. R.A. Tio
cardioloog, UMC Groningen

dr. J.J.C.M. in 't Veen
longarts, Sint Franciscus Gasthuis, Rotterdam

dr. D.R. de Vries
maag-, darm- en leverarts, UMC, Utrecht

dr. R.I.F. van der Waal
dermatoloog, Ter Gooi Ziekenhuizen, Hilversum/Blaricum

prof. dr. E. van der Wall
internist-oncoloog, UMC Utrecht

Algemene problemen

R.O.B. Gans, J.B.L. Hoekstra

1.1 Lichaamssamenstelling

Het totale lichaamswater bedraagt ongeveer 60 % van het lichaamsgewicht. Bij vrouwen is dit iets lager dan bij mannen, terwijl kinderen gedurende het eerste levensjaar een hoger lichaamswatergehalte hebben (65–75%). Bij het ouder worden neemt het totale lichaamswater af en daalt tot 45–50 % boven de 60 jaar. Bij een jonge man van 70 kg bedraagt het totale lichaamswater 42 l (60%), waarvan 60% (25 l) intracellulair is en 40% extracellulair (17 l).

Het extracellulaire compartiment wordt onderverdeeld in een interstitieel compartiment van 13,5 l en een plasmavolume van 3,5 l. Onder normale omstandigheden is de waterbalans in evenwicht. De inname is even groot als de som van obligaat verlies met ontlasting, transpireren en verlies met de ademhaling (samen ongeveer 1000 ml) en de urineproductie. Bij een inname van 2,5 l water wordt dus ongeveer 1,5 l urine geproduceerd. Het totale lichaamswater wordt gehandhaafd door de werking van antidiuretisch hormoon (ADH) en het dorstgevoel.

De afgifte van ADH wordt bepaald door osmoreceptoren in de hypothalamus en baroreceptoren in het hart en de vaatboom. De ADH-secretie neemt toe als de plasmaosmolaliteit boven 280 mosm/kg stijgt. Afname van het effectieve circulerende volume met meer dan 10 % is eveneens een prikkel tot ADH-afgifte. Circulerend volumehandhaving kan dan ten koste gaan van osmoregulatie. Antidiuretisch hormoon oefent zijn antidiuretisch effect uit door de insertie van aquaporines, zogenoemde waterkanaaltjes in de cellen van de verzamelbuisjes in de nieren waardoor water wordt geresorbeerd onder invloed van de osmotische gradiënt in het niermerg. Van de totale hoeveelheid glomerulusfiltraat (voorurine) wordt 99% van het water teruggeresorbeerd, 70% in de proximale tubulus, 5% in de lis van Henle en 24% meer distaal. Ontbreken van ADH of perifere resistentie tegen ADH leidt door verstoring van de distale resorptie tot massale polyurie.

Natrium is kwantitatief het belangrijkste kation in de extracellulaire vloeistof; 80% van het natrium bevindt zich in de extracellulaire ruimte en wordt extracellulair gehouden onder invloed van de natrium-kaliumpomp over de celmembraan. De natriumconcentratie bedraagt normaal 135-142 mmol/l plasma. Evenals voor het water het geval is, wordt 99% van het natrium van het glomerulaire filtraat teruggeresorbeerd, 70% in de proximale tubulus, 20% in de lis van Henle en 9% in de verzamelbuisjes. Dit laatste proces staat onder invloed van het renine-angiotensine-aldosteronsysteem (RAAS). Zoutdepletie en hypovolemie stimuleren het systeem en verhogen daarmee de terugresorptie van natrium. Verhoogde zoutinname remt het systeem door extracellulaire volume-expansie en leidt zo tot meer natriurese. Volume-expansie stimuleert bovendien de afgifte van atriaal natriuretisch peptide (ANP) en B-type natriuretisch peptide (BNP) uit het hart, waardoor de uitscheiding van natrium en water met de urine toeneemt.

Per dag wordt ongeveer 25.000 mmol natrium in de glomerulus gefiltreerd, waarvan – afhankelijk van de hoeveelheid zout in het dieet – 100-250 mmol/24 uur uitgescheiden (100 mmol komt overeen met 5,8 g NaCl). Onder invloed van aldosteron is zo nodig een maximale terugresorptie in de distale tubulus mogelijk, waardoor nog slechts 1 mmol natrium/etmaal met de urine verloren gaat.

Kalium bevindt zich vooral intracellulair. De totale hoeveelheid kalium bedraagt ongeveer 50-60 mmol/kg lichaamsgewicht, terwijl extracellulair en dus in plasma de concentratie slechts

1.1 · Lichaamssamenstelling

Tabel 1.1 Lichaamssamenstelling van een gezonde man van 70 kg.

totaal lichaamswater 42 l	42 kg	proportionele samenstelling	
– 25 l intracellulair		– water	60%
– 17 l extracellulair		– vet	21%
– 13,5 l interstitieel		– eiwit	13%
– 3,5 l plasmavolume		– mineralen	5%
eiwit	9 kg	– koolhydraten	1%
– intracellulair (vooral spieren)	6 kg		
– extracellulair (collageen)	3 kg		
vet	15 kg		
koolhydraten	0,5 kg		
mineralen	3,5 kg		

3,5–5,0 mmol/l is. Bij een glomerulaire filtratie van 180 l/dag wordt 180 × 4 of 720 mmol kalium gefiltreerd. Hiervan wordt 60–120 mmol uitgescheiden met de urine. Kaliumterugresorptie vindt plaats in de proximale niertubulus en in de lis van Henle. In de distale tubulus wordt kalium gesecerneerd onder invloed van het effect van aldosteron. Een hoog plasmakaliumgehalte stimuleert de aldosteronsecretie en daarmee het kaliumverlies met de urine. Kaliumdepletie heeft het omgekeerde effect. De verminderde plasmaconcentratie van kalium en de verminderde aldosteronsecretie leiden tot afname van kaliumverlies met de urine. Ook bij een uitgesproken kaliumtekort gaat per dag 5–15 mmol kalium met de urine verloren. Kalium wordt dus minder goed vastgehouden dan natrium.

Ongeveer 35% van het lichaamsgewicht bestaat uit vetten, eiwitten en koolhydraten: vet (21%), eiwit (13%) en koolhydraten (1%). De gegevens van de lichaamssamenstelling zijn samengevat in tab. 1.1.

1.2 Water- en zouttekort

Water- en zouttekort hebben, hoewel ze vaak samengaan, verschillende gevolgen. Een tekort aan water (bijv. dorsten) leidt tot een gelijkmatig verlies van water uit de intra- en extracellulaire compartimenten, omdat de plasmaosmolaliteit stijgt. Tekenen van een verminderd circulerend volume (en uitdrogingsverschijnselen) treden later op dan wanneer eenzelfde volume wordt verloren uit het extracellulaire compartiment (bijv. diarree). Als gevolg van een toename van de intracellulaire osmolaliteit leidt een watertekort tot bewustzijnsvermindering. Zuiver waterverlies gaat gepaard met hypernatriëmie.

Zoutdepletie (natriumdepletie) leidt tot een daling van de plasmaosmolaliteit en daardoor tot een verplaatsing van water naar het intracellulaire compartiment. Een verminderd circulerend volume en tekenen van uitdroging (droge slijmvliezen, verlaagde bloeddruk en orthostatische hypotensie en, bij kinderen, een vertraagd verstrijkende huidplooi) zijn hiervan het gevolg. Veelal gaan water- en natriumdepletie samen. Het serumnatriumgehalte is daarom een slechte maat voor de natriumbalans van de patiënt.

Volume- en osmoregulatie hebben plaats via verschillende homeostatische mechanismen. Een vermindering van het effectieve circulerende volume leidt tot een stimulering van het renine-angiotensine-aldosteronsysteem en het sympathicussysteem. Het atriaal natriuretisch peptide en B-type natriuretisch peptide worden geremd, terwijl secundair het antidiuretisch hormoon wordt gestimuleerd. Deze cascade van reacties leidt tot een herstel van het circulerend volume door zout- en waterretentie. Omgekeerd remt een toegenomen circulerend volume het renine-angiotensine-aldosteronsysteem en de sympathicusactiviteit, stimuleert het de afgifte van atriaal natriuretisch peptide en B-type natriuretisch peptide en remt het secundair de afgifte van het antidiuretisch hormoon.

De osmoregulatie wordt primair bepaald door de plasma-natriumconcentratie. Een verhoogd plasma-Na^+ stimuleert via osmoreceptoren in de hypothalamus de afgifte van antidiuretisch hormoon en leidt tot een dorstgevoel. Het serumnatrium herstelt zich dan enerzijds door vermindering van de vrije waterklaring via toename van de urineosmolaliteit, anderzijds door water te drinken als gevolg van de dorst. Hyponatriëmie remt de afgifte van antidiuretisch hormoon, hetgeen leidt tot de productie van een groter volume minder geconcentreerde urine. Herstel van het serumnatrium kan achterblijven wanneer onvoldoende osmolen aan de nieren worden aangeboden bijvoorbeeld door onvoldoende eiwitinname (alcoholisten en ouderen op een 'tea and toast'-dieet) waardoor de vrije waterklaring achterblijft ondanks maximale verdunning van de urine.

Een overwegend tekort aan water komt voor als gevolg van een afgenomen concentrerend vermogen van de nieren, osmotische diurese, langdurig dorsten, bij toegenomen vochtverlies via de longen bij ernstige dyspnoe en bij waterverlies als gevolg van massale diarree. Puur watertekort ontstaat bij diabetes insipidus.

Natriumdepletie kan het gevolg zijn van excessief zoutverlies door braken of diarree en van zoutverlies via de nieren. Gastrointestinaal natriumverlies kan behalve door de anamnese worden onderscheiden van renaal natriumverlies door de bepaling van het natriumgehalte in de urine. Dit gehalte is laag bij gastro-intestinaal natriumverlies.

De verschillen tussen water- en zoutverlies zijn samengevat in ◘ tab. 1.2.

1.3 Dorst en polyurie

Het verschijnsel dorst is afhankelijk van stimuli vanuit de osmoreceptoren en de baroreceptoren, die ook de ADH-secretie reguleren. Verhoogde ADH-secretie treedt echter al eerder op dan het dorstgevoel. Bij polyurie is de urineproductie toegenomen ten opzichte van de vochtinname, tenzij de polyurie het gevolg is van een excessieve wateropname. In ◘ tab. 1.3 worden de oorzaken van de combinatie dorst en polyurie genoemd, alsmede de laboratoriumbepalingen die een onderscheid mogelijk maken.

Tabel 1.2 Verschillen tussen water- en zouttekort.

tekort aan totaal lichaamswater	tekort aan zout
a. gelijkmatig verlies van water uit de intracellulaire en extracellulaire compartimenten, minder duidelijke hypovolemie of uitdrogingsverschijnselen, wel: dorst, hoofdpijn en bij toenemend tekort verwardheid, sufheid, coma b. hypernatriëmie c. verhoogde plasmaosmolaliteit	a. verschuiving van water naar het intracellulaire compartiment, hypovolemie en uitdrogingsverschijnselen b. hyponatriëmie c. verlaagde plasmaosmolaliteit
oorzaak	*oorzaak*
– extreem dorsten – renaal verlies: centrale of nefrogene diabetes insipidus – extrarenaal verlies: hoge koorts, zware lichamelijke inspanning, thyreotoxicose, grote brandwonden	– renaal zoutverlies: urine-[Na^+] > 30 mmol/l als gevolg van diuretica, bijnierinsufficiëntie, salt-losing nephritis – extrarenaal verlies: urine-[Na^+] < 30 mmol/l door braken, diarree, pancreatitis

Tabel 1.3 Oorzaken van dorst en polyurie.

	laboratoriumbepalingen
diabetes mellitus	urineglucose, bloedglucose
hypercalciëmie	serumcalcium, fosfaat, albumine (parathormoon (PTH), vitamine D, alkalische fosfatase)
hypokaliëmie	serumkalium
polyurische fase van acute tubulusnecrose	serumureum, serumcreatinine, serumnatrium
diabetes insipidus	
– centraal	urineosmolaliteit bij dorsten, wel effect van desmopressine (DDAVP[a])
– nefrogeen	urineosmolaliteit bij dorsten, geen effect van desmopressine (DDAVP[a])

[a]DDAVP = desamino-8D-arginine-vasopressine.

Tabel 1.4 Oorzaken van diabetes insipidus.

centraal – hypofysair	nefrogeen
– idiopathisch (auto-immuun) – familiair – postoperatief na hypofyseoperaties – hypofysetumoren (adenomen, craniofaryngioom, metastasen) – granulomen (sarcoïdose, tuberculose, histiocytose X) – vasculair (Sheehan-syndroom)	– familiair recessief (gebonden aan het X-chromosoom) – hypercalciëmie – hypokaliëmie – geneesmiddelen (lithium, dimethylchloortetracycline) – infecties

Het dorstgevoel bij diabetes mellitus is het gevolg van osmotische diurese ten gevolge van glucosurie en van het verhoogde plasmaglucosegehalte, wat bijdraagt tot een toename van de plasmaosmolaliteit. Bij patiënten met type 2-diabetes mellitus en met een licht verhoogde nierdrempel voor glucose kan bij een geringe verhoging van de plasmaglucosewaarde het symptoom dorst ontbreken.

Hypercalciëmie remt de werking van ADH op de medullaire verzamelbuisjes in de nier, met als gevolg polyurie. Een dergelijk effect wordt ook gezien bij chronische hypokaliëmie.

In de polyurische fase van acute tubulusnecrose is de beschadigde nier nog niet in staat om de urine te concentreren bij afname van het circulerend volume. Diabetes insipidus is het klassieke ziektebeeld dat kan leiden tot zuiver waterverlies. De oorzaak kan centraal gelegen zijn of berusten op ongevoeligheid van de nier voor antidiuretisch hormoon (tab. 1.4).

Bij diabetes insipidus zijn polyurie, dorst en polydipsie de voornaamste klachten. De slaap wordt verstoord door nycturie en dorst. De hoeveelheid geproduceerde urine varieert, maar is meestal meer dan 5 l/etmaal en kan zelfs 15 l bedragen. Vochtbeperking leidt tot uitdroging. Een dorstproef, ter bevestiging van de diagnose, moet daarom onder supervisie worden uitgevoerd. Het bepalen van de plasmaosmolaliteit voor de vochtrestrictie is van belang, omdat een

Tabel 1.5 Analyse van diabetes insipidus met behulp van een dorstproef gedurende 8 uur.

plasma mosm/kg	urine mosm/kg	
<300	>700	geen diabetes insipidus
>300	<400	diabetes insipidus
centrale oorzaak stijging urine mosm/kg na DDAVP >200		
renale oorzaak stijging urine mosm/kg na DDAVP <200		

osmolaliteit boven 295 mosml/kg (en normaal serumglucose) al bewijzend is voor absoluut watertekort. Dit gegeven, gecombineerd met een urineosmolaliteit van minder dan 200 mosm/kg, bewijst het bestaan van diabetes insipidus. Oorzaken van polyurie, zoals hypercalciëmie en hypokaliëmie, dienen dan al uitgesloten te zijn. De osmolaliteit in plasma kan worden bepaald, maar is ook eenvoudig te berekenen uit de formule:

$$\text{plasmaosmolaliteit (mosm/kg)} = 2 \times \text{serum-}[Na^+](\text{mmol/l})$$
$$+ [\text{glucose}](\text{mmol/l}) + [\text{ureum}](\text{mmol/l}).$$

Vaak worden in de formule glucose (tenzij sprake van diabetes mellitus) en ureum weggelaten, omdat beide geen effectieve osmolen zijn, met andere woorden: deze stoffen verdelen zich als water over het lichaam.

Bij het uitvoeren van de dorstproef wordt de plasmaosmolaliteit iedere 2 uur gemeten of berekend om uitdrogen te voorkomen. Een stijging van de osmolaliteit boven 300 mosm/kg vormt een reden het onderzoek te onderbreken en vocht te geven. Een volledige test duurt 8 uur.

De criteria voor het onderscheid tussen diabetes insipidus en het uitsluiten van de diagnose worden weergegeven in ◘ tab. 1.5.

Met behulp van desmopressine (DDAVP, 2 μg i.m.) kan een onderscheid worden gemaakt tussen hypofysaire en nefrogene diabetes insipidus. Een stijging van de urineosmolaliteit tijdens langdurig dorsten tot waarden van 400–700 mmol/kg kan berusten op een partiële diabetes insipidus of op psychogene polydipsie. In tegenstelling tot patiënten met diabetes insipidus hebben patiënten met psychogene polydipsie voorafgaand aan het dorsten vaak een lage plasmaosmolaliteit (minder dan 275 mosm/kg). Dat patiënten met psychogene polydipsie urine niet kunnen concentreren >700 mosm/kg komt door het uitspoelen van de ureumgradiënt in het niermerg. Bepaling van de ADH-spiegel kan nuttig zijn in twijfelgevallen en verder bij het onderscheid tussen centrale en nefrogene diabetes insipidus. Bij nefrogene diabetes insipidus is het ADH-gehalte hoog, bij centrale diabetes insipidus laag tot niet meetbaar.

1.4 Hypovolemie

Onder hypovolemie wordt een tekort aan intravasculair volume verstaan. Hypovolemie leidt tot een verminderde weefseldoorstroming en gaat gepaard met klachten van moeheid, dorst, spierkrampen en orthostatische hypotensie. Bij een tekort van minder dan 10 % is de bloeddruk in het algemeen normaal. Bij een meer uitgesproken ondervulling kunnen naast orthostatische hypotensie ook verschijnselen van onvoldoende orgaandoorbloeding zoals angineuze klachten, buikpijn en verwardheid optreden. Hypovolemie gaat vaak samen met een interstitieel vochttekort. Bij onderzoek vallen dan een droge tong en slijmvliezen en een afgenomen huidturgor op. Het laatste symptoom is bij oudere mensen minder betrouwbaar.

Soms levert het lichamelijk onderzoek een aanwijzing op voor de oorzaak van de hypovolemie. De aanwezigheid van toegenomen pigmentatie van huid en slijmvliezen kan wijzen op het bestaan van primaire bijnierinsufficiëntie. Bij een hypovolemische shock passen symptomen die berusten op toename van sympathische activiteit, zoals tachycardie, wijde pupillen en koude en klamme extremitei-

Tabel 1.6 Oorzaken van hypovolemie (uitdroging).

onvoldoende vochtopname
- vaak in combinatie met gestoorde nierfunctie bij oudere mensen

verlies uit de tractus digestivus
- massaal braken
- ernstige diarree
- vochtverlies via fistels of hevelen

nierziekten
- polyurische (herstel)fase van acute tubulusnecrose
- herstelfase van acute tubulopathie
- herstelfase na langdurige urinewegobstructie
- chronische tubulo-interstitiële nefropathie

mineralocorticoïdtekort
- bijnierinsufficiëntie
- geïsoleerd aldosterontekort

hypercalciëmie

diuretica

osmotische diurese bij diabetische ontregeling

verlies elders
- sterk transpireren
- brandwonden
- verlies naar de buikholte zoals peritonitis, pancreatitis en zich snel ontwikkelende ascites

ten. Deze patiënten tonen vaak een perifere cyanose en zijn onrustig en angstig. De urineproductie is dan gering (minder dan 15 ml/uur). Wanneer de geproduceerde urine een hoge osmolaliteit en een laag natriumgehalte heeft, wijst dit op een goede nierfunctie. Bij uitdroging is de stijging van ureum in het plasma meer uitgesproken dan van creatinine. In tab. 1.6 wordt een aantal oorzaken van hypovolemie door een tekort aan zout en water gegeven.

De mate van depletie van het extracellulaire volume kan vaak goed worden beoordeeld aan de hand van het gewichtsverloop en het hemoglobine- en eiwitgehalte van het bloed.

1.5 Gegeneraliseerd oedeem en longoedeem

Oedeem is het gevolg van een toename van interstitieel vocht. Alvorens gegeneraliseerd oedeem aantoonbaar is door middel van druk op huid en subcutis, waarbij een impressie zichtbaar wordt, moet minstens 2,5–3 l vocht worden geretineerd. Verandering van het lichaamsgewicht is vaak een goede maat voor de hoeveelheid geretineerd vocht. Oedeem kan ontstaan door toename van de capillaire hydrostatische druk, afname van de plasma-oncotische druk, toename van de capillaire permeabiliteit en door obstructie van de lymfeafvoer of toename van de interstitiële oncotische druk. Aan de hand van deze indeling zijn in ◘ tab. 1.7 de oorzaken van oedeem weergegeven.

Uit de tabel blijkt dat bij het ontstaan van oedeem vaak meer mechanismen tegelijkertijd spelen: bij rechtsdecompensatie van het hart veneuze stuwing resp. natriumretentie door forward failure met verminderde nierdoorbloeding, bij het nefrotisch syndroom verminderde serum-oncotische druk en natriumretentie (zowel primair door de nierziekte zelf als secundair door verminderde nierdoorbloeding). Verminderde plasma-oncotische druk alleen leidt niet gemakkelijk tot het optreden van oedeem, omdat tegelijk met deze afname ook de interstitiële oncotische druk afneemt en daarmee de transcapillaire oncotische drukgradiënt gelijk blijft.

Lichamelijk onderzoek kan een belangrijke bijdrage leveren bij het herkennen van de oorzaak van oedeem. Bij rechtsdecompensatie van het hart is de centraal veneuze druk verhoogd (normaal R–4 cm H_2O), is de lever meestal palpabel met een stompe rand als gevolg van de stuwing, en is oedeem aantoonbaar aan de benen bij nog ambulante patiënten of presacraal bij de bedlegerige patiënt. Bij de nog mobiele patiënt nemen de oedemen aan de benen overdag

Tabel 1.7 Oorzaken van oedeem.

toename van de capillaire hydrostatische druk

a. toename van het plasmavolume[a] door renale natriumretentie: decompensatio cordis, levercirrose, nefrotisch syndroom, nierinsufficiëntie, natriumretentie door medicamenten o.a. NSAID's (niet-steroïde anti-inflammatoire geneesmiddelen), thiazolidinedionen
b. veneuze stuwing: rechtsdecompensatio cordis (perifeer oedeem), linksdecompensatio cordis/acuut longoedeem en pleuravocht (kleine circulatie), levercirrose (portale vaatbed), lokale veneuze obstructie

verminderde oncotische druk van het plasma (serumalbumine minder dan 20 g/l)

- nefrotisch syndroom
- protein-losing enteropathy
- verminderde albuminesynthese bij leverziekte (levercirrose)
- aandoeningen die met systemische inflammatie gepaard gaan

toename van capillaire permeabiliteit

- sepsis
- allergische reacties
- acute respiratory distress syndrome (ARDS)
- brandwonden
- idiopathisch oedeem

obstructie van de lymfeafvoer

- lymfklierdissectie
- lymfeklierkanker
- metastasen
- filariasis

toename van de interstitiële oncotische druk

- hypothyreoïdie (o.a. interstitiële ophoping van mucopolysachariden)

[a]Bij zwangerschap is ook sprake van toegenomen plasmavolume, maar gelijktijdige vasodilatatie voorkomt toename van de capillair hydrostatische druk.

toe, terwijl ze 's nachts afnemen door het verdwijnen van de hydrostatische druk als gevolg van de houdingsverandering van staan naar liggen, hetgeen leidt tot nycturie. De patiënten hebben vaak een vol gevoel in de bovenbuik als gevolg van leverstuwing. Bij ernstige rechtsdecompensatie kunnen ook icterus en ascites ontstaan. De combinatie van links- en rechtsdecompensatie kan aanleiding geven tot de vorming van pleuravocht als gevolg van transsudatie.

Bij oedeem als gevolg van een nefrotisch syndroom is de centraalveneuze druk normaal en bestaat er geen leverstuwing. Het oedeem is vaak vooral rond de oogleden aanwezig. Sterke proteïnurie, een verlaagd serumalbumine en een verhoogd serumcholesterolgehalte zijn kenmerkend voor het nefrotisch syndroom.

Bij oedeem bij patiënten met levercirrose is de centraal veneuze druk eveneens normaal. De aanwezigheid van ascites staat meer op de voorgrond dan het perifere oedeem. Het vinden van spider naevi en erythema palmare ondersteunt het vermoeden van leverpathologie, evenals de maar zelden zichtbare tekenen van collaterale circulatie in de vorm van een caput Medusae. Het onderzoek bij oedeem is samengevat in ◘ tab. 1.8.

Longoedeem kan worden gedefinieerd als een toename van de hoeveelheid vocht in het interstitiële longweefsel. Voor het ontstaan van longoedeem is veel minder vochtretentie nodig dan voor het ontstaan van gegeneraliseerd oedeem, omdat de capaciteit van de kleine circulatie beperkter is. Een belangrijke oorzaak van longoedeem is een toename van de pulmonale capillaire druk, meestal het gevolg van linksdecompensatie van het hart, maar ook zoutretentie bij nierinsufficiëntie of overtransfusie. Een toename van de pulmonale capillaire permeabiliteit als oorzaak van longoedeem komt voor in het kader van het ARDS (acute respiratory distress syndrome), wat een uiting is van longschade door pro-inflammatoire cytokines die vrijkomen bij een scala aan aandoeningen waaronder sepsis.

Patiënten met longoedeem op basis van linksdecompensatio klagen over dyspnoe, tachypnoe, orthopnoe, paroxismale nachtelijke dyspnoe, een droge niet-productieve hoest en soms vertonen ze in de slaap een patroon van cyclisch ademen, bekend als cheyne-stokes-ademhaling. Bij licht longoedeem bestaat alleen dyspnoe bij inspanning, bij ernstig longoedeem passen ernstige dyspnoe in rust, cyanose en eventueel het opgeven van schuimend roze sputum, rochelen en hemoptoë. Crepiteren boven de basale longvelden is in het beginstadium van longoedeem niet altijd aanwezig. De thoraxfoto

◘ **Tabel 1.8** Onderzoek bij oedeem.

gegeneraliseerd oedeem

a. decompensatio cordis	verhoogde centraal veneuze druk, leverstuwing, perifeer oedeem, cardiomegalie (thoraxfoto, echografie), tekenen van linksdecompensatie
b. hypoproteïnemie	
– nefrotisch syndroom	laag plasma-albumine, uitgesproken proteïnurie, perifeer oedeem, geen verhoogde centraal veneuze druk of leververgroting, verhoogd cholesterol
– levercirrose	laag plasma-albumine, geen proteïnurie, geen verhoogde centraal veneuze druk, perifeer oedeem maar vooral uitgesproken ascites, huidpigmentatie, (icterus), spider naevi, erythema palmare, hepato- en splenomegalie
– protein-losing enteropathy	hypoalbuminemie zonder proteïnurie, eiwitverlies door lymfestuwing in de darm (o.a. bij congenitale hartziekten en pericarditis constrictiva) en een scala van darmziekten veelal met diarree
c. acute glomerulonefritis	afwijkingen van het urinesediment (hematurie), afgenomen glomerulaire filtratie, hypertensie
d. idiopathisch oedeem	vooral bij vrouwen, vaak in relatie tot de menstruatie, geen specifieke symptomen

lokaal oedeem

a. obstructie van lymfevaten	bij maligniteiten, na lymfeklierresecties, chronische infecties, recidiverende erysipelas, filariasis; het gebied voelt pasteus verdikt aan
b. obstructie van venen	als gevolg van trombose of bijv. bij maligniteiten door druk van buitenaf of door infiltratie
c. verhoogde capillaire doorlaatbaarheid	bij sepsis, allergische reacties, na een trauma, na verbrandingen

biedt vaak eerder aanknopingspunten, zoals redistributie van vaattekening ten gunste van de bovenvelden en de aanwezigheid van kerley-B-lijnen.

Het onderzoek van het hart kan aanknopingspunten bieden voor een eventuele cardiogene oorzaak van longoedeem, zoals toegenomen hartgrootte, abnormale tonen in S_3 en S_4 die leiden tot galopritme, functionele mitralisinsufficiëntie en souffles. Bij longoedeem wordt bij laboratoriumonderzoek hypoxemie gevonden, bij minder ernstige vormen van longoedeem en bij acuut longoedeem bestaat vaak hypo- of eucapnie. Dit wordt veroorzaakt door de neiging tot hyperventileren als gevolg van hypoxemie en metabole acidose op basis van melkzuuraccumulatie door een slechte perifere circulatie. Bij uitputting ontstaat hypercapnie.

Een recente mogelijkheid om bij het bestaan van dyspnoe een onderscheid te maken tussen een cardiale en een niet-cardiale oorzaak biedt de bepaling van B-type natriuretisch peptide (BNP). Een concentratie van > 500 µg/l maakt linksdecompensatie van het hart als oorzaak zeer waarshijnlijk, terwijl een concentratie van < 100 µg/l een cardiale oorzaak praktisch uitsluit. Bij tussenliggende waarden blijven de klinische symptomen en de bevindingen bij lichamelijk onderzoek en echocardiografie de belangrijkste gegevens voor het te maken onderscheid.

1.6 SIADH (syndroom van 'inappropriate' ADH-secretie)

Bij dit syndroom wordt antidiuretisch hormoon gesecerneerd ondanks het ontbreken van de fysiologische prikkels daartoe, zoals hyperosmolaliteit of hypovolemie. Dit leidt tot een verdunningshyponatriëmie. De klinische symptomen zijn het gevolg van waterintoxicatie onder andere leidend tot cerebraal oedeem. Ze bestaan uit sufheid, verwardheid, misselijkheid, braken, hoofdpijn en spierzwakte. Het geretineerde water verdeelt zich gelijkelijk over de intra- en extracellulaire compartimenten. Bij ernstige hyponatriëmie (beneden 110 mmol/l) treden neurologische verschijnselen op, zoals pseudobulbaire paralyse en areflexie. Verdere daling van het serumnatriumgehalte kan leiden tot coma, convulsies en tot de dood. Bij minder ernstige hyponatriëmie bijvoorbeeld 120 mmol/l kunnen klinische symptomen ontbreken.

De criteria voor de diagnose bestaan uit de aanwezigheid van een hypotone hyponatriëmie met een relatief hoge urineosmolaliteit. De natriumconcentratie in de urine is bij een normaal dieet meer dan 20 mmol/l. Tekenen van hypovolemie ontbreken en het serumureum- en creatininegehalte zijn normaal als ook de nierfunctie normaal is. De kaliumbalans en het zuur-base-evenwicht zijn evenmin verstoord. Het serumnatriumgehalte is meestal minder dan 125 mmol/l, terwijl de plasmaosmolaliteit altijd minder dan 270 mosm/kg bedraagt. De urineosmolaliteit is hoger dan de plasmaosmolaliteit en bedraagt vaak 300–400 mosm/kg. De natriumuitscheiding met de urine is hoger dan te verwachten is op grond van de serumnatriumwaarde. Bij verdenking op SIADH) is het essentieel om te weten of de bijnierfunctie normaal is. Bij bijnierinsufficiëntie wordt ook de combinatie gevonden van een laag serumnatrium en een toegenomen natriurese. Hierbij wordt echter veelal een verhoogd serumkalium en ureum gevonden. Ten slotte wordt bij SIADH een lage plasma-urinezuurconcentratie gevonden. Urinezuur wordt samen met natrium teruggeresorbeerd in de proximale tubulus. Beide zijn bij SIADH verlaagd.

De klinische symptomen en de laboratoriumafwijkingen verbeteren na een restrictie van de vochtinname tot 500–1000 ml. De symptomen en de oorzaken van SIADH zijn respectievelijk vermeld in ◘ tab. 1.9 en 1.10. Onder de tumoren is kleincellig bronchuscarcinoom de meest voorkomende oorzaak van SIADH.

1.7 Hypernatriëmie en hyponatriëmie

1.7.1 Hypernatriëmie

Hypernatriëmie wordt gedefinieerd als een serumnatriumgehalte van >145 mmol/l. Hypernatriëmie gaat gepaard met cellulaire dehydratie. Dit geldt ook voor het cerebrum en geeft aanleiding tot de

1.7 · Hypernatriëmie en hyponatriëmie

Tabel 1.9 Symptomen van het syndroom van 'inappropriate' ADH-secretie (SIADH).

klinische symptomen	laboratoriumgegevens
– bij geringe hyponatriëmie, bijv. 120–130 mmol/l, geen klachten; – bij toenemende hyponatriëmie: sufheid, verwardheid, misselijkheid, braken, hoofdpijn en spierzwakte; – bij ernstige hyponatriëmie (<110 mmol/l): neurologische verschijnselen zoals pseudobulbaire paralyse, convulsies, coma leidend tot de dood	verdunningshyponatriëmie met plasmahypo-osmolaliteit en verhoogd plasma-ADH, urineosmolaliteit >100 mosm/l, urine-[Na$^+$] >30 mmol/l ondanks de hyponatriëmie, hierbij geen hypertensie, oedeemvorming of tekenen van hypovolemie, normale nier- en bijnierfunctie, normaal K, vaak relatief laag plasma-ureum en -creatinine

Tabel 1.10 Oorzaken van het syndroom van 'inappropriate' ADH-secretie.

tumoren

– kleincellig ongedifferentieerd bronchuscarcinoom, thymustumor, pancreastumor, hersentumor

andere aandoeningen van de longen en de hersenen

a. longen
   - tuberculose, pneumonie, schimmelinfecties, ernstige chronische obstructieve longziekte, acute respiratoire insufficiëntie met hypoxie en hypercapnie en bij mechanische beademing

b. hersenen
   - cerebrovasculair accident, hersentrauma, meningitis, encefalitis, hersenabces, cerebrale lupus, sarcoïdose

als gevolg van geneesmiddelen o.a.

– vincristine, vinblastine, carbamazepine, cyclofosfamide, chloorpropamide, haloperidol, amitriptyline, bromocriptine

symptomen van verlaagd bewustzijn. Bij volwassenen zijn de symptomen meestal weinig uitgesproken tenzij het serumnatriumgehalte >155 mmol/l bedraagt of in korte tijd stijgt.

Het serumnatriumgehalte is afhankelijk van de verhouding tussen de totale hoeveelheid lichaamsnatrium en lichaamswater. Het is geen goed criterium voor de toestand van de natriumbalans. Hypernatriëmie is meestal het gevolg van excessief waterverlies, zoals voorkomt bij diabetes insipidus, ernstige diarree, excessief zweten, osmotische diurese en hypothalamische afwijkingen die leiden tot een stoornis van de osmoreceptoren of het dorstgevoel. Postoperatief kan een renale diabetes insipidus door chronisch lithiumgebruik zich openbaren omdat de patiënt zelf niet in staat is tot verhoogde waterinname, wat normaliter wel het geval is.

In een aantal situaties met hypernatriëmie, zoals bij osmotische diurese bij ontregelde diabetes, ernstige diarree en excessief zweten (het natriumgehalte in zweet is 45 mmol/l), is er sprake van een groter water- dan natriumverlies. Er ontstaat dan hypernatriëmie ondanks een te laag totaal lichaamsnatrium. Hypernatriëmie als gevolg van een toename van de totale hoeveelheid lichaamsnatrium komt voor als gevolg van verhoogde mineralocorticoïde activiteit, zoals bij het syndroom van Cushing (cortisol) en het syndroom van Conn (aldosteron). Het serumnatriumgehalte is dan net iets hoger dan de bovengrens van de normale waarde. Grotere stijgingen van de serumnatriumwaarde als gevolg van een teveel aan lichaamsnatrium zijn altijd iatrogeen, zoals het toedienen van hypertone zoutoplossing.

Hypernatriëmie ten gevolge van waterverlies gaat gepaard met neurologische symptomen en een verlaagd bewustzijn, terwijl bij ernstig watertekort ook verschijnselen optreden van hypovolemie en uitdroging. Hypernatriëmie als gevolg van uitdroging wordt het meest gezien bij oudere mensen met een verlaagd bewustzijn, postoperatief en bij jonge kinderen.

1.7.2 Hyponatriëmie

Hyponatriëmie wordt gedefinieerd als een serumnatriumgehalte van <135 mmol/l. Hyponatriëmie van >125 mmol/l verloopt meestal symptoomloos. Bij lagere waarden kunnen, vooral wanneer de hyponatriëmie zich in korte tijd ontwikkelt, symptomen optreden als gevolg van het optreden van hersenoedeem. Ze bestaan uit hoofdpijn, misselijkheid en braken, sufheid, bij verergering overgaand in insulten, coma en ten slotte het intreden van de dood. Als de hyponatriëmie echter langzaam ontstaat, zijn de symptomen veel minder uitgesproken. Er treedt dan een proces van adaptatie op waarbij de osmolaliteit in de hersenen afneemt met als gevolg verminderd hersenoedeem.

Hyponatriëmie kan berusten op een echt zouttekort, op een teveel aan lichaamswater en kan het gevolg zijn van het feit dat een deel van het volume – waarin het natrium wordt gemeten – wordt ingenomen door een abnormale ophoping van eiwitten of lipoproteïnen. We spreken in het laatste geval van pseudohyponatriëmie. Dit kan voorkomen bij de ziekte van Kahler, het syndroom van Waldenström en bij hypertriglyceridemie. De concentratie van natrium in het plasmawater, en dus de osmolaliteit, is dan normaal. Ten slotte kennen we nog de niet-hypotone hyponatriëmie, waarbij sprake is van een ophoping van een osmotisch actieve stof die de cel moeilijk binnendringt. Dit is bijvoorbeeld het geval bij ernstige diabetische ontregeling met een sterk verhoogd bloedglucosegehalte en bij het sick-cell-syndroom bij sepsis, brandwonden en levercelverval. Elke stijging van het bloedglucosegehalte bij diabetische ontregeling van 5,5 mmol/l zal door waterverplaatsing op zichzelf een daling veroorzaken van het serumnatriumgehalte van 2,4 mmol/l. Voortschrijdende osmotische diurese zal dit effect tegengaan en aanleiding zijn tot hypernatriëmie.

Bij hyponatriëmie als gevolg van zouttekort of waterteveel is in beide gevallen sprake van een hypotone hyponatriëmie. Bij een zouttekort is tevens het extracellulaire volume afgenomen. Bij hyponatriëmie ten gevolge van een zouttekort kan een onderscheid worden gemaakt tussen renaal en extrarenaal zoutverlies. Bij renaal verlies is de natriumconcentratie in de urine meer dan 30 mmol/l, bij extrarenaal zoutverlies tracht de nier zo veel mogelijk natrium vast te houden en is de natriumconcentratie in de urine lager dan 30 mmol/l. In geval van acute nierinsufficiëntie is de fractionele natriumexcretie ($FeNa^+$) meer informatief waarbij een $FeNa^+ < 1\%$ op verminderd effectief circulerend volume wijst en $FeNa^+ > 2\%$ op een acute tubulusnecrose. Bij gebruik van diuretica wordt wel gebruikgemaakt van de fractionele ureumexcretie.

Hyponatriëmie met een normaal tot licht toegenomen extracellulair volume wijst op een effect van het antidiuretisch hormoon. De concentratie van natrium in de urine is dan meer dan 30 mmol/l. Het klassieke voorbeeld is SIADH. Een vergelijkbaar beeld komt ook voor bij psychogene polydipsie en bij toediening van hypotone infusievloeistoffen, en voorts bij secundaire bijnierinsufficiëntie en verandering van het niveau van de osmoregulatie (reset osmostat). Ten slotte is dit beeld ook beschreven (zeldzaam) bij diepe hypothyreoïdie.

Hyponatriëmie kan ook voorkomen in combinatie met een toegenomen extracellulair volume zich uitend in oedeem. Er is dan een teveel aan lichaamsnatrium, maar nog meer toename van de hoeveelheid lichaamswater. Deze situatie ontstaat als ondanks zoutretentie een ondervulling van het vaatbed blijft bestaan, wat leidt tot continue stimulering van de renine- en ADH-secretie. De natriumconcentratie in de urine is dan minder dan 30 mmol/l. Dit beeld komt voor bij eindstadia van decompensatio cordis en levercirrose; bij uitzondering wordt dit gezien bij het nefrotisch syndroom. Bij voortgeschreden chronische nierinsufficiëntie kan hyponatriëmie ook het gevolg zijn van een verminderde vrijwaterklaring door toegenomen osmolenbelasting van de resterende nefronen.

Hyponatriëmie als gevolg van het gebruik van diuretica komt vooral voor na het gebruik van thiazidediuretica. Door het effect op de distale niertubulus bewerkstelligen deze middelen een verlies van natrium en kalium en een neiging tot waterretentie onder invloed van ADH. Dit effect is veel minder uitgesproken bij lisdiuretica, zoals furosemide, die door hun effect op de ascenderende, medullair gelegen lis van Henle de medullaire osmolaliteit verlagen, waardoor het effect van ADH tot waterretentie vermindert en minder neiging tot hyponatriëmie ontstaat. Opvallend vaak wordt thiazidediureticageassocieerde hyponatriëmie gevonden bij patiënten die gelijktijdig psychofarmaca gebruiken; een goede verklaring hiervoor ontbreekt.

Bij de analyse van de patiënt met hyponatriëmie zijn natuurlijk anamnese en onderzoek belangrijk. Het bestaan van oedeem bewijst een teveel aan lichaamsnatrium. Bij ontbreken van oedeem moet allereerst onderscheid worden gemaakt tussen echte hyponatriëmie en pseudohyponatriëmie. Bij een echte hyponatriëmie zijn de urineosmolaliteit en het natriumgehalte in de urine van belang. Een zeer lage urineosmolaliteit, van minder dan 100 mosm/kg, is meestal het gevolg van primaire polydipsie. Een natriumconcentratie van minder dan 30 mmol/l wijst op een verminderd effectief circulerend volume, mits de nierfunctie normaal is. Een natriumconcentratie in de urine van meer dan 30 mmol/l bij hyponatriëmie is het gevolg van overproductie van ADH, van een nierfunctiestoornis of van het onvermogen zout via de nieren te retineren als gevolg van bijnierinsufficiëntie, osmotische diurese of diureticagebruik. In ◘ tab. 1.11 en 1.12 worden de differentiaaldiagnostische kenmerken van hyper- en hyponatriëmie aangegeven.

1.8 Hyperkaliëmie en hypokaliëmie

1.8.1 Inleiding

Kalium komt vooral intracellulair voor in een concentratie van 120–150 mmol/l, terwijl de extracellulaire kaliumconcentratie slechts 3,5–5,0 mmol/l bedraagt. Van de 3500 mmol totaal lichaamskalium is slechts 2% (ongeveer 80 mmol) extracellulair aanwezig. Bij opname van 80 mmol kalium/dag wordt ongeveer 70 mmol kalium met de urine uitgescheiden, 9 mmol met de ontlasting en 1,2 mmol door transpireren.

Bij een beperking van de kaliumtoevoer neemt de kaliumuitscheiding met de urine af tot minimaal 5–15 mmol/dag. Gezien het verlies van kalium met feces en zweet (ongeveer 10 mmol/dag) is een minimale kaliuminname nodig van 15–25 mmol/dag. Een sterke toename van de kaliumtoevoer kan door het lichaam goed worden gecompenseerd. De kaliumuitscheiding kan zo nodig zeven- tot tienvoudig toenemen. Dit proces speelt een belangrijke rol bij het voorkomen van hyperkaliëmie bij een afnemende glomerulaire functie. Door de kaliumexcretie in de resterende glomeruli te vergroten kan bij een normale kaliumopname het serumkaliumgehalte nog normaal blijven bij een daling van de GFR tot ongeveer 10 ml/min. Een verdere daling leidt tot hyperkaliëmie.

Tabel 1.11 Hypernatriëmie naar ontstaanswijze.

waterverlies	meer water dan zoutverlies		natriumretentie
	niet renaal	renaal	
centrale diabetes insipidus			*mineralocorticoid excess*
polyurie	bijv. dorsten, zweten, diarree	osmotische diurese	ziekte van Conn, ziekte van Cushing
ADH ↓	oligurie	polyurie	
urineosmolaliteit ↓	urineosmolaliteit ↑		serum-[K^+] ↓
	urine-[Na^+] <30 mmol/l	urine-[Na^+] >30 mmol/l	urine-[Na^+] <30 mmol/l
renale diabetes insipidus			
polyurie			
ADH ↑			
urineosmolaliteit ↓			
niet-renaal verlies			
respiratoir of via de huid			
urineosmolaliteit ↑			

Bij het handhaven van het verschil in concentratie tussen het hoge intracellulaire kaliumgehalte en de lage extracellulaire kaliumconcentratie spelen insuline en bèta-adrenerge catecholamimen een rol. Ze bevorderen de opname van kalium in de cel door het Na^+/K^+-ATPase in de celmembraan te stimuleren. Aldosteron speelt een belangrijke rol door de excretie van kalium door de nier te bevorderen; dit kan alleen wanneer er voldoende toevoer van zout en water naar de distale tubulus plaatsvindt. Hyperkaliëmie bevordert de secretie van insuline en aldosteron, terwijl hypokaliëmie het omgekeerde effect heeft.

1.8 · Hyperkaliëmie en hypokaliëmie

Tabel 1.12 Hyponatriëmie naar ontstaanswijze.

a zonder oedeem

hypotoon		niet-hypotoon	pseudohypona-triëmie
zouttekort	waterteveel	– hyperglykemie – sick-cell-syndroom	– verhoogd eiwit ziekte van Kahler ziekte van Waldenström – verhoogd triglyceridegehalte
1. extrarenaal Na-verlies urine-[Na$^+$]< 30 mmol/l braken diarree verbranding excessief zweten 2. renaal Na-verlies urine-[Na$^+$]< 30 mmol/l chronische nierinsufficiëntie bijnierinsufficiëntie osmotische diurese diuretica	urine-[Na$^+$]>30 mmol/l 1. SIADH urineosmolaliteit>100 mosm/kg bij verlaagde serumosmolaliteit 2. psychogene polydipsie urineosmolaliteit 100 mosm/kg 3. geïsoleerde cortisoldeficientie 4. hypothyreoïdie		

b met oedeem

te veel lichaamsnatrium met tekort aan effectief circulerend volume en toegenomen extracellulair volume

oorzaak – decompensatio cordis – nefrotisch syndroom – levercirrose	*oorzaak* – acute en chronische nierinsufficiëntie
bevinding urine-[Na$^+$]<30 mmol/l	*bevinding* urine-[Na$^+$]>30 mmol/l

1.8.2 Hyperkaliëmie

Hiervan wordt gesproken bij een serumkaliumgehalte van meer dan 5 mmol/l. Hyperkaliëmie veroorzaakt een daling van de rustpotentiaal van cellen, hetgeen leidt tot neuromusculaire verschijnselen zoals paresthesieën, spierzwakte en eventueel paralyse. Van groot belang zijn de effecten op het hart, die kunnen leiden tot kamerfibrilleren en asystolie. Kenmerkend zijn de afwijkingen die op het elektrocardiogram optreden met aanvankelijk vooral spitse T-toppen en een verlenging van het PQ-interval (begin van de P-top (boezemcontractie) tot de eerste deflectie van het QRS-complex (ventrikelcontractie)) (❏ fig. 1.1). Daarna volgt een verbreding van het QRS-complex (ventrikeldepolarisatie) en bij een serumkaliumwaarde van ongeveer 8 mmol/l ontstaat een sinusgolfpatroon, waarbij het QRS-complex overgaat in de T-toppen. Op nierniveau neemt de ammoniakproductie af en kan zich een hyperchloremische acidose ontwikkelen. Deze acidose op zichzelf verergert de hyperkaliëmie door verschuiving van kalium uit de cel naar het extracellulaire compartiment te bevorderen. Zonder therapeutisch ingrijpen leidt deze vicieuze cirkel tot de dood door hartstilstand (❏ tab. 1.13).

Bij de analyse van hyperkaliëmie moet altijd eerst pseudohyperkaliëmie worden uitgesloten, die kan voorkomen bij sterke trombocytose (meer dan 1000×10^9/l), sterke leukocytose (meer dan 500×10^9/l), verhoogde fragiliteit van erytrocyten (zoals bij erfelijke aandoeningen van rode bloedcellen als sferocytose) en een moeizame bloedafname bij langdurig stuwen.

Echte hyperkaliëmie kan het gevolg zijn van een redistributie van kalium uit de cellen naar het extracellulaire compartiment, celverval, een enorme kaliumbelasting door exogene toevoer of door een gestoorde kaliumuitscheiding door de nier. Bij hyperkaliëmie als gevolg van redistributie of een grote exogene toevoer zal bij een normale nierfunctie de kaliumexcretie sterk toenemen, in tegenstelling tot hyperkaliëmie als gevolg van ernstig nierlijden.

Een verminderd aldosteronsecretie of -effect (hypoaldosteronisme) en een verminderd natriumaanbod aan de corticale verzamel-

1.8 · Hyperkaliëmie en hypokaliëmie

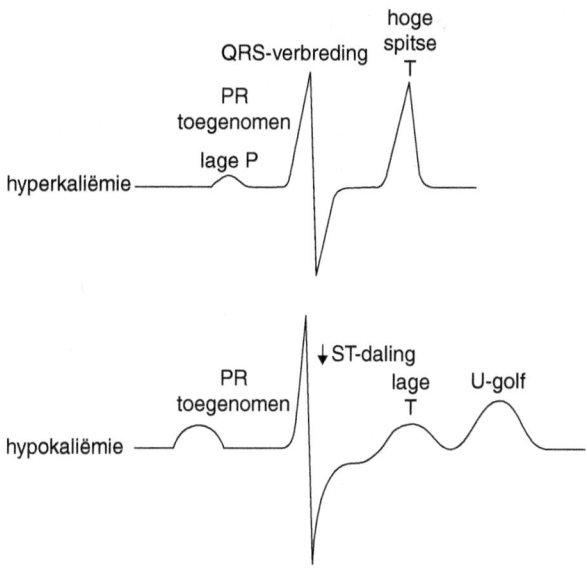

Figuur 1.1 Ecg-veranderingen bij hyperkaliëmie en hypokaliëmie.

Tabel 1.13 Symptomen/verschijnselen van hyperkaliëmie.

- neuromusculaire verschijnselen: paresthesieën, spierzwakte, paralyse
- cardiale verschijnselen: aritmieën, kamerfibrilleren, asystolie (figuur 1.1 voor kenmerkende ecg-veranderingen)
- vasodilatatie en hypotensie
- renale verschijnselen: verminderde NH_3-productie, ontwikkeling van hyperchloremische acidose

---

buisjes leiden beide tot een verminderd vermogen om kalium uit te scheiden omdat geen natrium tegen kalium kan worden uitgewisseld. Bij nierziekten is er een combinatie van deze mechanismen. Ondanks een bestaande hyperkaliëmie wordt de kaliumexcretie niet adequaat verhoogd. De kaliumexcretie is dan minder dan 100 mmol/dag.

Aan de hand van het serum- en urinekaliumgehalte zijn een gestoorde renale kaliumuitscheiding en een extrarenale oorzaak van hyperkaliëmie te scheiden. Bij chronische nierinsufficiëntie met oligurie is er sprake van een te gering aantal nog functionerende nefronen om de kaliumspiegel te kunnen handhaven. Bijkomende metabole acidose veroorzaakt bovendien een verschuiving van kalium uit de cel naar het extracellulaire compartiment. Bij acute tubulusnecrose met oligurie is het aanbod van filtraat aan de distale tubulus onvoldoende om voldoende kalium uit te scheiden. Een verminderd aanbod van filtraat aan de distale tubulus kan zich ook voordoen bij een sterke afname van het effectief circulerende volume, zoals soms gezien wordt in het eindstadium van hartfalen en bij ernstige levercirrose. Al deze situaties kunnen gepaard gaan met hyperkaliëmie (◘ tab. 1.14) en hyponatriëmie (◘ tab. 1.12).

Een tekort aan aldosteron komt voor bij primaire bijnierinsufficiëntie, geïsoleerd hypoaldosteronisme, en bijvoorbeeld bij het gebruik van geneesmiddelen. De synthese van aldosteron wordt geremd door angiotensineconverterende enzyme-inhibitors en angiotensine-II-receptorantagonisten; spironolacton remt de binding van aldosteron aan de receptor en triamtereen en amiloride blokkeren het natriumkanaal in de corticale verzamelbuisjes. NSAID's (nietsteroïde anti-inflammatoire geneesmiddelen) zoals indometacine remmen de synthese van renine en daarmee de secretie van aldosteron. Al deze geneesmiddelen kunnen leiden tot hyperkaliëmie. Bij ACE-remmers is dit vooral bekend bij een reeds aanwezige lage glomerulaire filtratiesnelheid (GFR).

De verdeling van kalium over het intracellulaire en het extracellulaire compartiment wordt beïnvloed door insuline, aldosteron en bèta-adrenerge agonisten. Hyperkaliëmie door uittreden van kalium uit de cellen komt voor bij insulinedeficiëntie en bij een tekort aan aldosteron en in het bijzonder bij de combinatie van beide, zoals betrekkelijk zelden bij diabetes mellitus voorkomt. Kaliumsparende diuretica, zoals triamtereen en spironolacton, kunnen tot een sterke stijging van kalium leiden bij ontregelde diabetes mellitus en zijn daarom bij

1.8 · Hyperkaliëmie en hypokaliëmie

◘ Tabel 1.14 Oorzaken van hyperkaliëmie.

verhoogde inname van kalium (hyperkaliëmie treedt vooral op als de renale kaliumexcretie gestoord is)

a. per os: acuut meer dan 160 mmol K^+ per os kan dodelijke hyperkaliëmie veroorzaken, zelfs bij een normale nierfunctie

b. intraveneus: bij snelle i.v.-infusie van K^+-houdende vloeistoffen (vooral bij kinderen)

verlaagde renale uitscheiding van kalium

a. nierinsufficiëntie in het bijzonder bij oligo-/anurie; in geval van non-oligurische nierinsufficiëntie is vaak een extra factor aanwezig, die eveneens de kaliumspiegel verhoogt, zoals acidose

b. verlaging van het effectief circulerende volume

c. hypoaldosteronisme
   1. verminderde synthese in de bijnier
      – ziekte van Addison
      – enzymdeficiënties van
        - 21-hydroxylase
        - 3-bèta-hydroxysteroïddehydrogenase
        - corticosteronmethyloxydase I en II: geïsoleerd hypoaldosteronisme
      – heparine: kan hyperkaliëmie veroorzaken, meestal in combinatie met andere hyperkaliëmie bevorderende factoren
   2. verminderde activiteit van het renine-angiotensinesysteem
      - hyporeninemisch hypoaldosteronisme (vooral bij diabetespatiënten)
      - niet-steroïde anti-inflammatoire geneesmiddelen (NSAID's)
      - angiotensineconverterende enzym- (ACE-)remmers
      - angiotensine-II-receptor antagonisten
   3. verminderd effect van aldosteron op de nier
      - kaliumsparende diuretica (spironolacton, amiloride, triamtereen)
      - pseudohypoaldosteronisme (congenitale en verkregen vorm)

d. renale tubulaire acidose type I

e. selectief defect in de renale kaliumsecretie

verplaatsing van kalium uit de cel naar het extracellulaire compartiment

a. metabole acidose, in veel mindere mate ook respiratoire acidose

b. insulinedeficiëntie met hyperglykemie (verhoogde plasmaosmolaliteit)

c. weefselafbraak: hemolyse, trauma, rabdomyolyse, na cytostatica, ischemische necrose, hematomen

Tabel 1.14 Oorzaken van hyperkaliëmie (vervolg).

d. gebruik van bètablokkers

e. intensieve spierarbeid

f. digitalisintoxicatie

g. hyperkaliëmische vormen van periodieke paralyse

h. depolariserende spierverslappers (succinylcholine)

Tabel 1.15 Hyperkaliëmie naar ontstaansmechanisme.

pseudohyperkaliëmie	redistributie	verminderde renale uitscheiding
trombocytose leukocytose hemolyse bij venapunctie	acidose weefselafbraak osmolaliteit ↑ (hyperglykemie) bètablokkers digitalisintoxicatie insulinedeficiëntie	nierinsufficiëntie bijnierinsufficiëntie verminderd distaal natriumaanbod in de nier hypoaldosteronisme aldosteronantagonisten NSAID
	urine-[K^+] ↑ > 100 mmol/24 uur	urine-[K^+] ↓ < 100 mmol/24 uur

diabetespatiënten minder gewenst. Extreme lichamelijke inspanning leidt ook tot kaliumverlies uit de cel. In combinatie met het gebruik van een bètablokker kan dit tot ernstige hyperkaliëmie leiden.

Hyperkaliëmie als gevolg van redistributie komt verder voor bij een verhoogde plasmaosmolaliteit en bij acidose. De oorzaken van echte hyperkaliëmie staan vermeld in ◘ tab. 1.14 en 1.15.

Bij het zoeken naar de oorzaak van hyperkaliëmie is de anamnese belangrijk, vooral voedingsgewoonten en het gebruik van medicamenten, zoals ACE-remmers, kaliumsparende diuretica, NSAID's en bètablokkers, extreme inspanning en trauma. Uit de voorgeschiedenis is verder van belang de aanwezigheid van nierziekten, diabetes mellitus en bijnierinsufficiëntie. Gevraagd moet worden naar symptomen van spierzwakte. Gegevens over de diurese en braken of diarree zijn eveneens van belang.

Bij het lichamelijk onderzoek wordt gelet op de aanwezigheid van oedemen, hypovolemie, orthostatische hypotensie, spierzwakte, pigmentaties – met het oog op primaire bijnierinsufficiëntie –, een vale huidskleur bij nierinsufficiëntie, hyperventilatie bij metabole acidose, tekenen van rabdomyolyse en spierischemie.

Belangrijke laboratoriumgegevens, naast het reeds bekende te hoge kaliumgehalte, zijn de arteriële pH, plasmacreatinine, plasmaglucose, plasmanatrium en plasmacalcium. Bij ernstige leukocytose en trombocytose wordt het kalium in plasma gemeten en niet in serum, omdat juist door het stollingsproces de pseudohyperkaliëmie ontstaat. Het ecg biedt, zoals reeds beschreven, belangrijke aanknopingspunten voor het vaststellen van de ernst van de hyperkaliëmie. Het gevaar van kamerfibrilleren of asystolie neemt toe bij een snelle stijging van het kaliumgehalte en bij gelijktijdig aanwezige hypocalciëmie, hyponatriëmie of acidose. De hoeveelheid kalium in de urine en de fractionele kaliumexcretie geven een goed beeld van de renale kaliumexcretie. Indien beide laag zijn bij hyperkaliëmie is dit bewijzend voor een gestoorde renale kaliumuitscheiding.

1.8.3 Hypokaliëmie

Bij een serumkaliumwaarde van minder dan 3,5 mmol/l wordt gesproken van hypokaliëmie. Pseudohypokaliëmie kan voorkomen bij leukemiepatiënten, bij wie de leukocyten kalium opnemen als het bloed bij kamertemperatuur wordt bewaard. Direct centrifugeren van het bloed na afname voorkomt dit probleem. Echte hypokaliëmie kan optreden door een insufficiënte kaliuminname, extrarenaal- of renaal verlies, of door een verschuiving van kalium naar het intracellulaire compartiment. De minimale toevoer van exogeen kalium om hypokaliëmie te voorkomen bedraagt 10–25 mmol/dag. Een groter verlies, leidend tot een grotere behoefte, ontstaat bij diarree, braken en excessief zweten. Een ernstig kaliumtekort kan ontstaan bij perioden van langdurig braken en maagzuigen. In die situatie gaat kalium, samen met bicarbonaat, via de nieren verloren, waarbij een hoge aldosteronspiegel secundair aan de hypovolemie een rol speelt.

Kaliumverlies via de nieren ontstaat voorts bij een verminderde natriumterugresorptie zoals voorkomt bij osmotische diurese, nierziekten met obligaat zoutverlies, bij het gebruik van diuretica (thiazidederivaten en in mindere mate lisdiuretica), en bij primair of secundair hyperaldosteronisme. Een verschuiving van kalium vanuit het extracellulaire naar het intracellulaire compartiment komt voor bij hyperinsulinemie, hyperaldosteronisme, alkaliëmie, snelle celgroei, en bij een zeldzaam ziektebeeld, namelijk de familiaire periodieke hypokaliëmische paralyse. Een snelle verschuiving van kalium naar intracellulair komt voor bij de behandeling van diabetische ontregeling met insuline en bijvoorbeeld bij de behandeling van pernicieuze anemie met vitamine B_{12}. In de laatste situatie is een snelle celaanmaak de oorzaak van hypokaliëmie. In beide gevallen kan een levensgevaarlijke hypokaliëmie ontstaan en is het nodig tijdig extra kalium toe te dienen.

Hypokaliëmie veroorzaakt symptomen van moeheid, spierzwakte, obstipatie en eventueel zelfs ileus. Ernstige hypokaliëmie leidt tot spierparalyse. Op nierniveau remt hypokaliëmie het effect van antidiuretisch hormoon, waardoor polyurie en dorst ontstaan, en voorts wordt de insulinesecretie geremd, hetgeen een verminderde glucosetolerantie veroorzaakt.

Het risico van hartritmestoornissen als gevolg van hypokaliëmie is vooral uitgesproken bij patiënten met cardiale ischemie, hartfalen en linkerkamerhypertrofie. Dit geldt in het bijzonder voor de combinatie hypokaliëmie en behandeling met een digitalispreparaat. Dit laatste is een bekende oorzaak van ernstige hartritmestoornissen die tot de dood kunnen leiden.

Karakteristiek en belangrijk zijn de ecg-veranderingen die optreden zoals ST-depressie, verlaagde T-toppen en het ontstaan van U-golven (◘ figuur 1.1). Het QRS-complex kan breder worden, terwijl

> **Tabel 1.16** Symptomen/verschijnselen van hypokaliëmie.
>
> – moeheid, spierzwakte en bij verergering paralyse, obstipatie en zelfs ileus
> – polyurie en dorst door remming van het effect van antidiuretisch hormoon
> – verminderde glucosetolerantie door remming van de insulinesecretie
> – karakteristieke ecg-veranderingen (figuur 1.1), aritmieën, atrioventriculaire geleidingsstoornissen, ernstige ritmestoornissen, vooral in combinatie met digitalisgebruik, die tot de dood kunnen leiden

diverse ritmestoornissen beschreven zijn, waaronder een atrioventriculair blok. In aanwezigheid van hypokaliëmie ontstaan eerder verschijnselen van digitalisintoxicatie. De symptomen en oorzaken van hypokaliëmie zijn aangegeven in tab. 1.16, 1.17 en 1.18.

Bij analyse van de oorzaak van hypokaliëmie is de arteriële pH van belang. Metabole acidose en hypokaliëmie vindt men bij diarree, nierziekten die gepaard gaan met zoutverlies, en bij renale tubulaire acidose. Bij diabetische ketoacidose bestaat kaliumdepletie, omdat kalium via de nier verloren is gegaan, samen met niet-resorbeerbare anionen in de vorm van bètahydroxyboterzuur en acetylazijnzuur. Omdat door de metabole acidose tevens kalium van intracellulair naar extracellulair is verplaatst, komt de kaliumdepletie meestal pas tot uiting in een hypokaliëmie als kalium teruggaat in de cel ten tijde van de behandeling van de ontregeling met insuline.

Metabole alkalose en hypokaliëmie vindt men bij diureticagebruik, braken, maaghevelen en een verhoogde secretie van mineralocorticoïden. Kaliumverlies via de nieren, ondanks een bestaande hypokaliëmie, kan worden aangetoond wanneer het verlies met de urine meer dan 20 mmol/dag bedraagt, of de fractionele excretie meer dan 5% is. Bij de combinatie van hypertensie met hypokaliëmie en een urinekaliumuitscheiding van meer dan 20 mmol/24 uur dient de mogelijkheid van een verhoogde mineralocorticoïdenactiviteit te worden overwogen.

Evenals dat voor het natrium geldt, is het serumkaliumgehalte een slechte maat voor de kaliumvoorraad in het lichaam. Ondanks hyperkaliëmie kan kaliumdepletie bestaan, zoals voorkomt bij diabetische

Tabel 1.17 Oorzaken van hypokaliëmie.

onvoldoende inname van kalium

dit leidt alleen tot hypokaliëmie wanneer het kaliumgebruik zeer laag is, maar het kan wel een bijkomende factor zijn. Bij patiënten die uitsluitend parenteraal worden gevoed, kan onvoldoende kaliumsuppletie bijdragen tot, of de oorzaak zijn van hypokaliëmie

I excessief verlies van kalium

a. gastro-intestinaal
   - diarree (zeer sterk bij cholera, vipoma)
   - fistels
   - braken, maaghevel (belangrijker: alkalose, waardoor renaal verlies)
   - villeus adenoom van het rectum
   - laxantiamisbruik

b. renaal
   1. verhoogde mineralocorticoïdensecretie of effect
      - primair hyperaldosteronisme (Conn)
      - syndroom van Cushing
      - congenitale bijnierhyperplasie (17-alfahydroxylase- of 11-bètahydroxylasedeficiëntie)
      - syndroom van Bartter
      - a. renalisstenose
      - reninoom
      - chronisch gebruik van drop en zoethout, fludrocortison, carbenoxolon
      - abnormale secretie van desoxycorticosteron (adenoom)
   2. hoge flow in de distale tubulus (met verminderde proximale NaCl-reabsorptie)
      - diuretica
      - 'salt-loosing nephritis' bijv. chronisch tubulo-interstitiële nierziekte
      - hypercalciëmie
   3. Na^+-aanbod aan de distale tubulus met een niet-resorbeerbaar anion
      - metabole acidose: ketoacidose (ketonzuren), renale acidose type II
      - braken, maaghevel (bicarbonaat)
      - penicillinederivaten (carbenicilline, ticarcilline)
   4. overige
      - hypomagnesiëmie
      - polyurie
      - renale tubulaire acidose type I
      - levodopa

Tabel 1.17 Oorzaken van hypokaliëmie (vervolg).

c. excessief zweten (zweet bevat 5–10 mmol K^+/l)

II verplaatsing van kalium van het extracellulaire naar het intracellulaire compartiment

- alkalose (metabool, respiratoir)
- insuline (behandeling van hyperglykemie)
- catecholaminen (bèta-2-effect)
- familiaire hypokaliëmische periodieke paralyse
- hypothermie
- delirium tremens
- behandeling van megaloblastaire anemie (foliumzuur, vitamine B_{12})
- ernstige hyperthyreoïdie

III pseudohypokaliëmie

metabool actieve bloedcellen kunnen kalium opnemen. Wanneer men bloed lang laat staan bij kamertemperatuur vóór de bepaling, kan de plasma-[K^+] lager worden, vooral bij een zeer hoog aantal leukocyten in het bloed

Tabel 1.18 Hypokaliëmie naar ontstaansmechanisme.

redistributie	onvoldoende intake extrarenaal verlies	renaal verlies
– alkalose – snelle celgroei – insuline – bèta-2-adrenerge – receptoragonisten (bijv. bronchusdilatatoren, theofylline-intoxicatie) – aldosteron – familiaire periodieke paralyse	– parenterale infusie/voeding – anorexia nervosa – laxantiamisbruik – diarree	– mineralocorticoid excess – ziekte van Conn, ziekte en syndroom van Cushing – dropabusus, te hoge dosisfludrocortison – toename distaal natriumaanbod in de nier (thiazide en lisdiuretica) – sommige vormen van metabole acidose – braken, maaghevelen – metabole alkalose – hypomagnesiëmie – postobstructiediurese
	urine-[K^+] ↓ <20 mmol/24 uur	urine-[K^+] ↑ >20 mmol/24 uur

◻ **Tabel 1.19** De relatie tussen de pH en de concentratie van H⁺-ionen.

pH	7,50	7,40	7,30	7,20	7,10	7,00	6,90
concentratie H⁺ (nanomol/l)	32	40	50	63	80	100	125

ketoacidose. Wanneer kaliumdepletie en serumkaliumgehalte echter ongeveer parallel verlopen, betekent een daling van 1 mmol van het serumkaliumgehalte een tekort van ongeveer 350 mmol totaal kalium.

1.9 Afwijkingen van het zuur-base-evenwicht

De concentratie van H^+-ionen wordt in het lichaam binnen nauwe grenzen constant gehouden (normaal 40 ± 5 nanomol/l). Meestal wordt deze concentratie uitgedrukt in de pH (normale grenswaarden 7,35–7,45). De pH is de negatieve logaritme van de H^+-ionenconcentratie. Veranderingen van de pH in verschillende trajecten geven niet dezelfde verandering in de H^+-ionenconcentratie aan. Een daling van de pH van 7,4 naar 7,3 betekent een toename van 10 nanomol/l, een daling van 7,1 naar 7,0 een toename van 20 nanomol/l. Een daling van 7,1 tot 7,0 betekent dus een veel sterkere verergering van acidose dan een daling van de pH van 7,4 naar 7,3 (◻ tab. 1.19).

De dagelijkse zuurbelasting bestaat uit de H^+-ionen uit het voedsel, de productie van H^+-ionen bij het metabolisme en het dagelijkse bicarbonaat- en base-equivalentverlies. Bij het metabolisme van koolhydraten en vetten worden grote hoeveelheden CO_2 geproduceerd (15–22 mmol/24 uur). Dit CO_2, zogenoemd vluchtig zuur, wordt via de longen uitgescheiden. Alleen wanneer koolhydraten en vetten niet volledig worden geoxideerd, hopen zich niet-vluchtige zuren op. Uit koolhydraten wordt dan bijvoorbeeld tijdens zware lichamelijke inspanning of in geval van shock melkzuur gevormd. Onvolledige verbranding van vetten zoals die zich voordoet bij ontregelde diabetes mellitus, hongeren en alcoholisme, geeft aanleiding tot de vorming van de ketonzuren acetylazijnzuur en bètahydroxyboterzuur. Metabolieten van aminozuren leveren onder normale omstandigheden de belangrijkste bijdrage voor de productie van niet-vluchtige zuren. Om de pH te handhaven moet de H^+-ionenuitscheiding via de nieren gelijk zijn aan de productie van niet-vluchtige zuren en het bicarbonaatverlies. Die uitscheiding bedraagt ongeveer 60 mmol/24 uur en wordt bereikt door acidificatie van fosforzouten ($Na_2HPO_4 \rightarrow NaH_2PO_4$) en door de secretie van NH_4^+ ($NH_3 \rightarrow NH_4^+$). De nieren scheiden deze hoeveelheid uit, 25 mmol $H_2PO_4^-$ als titreerbare zuur en 35 mmol in de vorm van NH_4^+. De arteriële pH wordt bepaald door de verhouding tussen $PaCO_2$ en HCO_3^-. Acidemie bestaat bij een stijging van de $PaCO_2$ of een daling van de concentratie HCO_3^-. Bij alkaliëmie wordt een daling van de $PaCO_2$ of een stijging van de concentratie HCO_3^- gevonden. De pH kan worden afgeleid uit de formule van Henderson-Hasselbalch:

$$pH = 6,1 + \log \frac{\left[HCO_3^-\right]}{0,03 PaCO_2}$$

waarbij de $PaCO_2$ uitgedrukt is in mmHg.

Normale waarden in arterieel bloed: pH 7,35-7,45, bicarbonaat 22-26 mmol/l, $PaCO_2$ 4,9-6,0 kPa (37-45 mmHg). In veneus bloed zijn de normale waarden pH 7,32-7,38, bicarbonaat 23-27 mmol/l en $PaCO_2$ 5,6-6,6 kPa (42-48 mmHg).

Afwijkingen in het zuur-base-evenwicht kunnen ontstaan door ophoping van zuren, door bicarbonaatverlies en door stoornissen in de respiratie die leiden tot een veranderde $PaCO_2$. De afwijkingen worden onderscheiden in metabole acidose en alkalose, en respiratoire acidose en alkalose. Zoals uit de formule van Henderson-Hasselbalch blijkt kunnen veranderingen van de pH optreden door wijzigingen van de concentratie van HCO_3^- en van de $PaCO_2$. Metabole afwijkingen komen primair tot uiting in een verandering van de concentratie van HCO_3^-, bij metabole acidose leidend tot een verlaagde HCO_3^--concentratie en bij metabole alkalose tot een verhoogde HCO_3^--concentratie. De $PaCO_2$ wordt geregeld door de ademhaling. Respiratoire afwijkingen komen primair tot uiting in de $PaCO_2$; verhoogde $PaCO_2$ bij respiratoire insufficiëntie leiden tot respiratoire acidose en verlaagde $PaCO_2$ bij respiratoire alkalose. Bij een metabole ontregeling treedt respiratoire compensatie op: bij metabole acidose hyperventilatie leidend tot een daling van de $PaCO_2$, bij metabole alkalose oppervlakkiger ademen leidend tot een hogere $PaCO_2$. De compensatie leidt tot een verschuiving van de pH in de richting van de normale waarde zoals valt af te lezen uit de formule. Respiratoire acidose en alkalose worden respectievelijk gecompenseerd door retentie van HCO_3^- en verhoogd verlies van HCO_3^- door de nieren. Ook dit leidt tot een verschuiving van de pH in de richting van de normale waarde (◘ fig. 1.2).

1.9.1 Metabole acidose

Het meest kenmerkende symptoom van een metabole acidose is de hyperventilatie, die bekend staat als het ademhalingstype van Kussmaul: een snelle en diepe ademhaling. Het is de uiting van de respiratoire correctie van de metabole acidose. Algemene klachten bestaan uit malaise, spiervermoeibaarheid, hoofdpijn en vaak buikpijn, misselijkheid en braken als gevolg van een maagdilatatie. Acidose leidend tot een pH van 7,10 of lager veroorzaakt een verminderde cardiale contractiliteit en pulmonale hypertensie. Uiteindelijk ontstaat een coma en treedt de dood in door asystolie.

Acidose leidt tot gestoorde enzymfuncties, een verschuiving van de zuurstofdissociatiecurve naar rechts en ernstige elektrolytenverschuivingen, bijvoorbeeld hyperkaliëmie door uitwisseling met H^+ die intracellulair wordt gebufferd.

Chronische metabole acidose leidt tot osteomalacie en bij tegelijkertijd bestaande ernstige nierfunctiestoornissen tot verergering van renale osteodystrofie. De voorgeschiedenis geeft dikwijls aanwijzingen over de oorzaak van de metabole acidose, zoals het be-

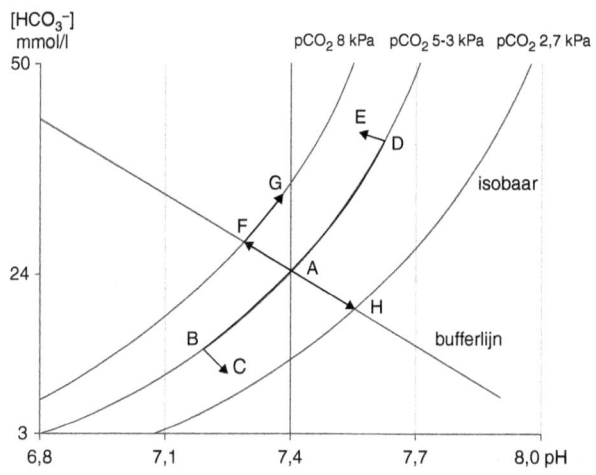

Figuur 1.2 De relatie tussen de pH en de [HCO_3^-]. A Normale toestand. B Ongecompenseerde metabole acidose. C Partieel gecompenseerde metabole acidose. D Ongecompenseerde metabole alkalose. E Partieel gecompenseerde metabole alkalose. F Ongecompenseerde respiratoire acidose. G Partieel gecompenseerde respiratoire acidose. H Respiratoire alkalose.

staan van diabetes of nierfunctiestoornissen. De ademhalingslucht bij ketoacidotisch ontregelde diabetes heeft vaak een acetongeur. Bij ernstige nierinsufficiëntie valt vaak de weezoete geur van uremie op. Shock en perifere cyanose moeten doen denken aan melkzuuracidose. Bij het arteriële bloedonderzoek zijn kenmerkend de daling van de pH beneden 7,35, een verlaagd plasmabicarbonaatgehalte en een eveneens verlaagde $PaCO_2$. De verlaagde $PaCO_2$ is het gevolg van de respiratoire compensatie van de metabole acidose.

Het is belangrijk te weten of de metabole acidose gepaard gaat met een al dan niet toegenomen anion-gap. De anion-gap is het verschil tussen de natriumconcentratie en de som van de concentratie van chloor en bicarbonaat in mmol. De anion-gap wordt gevormd door de niet-gemeten anionen verminderd met niet-gemeten kationen. De niet-gemeten kationen K^+, Ca^{2+} en Mg^{2+} zijn praktisch in

Tabel 1.20 Oorzaken van metabole acidose.

met een toegenomen anion-gap

a. te hoge endogene zuurproductie: diabetische ketoacidose, melkzuuracidose, alcoholische ketoacidose, hongeracidose
b. exogene zuurtoevoeging: salicylaten, paraldehyde, methylalcohol, ethyleenglycol
c. gestoorde zuurexcretie: acute en chronische nierinsufficiëntie

met een normale anion-gap (hyperchloremische metabole acidose)

a. door dilutie: massale infusie van NaCl 0,9 %, bijvoorbeeld 10 l
b. zuurbelasting die leidt tot chloorretentie: ammoniumchloride, argininehydrochloride, hyperalimentatie (parenterale voeding), ketoacidose met sterke ketonurie en chloorretentie door de nier
c. bicarbonaatverlies extrarenaal: diarree, ureterosigmoïdostomie of renaal na hypocapnie of gebruik van koolzuuranhydraseremmer (acetazolamide)
d. stoornissen in de renale zuurproductie, renale tubulaire acidose, hypoaldosteronisme, bijnierinsufficiëntie en angiotensineconverterendenzymremming

evenwicht met de anionen fosfaat, sulfaat en een aantal organische anionen, zodat onder normale omstandigheden de anion-gap vooral wordt bepaald door de negatieve lading van de plasma-eiwitten.

Het totaal aan anionen en kationen is in evenwicht. De anion-gap is normaal 12 ± 4 mmol/l. Wanneer er in het bloed een ophoping bestaat van niet-gemeten anionen, zoals ketonzuren of melkzuur, gaat dit gepaard met een laag bicarbonaat- en een meestal vrij normaal chloorgehalte. De anion-gap is dan toegenomen. Wanneer er sprake is van bicarbonaatverlies, bijvoorbeeld via het maag-darmkanaal of door een defect in de terugresorptie van bicarbonaat in de nieren (renale tubulaire acidose), wordt met natrium en chloor teruggeresorbeerd en ontstaat een hyperchloremische metabole acidose met een normale anion-gap.

De voornaamste oorzaken van metabole acidose staan vermeld in tab. 1.20.

Bij metabole acidose met een normale anion-gap als gevolg van diarree en ureterosigmoïdostomie bestaat vaak volumedepletie met stimulering van het renine-angiotensine-aldosteronsysteem en daardoor hypokaliëmie; metabole acidose als gevolg van hypoaldosteronisme leidt tot hyperkaliëmie.

1.9.2 Metabole alkalose

Metabole alkalose wordt gedefinieerd door een pH > 7,45, een toegenomen plasmabicarbonaatgehalte en een licht toegenomen $PaCO_2$ als gevolg van respiratoire adaptatie. Metabole alkalose kan ontstaan door toediening van exogene alkali en door toegenomen verlies van een zure lichaamsvloeistof, zoals maagsap of urine. Voorbeelden van alkalitoediening als oorzaak zijn bicarbonaatinfusie en het melk-alkalisyndroom. Gastro-intestinaal H^+-ionenverlies komt voor bij ernstig braken of maagzuigen. Dit leidt tot een verminderd extracellulair volume, secundair hyperaldosteronisme en kaliumverlies. Metabole alkalose door H^+-ionenverlies via de nieren komt voor bij primair hyperaldosteronisme, het syndroom van Cushing en nierarteriestenose, en gaat dan gepaard met hypertensie en hypokaliëmie. Eveneens in combinatie met hypokaliëmie komt metabole alkalose voor bij gebruik van diuretica, bij ernstige kaliumdeficiëntie en bij het bartter-syndroom.

Alkalose roept verschijnselen op van hypocalciëmie, zoals paresthesieën, spierkrampen en tetanie (tekenen van Chvostek en Trousseau), omdat door de alkaliëmie het vrije geïoniseerde calcium afgenomen is. Deze symptomen worden nog versterkt door een eventuele hypokaliëmie. Patiënten klagen soms over sufheid en verwardheid. Het hartminuutvolume neemt af en er bestaat een toegenomen risico op aritmieën, vooral ook als gevolg van hypokaliëmie. De tendens tot hypoventilatie, die resulteert in een toename van de $PaCO_2$ en een daling van de PaO_2, kan worden gezien als een respiratoire adaptatie.

De oorzaken van metabole alkalose zijn weergegeven in ◘ tab. 1.21.

Bij de vormen van metabole alkalose met een afgenomen extracellulair volume bestaat ook een tekort aan chloor. Tenzij er diuretica worden gebruikt, leidt dit tot een maximale chloorterugresorptie met een chloorconcentratie van minder dan 10 mmol/l in de urine. De metabole alkalose verbetert dan door NaCl-toediening, in combinatie met aanvulling van het kaliumtekort.

> **Tabel 1.21** Oorzaken van metabole alkalose.

exogene alkalitoediening
– natriumbicarbonaat, lactaat, acetaat of citraat, bij massale bloedtransfusie

endogene alkaliretentie door stimuleren renine-angiotensine-aldosteronsysteem (RAAS) bij verminderd extracellulair volume
– contractiealkalose: groot verlies van NaCl via de huid (cystische fibrose), gastro-intestinaal (villeus adenoom) of via de nieren (massale diurese)

verlies van H^+-ionen
a. met verminderd extracellulair volume
   - gastro-intestinaal verlies: braken, maagzuigen
   - renaal verlies: diuretica, excretie van grote hoeveelheden niet-resorbeerbare anionen (fosfaat, ketonen, penicilline, carbenicilline), kalium- en magnesiumdeficiëntie, bartter-syndroom, posthypercapnie
b. met toegenomen extracellulair volume
   - primair hyperaldosteronisme (Conn), cushingsyndroom, nierarteriestenose, 11β-hydroxylasedeficiëntie, 17α-hydroxylasedeficiëntie, dropgebruik

verschuiving H^+-ionen naar intracellulair
– koolhydraattoediening na hongeren, hypokaliëmie

1.9.3 Respiratoire acidose

Respiratoire acidose is het gevolg van respiratoire insufficiëntie en komt voor bij chronische longafwijkingen, een mechanische belemmering van de ademhaling, neuromusculaire afwijkingen en stoornissen van het ademcentrum. Een en ander leidt tot een daling van de PaO_2 en een stijging van de $PaCO_2$. Daardoor daalt de pH, zoals af te lezen is uit de formule van Henderson-Hasselbalch.

In de acute fase van respiratoire insufficiëntie bestaat er slechts een geringe renale aanpassing die leidt tot een kleine stijging van de concentratie van bicarbonaat. Bij langdurige insufficiënte ademhaling treedt renale compensatie op, hetgeen leidt tot H^+-excretie via de urine. Chronische hypercapnie stimuleert de NH_3-productie en daarmee de H^+-ionensecretie in de vorm van NH_4^+. De toegenomen H^+-excretie leidt tot nieuwe synthese en terugresorptie van bicarbonaat. Het bicarbonaatgehalte stijgt dan aanzienlijk en de pH-daling

1.9 · Afwijkingen van het zuur-base-evenwicht

Tabel 1.22 Zuur-base-evenwicht bij respiratoire acidose.

acuut	chronisch met compensatie
lage PaO$_2$	lage PaO$_2$
hypercapnie PaCO$_2$ ↑	hypercapnie PaCO$_2$ ↑
iets verhoogd bicarbonaat	meer verhoogd bicarbonaat
lage pH	minder lage pH

herstelt zich ten dele, ondanks het feit dat de ernst van de respiratoire insufficiëntie niet is veranderd.

De laboratoriumgegevens die passen bij een typische acute respiratoire insufficiëntie en bij een meer chronische respiratoire insufficiëntie, staan vermeld in tab. 1.22.

Respiratoire acidose als gevolg van respiratoire insufficiëntie kan berusten op zeer verschillende oorzaken, zoals stoornissen van het ademhalingscentrum, neuromusculaire afwijkingen, primaire longafwijkingen en gestoorde ademexcursie. Bij patiënten met obstructieve longaandoeningen is er vaak een verlengd exspirium en wordt bij auscultatie piepen en brommen gehoord.

Ernstige hypoxemie leidt tot cyanose. Wanneer de concentratie gereduceerd hemoglobine meer dan 3 mmol/l bedraagt, bestaat centrale cyanose. Bij een Hb van 9,5 mmol/l wordt dit bereikt bij een zuurstofsaturatie van 65–70 %. Let op bij ernstige anemie kan een cyanose niet optreden en omgekeerd wordt cyanose sneller manifest bij polycytemie.

Ernstige hypercapnie heeft effecten op het centrale zenuwstelsel die leiden tot hoofdpijn, verwardheid en eventueel tot een coma. Soms ontstaan symptomen van pseudotumor cerebri. Hypercapnie leidt voorts, na een aanvankelijk stijgende bloeddruk, tot perifere vasodilatatie en cardiovasculaire collaps. Op nierniveau ontstaan toegenomen ammoniakproductie, H$^+$-ionensecretie en bicarbonaatretentie.

Tabel 1.23 Symptomen van respiratoire insufficiëntie.

acute respiratoire insufficiëntie
- ernstige dyspnoe gepaard gaand met angst en acute hypoxie aanleiding gevend tot cyanose
- initieel is er vaak hyperpneu en tachypneu met een lage $PaCO_2$, later is er tachypnoe met een oppervlakkige ademhaling en CO_2-retentie

chronische respiratoire insufficiëntie
- voortdurende hypoventilatie leidend tot hypoxie en CO_2-retentie
- symptomen: kortademigheid, verminderde inspanningstolerantie, slapeloosheid, slaapneiging overdag, hoofdpijn, cyanose, polycythemie, pulmonale hypertensie, overbelasting van de rechterharthelft en rechtsdecompensatie

Tabel 1.24 Oorzaken van respiratoire insufficiëntie.

afwijkingen van het centrale zenuwstelsel
- depressie van het ademcentrum: sedativa (opiaten, benzodiazepinen), cerebrovasculair accident, hersentumor, obesitas-hypoventilatiesyndroom (pickwicksyndroom)

neuromusculaire afwijkingen
- myasthenie, poliomyelitis, multipele sclerose, guillain-barré-syndroom, neurotoxinen (botulisme, tetanus), hypokaliëmie, ernstige hypofosfatemie, medicamenten o.a. curare

longafwijkingen
- COPD (met emfyseem), longfibrose, ernstige pneumonie, massale longembolie, longoedeem, ARDS, luchtwegobstructie (aspiratie, bronchospasme, laryngospasme)

gestoorde ademexcursies
- massaal pleura-exsudaat, pneumothorax, diafragmaparalyse, ribfracturen, kyfoscoliose

De symptomen en oorzaken van respiratoire insufficiëntie staan in tab. 1.23 en 1.24.

1.9.4 Respiratoire alkalose

Respiratoire alkalose wordt veroorzaakt door hyperventilatie en wordt gekenmerkt door een sterk verlaagde $PaCO_2$, een gestegen pH

1.9 · Afwijkingen van het zuur-base-evenwicht

Tabel 1.25 Zuur-base-evenwicht bij respiratoire alkalose.

acuut	chronisch met compensatie
lage PaCO$_2$	lage PaCO$_2$
iets verlaagd HCO$_3^-$	sterker verlaagd HCO$_3^-$ hyperchloremie
hoge pH	minder uitgesproken pH-stijging

in het bloed en een daling van de bicarbonaatconcentratie. Ook hier zijn er twee fasen: een acute en een chronische fase. In de chronische fase is er sprake van renale compensatie die bestaat uit een toename van de uitscheiding van bicarbonaat en een afname van de NH$_4^+$-uitscheiding. Beide mechanismen leiden tot een daling van het serumbicarbonaatgehalte. De renale compensatie begint na 2 tot 3 uur en bereikt een maximum na 2 tot 3 dagen. De renale compensatie leidt ertoe dat de pH-stijging minder uitgesproken is (tab. 1.25).

Acute hypocapnie leidt tot een afname van de cerebrale bloeddoorstroming en geeft daardoor aanleiding tot klachten van duizeligheid, verwardheid en eventueel syncope. Vaak zijn er paresthesieën rond de mond en aan de vingers, die samengaan met een gevoel van benauwdheid of pijn op de borst. Daarnaast kunnen oorsuizen, transpireren en tremoren voorkomen. Als gevolg van de alkalose neemt de ionisatiegraad van calcium af en kunnen de fenomenen van Chvostek en Trousseau ontstaan. Bij hypocapnie bestaat tachycardie.

Alle bovengenoemde symptomen zijn beschreven bij het klassieke hyperventilatiesyndroom met een psychogene achtergrond. De een op een relatie met hypocapnie wordt tegenwoordig in twijfel getrokken en er bestaat duidelijke overlap met paniekaanvallen. Een klassiek voorbeeld van secundaire hyperventilatie als gevolg van een cardiopulmonale aandoening ziet men bij een longembolie, waarbij zowel de PaO$_2$ als de PaCO$_2$ verlaagd kan zijn. Let wel: ook bij massale longembolie kan de arteriële bloedgas normale uitslagen laten zien.

> **◘ Tabel 1.26** Oorzaken van respiratoire alkalose.
>
> *secundair aan hypoxemie*
> - verblijf in het hooggebergte, ernstige anemie, longziekten met hypoxie (zoals gering longoedeem, longembolieën, interstitiële longaandoeningen, pulmonale shunts), CO-intoxicatie leidend tot verminderd O_2-transport
>
> *cerebrale processen*
> - primair hyperventilatiesyndroom, cerebrovasculair accident, hersentumor, encefalitis
> - onder invloed van geneesmiddelen en metabole processen: analeptica, nicotine, salicylaten, xanthine, catecholaminen, koorts, sepsis, leverinsufficiëntie, zwangerschap (progesteron), thyreotoxicose
>
> *tijdens beademing*
> - mechanische hyperventilatie

De oorzaken van respiratoire alkalose zijn weergegeven in ◘ tab. 1.26.

De interpretatie van de uitslagen van pH, $PaCO_2$, HCO_3^- en PaO_2 wordt bemoeilijkt wanneer er sprake is van gemengde stoornissen, dat wil zeggen dat er zowel primair metabole als respiratoire afwijkingen bestaan. De te verwachten verhoudingen tussen pH, HCO_3^- en $PaCO_2$ zijn dan verstoord. Bij ongecompliceerde afwijkingen van het zuur-base-evenwicht veroorzaakt de primaire afwijking dat $PaCO_2$ (respiratoir) of HCO_3^- (metabool) zich in dezelfde richting beweegt als de compenserende HCO_3^- (respiratoir) of $PaCO_2$ (metabool). Daardoor wordt de verschuiving van de pH beperkt.

De te verwachten veranderingen en daarbij optredende compensaties bij enkelvoudige zuur-basestoornissen zijn weergegeven in ◘ fig. 1.2.

Bij zuiver metabole afwijkingen gaat bij acidose een daling van de bicarbonaatconcentratie van 10 mmol/l gepaard met een daling van de $PaCO_2$ van 1,6 kPa (12 mmHg), bij alkalose leidt een stijging van de bicarbonaatconcentratie van 10 mmol/l tot een stijging van de $PaCO_2$ van 0,9 kPa (6,75 mmHg). Bij respiratoire acidose in de acute fase geeft een stijging van 1,3 kPa $PaCO_2$ (9,75 mmHg) een stijging van 1 mmol/l bicarbonaat, in de chronische fase met renale com-

1.9 · Afwijkingen van het zuur-base-evenwicht

Tabel 1.27 Acidemie: pH < 7,38.

metabole acidose	respiratoire acidose
[HCO_3^-] < 20 mmol/l	$PaCO_2$ > 6 kPa
$PaCO_2$ < 4,7 kPa[a]	[HCO_3^-] > 26 mmol/l
respiratoire compensatie	*acute fase*
1,6 kPa CO_2-daling per 10 mmol [HCO_3^-]-daling	1 mmol [HCO_3^-]-stijging per 1,3 kPa CO_2-stijging
1½ × [HCO_3^-] + 8 ± 2 mmHg	
	chronische fase (renale compensatie)
	3–5 mmol [HCO_3^-]-stijging per 1,3 kPa CO_2-stijging

Bij metabole acidose met onvoldoende respiratoire compensatie is er minder $PaCO_2$-daling dan te verwachten is. Bij respiratoire acidose met onvoldoende renale compensatie is de HCO_3^--stijging te gering.

[a] 1 kPa = 7,5 mmHg.

pensatie kan dezelfde $PaCO_2$-stijging samengaan met een HCO_3^--stijging van 5 mmol/l. Bij gemengde zuur-basestoornissen vallen de afwijkingen buiten deze te verwachten relaties (tab. 1.27 en 1.28).

Zeer ernstige pH-verschuivingen kunnen voorkomen als gevolg van gelijkgerichte metabole en respiratoire verschuivingen. De combinatie van respiratoire insufficiëntie en in korte tijd ontstane melkzuuracidose leidt bijvoorbeeld tot een versterkte daling van de pH. Bij een chronische metabole acidose daarentegen is de bereikte pH praktisch onafhankelijk van de respiratoire compensatie. Na een enige dagen bestaande metabole acidose zal effectieve hyperventilatie die leidt tot een lage $PaCO_2$, een vermindering van de renale HCO_3^--terugresorptie tot gevolg hebben, terwijl dit proces minder uitgesproken is bij minder efficiënte hyperventilatie, waarbij dan zowel $PaCO_2$ als HCO_3^- iets hogere waarden hebben.

Ernstige alkaliëmie kan optreden bij braken tijdens de zwangerschap, waarbij een respiratoire component (zwangerschap) en een metabole component (het braken) beide alkalose bevorderen. Ook tegengestelde effecten zijn bekend, waarbij de pH-verschuiving minder uitgesproken is dan te verwachten was. Dit is bijvoorbeeld het geval bij respiratoire insufficiëntie bij een patiënt die onder invloed van diureticagebruik een hypokaliëmie ontwikkelt, waardoor een toegenomen terugresorptie van bicarbonaat ontstaat. Bij uitslagen die niet passen binnen de te verwachten relaties tussen de $PaCO_2$ en HCO_3^-, geven de anamnese en reeds bekende ziekten van de patiënt in combinatie met de effecten van de ingestelde behandeling meestal voldoende aanknopingspunten om tot een goede interpretatie van de gevonden waarden te komen.

1.10 Overgewicht en ondervoeding

De lichaamssamenstelling van een gezonde jongeman met een lichaamsgewicht van 70 kg is ongeveer als volgt: 42 kg water, 15 kg vet, 9 kg eiwit, 500 g koolhydraten en 3,5 kg mineralen (◘ tab. 1.1). Bij adipositas is er sprake van een toename van de hoeveelheid vet, die leidt tot een toename van het totale lichaamsgewicht. Bij een normaal lichaamsgewicht is de BMI 18,5–24,9, bij overgewicht ≥ 25–29,9, terwijl bij een BMI van 30 of meer van adipositas wordt gesproken. Een BMI van <18,5 wijst op een te laag lichaamsgewicht. Bij een BMI van >40 spreekt men van morbide adipositas (◘ tab. 1.29).

De indeling van het lichaamsgewicht volgens de BMI houdt onvoldoende rekening met de lichaamsbouw en de etnische achtergrond. Bij oudere mensen met spieratrofie, osteopenie en een enigszins verminderde hoeveelheid lichaamswater kan adipositas bestaan, terwijl de BMI nog binnen de normale grenzen is. Lichamelijk onderzoek is daarom mede van belang bij het klinisch beoordelen van eventueel bestaande adipositas. Bij Aziaten beveelt de WHO (Wereldgezondheidsorganisatie) momenteel als bovengrens van een normale BMI 23 aan.

De vetverdeling over het lichaam kan worden uitgedrukt in een ratio door de tailleomvang ter hoogte van de navel te delen door de omvang ter hoogte van de crista iliaca, de zogenoemde 'waist-hip ratio'. Bij het mannelijke type van adipositas is deze ratio groter

1.10 · Overgewicht en ondervoeding

Tabel 1.28 Alkaliëmie: pH > 7,42.

metabole alkalose
$[HCO_3^-] > 26$ mmol/l
$PaCO_2 > 6,0$ kPa[a]

respiratoire compensatie
0,9 kPa CO_2-stijging per 10 mmol HCO_3^--stijging
$0.7 \times [HCO_3^- -24] + 40 + 2$ mmHg

respiratoire alkalose
$PaCO_2 < 4,9$ kPa
$[HCO_3^-] < 24$ mmol/l

acute fase
1 mmol HCO_3^--daling per 1,3 kPa CO_2-daling
1 meq/l HCO_3^--stijging per 10 mmHg $PaCO_2$-stijging > 40 mmHg

chronische fase (renale compensatie)
5 mmol HCO_3^--daling per 1,3 kPa CO_2-daling
4–5 meq/l HCO_3^--stijging per 10 mmHg $PaCO_2$-stijging > 40 mmHg

[a] 1 kPa = 7,5 mmHg.

Tabel 1.29 Gewichtsclassificatie bij volwassenen volgens de BMI.

te licht	< 18,5
normaal	18,5–24,9
overgewicht	≥ 25
– matig overgewicht	25–29,9
– adipositas graad 1	30,0–34,9
– adipositas graad 2	35,0–39,9
– adipositas graad 3	≥ 40,0

De BMI (body mass index; ook bekend als de queteletindex) wordt berekend door het gewicht uitgedrukt in kilogram te delen door het kwadraat van de lengte uitgedrukt in meters (kg/m²). Bijvoorbeeld bij een lengte van 1,80 m en een gewicht van 75 kg is de BMI 23,1.
Adipositas graad 3 wordt ook wel morbide adipositas genoemd.

dan 0,85 (appelmodel), bij het vrouwelijke type minder dan 0,76 (peermodel). Nog eenvoudiger is het meten van de buikomvang (middelomtrek). Bij mannen wordt 102 cm als de bovengrens van normaal beschouwd, bij vrouwen 88 cm.

1.10.1 Adipositas

Adipositas is zelden het gevolg van een onderliggende endocriene ziekte en berust daarom bijna altijd op een opname van energie die gedurende een lange periode de behoefte overtreft. Omgevingsfactoren spelen hierbij de belangrijkste rol. Een erfelijke tendens om met een lage energiebehoefte het lichaamsgewicht stabiel te houden is een risicofactor voor het optreden van adipositas. Bij adipositas moet bij het lichamelijk onderzoek worden gelet op de vetverdeling. Bij het mannelijke type van adipositas is de vetverdeling vooral gelokaliseerd op de romp (met name het abdomen), terwijl bij het vrouwelijke type vooral sprake is van vetophoping in de bilstreek en op de bovenbenen. Vooral het mannelijke type adipositas blijkt gecorreleerd te zijn aan hypertensie en cardiovasculaire complicaties als gevolg van atherosclerose.

De belangrijkste oorzaken van adipositas zijn een overmatige calorie-inname en een gebrek aan lichamelijke activiteit. Excessief alcoholgebruik speelt ook in toenemende mate een rol. Daarnaast is er echter ook sprake van een zekere genetische aanleg. Adipositas leidt veelal tot het zogenoemde 'metabool syndroom'. De criteria voor het metabool syndroom zoals die worden gehanteerd volgens de definitie van het Adult Treatment Panel III (ATP III), staan in ◘ tab. 1.30, die van de recentere International Diabetes Federation- (IDF-)definitie in ◘ tab. 1.31.

Voor een uitvoerige beschouwing over het metabool syndroom wordt verwezen naar ▶ H. 7.

Andere ziektebeelden en klachten die samenhangen met adipositas, zijn weergegeven in ◘ tab. 1.32.

Tabel 1.30 Het metabool syndroom volgens de Adult Treatment Panel (ATP)-III-definitie.

abdominale adipositas d.w.z. middelomvang	bij vrouwen	> 88 cm
	bij mannen	> 102 cm
hypertensie	systolisch	≥ 130 mmHg
	diastolisch	≥ 85 mmHg
hypertriglyceridemie		> 1,7 mmol/l
laag HDL-cholesterol	bij vrouwen	< 1,3 mmol/l
	bij mannen	< 1,0 mmol/l
verhoogd nuchter glucose		≥ 6,0 mmol/l

Van het metabool syndroom wordt gesproken als aan ten minste drie van bovenstaande criteria wordt voldaan.

Tabel 1.31 Het metabool syndroom volgens de IDF-definitie.

centrale abdominale adipositas, d.w.z. middelomvang	bij vrouwen	≥ 80 cm
	bij mannen	≥ 94 cm
hypertensie	systolisch	≥ 130 mmHg
	diastolisch	≥ 85 mmHg
hypertriglyceridemie		> 1,7 mmol/l
laag HDL-cholesterol	bij vrouwen	< 1,1 mmol/l
	bij mannen	< 0,9 mmol/l
verhoogd nuchter plasmaglucose		≥ 5,6 mmol/l

Van het metabool syndroom wordt gesproken als naast centrale abdominale adipositas aan ten minste twee van de andere bovenstaande criteria wordt voldaan. Een behandeling wegens hypertensie, vroeger vastgestelde diabetes mellitus of een van de beide bovengenoemde lipidenafwijkingen geldt ook als een positief criterium. Voor mensen van niet-Europese afkomst worden andere criteria gehanteerd. Voor mensen van Aziatische afkomst die veelal tengerder van bouw zijn, gelden voor de middelomvang nog strakkere criteria.

Tabel 1.32 Risico's van adipositas.

- het metabool syndroom met: insulineresistentie, verminderde glucosetolerantie, dislipidemie, type 2-diabetes mellitus, hypertensie
- coronaire hartziekte
- ischemisch herseninfarct of apoplexie
- impotentie bij mannen
- dyspnoe
- obesitas-hypoventilatiesyndroom of pickwicksyndroom
- depressie
- galstenen
- steatosis hepatis
- niet-alcoholische steatohepatitis
- hiatus hernia
- obstipatie
- artrose
- jicht
- menstruatiestoornissen en hirsutisme bij vrouwen
- spataderen, intertrigineus eczeem
- sommige vormen van carcinoom: mammacarcinoom bij postmenopauzale vrouwen, endometriumcarcinoom, coloncarcinoom

Het meest voorkomende endocriene ziektebeeld dat gepaard gaat met adipositas is het syndroom of de ziekte van Cushing. Een aantal symptomen en bevindingen maakt het vaak mogelijk het bestaan van het syndroom van Cushing waarschijnlijk te maken, zoals klachten van spiervermoeibaarheid, het gemakkelijk ontstaan van subcutane hematomen bij een gering trauma en menstruatiestoornissen bij vrouwen. Soms bestaan klachten van rugpijn als gevolg van osteoporose. Bij het onderzoek vallen de centripetale vetverdeling (vollemaansgezicht, buffelnek) en de spieratrofie (relatief dunne benen) op. Bij jonge mensen is ook huidatrofie een belangrijk symptoom. Verder zijn er vaak verse striae op de buik en de billen te zien. De bloeddruk is meestal verhoogd, evenals veelal het bloedglucosegehalte. De symptomen zijn het gevolg van een overproductie van cortisol die leidt tot een negatieve eiwitbalans (huid- en spieratrofie), verhoogde endogene glucoseproductie (verhoogd bloedglucosegehalte en toename van subcutaan vet) en insulineresistentie en retentie van natrium (hypertensie). De diagnose wordt bevestigd door het ontbreken van suppressie van de cortisolspiegel met behulp van dexamethason (▶ H. 8). Het gebruik van corticosteroïden is een bekende oorzaak van adipositas. Steroïdengebruik stimuleert de eetlust en leidt tevens tot de veranderingen zoals beschreven bij het syndroom van Cushing.

Overgewicht komt eveneens voor bij patiënten met een insulinoom als gevolg van excessief gebruik van koolhydraten ter voorkoming van hypoglykemie, bij hypothalamusafwijkingen die leiden tot een abnormaal eetgedrag, bij hypogonadisme en in het kader van het polycysteusovariumsyndroom (het syndroom van Stein-Leventhal). Bij dit laatste syndroom is de productie van androgenen toegenomen en bestaat vaak insulineresistentie. Bij deze patiënten ziet men behalve adipositas en hirsutisme ook anovulatoire cycli.

Hypothyreoïdie is niet zonder meer een oorzaak van adipositas. De gewichtstoename berust meer op vochtretentie dan op toename van het vetdepot. De gewichtstoename bedraagt zelden meer dan enkele kilogrammen. Hypofyse-insufficiëntie en geïsoleerde groeihormoondeficiëntie kunnen eveneens aanleiding geven tot adipositas.

Zeldzame oorzaken van adipositas zijn ten slotte het prader-willisyndroom en het laurence-moon-biedl-syndroom. Het prader-willisyndroom wordt gekenmerkt door massale adipositas, geestelijke achterstand, genitale hypoplasie en spierhypotonie. Bij het laurence-moon-biedl-syndroom bestaan naast adipositas en debiliteit ook polydactylie en retinitis pigmentosa.

1.10.2 Ondervoeding

De energiebehoefte van gezonden wordt bepaald door de basale stofwisseling zoals berekend met de harris-benedictformule.

Resting energy expenditure (REE) in kcal[*1] =

Mannen: $88{,}362 + (13{,}397 \times \text{gewicht in kg})$
$+ (4{,}799 \times \text{lengte in cm}) - (5{,}677 \times \text{leeftijd in jaren})$

Vrouwen: $447{,}593 + (9{,}247 \times \text{gewicht in kg})$
$+ (3{,}098 \times \text{lengte in cm}) - (4{,}33 \times \text{leeftijd in jaren})$

Voor dagelijkse activiteiten wordt 30 % extra opgeteld. Dit percentage blijft hetzelfde bij ziekte; de toename in basale stofwisseling wordt gecompenseerd door een afname in lichamelijke activiteiten.

Een aantal oorzaken van ondervoeding staat vermeld in ◘ tab. 1.33.

Tijdens vasten bij gezonden neemt de energiebehoefte af, waarschijnlijk mede onder invloed van een verminderde productie van tri-joodthyroxine (T_3). Bij langdurig volledig hongeren blijft de eiwitbalans negatief en verliest men ongeveer 25 g eiwit/dag. Wanneer er echter sprake is van ondervoeding als gevolg van een te geringe opname van calorieën, wordt in het bijzonder de vetreserve aangesproken en worden de eiwitten relatief gespaard. Bij anorexia nervosa blijft daarom het serumalbumine meestal normaal.

Bij voedingsdepletie als gevolg van ziekte ontbreken enkele aanpassingsmechanismen die optreden tijdens vasten bij gezonden. Vaak bestaat een combinatie van anorexie en verminderde voedselopname met een globaal gelijkblijvende energiebehoefte. Bij ondervoeding tijdens ziekte ziet men een netto eiwitafbraak (negatieve stikstofbalans) omdat de eiwitafbraak de vaak gelijktijdig toegenomen eiwitsynthese in grote mate overtreft, een meer uitgesproken insulineresistentie en veelal ook toegenomen lipolyse. Door de sterke eiwitafbraak tijdens ziekte is het mogelijk dat reeds een ernstig eiwittekort bestaat terwijl er nog sprake is van een behoorlijke subcutane vetlaag. Deze vorm van ondervoeding wordt vaak miskend en kan veelal worden herkend aan verlaagde albumine- en hemoglobinewaarden. De normale eiwitbehoefte is 0,8 g/kg/dag.

---

1 Herziene harris-benedictformule van Roza en Shizgal uit 1984.

> **Tabel 1.33** Oorzaken van ondervoeding en vermagering.

te gering calorieaanbod
- bijvoorbeeld anorexia nervosa, angst en depressie

gestoorde voedselopname
- passagestoornissen (bijv. oesofaguscarcinoom)
- braken
- resorptiestoornissen: coeliakie, lactasedeficiëntie, pancreasinsufficiëntie, ziekte van Crohn, short-bowelsyndroom, status na partiële gastrectomie
- worminfecties van het maag-darmkanaal

overmatige caloriebehoefte
- koorts
- thyreotoxicose
- chronisch obstructieve longafwijkingen (pulmonale cachexie)

secundair aan chronisch inflammatoire aandoeningen
- infectieziekten (hiv, tuberculose enz.)
- carcinoom
- maligne lymfomen
- systeemaandoeningen
- reumatoïde artritis
- primaire bijnierinsufficiëntie

verlies van glucose
- type 1-diabetes mellitus

Ten tijde van sepsis kan met een optimale toevoer van 1,5 g/kg/dag niet worden voorkomen dat per week 5–10 % verlies van spiermassa optreedt. Bij de metabole veranderingen tijdens ziekte speelt een toegenomen productie van cytokinen waarschijnlijk een belangrijke rol. Bij de behandeling wordt aan enterale voeding de voorkeur gegeven boven parenterale voeding en wordt teruggekomen van zo snel mogelijk het na te streven aantal calorieën te bereiken (permissive underfeeding).

Ondervoeding op basis van eiwit- en energietekort komt in ontwikkelingslanden nog frequent voor; bekend zijn in dezen de beelden van marasmus en kwasjiorkor. Marasmus wordt gekenmerkt

> **Tabel 1.34** Symptomen van anorexia nervosa.

anamnese
– vermagering, gebrek aan energie, kouwelijkheid, obstipatie, buikpijn, amenorroe

lichamelijk onderzoek
– sterke vermagering met normale oksel- en pubisbeharing en mammaontwikkeling passend bij de leeftijd, lanugobeharing op de rug, de armen en in het gelaat, droge huid

biochemische afwijkingen
– veelal hypokaliëmie (kan levensbedreigend zijn), hypercholesterolemie, hormonale afwijkingen zoals laag follikelstimulerend hormoon (FSH), luteïniserend hormoon (LH), oestradiol, T_3, laag normaal T_4 (het bepalen van hormoonspiegels is niet zinvol als de diagnose op grond van het klinische beeld duidelijk is)

door een verlies van zowel spierweefsel als subcutaan vet, met daarbij een gerimpelde huid, diepliggende ogen en een lanugobeharing over het lichaam. Het serumalbuminegehalte is meestal normaal, maar de serumnatrium- en serumkaliumwaarden zijn laag. Bij kwasjiorkor ziet men eveneens verlies van spier- en vetmassa, maar daarnaast is er sprake van oedeem, vaak een vergrote, met vet geïnfiltreerde lever en een opgezette buik. Het plasma-albuminegehalte is laag, evenals de natrium- en kaliumwaarden. Er zijn tevens deficiënties van vitamine A, zink en koper.

Het beeld van anorexia nervosa vertoont enige gelijkenis met marasmus. Ook hier is sprake van verlies van subcutaan vet en spiermassa en van lanugobeharing. Vooral jonge meisjes in de puberteit lijden aan dit ziektebeeld. Een vroeg symptoom is amenorroe, terwijl soms diarree bestaat als gevolg van laxantiamisbruik. Het voedsel dat wordt ingenomen, wordt meestal kort daarna weer uitgebraakt. De mammae zijn in verhouding tot de bestaande cachexie vaak vrij normaal van omvang. In ernstige gevallen bestaat kaliumdepletie, hetgeen zich uit in hypokaliëmie. Bij de behandeling moet rekening worden gehouden met het feit dat voeden kan leiden tot het zogenoemde refeedingsyndroom dat gekenmerkt wordt door water- en zoutretentie, elektrolytverschuivingen (hypokaliëmie, hypofosfatemie en hypomagnesiëmie) naar het intracellulaire compartiment, cardiomyopathie, rhabdomyolysis en respiratoire insufficiëntie. Dit kan leiden tot de dood. Preventie door de voeding langzaam op te bouwen met tijdige suppletie van mineralen en vitamines is essentieel. De bevindingen bij anorexia nervosa zijn nog eens samengevat in ◘ tab. 1.34.

Voor het aantonen of uitsluiten van de andere in ◘ tab. 1.33 genoemde oorzaken van ondervoeding is de anamnese van groot belang. Stoornissen in het maag-darmkanaal leiden vaak tot buikklachten en een veranderd defecatiepatroon. Dit is niet altijd het geval, bijvoorbeeld bij de ziekte van Crohn waarbij soms weinig klachten zijn. Bij het routineonderzoek behoort ook een thoraxfoto ter uitsluiting van een longtumor of tuberculose. Hyperthyreoïdie kan worden uitgesloten door het bepalen van de thyroïdstimulerend hormoon- (TSH-)spiegel. Wanneer het verhaal van de patiënt niet erg duidelijk is en het lichamelijk onderzoek evenmin in een bepaalde richting wijst, kan het nodig zijn, zoals uit ◘ tab. 1.33 blijkt, een uitgebreid diagnostisch programma op te stellen.

Literatuur

Alberti KG, Zimmet P, Shaw J; IDF Epidemiology Task Force Consensus Group. The metabolic syndrome – a new worldwide definition. Lancet. 2005;366(9491):1059–62.

Berend K, Vries APJ de, Gans ROB. Physiological approach to assessment of acid-base disturbances. N Engl J Med. 2014;371:1434–45.

Gennan FJ. Hypokalemia. New Engl J Med. 1998;339:451–8.

Mueller C, Scholer A, Laule-Kilian K, et al. Use of B-type natriuretic peptide in the evaluation and management of acute dyspnea. N Engl J Med. 2004;350:647–54.

Palmer BF. Managing hyperkalemia caused by inhibitors of the renin-angiotensin-aldosterone system. N Engl J Med. 2004;351:585–92.

Rose BD, Post ThW. Clinical physiology of acid-base and electrolyte disorders. 5e druk. New York: McGraw Hill; 2001.

Spasovski G, Vanholder R, Allolio B, et al.; Hyponatraemia Guideline Development Group. Clinical practice guideline on diagnosis and treatment of hyponatraemia. Nephrol Dial Transplant. 2014;29 Suppl 2:i1–39.

Stanga Z, Brunner A, Leuenberger M, et al. Nutrition in clinical practice – the refeeding syndrome: illustrative cases and guidelines for prevention and treatment. Eur J Clin Nutr. 2008;62:687–94.

Cardiale ziektebeelden
P.P. van Geel, R.A. Tio

2.1 Pijn op de borst; angina pectoris, myocardinfarct, pericarditis

Bij patiënten die klagen over pijn op de borst, is een goede anamnese vaak al richting gevend. De vraag die snel beantwoord dient te worden, is of het gaat om een acuut probleem waarvoor snelle behandeling noodzakelijk is of dat een expectatief beleid kan worden gevoerd en eerst aanvullend onderzoek kan worden afgewacht. Pijn op de borst die veroorzaakt wordt door zuurstoftekort van het hart, noemen we angina pectoris (letterlijk pijn van de borst). Andere belangrijke cardiale oorzaken van pijn op de borst zijn het myocardinfarct en pericarditis.

2.1.1 Angina pectoris

Angina pectoris is een onaangenaam gevoel op de borst dat wordt veroorzaakt door een tijdelijk (relatief) zuurstoftekort van het myocard. Dikwijls is daarbij sprake van een of meer vernauwingen in de kransvaten. Bij angina pectoris bestaat er een discrepantie tussen zuurstofbehoefte en -aanbod, maar bij een dergelijke discrepantie hoeft niet altijd angina pectoris te bestaan; men spreekt dan van stille ischemie. Angina pectoris kan worden onderverdeeld in stabiele of klassieke angina pectoris, variant angina pectoris en insta-

◘ **Tabel 2.1** De verschillen in oorzaken, anamnese, reacties op nitroglycerine, beloop en verschijnselen op het ecg bij stabiele of klassieke angina pectoris, variant angina pectoris en instabiele angina pectoris (dreigend infarct).

	1 stabiele klassieke angina pectoris	2 variant angina pectoris	3 instabiele angina pectoris (dreigend infarct)
aard van de obstructie	gefixeerd bij atherosclerose	dynamisch door spasme	combinatie gefixeerd en dynamisch
aard klacht	beklemming op de borst	als 1, maar heviger	als 2
duur klacht	enkele minuten	soms > 5 min	als 2
optreden klachten	meestal bij inspanning	meestal in rust en/of 's nachts	bij inspanning en/of rust en 's nachts
beloop	stabiel over jaren	grillig	progressief
reactie op nitroglycerine	positief	positief	soms negatief
ecg tijdens pijn	meestal ST-depressie	meestal ST-elevatie	meestal depressie soms elevatie
inspannings-ecg	meestal positief	meestal negatief	gecontra-indiceerd

biele angina pectoris (dreigend infarct). De verschillen in oorzaken, anamnese, reacties op nitroglycerine, beloop en verschijnselen op het elektrocardiogram (ecg) zijn weergegeven in ◘ tab. 2.1.

Klassieke stabiele angina pectoris wordt gekenmerkt door een onaangenaam drukkend of snoerend gevoel op de borst, soms ook wel door pijn. Het optreden en verdwijnen van deze klachten kan binnen bepaalde regels worden gevat. Luxerende momenten zijn inspanning, overgang van warmte naar kou, tachycardie, emoties of een maaltijd. De zuurstofbehoefte van het myocard is dan groter. Ze kunnen uitstralen naar de linkerarm of naar beide armen, de kaak, tussen de schouderbladen of de bovenbuik. De patiënt doet het dan rustiger aan of staakt zijn inspanningen, waarna de klachten binnen 15 min verdwijnen. Wanneer het provocerende moment zich herhaalt, komen de klachten weer terug. Duren de klachten langer, dan kan er sprake zijn van een myocardinfarct, instabiele angina pectoris of van een niet-cardiale oorzaak.

De anamnese is bijzonder belangrijk. Wanneer een patiënt de klachten beschrijft zoals boven vermeld, waarbij meestal de plaats van de klachten met een vuist of met twee handen midden op de borst wordt aangegeven, staat de diagnose angina pectoris vrijwel vast. Wanneer echter de plaats van de klachten met één vinger wordt aangegeven, is er meestal geen sprake van angina pectoris.

Men spreekt van instabiele angina pectoris of dreigend infarct wanneer de angina pectoris heviger van karakter is en niet alleen optreedt bij inspanning maar ook in rust, en een progressief karakter heeft.

Angina pectoris kan ook voorkomen zonder vernauwingen in de kransslagaders. Bij variant angina is er bijvoorbeeld sprake van kransslagaderspasmen. De klachten ontstaan meestal in rust en 's nachts, hebben een grillig beloop in de tijd en worden wel of niet beïnvloed door inspanning. Ook ernstige aortastenose kan angina pectoris veroorzaken. Door een verhoogde diastolische druk van de linkerventrikel en daardoor een toegenomen wandspanning kan de bloedvoorziening van het myocard die voornamelijk diastolisch plaatsvindt, in het gedrang komen, terwijl door de drukbelasting juist de zuurstofbehoefte is toegenomen. Ook zeer ernstige anemie en een hyperthyreoïdie kunnen tot angina pectoris leiden terwijl de kransslagaders normaal zijn.

Afwijkingen aan de kransslagaders worden geconstateerd door middel van coronaire angiografie (CAG); hierbij worden de kransslagaders met contrast gevuld en door middel van röntgenstralen beoordeeld. Alleen de grotere kransslagaders worden hiermee afgebeeld. Het is dus heel goed mogelijk dat er geen afwijkingen in de grotere kransvaten gevonden worden, maar dat afwijkingen op het niveau van pre-arteriolen, arteriolen en capillairen verantwoordelijk zijn voor angina pectoris. Een inspanningstest is dan afwijkend (toont ischemie aan) terwijl het coronaire angiogram normaal is. Men spreekt dan van 'syndroom X'. Dit kan worden onderzocht met ^{99m}technetium-sestamibi (MIBI)-scintigrafie waarbij de perfusie van het myocard kan worden afgebeeld. Met behulp van deze techniek zijn er aanwijzingen gevonden dat afwijkingen van de microcirculatie een pathofysiologische rol spelen bij dit syndroom.

Er zijn vele andere oorzaken voor borstklachten die dikwijls met behulp van een zorgvuldige anamnese en een eenvoudig fysisch onderzoek kunnen worden aangetoond of uitgesloten; soms is differentiatie echter moeilijk.

- Infectieuze pericarditis veroorzaakt, door betrokkenheid van de pleura, pijn bij inademing, hoesten, slikken en verandering van houding: de patiënt zit graag voorovergebogen. Er zijn soms pericardiale wrijfgeruisen en de patiënt heeft vaak koorts.
- Een dissectie van de aorta leidt klassiek tot pijn tussen de schouderbladen. De pijn kan echter ook precordiaal bestaan of in de kaken, is meestal zeer hevig van karakter, ontstaat acuut en kan uren aanhouden. Bij verdenking op een dissectie dient met spoed nader onderzoek te worden uitgevoerd, aangezien de mortaliteit bij dissectie vooral in de eerste paar uren hoog is. Belangrijke risicofactoren zijn syndroom van Marfan, ziekte van Ehlers-Danlos, bicuspide aortaklep en hypertensie.
- Een prolaps van de mitralisklep kan diffuse precordiale pijn geven. De klachten duren meestal langer, zonder duidelijk provocerend moment, en vaak is er tevens sprake van hartkloppingen.
- Costoclaviculaire compressie van arteriën veroorzaakt klachten in de armen, die houdingsafhankelijk zijn. Met behulp van de adsontest en de 'military attitude' kan uitval van de radialispols worden gevonden. De adsontest is positief wanneer de radialispols uitvalt doordat de patiënt bij ingehouden adem het hoofd achterover en tevens geroteerd houdt. De radialispols wordt gepalpeerd bij gestrekte arm op heuphoogte aan de kant waar het hoofd achterover wordt gehouden.
- Bij longembolieën hebben de acuut ontstane klachten een relatie met de ademhaling. De pijn is dikwijls scherper van karakter dan bij angina pectoris en houdt eigenlijk altijd langer aan. Massale longembolieën (ruiter- of zadelembolus) gaan vaak gepaard met hypotensie en syncope.

2.1 · Pijn op de borst

- Een spontane pneumothorax veroorzaakt zonder duidelijke aanleiding acute pijnklachten waarbij dyspnoe op de voorgrond kan staan.
- Pleuritis, pleuravocht (viraal, bacterieel of bij systeemziekten). Klachten zitten vast aan de ademhaling.
- Afwijkingen van de cervicale wervelkolom. Houdingsafhankelijke klachten.
- Gewrichtsklachten en/of myalgieën van de schoudergordel zijn houdings- en bewegingsafhankelijk. Hierbij moet worden bedacht dat beweging door een patiënt kan worden opgevat als inspanning. Palpatie van de m. pectoralis major kan pijnlijk zijn. Anteflexie en adductie van de arm tegen weerstand kunnen pijn in het pectoralisgebied veroorzaken.
- Thoracale kraakbeen-, bot- en/of spierklachten hebben meestal een chronisch karakter en zijn soms respiratieafhankelijk. De klachten kunnen vaak worden geprovoceerd door compressie van de thorax (costochondritis en/of syndroom van Tietze).
- Psychogene precordiale klachten zijn niet ongewoon en kunnen een relatie hebben met hyperventilatie. Vaak zijn deze symptomen een onderdeel van paniekaanvallen. Hyperventilatieklachten verdwijnen vaak bij inspanning als gevolg van de afleiding die inspanning biedt; vaak zijn er bij hyperventilatie paresthesieën.
- Oesofagusrefluxklachten kunnen even lang duren als angina pectoris, maar ook langer. Er is dikwijls een relatie met de houding of met het voedingspatroon.
- Oesofagusspasmen kunnen spontaan optreden, maar ook bij inspanning of bij het nuttigen van koude dranken. De spasmen zijn soms moeilijk te differentiëren van angina pectoris. Beide kunnen bijvoorbeeld goed op nitroglycerine reageren.
- Klachten veroorzaakt door een maagaandoening duren langer en staan meestal in relatie tot de voeding.
- Galblaasklachten zijn niet inspanningsafhankelijk, dikwijls koliekachtig en stralen anders uit. Er is een predispositie voor diabetes mellitus.

> **Tabel 2.2** Differentieeldiagnostische overwegingen bij pijn op de borst.

- angina pectoris*
- myocardinfarct*
- pericarditis
- dissectie van de aorta*
- mitralisklepprolaps
- costoclaviculaire compressie van de arteriën

- longembolie*
- pneumothorax*
- pleuritis* (viraal, bacterieel of bij systeemziekten)
- pleuravocht*
- afwijkingen van de cervicale wervelkolom
- gewrichtsklachten/myalgieën van schouder of ribben
- thoracale huid-, kraakbeen-, bot-, spierklachten*

- hyperventilatie

- oesofagusrefluxklachten
- oesofagusspasmen
- maagulcus/carcinoom
- galblaasklachten*

* (In het algemeen) acute klachten.

Voor een verkorte weergave van deze differentieeldiagnostische overwegingen, tab. 2.2.

Uit het bovenstaande blijkt dat de relatie tussen de klachten en inspanning belangrijk is. Daarbij moet worden bedacht dat voor angina pectoris de inspanning zodanig moet zijn dat de hartfrequentie voldoende toeneemt.

Voor de differentiële diagnostiek is nitroglycerine een goed hulpmiddel; de vooral veneuze vaatverwijding die door nitroglycerine wordt veroorzaakt, leidt tot een verminderde bloedstroom naar het hart, waardoor, de preload van het hart afneemt. Wanneer nitroglycerine voor de eerste keer sublinguaal wordt gebruikt, moet de patiënt een zittende houding innemen ter voorkoming van een collaps. Na inname verdwijnen de anginapectorisklachten binnen 2 tot 4 min. Het is raadzaam de patiënt zelf te laten vertellen hoeveel minuten na inname van nitroglycerine de klachten verdwenen zijn. Suggestief vragen moet worden vermeden. Het is niet ongewoon dat een patiënt vindt dat nitroglycerine helpt wanneer bijvoorbeeld 1 uur na inname de klachten zijn verdwenen; nitroglycerine heeft dan dus niet geholpen.

De reactie van de klachten op langwerkende nitraten of op andere middelen zoals bètablokkers of calciumantagonisten kan ook een steun zijn voor de diagnose; wanneer deze middelen geen enkele invloed hebben op de klachten wordt angina pectoris zeer onwaarschijnlijk.

Aanvullende evaluatie bestaat uit niet-invasieve onderzoeken zoals; inspannings-ecg, Myocardscintigrafie (MIBI, Myoview), stressechocardiografie of stress-MRI, of invasieve onderzoeken zoals intracoronaire beeldvorming (CAG), gecombineerd met intracoronaire metingen (fractional flow reserve) of intracoronaire beeldvorming (intravascular ultrasound, optical coherence tomography). Horizontale ST-segmentdepressies op een ecg (met normale QRS-duur en niet beïnvloed door medicamenten) wijzen op myocardischemie. Een tijdens rust gemaakt ecg zonder ST-segmentdepressies sluit ischemie (die tijdens inspanning ontstaat) niet uit. Bij ergometrie wordt onder andere ST-segmentdepressie tijdens gedoseerde toenemende belasting geëvalueerd. Een CAG wordt in principe alleen uitgevoerd wanneer medicamenteuze behandeling van angina pectoris niet (meer) toereikend is, of wanneer mogelijk bedreigende ischemie bestaat. Dit onderzoek wordt in het algemeen slechts uitgevoerd wanneer een ingreep (percutane coronaire interventie of coronary artery bypass grafting (CABG)) wordt overwogen.

2.1.2 Myocardinfarct

Een myocardinfarct kan dezelfde klachten geven als angina pectoris, maar de klachten zijn vaak heviger en duren langer. Ze duren gewoonlijk meer dan een halfuur en kunnen uren aanhouden. Veelal ontstaat de pijn, anders dan bij angina pectoris, 's nachts of in rust. Nitroglycerine heeft geen of nauwelijks effect. Angstgevoelens zijn sterk uitgesproken, de patiënt is dikwijls bleek, transpireert en is misselijk. Bij een transmuraal myocardinfarct toont het ecg klassieke ST-segmentelevaties met reciproke depressies en soms Q-patronen (◘ fig. 2.1). Deze beelden hoeven echter niet altijd aanwezig te zijn. Zo is er bij het posterior myocardinfarct vaak alleen ST-segmentdepressie te zien.

De laboratoriumdiagnostiek bestaat uit bepaling van troponinen (HS-troponine, troponine I of T) en van serumenzymconcentraties (CK en CK-MB). Troponine is een regulerend contractiel eiwit in het hart. Bij hartspierschade stijgt de concentratie ervan in het bloed. De hoeveelheid ervan heeft niet alleen diagnostische waarde ten aanzien van een myocardinfarct maar ook bij patiënten met instabiele angina pectoris. Een troponine-T-gehalte <14 μg/l betekent geen myocardschade, wanneer dit althans minstens 6 uur na het begin van de klachten is bepaald. CK-gehalte (creatinekinase) is wat later verhoogd dan troponine en bereikt na 15–20 uur een piek. De CK-waarde geeft de mate van spierschade weer, maar is hiervoor niet specifiek; de gefractioneerde CK-MB is dat wel. Even later ontstaat verhoging van het ASAT (aspartaataminotransferase). Het ASAT kan echter ook verhoogd zijn bij long- en leveraandoeningen. Het langst blijft het lactaatdehydrogenase (LDH) verhoogd. Ook dit enzym is aspecifiek, tenzij het gefractioneerd is: fractie 1 is redelijk specifiek voor spierweefselschade. Bovengenoemde criteria zijn samengevat in ◘ tab. 2.3.

2.1.3 Pericarditis

Het is niet ongewoon dat het ecg van een patiënt met klachten die zouden kunnen passen bij een myocardinfarct ST-elevaties laat zien die door de minder geoefende onderzoeker worden beschouwd als inderdaad passend bij een myocardinfarct.

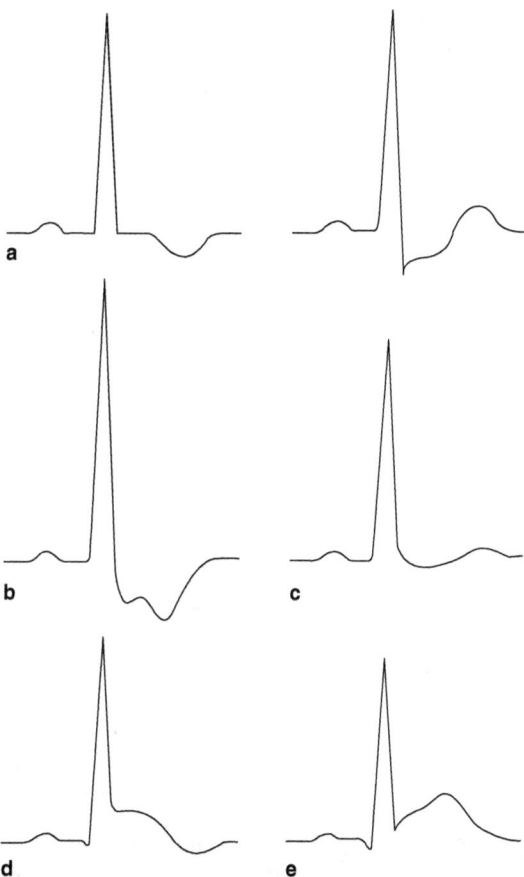

Figuur 2.1 Enkele 'klassieke' repolarisatiepatronen zoals die (bij normale QRS-duur) in het elektrocardiogram kunnen voorkomen. a Patroon bij myocardischemie/non-Q-wave infarct. b Patroon bij linkerventrikelhypertrofie met 'strain'. c Patroon bij digitalisgebruik. d Patroon bij myocardinfarct (transmuraal). e Patroon bij pericarditis.

◘ Tabel 2.3	Criteria voor de diagnose myocardinfarct.
klachten	drukkend en/of pijnlijk gevoel precordiaal, ± uitstraling, duur ten minste 5 min of langer; relatie met inspanning niet noodzakelijk
elektrocardiogram	ST-elevaties
laboratorium	troponine I/T ↑*, CK-MB↑; later: ASAT (GOT) ↑, ALAT (GPT) ↑, LDH↑

* Troponine I bindt aan actine, het remt de actine-myosine-interactie. Troponine T bindt aan tropomyosine.

Het ecg bij pericarditis heeft echter andere ST-veranderingen dan de ST-veranderingen die worden gezien bij een myocardinfarct (◘ fig. 2.1).

Bij een transmuraal myocardinfarct is er vaak sprake van:
1. ST-elevatie in ecg-afleidingen die passen bij een stroomgebied;
2. reciproke ST-depressie. ST-elevatie in zowel afleiding I als II omvat het hele hart; wanneer er sprake is van een hemodynamisch stabiele patiënt zullen deze ST-elevaties dus niet het gevolg zijn van infarcering maar van pericarditis.

Bij pericarditis is er meestal ST-elevatie in meerdere ecg-afleidingen (stroomgebieden) en is er geen reciproke depressie.

Dikwijls blijkt dat een nauwkeuriger anamnese uitsluitsel had kunnen geven. De pijn bij pericarditis is vrij snel opkomend en scherp, maar niet snoerend zoals bij een myocardinfarct dikwijls het geval is. De pijn van pericarditis is dikwijls gerelateerd aan de ademhaling. Bij rechtop zitten of vooroverhangen neemt de pijn af.

Ter verdere differentiatie van een myocardinfarct pleit het vinden van koorts voor een pericarditis. Voorts kan bij een patiënt met pericarditis pericardwrijven worden gehoord. Eventueel pericardvocht wordt met echocardiografie aangetoond.

De oorzaken van pericarditis zijn weergegeven in ◘ tab. 2.4. Meestal is een pericarditis viraal van oorsprong en goedaardig.

Tabel 2.4 Oorzaken van pericarditis.

infectieus	– virussen, o.a. coxsackievirus – bacteriën, o.a. ziekte van Lyme – schimmels – toxoplasmose
metabool	– uremie – hypothyreoïdie
maligniteiten	– lymfomen – bronchuscarcinoom – mammacarcinoom – leukemie
bestraling	
myocardinfarct	– ruptuur
auto-immuunziekten	– idiopathisch – reumatoïde artritis, SLE (lupus erythematodes disseminatus) – sclerodermie – postpericardiotomie – postinfarct (dresslersyndroom) – acuut reuma – geneesmiddelenovergevoeligheid
hemopericard	– hartruptuur – dissectie van de aorta – trauma/chirurgie
diversen	– amyloïd – chylopericard

2.2 Hartkloppingen (◘ tab. 2.5)

2.2.1 Hartkloppingen

Patiënten met ritmestoornissen klagen vaak over hartkloppingen. Een zorgvuldige anamnese is dan van belang, niet alleen om de aard van de ritmestoornissen te ontdekken, maar ook om een mogelijke oorzaak vast te stellen (◘ tab. 2.6). Hartkloppingen kunnen

Tabel 2.5 Ritme- en geleidingsstoornissen van het hart, verdeeld naar lokalisatie.

ritmestoornissen

1 *supraventriculaire ritmestoornissen*

– stoornissen in het sinusritme
  - irregulair sinusritme (respiratoir of niet respiratoir)
  - sinustachycardie
  - (sinus node re-entry tachycardie)
  - sinusbradycardie
  - sick sinus syndroom

– atriale ritmestoornissen
  - atriale extrasystolen
  - atriaal escaperitme
  - atriale tachycardie
  - atriumflutter
  - atriumfibrilleren

– ritmestoornissen uitgaande van de atrioventriculaire (AV-)knoop
  - AV-nodale extrasystolen
  - (AV-nodale bradycardie)
  - AV-nodale escapeslagen
  - AV-nodaal escaperitme
  - (intra-)AV-nodale tachycardie

2 *atrioventriculaire ritmestoornissen*
  – cirkeltachycardie bij wolff-parkinson-whitesyndroom
  – circus movement tachycardia bij 'concealed bypass tract'

3 *ventriculaire ritmestoornissen – ventriculaire extrasystolen*
  – ventriculaire escapeslagen
  – ventriculair escaperitme (idioventriculair ritme)
  – ventrikeltachycardie
  – ventrikelflutter
  – ventrikelfibrilleren

geleidingsstoornissen

1 *partieel blok*
  – eerstegraads-AV-blok
  – tweedegraads-AV-blok
    - type Wenckebach (Mobitz I)
    - type Mobitz II

2 *totaal blok*

2.2 · Hartkloppingen

Tabel 2.6 Differentieeldiagnostische overwegingen bij de klacht hartkloppingen.

kliniek	ecg
incidenteel overslaan of stilstaan	extrasystolen
aanvalsgewijs, *acuut* begin en einde, pols >120 slagen/min, (ir)regulair	paroxismale tachycardie (geen sinustachycardie)
hartbonzen (regulaire pols, normale frequentie)	normaal sinusritme (spanning)
totaal irregulair	atriumfibrilleren (koorts, anemie, na maaltijd, atriale druk- en/of volumebelasting)
houdingsafhankelijk, langzaam oplopend en weer afzakkend	sinustachycardie
relatie met prikkelende stoffen (koffie, thee, alcohol, roken, diverse medicamenten)	(supra)ventriculaire ritmestoornissen
relatie met 'endocriene' stoornissen (thyreotoxicose, hypoglykemie, menopauze) relatie met angineuze klachten	sinustachycardie, atriumfibrilleren, ventriculaire extrasystolen, ventrikeltachycardieën
reactie op diep zuchten of Valsalva	
– ritmestoornis stopt	AVNT (atrioventriculaire nodale tachycardie) CMT (circus movement tachycardia)
– versneld ritme wordt slechts tijdelijk langzamer	atriale tachycardie, atriumflutter, atriumfibrilleren

anamnestisch worden verdeeld in hartbonzen, hartjagen, overslaan van het hart, totale onregelmatigheid en trage hartslag. Een patiënt spreekt dikwijls van hartkloppingen wanneer er afwijkend kloppen wordt gevoeld in de thorax en/of de hals. Wanneer er sprake is van een normaal en regelmatig tempo, maar elke hartslag heeft een meer uitgesproken intensiteit, wordt dit door een patiënt dikwijls 'hartkloppingen' genoemd. Het is beter hier te spreken van hartbonzen. Bij hartjagen is de pols zo snel dat de patiënt de slagen niet of nauwelijks kan tellen. Er kan sprake zijn van een sinustachycardie (meestal <160 slagen/min), supraventriculaire tachycardie (SVT), atriumflutter, atriumfibrilleren of van een ventriculaire tachycardie (VT) (meestal >160 slagen/min). Alle stoornissen kunnen permanent of paroxismaal bestaan. Een langzaam begin en einde pleit voor een sinustachycardie. Een abrupt begin en einde pleit voor SVT, atriumflutter, atriumfibrilleren of VT. Een goed onderscheid tussen de in feite onschuldige SVT en de in principe gevaarlijke VT is palpatoir moeilijk te maken, maar een blanco anamnese pleit voor een SVT. Bij de anamnese is het ook belangrijk om aandacht te schenken aan mogelijk uitlokkende momenten of omstandigheden (bijv. cafeïne, alcohol, stress). Prikkeling van de n. vagus (enkelzijdige carotismassage of de valsalvamanoeuvre) kan wel een SVT beëindigen, maar niet een VT. Het is echter raadzaam een (24 uurs-)ecg te maken om de aard van de tachycardie vast te stellen (◘ tab. 2.7 en 2.8). Bij een sterke verdenking op een VT dient patiënt te worden opgenomen en bewaakt te worden.

2.2.2 Ritme- en geleidingsstoornissen (◘ fig. 2.2)

Ritmestoornissen kunnen ontstaan door:
- abnormale prikkelvorming in atria, geleidingssysteem of ventrikels;
- abnormale prikkelgeleiding;
- combinaties.

In ◘ tab. 2.5 wordt een samenvatting gegeven van ritme- en geleidingsstoornissen.

NB: ritmestoornissen en hartfrequentie worden beter vastgesteld tijdens auscultatie dan aan de 'pols'. Voor de 'pols' is de carotispols door de positie dichter bij het hart geschikter dan de radialispols.

De vagustonus verandert tijdens de ademhaling. Dit heeft tot gevolg dat tijdens inspiratie een snellere pols wordt gevonden dan tijdens expiratie: de respiratoire sinusaritmie.

Sinustachycardie (>100 slagen/min) is normaal bij volwassenen tijdens inspanning of emoties. De tachycardie kan echter ook optre-

2.2 · Hartkloppingen

Tabel 2.7 Differentiële diagnose van tachycardie (>100 slagen/min) (klinisch).

aard van de tachycardie	hartfrequentie (slagen/min)	symptomen	reactie op carotismassage	fysisch onderzoek
supraventriculaire tachycardie				
sinustachycardie	>100	palpitaties	gradueel en tijdelijk langzamer	
atriale tachycardie	100–250	palpitaties, duizelig, mictie na beëindiging	herstel sinusritme mogelijk	
atriumflutter	140–160	palpitaties, duizelig, mictie na beëindiging	geleiding van bijv. 2:1 naar 4:1 is mogelijk	vv. jugulares: fluttergolven
atriumfibrilleren	>140	palpitaties, duizelig, mictie na beëindiging	tijdelijke vertraging mogelijk	vv. jugulares: irregulair patroon
AVNT/AVRT	180–240	palpitaties, duizelig, mictie na beëindiging	acute beëindiging of geen reactie	kikkerfenomeen*
ventriculaire tachycardie				
ventrikeltachycardie	150–250	collaps mogelijk	geen	propgolven / kikkerfenomeen
ventrikelflutter	150–300	collaps met bewustzijnsverlies	n.v.t.	geen pols of nauwelijks palpabel
ventrikelfibrilleren		collaps met snel bewustzijnsverlies	n.v.t.	geen pols

AVNT = atrioventriculaire nodale tachycardie; AVRT = atrioventriculaire re-entry-tachycardie.
* De vv. jugulares pulseren beiderzijds in de hals systolisch omdat de atriumcontracties steeds bij een gesloten tricuspidalisklep plaatsvinden.

◘ **Tabel 2.8** Differentiële diagnose van tachycardie (>100 slagen/min) (elektrocardiografisch).

aard van de tachycardie	hartfrequentie (slagen/min)	p-toppen	QRS-complexen
supraventriculaire tachycardie			
sinustachycardie	>100	normaal	normaal
atriale tachycardie	100–250	abnormaal	smalle of brede complexen – RBTB of LBTB t.g.v. aberratie
atriumflutter	140–160	zaagtandpatroon in II, III, aVF bij common type	regulair, evt. ook irregulair, 2:1-, 3:1-, 4:1-blok
atriumfibrilleren	>140	afwezig	irregulair
AVNT	180–240	meestal niet zichtbaar	normaal, regulair, evt. abberantie
AVRT	180–240	na het QRS-complex, negatief in II, III, aVF	normaal, regulair, evt. aberratie
ventriculaire tachycardie			
ventrikeltachycardie	150–250	p-top-dissociatie of retrograde p-top	verbreed, meestal regulair
ventrikelflutter	150–300	niet zichtbaar	regulair, onduidelijk begin en einde
ventrikelfibrilleren	–	niet zichtbaar	undulerende elektrische activiteit zonder QRS-complexen

RBTB = rechterbundeltakblok; LBTB = linkerbundeltakblok; AVNT = atrioventriculaire nodale tachycardie; AVRT = atrioventriculaire re-entry-tachycardie.

den bij hyperthyreoïdie, infecties, anemie, shock en als gevolg van bepaalde geneesmiddelen.

Sinusbradycardie (<60 slagen/min) hoeft niet afwijkend te zijn. Het kan ook voorkomen bij atleten omdat zij een groter hart hebben met een groter slagvolume; er is dus een lagere hartfrequentie nodig om een normale cardiac output te bereiken. Ook een verhoogde

2.2 · Hartkloppingen

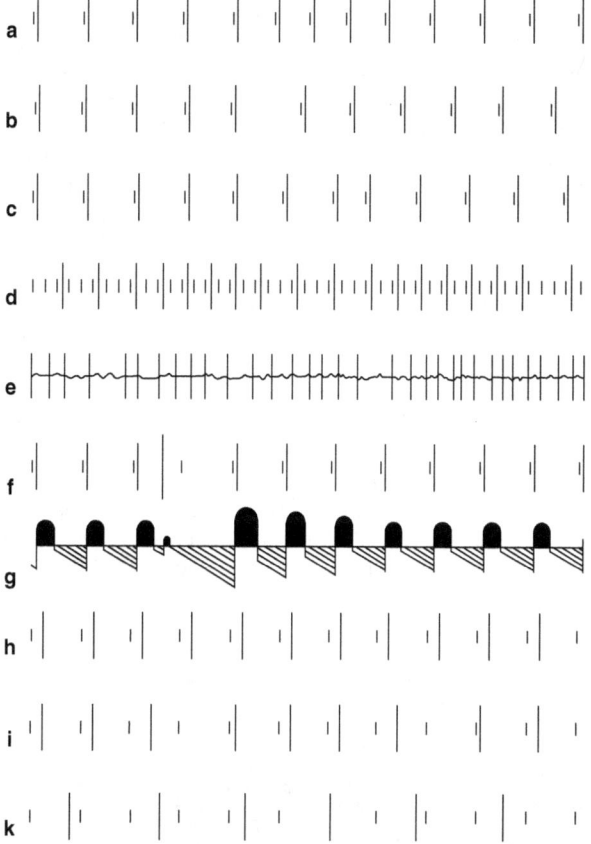

Figuur 2.2 Schematische weergave van enkele hartritmestoornissen. De kleine verticale lijnen vertegenwoordigen de p-toppen, de grote de QRS-complexen. a Fysiologische respiratoire aritmie. Eindinspiratoir is de hartfrequentie hoger dan tijdens expiratie. b Sinusarrest. De verwachte sinusknoopdepolarisatie na het vijfde complex vindt niet plaats. Na een willekeurige pauze start de depolarisatie weer. Aan de pols is dit ritme niet te onderscheiden van een atriale of een AV-nodale escapeslag. c Supraventriculaire extrasystole. De PQ-tijd die eraan voorafgaat, is meestal verkort. Een compensatoire pauze wordt hierbij weinig aangetroffen.

vagustonus kan leiden tot sinusbradycardie. Dit kan worden veroorzaakt door carotismassage of oogboldruk, maar ook door een onderwandinfarct, verhoogde hersendruk of hypothyreoïdie. Icterus kan een relatieve bradycardie veroorzaken door de hoge concentratie galzouten in het bloed. Ook door medicamenten zoals bètablokkers en calciumantagonisten kan een bradycardie ontstaan. Digitalisintoxicatie veroorzaakt onder andere ook bradycardieën.

Een sinusarrest bestaat wanneer de sinusknoop niet langer spontaan tot ontlading komt. Een centrum met een lagere eigen ontladingsfrequentie neemt de functie over. Wanneer dit de atrioventriculaire (AV-)knoop is, is er sprake van een AV-nodaal escaperitme. Wanneer ook de AV-knoop niet functioneert, ontstaat een ventriculair escaperitme (idioventriculair ritme) dat een nog lagere frequentie heeft, bijvoorbeeld 30 slagen/min. Wanneer bij een patiënt zonder klachten een sinusbradycardie wordt gevonden, behoeft dit geen verdere evaluatie. Wanneer er wel klachten zijn zoals duizeligheid of beperkt inspanningsvermogen kan een ecg uitsluitsel geven. Wanneer het ecg normaal is, is een 24-uurs-ecg aangewezen. Wanneer het 24-uurs-ecg geen afwijkingen vertoont en er zich in deze periode geen klachten voordeden wordt dit onderzoek herhaald of

---

d Atriumflutter. Zowel een 2:1-, een 3:1- als een 4:1-blok is hier aanwezig. Het is echter ook mogelijk dat continu hetzelfde blok bestaat, zodat de pols dan regelmatig aanvoelt. e Atriumfibrilleren met snel kamervolgen. De pols is volstrekt irregulair met wisselende vulling Er zijn geen p-toppen. f Ventriculaire extrasystole (VES). Er is geen p-top voor de extrasystole. De duur van de compensatoire pauze hangt af van het moment waarop de VES plaatsvindt. g Moment en sterkte van de pols (massief zwart) passend bij f. De sterkte van de pols is o.a. afhankelijk van de voorafgaande vullingsperiode (gearceerd). h Partieel AV-blok: eerstegraads blok. De PQ-tijd is verlengd. De pols blijft regelmatig. j Partieel AV-blok: tweedegraads blok. Hierbij worden sommige p-toppen niet gevolgd door QRS-complexen. Men onderscheidt hierbij verscheidene typen, waarvan het wenckebachtype hier is geïllustreerd: de pq-tijd neemt toe totdat een p-top niet wordt gevolgd. Daarna begint hetzelfde opnieuw. Bij een Mobitz II-type valt de p-top weg zonder aankondiging. k Totaal AV-blok. Er is geen geleiding van atria naar ventrikels meer, waardoor er sprake is van twee onafhankelijke 'pacemakers': een in een atrium en een in een ventrikel: een complete AV-dissociatie. Hierdoor ontstaat een traag idioventriculair ritme. Bij een totaal AV-block met smal QRS spreekt men van een junctioneel escape ritme en zit het geleidingsprobleem boven His. Bij een AV-block met breed QRS spreekt men van een ventriculair escaperitme en zit het geleidingsprobleem onder His.

uitgebreid met een inspannings-ecg en/of implanteerbare hartritmemonitor (LOOP-recorder/Reveal).

Bij supraventriculaire tachycardie (SVT) wordt onderscheid gemaakt tussen een atriale tachycardie (die weinig voorkomt), een intra-AV-nodale tachycardie, een sinusnode re-entry tachycardie (zeer zeldzaam) en een cirkeltachycardie (zie bij het WPW- (wolff-parkinson-white)syndroom). Klassiek zijn een acuut begin en einde. Vagusstimulatie kan een einde maken aan een intra-AV-nodale of aan een sinusnode re-entry tachycardie, maar vrijwel nooit aan een atriale tachycardie. De tachycardie kan enkele minuten tot enkele dagen duren en heeft dus een paroxismaal karakter. Vlak na een SVT bestaat vaak polyurie. Slechts bij uitzondering wordt bij een SVT een hartafwijking gevonden.

Supraventriculaire extrasystolen ontstaan door een vervroegde prikkel uit het atrium of uit de atrioventriculaire knoop. De polsgolf van die slag is zwakker en wordt – wanneer de prikkel uit het atrium afkomstig was – gevolgd door een onvolledige compensatoire pauze.

Atriumflutter is een regelmatige ontlading van de atria met een frequentie van 200–400 slagen/min. De transportfunctie van de atria verslechtert hierdoor aanzienlijk. Van het grote aantal prikkels wordt een deel doorgelaten door de atrioventriculaire knoop zodat er een 2:1-, 3:1- of 4:1-blok ontstaat. Bij een atriumflutter van 300 slagen/min met een 2:1-blok is de frequentie van de polsslag 150 slagen/min. De typische atriumflutter heeft zijn oorsprong in het rechteratrium en er is een zaagtandpatroon te zien op het ecg. De atypische flutters ontstaan door macro-re-entry, dat wil zeggen een elektrisch circuit in zowel rechter- als linkeratrium meestal als gevolg van atriale chirurgie, ablaties en fibrose.

Atriumfibrilleren berust op een volstrekt ongecoördineerd prikkelverloop in de atria met een intrinsieke frequentie van 400–600 slagen/min. De atrioventriculaire knoop laat slechts een deel door van de vele honderden onregelmatig aankomende prikkels, zodat de pols meestal snel (ca. 150 slagen/min) en altijd onregelmatig is. Een totaal irregulaire en dus inequale pols is kenmerkend voor atriumfibrilleren. Atriumfibrilleren kan continu maar ook paroxismaal voorkomen. Door het gebrek aan atriale contractie hebben de atria hun transportfunctie verloren: de 25–30% extra vulling van de ventrikels vervalt. Bij paroxismaal boezemfibrilleren moet onder andere aan hyperthyreoïdie, excessief alcoholgebruik, myocardinfarct, pericarditis en longembolieën als oorzaak worden gedacht, maar mitralisklepgebreken, coronairafwijkingen of verhoogde diastolische druk in de linkerventrikel (bijv. door hypertensie) zijn vaker oorzaak van deze chronische ritmestoornis.

AV-nodale ritmestoornissen worden onderscheiden in nodale bradycardieën, tachycardieën, extrasystolen en escapeslagen. Een nodale bradycardie treedt op wanneer de sinusknoopfrequentie zo laag is dat de atrioventriculaire knoop deze gaat overspelen. Een nodale tachycardie is een vorm van SVT. Nodale extrasystolen zijn in wezen vergelijkbaar met atriale extrasystolen. Escapeslagen ontstaan wanneer de atrioventriculaire knoop de functie van de sinusknoop incidenteel overneemt in geval van ernstige sinusbradycardieën of boezemfibrilleren met trage ventrikelfrequentie.

In zijn algemeenheid is een escapeslag een late ectopische (buiten de sinusknoop ontstane) slag die volgt na een pauze die langer duurt dan de normale cycluslengte. Een premature systole is een vroege ectopische slag.

Bij het WPW-syndroom is er sprake van een accessoire AV-bundel zodat een impuls vanuit de boezems langs twee wegen naar de kamers kan: via deze bundel en via de AV-knoop/bundel van His. De geleiding via de accessoire bundel gaat zonder vertraging, die via de AV-knoop/bundel van His met vertraging. Via de accessoire bundel wordt dus een deel van de kamer eerder geactiveerd (preexcitatie) dan via de 'normale' weg. Deze fusie van impulsen is zichtbaar als een specifieke verbreding van het QRS-complex. Er is dan dus geen sprake van een ritmestoornis. Het is echter mogelijk dat, omdat de antegrade refractaire periode van de accessoire bundel groter is dan die van de AV-knoop/bundel van His, een vroeg vallend atriaal complex refractair 'vastloopt' in de accessoire bundel en alleen via de normale route de ventrikel bereikt. Deze impuls verloopt dan retrograad door de accessoire bundel van ventrikels naar atria: er ontstaat een continue cirkelvormige beweging over de beschreven routes die een tachycardie tot gevolg heeft. Tijdens deze cirkeltachycardie zien de QRS-complexen er weer normaal uit. Het WPW-syndroom kan gevaarlijk zijn bij het ontstaan van atriumfibrilleren of atriumflutter. Bij antegrade geleiding door de accessoire bundel kan er 1:1-geleiding ontstaan. Het hele snelle ritme in de boezem (300–400 slagen/min) kan dan doorgegeven worden naar de kamer waardoor er ventrikelfibrilleren ontstaat.

Ventriculaire extrasystolen (VES) ontstaan door een abnormale prikkel in een ventrikel. Een VES wordt gevolgd door een compensatoire pauze. Ventriculaire extrasystolen worden vaak in normale harten gevonden. Het pleit sterk voor het onschuldige karakter van deze ritmestoornissen wanneer ze verdwijnen bij inspanning. Een VES kan ook ontstaan door intoxicatie (digitalis), stress, littekenvorming, ischemie en elektrolytstoornissen. Tijdens of na een hartinfarct kunnen VES-sen de voorbode zijn van ventrikeltachycardie of ventrikelfibrilleren.

Ventrikeltachycardie bestaat wanneer een focus in een ventrikel regelmatig en snel ontlaadt. Het is een in principe ernstige ritmestoornis die meestal door coronairlijden wordt veroorzaakt. De hartfrequentie is tussen 120 en 200 slagen/min.

Ventrikelfibrilleren is zonder ingrijpen een dodelijke aandoening. Er is sprake van een ongecoördineerde prikkelvorming waardoor de transportfunctie van de ventrikels verdwenen is. De oorzaak is meestal een infarct. Klinisch is ventrikelfibrilleren niet te onderscheiden van een asystolie. Een Torsades de pointes is een levensbedreigende polymorfe ventrikeltachycardie veroorzaakt door een lang QT-syndroom. Naast een aangeboren lang QT-syndroom zijn er vele verworven oorzaken (waaronder medicijnen) die een verlenging van de QT–tijd kunnen geven (▶ www.torsades.org).

Atrioventriculaire geleidingsstoornissen ontstaan door degeneratieve afwijkingen of ontstekingen in de buurt van de bundel van His en ook door het gebruik van medicatie (digitalis). Ze worden onderscheiden in een eerste-, tweede- en derdegraads (totaal) blok. Bij een eerstegraads blok is de geleiding vertraagd. Klinisch kan dit niet worden vastgesteld, maar wel met een ecg. Bij een tweedegraads blok worden niet alle impulsen doorgelaten en kan er een 2:1- of een 3:1-blok bestaan. Wanneer bij elke slag de geleidingstijd langer wordt, valt er ten slotte een slag uit; dit is het wenckebachfenomeen. Bij een totaal blok worden geen prikkels meer doorgelaten. Er ontstaat dan een idioventriculair ritme, waarbij een traag en regelmatig ontladend focus (bijv. 30 slagen/min) in de ventrikels voor contractie zorgt. Een zeer lage frequentie of een tijdelijke asystolie kan aanleiding zijn tot adams-stokesaanvallen. Dit zijn plotseling optredende aanvallen van syncope als gevolg van asystolieën. De patiënt voelt het meestal niet aankomen, wordt plotseling bleek en valt neer. De syncope duurt meestal kort en herstel gaat gepaard met roodheid (vooral in het gelaat) en een snelle pols.

Overslaan van het hart komt vaak voor. De patiënt maakt zich ongerust omdat het lijkt of het hart even stilstaat: de eerder dan normaal vallende (meestal ventriculaire) extrasystole wordt, doordat de ventrikel nog maar deels is gevuld, niet of nauwelijks gevoeld. De postextrasystolische compensatoire pauze wordt als hartstilstand ervaren. De ventrikels worden tijdens deze pauze extra gevuld, zodat de slag erna intenser aanvoelt; deze intensiteit en ook de hartfrequentie nemen binnen een paar slagen weer af tot het niveau van vóór de extrasystole. Een supraventriculaire extrasystole wordt meestal gevolgd door een incomplete postextrasystolische pauze die niet of nauwelijks wordt gevoeld.

Een trage hartslag (ca. 50 slagen/min) berust meestal op een tweedegraads-AV-blok, een frequentie van 30 slagen of minder past bij een totaal blok (◘ tab. 2.9 en 2.10). Dit laatste kan ook duizeligheid veroorzaken omdat er te weinig bloed uit het hart komt om voldoende cerebrale doorbloeding te garanderen. Duizeligheid, wegrakingen en collaps kunnen vele andere oorzaken hebben (◘ tab. 2.11). Ook hier is de anamnese weer bijzonder belangrijk. Is er een uitlokkend moment (bijv. inspanning of houding), is er een acuut of langzaam begin of einde, hoe is de gelaatskleur na de episode, komt de stoornis op een bepaald tijdstip van de dag voor, enzovoort. Orthostatische syncope kan optreden als de patiënt plotseling gaat staan, waarbij de vereiste reflectoire polsversnelling en vasoconstrictie on-

2.2 · Hartkloppingen

Tabel 2.9 Differentiële diagnose van bradycardie (<60 slagen/min) en hartblok (klinisch).

	hartfrequentie	klachten	fysisch onderzoek
stoornis in de prikkelvorming			
sinusbradycardie			
– vagotonus	traag	geen, duizelig/moe	regulair
– medicatie (bètablokker)	mogelijk traag	geen, duizelig/moe	regulair
– myocardinfarct	mogelijk traag	geen, duizelig/moe	regulair
sick sinus	normaal of traag	geen, duizelig	
sinoatriaal blok	normaal; bij frequent voorkomen te traag	overslaan; duizelig (Adams-Stokes)	een enkele slag valt uit; grondritme blijft gelijk
sinusarrest	normaal; bij frequent voorkomen te traag	overslaan; duizelig (Adams-Stokes)	enkele of meer slagen vallen uit; grondritme verdwenen
stoornis in de prikkelgeleiding			
1e-graads-AV-blok	normaal	geen	geen afwijkingen
2e-graads-AV-blok	normaal; bij frequent voorkomen te traag	geen, overslaan	geen, overslaan
– type Mobitz I	idem	geen, overslaan	een slag valt uit bij grondritme met veranderende RR-intervallen
– Mobitz II	idem	geen, overslaan, duizelig	een slag valt uit bij normaal grondritme
3e-graads-AV-blok	traag	moe, duizelig	bradycardie; irregulaire (totaal blok) propgolven; wisselend luide S-I; per slag wisselende bloeddruk

voldoende zijn, zodat de bloeddruk sterk kan dalen. Een snel herstel na duizeligheid wijst op een cardiovasculaire origine, een langzaam herstel meer in de richting van bijvoorbeeld KNO of neurologische

Hoofdstuk 2 · Cardiale ziektebeelden

Tabel 2.10 Differentiële diagnose van bradycardie (<60 slagen/min) en hartblok (elektrocardiografisch).

	hartfrequentie	p-toppen	PQ-interval	QRS-complex
prikkelvorming				
sinusbradycardie – vagotonus	traag	normaal	normaal tot licht verlengd	normaal
– medicatie (bètablokker)	mogelijk traag	normaal	normaal tot licht verlengd	normaal
– myocardinfarct	mogelijk traag	normaal	normaal tot licht verlengd	normaal
sick sinus	normaal of traag	normaal of afwezig	normaal	normaal
sinoatriaal blok	normaal; bij frequent voorkomen te traag	normaal maar bij blok afwezig; pauze 2 × RR-interval	n.v.t.	normaal
sinusarrest	normaal; bij frequent voorkomen te traag	normaal maar bij blok afwezig; pauze niet 2 × RR-interval	n.v.t.	normaal
prikkelgeleiding				
1e-graads-AV-blok	normaal	normaal	>200 ms	normaal
2e-graads-AV-blok	normaal; bij frequent voorkomen te traag	impuls van atrium naar ventrikel wordt intermitterend niet voortgeleid		
– type Mobitz I	normaal; bij frequent voorkomen te traag		per slag toenemend tot de impuls niet meer wordt voortgeleid	normaal
– Mobitz II	normaal; bij frequent voorkomen te traag		p-top plotseling niet gevolgd door QRS	normaal
3e-graads-AV-blok (totaal blok)	ca. 30 slagen/min	geen relatie met QRS-complexen	n.v.t.	verbreed

2.2 · Hartkloppingen

Tabel 2.11 Cardiale en niet-cardiale oorzaken voor collaps.

cardiaal	niet cardiaal

– verlaagde cardiac output
  - myocardfalen
  - outflow-tract-obstructie van links (AS, HOCM)
  - inflowobstructie (pericardvocht)
  - dissectie van de aorta
  - outflow-tract-obstructie van rechts (PS, PH, longembolieën)
– ritmestoornissen
  - tachycardieën
  - bradycardieën
	– orthostatische hypotensie
	– vasovagaal
	– defecatie, mictie, hoesten
	– sinuscaroticusprikkeling
	– medicamenten
	– cerebrale afwijkingen

AS = aortastenose; HOCM = hypertrofisch obstructieve cardiomyopathie; PS = pulmonalisstenose; PH = pulmonale hypertensie.

oorzaak. Wanneer wegrakingen enige keren per dag voorkomen, moet worden gedacht aan hartritmestoornissen. Een totaal AV-blok kan aanleiding zijn voor een adams-stokes-aanval. In geval van een aura moet worden gedacht aan een neurologische oorzaak. Een patient voelt duizeligheid dikwijls wel aankomen wanneer ernstige aortastenose de oorzaak is. Duizeligheid met een cardiale souffle dient dan ook altijd nader cardiologisch te worden onderzocht.

Wisselende hartslag met nu weer snel en dan weer langzaam sinusritme kan een uiting zijn van een disfunctionerende sinusknoop (sicksinus; tab. 2.12). Totale onregelmatigheid is bewijzend voor boezemfibrilleren. Onbehandeld is de ventrikelfrequentie vaak zo hoog dat het niet duidelijk hoeft te zijn dat de hartfrequentie onregelmatig is. De patiënt moet zelf proberen tijdens klachten het tempo van het hart aan te geven door bijvoorbeeld op de tafel te tikken; een eventuele onregelmatigheid wordt dan ook vastgesteld. Bij paroxismaal boezemfibrilleren en -flutter, evenals bij ventriculaire tachycardieën, zijn begin en einde van de klachten abrupt. Ventrikeltachycardieën worden onderscheiden van supraventriculaire tachy-

Tabel 2.12 Differentiële diagnose van een irregulaire pols.

	palpatie	afwijking(en)	patroon v.jugularis
regelmatig ritme met graduele versnelling en vertraging	toenemend bij inspiratie	sinusaritmie	normaal
regelmatig ritme met incidenteel een te vroege slag	– postextrasystolische pauze	te vroege sinusdepolarisatie atriale extrasystole	geen propgolf
	± postextrasystolische pauze	ventriculaire extrasystole	± propgolf
	+ postextrasystolische pauze	atriale extrasystole	± propgolf
regelmatig ritme met frequent en regelmatig een te vroege slag		ventriculaire bigeminie/trigeminie/quadrigeminie	± propgolf
regelmatig ritme met delen vertraagd ritme		sicksinussyndroom met nodaal escaperitme	geen propgolf
regelmatig maar traag ritme	+ incidenteel een te vroege slag na lang RR-interval	sinusbradycardie met arrest en escape beat	± propgolf
onregelmatig ritme	totaal onregelmatig	boezemfibrilleren	geen a-toppen

cardieën doordat bij ventrikeltachycardieën propgolven in de vena jugularis worden waargenomen (het gevolg van atriumcontracties op een gesloten tricuspidalisklep). Doordat bij een tachycardie de vullingstijd van de ventrikel afneemt is de output verlaagd. Dit kan aanleiding zijn tot duizeligheid of wegrakingen.

Het onderzoek bij hartkloppingen bestaat uit inspectie (bijv. propgolven), palpatie van hart/vaten, auscultatie en ecg. Hieraan kunnen worden toegevoegd een ecg, een 24-uurs-ecg, inspanningsecg's eventueel elektrofysiologisch onderzoek.

2.2 · Hartkloppingen

Bij palpatie wordt de carotispols geteld. Daarbij moet worden bedacht dat wanneer de linkerventrikel met een klein einddiastolisch volume contraheert, het slagvolume zo klein kan zijn dat de hartslag niet wordt gevoeld; er is dan sprake van een polsdeficit. Het is daarom raadzaam om ook, of tegelijkertijd, te ausculteren om correct de hartslag vast te stellen.

Het ecg is zinvol om de aard van de ritmestoornis te beoordelen. Een onderscheid tussen een sinustachycardie en een tachycardie uit een andere atriale focus kan worden gemaakt aan de hand van de vorm van de p-toppen; een ventrikeltachycardie is hiervan eenvoudig te differentiëren. Wanneer ritmestoornissen zich niet al te vaak voordoen, is de kans klein dat ze worden geregistreerd op een korte strook; het kan derhalve raadzaam zijn een 24-uurshartslagregistratie te maken. De patiënt krijgt een recorder mee naar huis waarop de hartslag wordt geregistreerd. Eventuele klachten worden, met het tijdstip waarop ze zich voordeden, door de patiënt genoteerd. Wanneer klachten te provoceren zijn, wordt de patiënt geïnstrueerd dit te proberen. Achteraf kan aan de hand van klachten en tijdstip de aard van de ritmestoornissen worden teruggevonden.

Wanneer ritmestoornissen zich voornamelijk tijdens inspanning voordoen, wordt ergometrie uitgevoerd. Dit is vooral bij de gevaarlijker ventriculaire ritmestoornissen zinvol. Tegelijkertijd wordt ook gekeken naar het optreden van myocardischemie omdat dit tamelijk frequent de oorzaak is. De therapie kan dan daarop worden gericht. Sympathisch (stress)bepaalde ventriculaire extrasystolen zijn meestal onschuldig. Ze verdwijnen bij wat zwaardere inspanning (controleerbaar met ergometrie en/of 24-uurs-ecg) en doen zich voornamelijk overdag voor.

Soms is het noodzakelijk de oorzaak van ritmestoornissen op te sporen met behulp van elektrofysiologisch onderzoek. Daarbij worden katheters naar het hart opgevoerd en kunnen geleidingstijden, oorsprong van de stoornis in de prikkelvorming, prikkelbaarheid en het effect van antiaritmica worden beoordeeld. Op grond van deze gegevens kan een gerichte therapie worden ingesteld.

2.3 Harttonen en -geruisen

2.3.1 Harttonen

Vooral bij auscultatie is voor een goede interpretatie ervaring nodig; conclusies zijn gebaseerd op herkenning. Een van de regels is dat tijdens het zoeken naar een bepaald geluid de andere geluiden uit de gedachten worden gebannen. Ook worden nogal eens auscultatoire fenomenen gemist omdat alleen wordt geluisterd naar geluiden die op de onderzoeker 'afkomen'. Ausculteren moet in een vaste volgorde gebeuren: frequentie, ritme, de eerste toon, de beide tweede tonen, extra tonen, systolische souffles en diastolische souffles (tab. 2.13).

Om een kleptoon te laten ontstaan is naast voldoende drukverschil een soepele klep nodig. Het geluid ontstaat doordat een klep plotseling in zijn beweging wordt gestopt. Door de grotere drukverschillen links zijn klepsluitingen daar luider dan rechts. Een te luide klepsluiting wijst vrijwel altijd op een groter drukverschil dan normaal. Een te zachte klepsluiting kan ontstaan door afgenomen souplesse van de klep, door een lagere druk of doordat de geluidsbron een grotere afstand heeft tot de stethoscoop dan normaal (adipositas, toegenomen voor-achterwaartse thoraxdiameter, longafwijkingen, e.d.).

De eerste toon (S-I) wordt veroorzaakt door het sluiten van de mitralis- en tricuspidalisklep; de tricuspidalisklepsluiting is meestal alleen bij pathologische condities hoorbaar. De S-I ontstaat doordat door ventrikelaanspanning de atrioventriculaire kleppen sluiten. De tweede harttoon (S-II) bestaat uit een aorta- (IIA) en een pulmonalissluitingstoon (IIP), waarvan de IIA eerst komt. Doordat de drukken in de ventrikels na contractie snel dalen, worden de kleppen dicht geduwd door de druk in de arteriën. Bij een drukverschil tussen de arterie en de ventrikel dat op dat moment groter is dan normaal, zoals bij systeem- en pulmonale hypertensie, zal de IIA of IIP luider worden. Doordat bij inspiratie rechts een belangrijk bloedvolume wordt aangezogen, doet de rechterventrikel langer

Tabel 2.13 Normale en afwijkende harttonen.

	punctum maximum	frequentie	oorzaak	voorkomend bij bijvoorbeeld
normale harttonen				
– S-I	apex (plz)	mid/laag	sluiting mitralisklep	normaal
– ejectietoon	3–4L	mid/hoog	einde opengaan aortaklep	normaal
– IIA	3–4L	mid/laag	sluiting aortaklep	normaal
– IIP	2–3L	mid/laag	sluiting pulmonalisklep	normaal
– S-III (fysiologisch)*	apex (plz)	laag	vullingstoon bij elastische LV-wand	normaal
afwijkende harttonen				
– S-III (pathologisch)*	apex (plz)	laag	vullingstoon bij gedilateerd ventrikel	ernstig hartfalen, mitralisinsufficiëntie
– pericardial knock*	apex (plz)	laag	botsing bij snelle vulling	pericarditis constrictiva
– tumorplop*	apex (plz)	laag	abrupte stop van tumorbeweging	myxoma cordis
– S-IV	apex (plz)	laag	rekbaarheidsverlies ventrikel (wandspanning ↑, LVEDP ↑)	drukbelasting LV/RV-infarct / ischemie
– openingssnap	apex (plz)	hoog	abrupte stop tijdens opening	MS, TS
– mid/laatsystolische click	4L/apex/ (plz)	mid/hoog	abrupte stop bij doorbollen mitralis / tricuspidalisklep	klepprolaps (mitralis, tricuspidalis)

* Op basis van auscultatie niet van elkaar te onderscheiden.
S-I = eerste harttoon; IIA = aortasluitingstoon; IIP = pulmonalissluitingstoon; S-III = derde toon; S-IV = vierde toon; L = links parasternaal; LV = linkerventrikel; RV = rechterventrikel; plz = punt (apex) linkerzijligging; LVEDP = linkerventrikeleinddiastolische druk; MS = mitralisstenose; TS = tricuspidalisstenose.

over de uitdrijving: de IIP valt later. Dit verklaart de normale respiratieafhankelijke splijting van de S-II.

De term 'derde toon' (S-III) is gereserveerd voor een laagfrequente, vroegdiastolische ventrikelwandtoon die het beste aan de apex te horen is, vooral in linkerzijligging. De toon is fysiologisch bij kinderen en jonge volwassenen en valt samen met het einde van de snelle vullingsfase van de linkerventrikel. In pathologische omstandigheden, zoals bij hartfalen, kan eenzelfde toon ontstaan, die dan echter helemaal niet hoeft te wijzen op een goed elastisch myocard. Het vaststellen van een derde toon geeft dus zeker niet altijd antwoord op de vraag of de functie van een ventrikel normaal is. De term 'galopritme' werd in oorsprong gehanteerd voor een hartcyclus die uit meer dan een S-I en een S-II bestaat. De extra toon die aanleiding geeft tot deze term kan volgens deze opvatting dus zijn: een S-IV, een fysiologische S-III, een S-III bij hartfalen, een openingssnap (vrijwel altijd hoogfrequent), een 'pericardial knock', een tumorplop of (ingeval van blijvende splijting van de tweede toon) een IIP. Later is 'galopritme' gebruikt voor de combinatie S-I, S-II, S-III, ongeacht of deze S-III fysiologisch dan wel pathologisch is. Tegenwoordig wordt in de volwassen cardiologie de term 'galopritme' gebruikt wanneer er sprake is van een S-III dan wel van een S-IV. Uit het bovenstaande blijkt dat er geen diagnostische conclusie kan worden verbonden aan de term 'galopritme'; het is dan ook beter de gehoorde extra toon te omschrijven en een keuze te maken uit een van bovengenoemde mogelijkheden. De S-IV ontstaat even na de atriumcontractie, wanneer het bloed tegen een slecht rekbare linkerventrikelwand botst, zoals bij verhoogde einddiastolische linkerkamerdruk het geval is. Veel minder vaak wordt van rechts een S-IV gehoord. De S-IV is dus evenals de S-III een ventrikelwandtoon (de atriumcontractie zelf maakt zelden of nooit geluid). De toon is het beste aan de apex te horen, vooral in linkerzijligging. Omdat het een ventrikelwandtoon is, is de S-IV, evenals de S-III, laagfrequent.

2.3.2 Souffles bij klepafwijkingen

Zie ◘ fig. 2.3.

Niet alleen de aard maar ook de ernst van alle klepafwijkingen kan niet invasief worden vastgesteld met dopplerechocardiografie. Geringe lekkages van alle kleppen, behalve van de aortaklep, worden met deze techniek in meer dan 50 % waargenomen bij gezonde mensen, overigens zonder dat hierbij een souffle hoorbaar is.

Een souffle wordt beschreven naar de plaats op de thorax waar zij het luidst is, naar de fase (systolisch of diastolisch), naar het begin en einde in die fase, naar de vorm, naar de frequentie (hoog-, mid- en/of laagfrequent) en naar de luidheid. De luidheid wordt ingedeeld in zes graden. Bij graad I blijft men twijfelen of de souffle wel aanwezig is (bij een regelmatig ritme onder ideale luisteromstandigheden); bij graad II is men er toch wel van overtuigd dat de souffle elke slag bestaat; een graad VI-souffle is met de stethoscoop los van de thoraxwand hoorbaar. Graad III, IV en V worden geschat. Volgens deze indeling worden de meeste souffles in de praktijk veel te zacht benoemd.

De systolische souffle bij aortastenose moet worden onderscheiden van een flowsouffle, van een aortasclerosesouffle en van een pulmonalisuitdrijvingssouffle. De souffle is meestal het duidelijkst in de tweede intercostale ruimte rechts van het sternum en over het aortatraject. Een aortastenosesouffle heeft bijna altijd ook lage frequenties, de flow- en sclerosesouffles niet. Niet de luidheid maar de duur van de souffle bepaalt het onderscheid tussen onbelangrijke of hemodynamisch belangrijke stenose. Het is lastig de duur van de souffle te schatten. Beter kan worden geluisterd naar de stilte tussen het einde van de souffle en de aortasluitingstoon: hoe langer de stilte, hoe minder belangrijk de stenose. Bij aortastenose moet worden bedacht dat een luide souffle zacht kan worden bij linksfalen omdat de pomp het heeft opgegeven en de snelheid van de bloedstroom over de aorta-klep afneemt; de souffleduur blijft in vergelijking met de duur van de systole echter wel lang.

88 Hoofdstuk 2 · Cardiale ziektebeelden

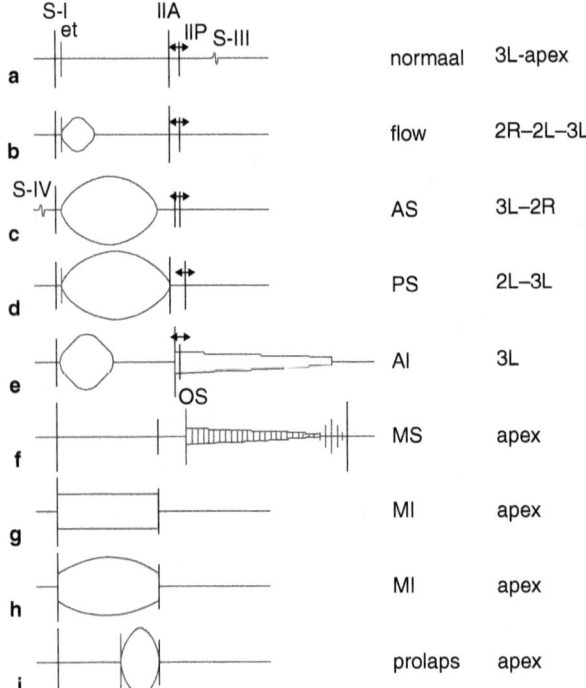

Figuur 2.3 Schematische weergave van normale en enkele afwijkende harttonen, alsmede van de meest voorkomende hartgeruisen. a De vijf normale harttonen zoals die aanwezig zijn bij een gezond kind. S-I = eerste toon; et = ejectietoon; IIA = aortasluitingstoon; IIP = pulmonalissluitingstoon; S-III = derde toon. De positie van de IIP wisselt ten opzichte van de IIA met de respiratie. b Aorta- of pulmonalisflowsouffle. De souffle duurt kort. c Aortastenosesouffle. De souffle duurt langer dan een flowsouffle. Dit wordt beoordeeld aan de hand van de duur van de stilte tussen het einde van de souffle en de IIA-toon. Wanneer de aortaklep tevens stijf is (fibrotisch en/of verkalkt) wordt de IIA-toon zachter. Door de drukbelasting van de linkerventrikel valt de IIA wat later dan normaal. Tevens is de positie van een eventuele S-IV aangegeven. (S-IV = vierde toon). d Pulmonalisstenosesouffle. Door de drukbelaste rechterventrikel valt de IIP later zodat er een blijvende maar wel respiratieafhankelijke splijting van S-II ontstaat. e Aorta-insufficiëntiesouffle. De systolische souffle ontstaat doordat het teruggestroomde volume weer extra door het aortaklepostium moet. f Mitralisstenosesouffle, hoorbaar op de apex, vooral in linkerzijligging. Er stroomt

De diastolische souffle bij aorta-insufficiëntie wordt vaak gemist omdat dit geruis meestal erg zacht is en dikwijls de frequentie heeft van normaal ademgeruis. Routinematig moet dan ook naar deze souffle worden gezocht bij stilgehouden uitademing. De souffle is het duidelijkst op 3L en is in zittende houding meestal beter hoorbaar. De souffle moet worden onderscheiden van het geruis bij pulmonalisinsufficiëntie. De souffle bij aorta-insufficiëntie gaat vaak gepaard met een systolische souffle (Begleitsystolikum) doordat het vergrote bruto slagvolume door een normaal klepostium moet. Wanneer de klep soepel is, kan bij mitralisstenose een luide eerste toon worden gehoord. Deze ontstaat doordat, terwijl het bloed nog steeds door de stenotische klep de linkerventrikel instroomt, de druk snel wordt omgedraaid met een groot drukverschil. Bij een soepele klep hoort een mitralisopeningstoon: de klep wordt abrupt in de opengaande beweging gestopt. Bij een stugge, stijve klep is de sluitingstoon zacht en kan de openingstoon afwezig zijn. De souffle die wordt veroorzaakt door mitralisstenose, wordt vaak gemist; het geruis is meestal zacht maar ook zo laagfrequent dat men er dikwijls niet op verdacht is. Bovendien is de souffle vaak alleen aan de apex in linkerzijligging hoorbaar.

Mitralisinsufficiëntie is mogelijk de meest voorkomende oorzaak van een afwijkende souffle. Klassiek is een bandvormige, hoogfrequente souffle aan de apex. Meestal heeft de souffle echter geen bandvorm maar een spoelvorm. Anderzijds is er bij chordaruptuur

---

minder bloed in de linkerventrikel, zodat daar per slag ook minder uitkomt; de systole kan daardoor korter duren. In dit voorbeeld is de klep soepel zodat er een luide S-I en een openingsnap (OS) hoorbaar zijn. g Mitralisinsufficiëntiesouffle, hoorbaar op de apex, vooral in linkerzijligging. De systole duurt korter omdat het bloed behalve naar de aorta ook makkelijk naar het linkeratrium gaat; de ventrikel is dus eerder 'leeg'. Dezelfde vorm souffle kan ook gevonden worden bij tricuspidalisklepinsufficiëntie en bij een ventrikelseptumdefect. h Veruit de meeste mitralisinsufficiëntiesouffles zijn niet bandvormig maar spoelvormig, soms (bijv. bij chordaruptuur) is er zelfs een zeer uitgesproken crescendo-decrescendovorm. j Souffle passend bij mitralisklepprolaps (MVP). Naarmate de linkerventrikel kleiner wordt tijdens contractie bolt de mitralisklep verder door tot er geen goed contact meer is tussen beide klepbladen en er lekkage ontstaat. Dikwijls wordt de souffle die hiervan het gevolg is, voorafgegaan door een click.

en papillairspierdisfunctie vrijwel altijd een zeer luid en uitgesproken crescendo-decrescendogeruis, dat moet worden onderscheiden van het geruis veroorzaakt door een ventrikelseptumdefect, aortastenose of hypertrofisch obstructieve cardiomyopathie.

De meest voorkomende oorzaken van klepafwijkingen zijn samengevat in ◘ tab. 2.14.

In ◘ tab. 2.14 staat bij alle klepinsufficiënties endocarditis als oorzaak genoemd. Endocarditis is een ernstige afwijking die in hart of bloedvaten vooral daar kan optreden waar het endocard/endotheel beschadigd is of aan slijtage blootstaat. Dit betreft dus niet alleen lekkende hartkleppen, maar ook bijvoorbeeld een ventrikelseptumdefect, een persisterende ductus Botalli en een coarctatio aortae. Omdat de infectie lokaal destructief is, is vroegtijdige herkenning van het ziektebeeld essentieel. Helaas zijn alle symptomen en bevindingen die bij endocarditis passen, niet daarvoor specifiek (◘ tab. 2.15). Het is dus van belang bij een zieke patiënt met koorts in een vroeg stadium endocarditis in de differentiële diagnose te overwegen. In de praktijk blijkt een 'nieuwe souffle' meestal te berusten op een aorta- of pulmonalisflowsouffle. Dit is normaal bij een patiënt met koorts en een tachycardie. Voor de diagnose endocarditis dient bij auscultatie van het hart aandacht te worden besteed aan souffles die passen bij kleplekkages, en aan souffles die passen bij de bovengenoemde niet-klepafwijkingen. De uiteindelijke diagnose wordt gesteld met bloedkweken. Bij jonge mensen zonder klachten wordt geregeld een souffle gehoord. Door het doen van de valsalvamanoeuvre (verlaagt de preload) tijdens auscultatie, verdwijnt vaak de souffle. De souffle is dan onschuldig en behoeft geen verder onderzoek.

2.4 Hartfalen

2.4.1 Definitie en voorkomen

Hartfalen is een progressieve aandoening waarbij door structurele of functionele afwijkingen in het hart er onvoldoende bloed kan

2.4 · Hartfalen

Tabel 2.14 De meest voorkomende oorzaken van klepafwijkingen, onderverdeeld naar aangedane klep.

aortastenose	verkregen – degeneratief – acuut reuma	congenitaal
aorta-insufficiëntie	verkregen – reumatisch – degeneratief – endocarditis – dilatatie van de aortawortel (bijv. lues)	congenitaal – marfan-syndroom
mitralisstenose	verkregen – acuut reuma	congenitaal

mitralisinsufficiëntie	verkregen
	– dilatatie van de linkerventrikel door DCM
	– dilatatie van de klepring na infarcering
	– acuut reuma
	– chordaruptuur
	– klepprolaps
	– disfunctie kunstklep (paravalvulaire lekkage)
	– endocarditis
	– papillairspierafwijkingen
	   - ruptuur na infarcering
	   - disfunctie
		congenitaal
		– marfan-syndroom

pulmonalisstenose		congenitaal
pulmonalisinsufficiëntie	verkregen – klepringdilatatie op basis van pulmonale hypertensie – pulmonalisstamdilatatie – endocarditis	congenitaal – meestal als onderdeel van een complexe congenitale afwijking

Tabel 2.14 De meest voorkomende oorzaken van klepafwijkingen, onderverdeeld naar aangedane klep (vervolg).

tricuspidalisstenose	verkregen – acuut reuma
tricuspidalisinsufficiëntie	verkregen – dilatatie van de rechterventrikel – dilatatie van de klepring – endocarditis

DCM = dilated cardiomyopathy.

Tabel 2.15 Symptomen en bevindingen bij endocarditis.

symptomen (geen specifieke bevindingen)	bevindingen (niet specifiek)
voorgeschiedenis/anamnese – cardiale souffle – bloedige ingreep – verzwakte afweer *infectie* – koorts – gewichtsverlies – gewrichtsontstekingen *embolisatie* – uitvalsverschijnselen – perifere pijnklachten	*infectie algemeen* – ziek – temperatuur – verhoogde bezinking – linksverschuiving – miltvergroting – anemie *infectie cardiaal* – nieuwe souffle (bijv. diastolisch) – hartfalen - geleidingsstoornissen op elektrocardiogram *embolisatie* – links: CVA, nierinfarct – rechts: pneumonie *immunologische reacties* – splinterbloedinkjes – conjunctivale bloedingen – petechiën – noduli van Osler, – janewaylaesies – retinabloedinkjes, – nierfunctiestoornissen, microscopische hematurie

Zie voor dukes-criteria voor de diagnose infectieuze endocarditis, ▶ tab. 14.7.

Tabel 2.16	Functionele classificatie volgens de New York Heart Association (NYHA).
Klasse I	Patiënten met een hartafwijking zonder dat hierdoor beperkingen in fysieke activiteiten bestaan. Normale fysieke activiteiten veroorzaken geen overmatige vermoeidheid, palpitaties, dyspnoe of angina pectoris
Klasse II	Patiënten met een hartafwijking waardoor er enige beperkingen in fysieke activiteiten bestaan. Er zijn geen klachten in rust. Normale fysieke activiteiten veroorzaken vermoeidheid, palpitaties, dyspnoe of angina pectoris
Klasse III	Patiënten met een hartafwijking waardoor er aanzienlijke beperkingen in fysieke activiteiten bestaan. Er zijn geen klachten in rust. Geringere dan normale fysieke activiteiten veroorzaken vermoeidheid, palpitaties, dyspnoe of angina pectoris
Klasse IV	Patiënten met een hartafwijking waardoor iedere fysieke activiteit gepaard gaat met klachten. Symptomen van hartfalen of van angina pectoris kunnen zelfs in rust aanwezig zijn. De klachten nemen toe bij iedere vorm van fysieke activiteit

worden uitgepompt om aan de metabole behoeften van de weefsels te voldoen, terwijl er wel voldoende aanbod is. Hartfalen is een syndroom, geen diagnose, met typische klachten en bevindingen die echter niet discriminerend zijn. Systolisch hartfalen heeft een slechte prognose, vergelijkbaar met darmkanker, met een vijfjaarsoverleving van < 50 %. De ernst van hartfalen wordt weergegeven in de functionele classificatie volgens de New York Heart Association (NYHA) (tab. 2.16).

2.4.2 Oorzaken

De cardiac output (CO) is bij hartfalen meestal verlaagd, maar kan ook normaal of verhoogd zijn. De kwaliteit van het myocard is dikwijls slecht, maar hartfalen kan ook voorkomen bij een goed myocard, zoals bij bijzonder hoge (onvoldoende vullingstijd) of lage hartfrequenties of bij een klepafwijking. Hartfalen kan het best worden verdeeld in hartfalen met een lage linkerventrikelejectiefractie (LVEF < 50 %) en hartfalen met behoud van kamerfunctie (LVEF ≥ 50 %). Deze verdeling is van belang voor de therapeutische

Tabel 2.17 Oorzaken van hartfalen.

myocardiaal	niet myocardiaal

– coronaire afwijkingen
  - ischemie
  - infarct
– myocarditis
– toxische stoffen
  - alcoholmisbruik
– deficiënties
  - vitamine-B$_1$-deficiëntie (beriberi)
– stapelingsziekten
  - abnormaal eiwit (amyloïd)
  - ijzer (hemochromatose)
– cardiomyopathie (H(O)CM, DCM, hypertensie)
	– klepafwijkingen/shunts
	– ritmestoornissen
	– thyreotoxicose
	– longembolie
	– anemie
	– pericardaandoeningen

H(O)CM = hypertrofisch (obstructieve) cardiomyopathie.
DCM = dilated cardiomyopathy.

consequenties en de medicamenteuze behandeling, die met name bewezen is bij hartfalen met een LVEF <50%. Een scherp onderscheid tussen oorzaken van hartfalen is niet altijd te maken. Vaak wordt er onderscheid gemaakt in myocardiale en niet-myocardiale oorzaken (tab. 2.17). Dikwijls leidt een niet-myocardiale oorzaak vroeg of laat tot myocardbeschadiging. Dit is bijvoorbeeld het geval bij hypertensie, chronische tachycardie (hartfrequentie >100 slagen/min) en thyreotoxicose. Door hypertensie, met als gevolg hypertrofie, neemt de myocardfunctie in de loop der jaren af. Een langdurige hoge hartfrequentie (high output failure) kan leiden tot tijdelijk hartfalen, maar kan het myocard ook beschadigen (tachycardiomyopathie). Thyreotoxicose is een van de oorzaken van high output failure, waarbij uiteindelijk de thyreotoxicose ook zelf het myocard beschadigt. Andere oorzaken van high output failure zijn anemie en beriberi. Na tijdige en gerichte therapie verdwijnt de high output failure meestal.

2.4.3 Pathofysiologie en symptomatologie

Om een goed begrip van hartfalen te krijgen, moeten preload en afterload worden besproken. De preload van een ventrikel is de hoogte van de einddiastolische wandspanning. De einddiastolische druk is daarvoor een indirecte maat. Normaal veroorzaakt een hogere preload een krachtiger contractie waardoor het slagvolume groter wordt. De afterload van een ventrikel is de gemiddelde systolische wandspanning tijdens de systole. Er bestaat een sterke relatie tussen afterload en de bloeddruk (cardiac output = slagvolume × HF en perifere weerstand). Hartfalen kan worden onderscheiden in een forward failure en een backward failure. Beide kunnen zowel in de rechter- als in de linkerharthelft voorkomen. Rechtsfalen kan geïsoleerd voorkomen, bijvoorbeeld als gevolg van longpathologie. Linksfalen kan het gevolg zijn van hypertensie of coronairlijden. Dikwijls komen rechts- en linksfalen gecombineerd voor. Dit geldt ook voor forward en backward failure.

Bij forward failure van de linkerventrikel is de CO afgenomen. De bloeddruk daalt en de pols wordt sneller. De vullingsdruk (preload) is toegenomen, waardoor de contractiekracht tot een bepaalde grens zal toenemen (volgens de wet van Frank-Starling). Wanneer het myocard de oorzaak is, is de vullingsdruk van de linkerventrikel toegenomen, waarbij de top van de frank-starling-curve wordt overschreden; de CO daalt. Dit is weergegeven in ◘ fig. 2.4; deze figuur geeft tevens de eruit voortvloeiende aangrijpingspunten weer van diverse groepen medicamenten. Door de lage CO neemt de nierperfusie af, waardoor het renine-angiotensine-aldosteronsysteem (RAAS) wordt geactiveerd en water en zout worden geretineerd (◘ fig. 2.5).

De verlaagde CO heeft snelle vermoeidheid en spierzwakte tot gevolg. Een verminderde cerebrale doorbloeding uit zich in verwardheid en geheugenstoornissen. Een rechts-forward failure leidt tot ondervulling van de linkerventrikel met als gevolg een daling van het slagvolume van links; daardoor ontstaan vergelijkbare klachten.

Bij backward failure is de ventrikel niet in staat voldoende bloed te ontvangen. De druk in het achterliggende veneuze systeem neemt

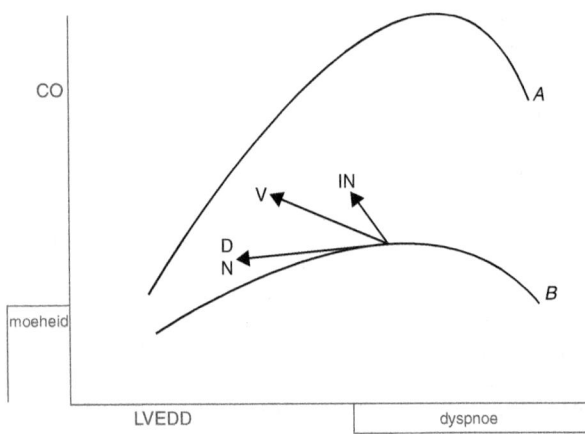

◘ **Figuur 2.4** Grafische weergave van de relatie tussen klachten, cardiac output en einddiastolische druk van de linkerventrikel. *A*: Normaal verloop van de starling-curve. *B*: Verlaagde starling-curve. Tevens is het effect van diverse medicamenten op de verlaagde starling-curve en op de klachten aangegeven. CO = cardiac output; LVEDD = einddiastolische druk in linkerventrikel; IN = positieve inotropie; V = vasodilatatie; D = diuretica; N = nitraten.

toe, waarbij boven een bepaalde grens vocht zal uittreden. Bij rechtsbackward failure ontstaat oedeem, zichtbaar aan enkels, benen en buik. Bij links-backward failure ontstaat longstuwing, hoorbaar als crepiteren. De cardiale dyspnoe is meestal chronisch en progressief en geeft aanvankelijk uitsluitend klachten bij zwaardere inspanning. De patiënt wijt dit dikwijls aan conditie. Later ontstaat dyspnoe in rust, niet meer goed plat kunnen liggen (orthopnoe) en nachtelijke klachten. Bij plat liggen worden latente en manifeste oedemen gemobiliseerd en neemt het bloedvolume toe, hierdoor wordt het hart nog zwaarder belast. Dikwijls ontstaat er na het begin van een nachtelijke cardiogene dyspnoe een bijkomende niet-productieve kriebelhoest. Ter differentiatie van chronische pulmonale dyspnoe geldt dat dan de hoest meestal aan de dyspnoe voorafgaat. De nachtelijke dyspnoe gaat dikwijls samen met nycturie doordat het vocht in de

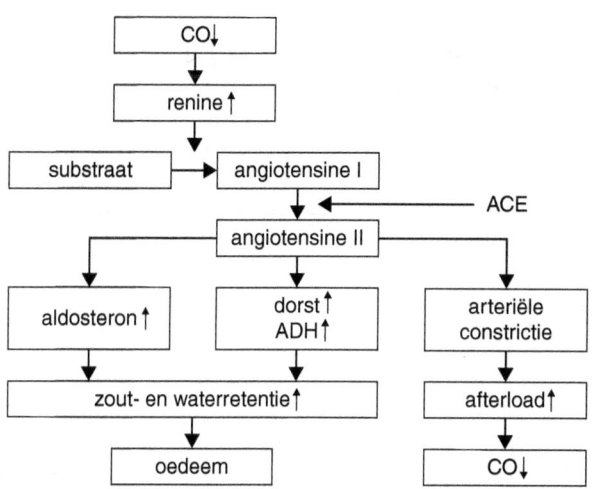

Figuur 2.5 Schematische weergave van het renine-angiotensine-aldosteronsysteem (RAAS). Daling van de renale perfusie leidt ten slotte tot retentie van water en zout door verhoging van het aldosteron. CO = cardiac output; ACE = angiotensine converting enzyme; ADH = antidiuretisch hormoon.

onderste lichaamshelft in liggende houding wordt gemobiliseerd in combinatie met vasodilatatie van de niervaten. Nog later heeft de patiënt een voorkeur voor een zittende houding (orthopnoe) en wil 's nachts op meer kussens slapen. Wanneer er tevens rechtsfalen bestaat, wordt de liggende houding extra onaangenaam, omdat als gevolg van de vergrote gestuwde lever het diafragma wordt opgedrukt. Deze leververgroting kan aanleiding zijn tot een vol gevoel en een pijnlijke bovenbuik. Soms kan een patiënt met linksfalen plotseling wakker worden met acute hevige dyspnoe. Men spreekt dan van asthma cardiale. De hydrostatische druk is dan groter geworden dan de colloïdosmotische druk samen met de atmosferische druk, hetgeen leidt tot opgeven van wit of rozig gekleurd schuimend sputum. Dit type dyspnoe verdwijnt niet of nauwelijks bij zitten. Cardiale oorzaken voor acute dyspnoe zijn een groot myocardinfarct en complicaties van een myocardinfarct zoals papillairspierruptuur of ventrikelseptumruptuur. Het myocardinfarct is snel gediagnosticeerd, waardoor de differentiatie met andere oorzaken van acute dyspnoe (zoals longembolie, pneumothorax, acuut longoedeem, luchtwegobstructie) niet moeilijk is. Ook complicaties van endocarditis, zoals een klepruptuur, kunnen acute dyspnoe veroorzaken, maar ook dan is de endocarditis doorgaans al vóór de acute dyspnoe gediagnosticeerd.

2.4.4 Anamnese

Uit de combinatie van de beschreven oorzaken en de symptomatologie mag blijken dat de anamnese veel aandacht verdient: vrijwel alle symptomen van hartfalen zijn immers niet-specifiek. Andere oorzaken voor dyspnoe dan linksfalen zijn genoemd. Oedeem kan behalve door rechtsfalen worden veroorzaakt door andere oorzaken (bijv. lokale veneuze insufficiëntie, hypoalbuminemie (het nefrotisch syndroom, protein-losing enteropathy), bepaalde medicamenten (calciumantagonisten)). Oedeem aan de enkels dat asymmetrisch voorkomt, pleit niet voor een centrale maar meer voor een lokale afwijking. Oedeem door rechtsfalen onderscheidt zich van andere oorzaken door de hierbij aanwezige verhoogde centraalveneuze druk (CVD). De leeftijd, de snelheid van ontstaan van de klachten, duizeligheid, syncope, ritmestoornissen, een mogelijk oud myocardinfarct, bekende klepafwijkingen en dergelijke zijn belangrijk om tot nadere differentiatie te komen.

2.4.5 Onderzoek

Het onderzoek begint met observatie. Een gedecompenseerde patiënt kan al dyspnoïsch worden bij het uitkleden. In geval van longstuwing zal de patiënt er de voorkeur aan geven niet plat op een onderzoekbank te liggen. De ademfrequentie is bij manifeste decompensatie veelal verhoogd en neemt versneld toe bij lichte inspanning. Dikwijls is de polsfrequentie eveneens licht verhoogd. Ook kan een totaal irregulaire pols worden gevonden die past bij atriumfibrilleren. Atriumfibrilleren kan ontstaan door hartfalen, maar kan ook – meestal bij cardiale afwijkingen – een uitlokkend moment zijn voor het manifest worden van decompensatie omdat de CO dan met 25–30 % afneemt. Bij ernstig hartfalen – acuut of chronisch ontstaan – heeft de lage CO tot gevolg dat er perifeer meer zuurstof aan het bloed wordt onttrokken. Hierdoor kan perifere cyanose ontstaan. Aangezien bij hartfalen vocht wordt vastgehouden moet het gewicht genoteerd worden, ook omdat het uitgangsgewicht belangrijk is voor het beoordelen van de mate van succes van de in te stellen therapie. Een lage bloeddruk komt vaak voor bij linksfalen, een hoge bloeddruk is dikwijls de oorzaak van hartfalen.

De CVD is een afspiegeling van de druk in het rechteratrium. Wanneer de tricuspidalisklep tijdens de diastole openstaat, correspondeert deze druk met de einddiastolische druk in de rechterventrikel. Bij falen van de rechterventrikel is de einddiastolische druk verhoogd, wat dus waarneembaar is aan de hoogte van de CVD. Bijgevolg moet bij patiënten met hartfalen de CVD nauwkeurig worden gemeten. Voor deze meting wordt gebruikgemaakt van de veneuze boog (❏ fig. 2.6).

Bij de liggende patiënt wordt de v. jugularis afgedrukt ter hoogte van de kaakhoek (de vene mag niet cardiaalwaarts worden leeg gestreken; soms zitten er kleppen in de vene waardoor een pseudolage CVD gemeten wordt). De vene wordt door het afdrukken deels door het hart leeggezogen. Het punt van overgang tussen gecollabeerde en gevulde vene (het collapspunt), dat bepaald wordt tijdens expiratie, is het ene meetpunt, de angulus Ludovici (overgang tussen manubrium en corpus sterni) is het andere. Wanneer bij een 'leeggelopen' vene het punt van collaberen niet zichtbaar wordt, moet de patiënt met het bovenlichaam lager worden gelegd en het onderzoek nog eens worden uitgevoerd. Wanneer een gevulde vene ondanks afdrukken niet collabeert, moet het bovenlichaam hoger worden gelegd tot bij afdrukken het collapspunt wel wordt waargenomen. De

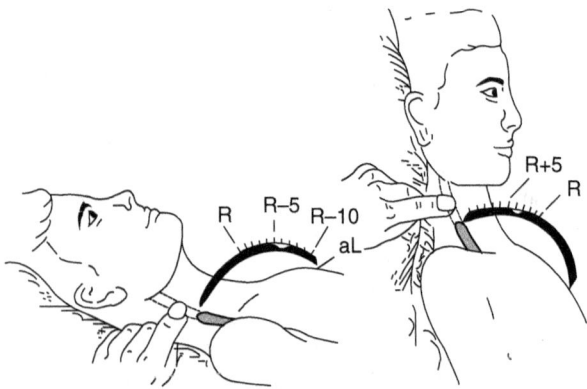

Figuur 2.6 Meting van de centraalveneuze druk (CVD). De posities van de uiteinden van de boog geven de meetpunten aan. Wanneer de CVD flink is verhoogd moet de boog worden omgedraaid (rechts). R = referentiepunt, aL = angulus Ludovici.

veneuze boog wordt met het ene eind op het collapspunt geplaatst en met het andere eind op de angulus Ludovici. De luchtbelpositie geeft de hoogte van de CVD aan in centimeters. Bij gezonde personen ligt de CVD vrijwel altijd tussen R − 4 en R − 9 cm. Wanneer de CVD hoger is dan R, kan de boog worden omgedraaid.

Behalve voor het bepalen van de CVD kan aan de v. jugularis ook het pulsatiepatroon worden vastgesteld. Normaal wordt de vene leeggezogen tijdens de ventrikelsystole: het x-dal. Bij belangrijke tricuspidalisinsufficiëntie wordt het rechteratrium tijdens de ventrikelsystole volgeblazen en daarmee ook de v. jugularis: de veneuze pulsaties zijn dan systolisch positief. Het x-dal kan afwezig zijn bij inflowobstructie van de rechterharthelft, bijvoorbeeld als gevolg van pericardvocht. Bij een totaal AV-blok kan het rechteratrium soms contraheren tijdens de ventrikelsystole tegen een gesloten tricuspidalisklep; het bloed wordt dan krachtig in de richting van de v. cava gepompt, hetgeen als een forse positieve golf waarneembaar is aan de v. jugularis: een propgolf.

2.4 • Hartfalen

Het hart kan worden gepercuteerd ter beoordeling van de linker- en rechtergrenzen. Dit geeft echter weinig informatie over de werkelijke grootte. Ter beoordeling van de kwaliteit van de contracties wordt de apex gepalpeerd. Parasternale pulstaties links wijzen bij hartfalen in het algemeen op een impuls van de overbelaste rechterventrikel. De pols is dikwijls versneld en kan zwak aanvoelen (pulsus mollis). Bij een zwakke en onregelmatige contractie van de linkerventrikel (boezemfibrilleren?) hoeft niet elke contractie voelbaar te zijn aan de a. carotis. Dit polsdeficit kan er de oorzaak van zijn dat een te lage hartfrequentie wordt geteld. De frequentie kan worden vastgesteld door precordiaal te ausculteren en aan de hand daarvan te tellen. In een eindstadium van linksfalen kan een zwakke slag om en om worden afgewisseld door een minder zwakke: de pulsus alternans. Ten slotte worden bij de palpatie oedemen beoordeeld, alsmede de grootte van de lever. Bij percussie van de longen wordt onder andere naar de aanwezigheid van een belangrijke hoeveelheid pleuravocht gezocht. In geval van longstuwing door linksfalen kan, vooral eindinspiratoir en over de lagere longvelden, een fijn knisperend geluid worden gehoord tijdens het ademen: crepiteren. Het verdient aanbeveling alvorens te ausculteren de patiënt even te laten doorzuchten en te laten hoesten. De auscultatie van het hart bij hartfalen is zowel gericht op het vaststellen van oorzaken als van gevolgen. Voor het vaststellen van oorzaken wordt bijvoorbeeld naar klepgebreken gezocht. Mitralisinsufficiëntie is meestal het gevolg van linksfalen, met een grote linkerventrikel, maar kan er ook de oorzaak van zijn. Mitralisinsufficiëntie die het gevolg is van linksfalen, veroorzaakt meestal een zachte, mid-hoogfrequente holosystolische souffle aan de apex. Een S-IV wordt vaak gehoord doordat bij verhoogde wandspanning de rekbaarheid is afgenomen en het bloed tegen de ventrikelwand aanbotst. Bij ernstig hartfalen wordt ook dikwijls een S-III gehoord, die auscultatoir echter niet te onderscheiden is van de fysiologische elasticiteits-S-III. De fysiologische S-III kan worden versterkt of weer hoorbaar worden bij ernstige mitralisinsufficiëntie. Wanneer in dit geval hartfalen ontstaat, kan aan de aanwezigheid van een S-III geen duidelijke conclusie worden verbonden over de kwaliteit van het myocard van de linkerventrikel.

2.4.6 Aanvullend onderzoek

Bij een dyspnoïsche patiënt kan de differentiatie tussen cardiale en pulmonale oorzaak soms lastig zijn. Bij hartfalen ontstaat een rekking van cardiale myocyten waardoor onder andere het B-type natriuretisch peptide (BNP) wordt gesynthetiseerd. De concentratie BNP heeft een relatie met hartfalen. Bij BNP <100 µg/l kan de diagnose hartfalen met vrij grote zekerheid worden verworpen. Boven 500 µg/l is de oorzaak vrijwel zeker hartfalen. Een BNP >500 µg/l blijkt een betere voorspeller voor hartfalen te zijn dan anamnese, fysisch onderzoek en thoraxfoto. Bij waarden tussen 100 en 500 µg/l bestaat er echter een aanzienlijke overlap tussen cardiale en niet-cardiale oorzaken van dyspnoe. Het verdere laboratoriumonderzoek is gericht op mogelijke grondoorzaken. Het ecg kan een oud infarct of ischemie aantonen; verhoogde voltages door linkerventrikelhypertrofie kunnen bijvoorbeeld bij hypertensie of bij aortastenose worden gevonden. Een low-voltage-ecg kan het gevolg zijn van veel diffuus myocardverlies of van pericardvocht. Bij hartfalen kunnen geleiding en QRS-complexen echter normaal zijn. Er kunnen ritmestoornissen worden gevonden, maar de analyse hiervan kan beter worden uitgevoerd met behulp van een 24-uurs-ecg. De thoraxfoto kan een vergrote hartfiguur laten zien; een normale grootte sluit echter geenszins een vergrote of slecht functionerende linkerventrikel uit. Bij longstuwing kunnen redistributie van de longvaten (dikkere bloedvaten dan normaal in de bovenvelden), versterkte hilustekening en/of pleuravocht worden gezien. Lang bestaande stuwing geeft aanleiding tot het ontstaan van kerley-B-lijntjes op de thoraxfoto (◘ fig. 2.7); dit zijn parallel aan elkaar en vrijwel horizontaal lopende lijntjes in de ondervelden van de longen die lateraal zichtbaar zijn en doorlopen tot de pleura. Het zijn interlobulaire

2.4 · Hartfalen

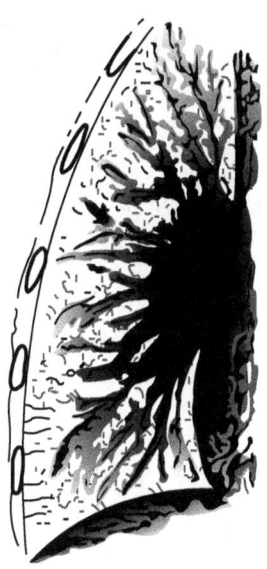

Figuur 2.7 Schematische weergave van het rechterlongveld van een thoraxfoto bij stuwing van de longen. De centrale longvattekening is toegenomen en vooral de longvattekening naar de bovenvelden is versterkt. Kerley-B-lijnen zijn zichtbaar als parallel aan elkaar en vrijwel horizontaal lopende lijntjes in de ondervelden die doorlopen tot de pleura en het gevolg zijn van stuwing in de interlobulaire septa.

septa die door stuwing zo oedemateus zijn geworden dat ze op een röntgenfoto zichtbaar worden.

Echocardiografie speelt een grote rol bij de diagnostiek van hartfalen en bij de beoordeling van de oorzaak ervan. De grootte van het hart kan nauwkeurig worden bepaald evenals de dikte van de ventrikelwanden. Ook de aanwezigheid van lokale of diffuse wandbewegingsstoornissen kan worden beoordeeld. Pericardvocht als oorzaak van de klachten is heel snel aangetoond of uitgesloten. De ejectiefractie kan worden bepaald en ook de diastolische functie. Met dopplerechografie kunnen voorts klepafwijkingen worden gediagnosticeerd evenals de ernst ervan. Ergometrie is zinvol ter beoordeling van het inspanningsvermogen, de aanwezigheid van ischemie en het beloop of ontstaan van ritmestoornissen. Het bestaan van ischemie kan ook worden aangetoond met stressechocardiografie of met thalliumscintigrafie. Tijdens hartkatheterisatie kan de CO worden bepaald en kunnen intracardiale drukken worden gemeten voor zover een en ander niet duidelijk is geworden uit het dopplderonderzoek. Het kransvatsysteem kan in beeld worden gebracht en worden beoordeeld op vernauwingen of afsluitingen. Myocardbiopten kunnen uitsluitsel geven over de aard van eventuele myocardafwijkingen.

Literatuur

Bonow RO, Mann DL, Zipes DP, Libby P. Braunwalds's heart disease. A textbook of cardiovascular medicine. 9e druk. Philadelphia, PA: Saunders; 2012.

Camm AJ, Lüscher TF, Serruys PW. The ESC textbook of cardiovascular medicine. 2e druk. Oxford: Oxford University Press; 2009.

Wall EE van der, Werf F van der, Zijlstra F. Cardiologie. 2e herziene druk. Houten: Bohn Stafleu van Loghum; 2008.

Afwijkingen van het respiratoire systeem

G.J. Braunstahl, J.C.C.M. in 't Veen, A. Rudolphus

3.1 Dyspnoe

3.1.1 Definitie

Onder dyspnoe wordt gewoonlijk de onaangename gewaarwording van de ademhaling verstaan. Dit ontstaat als er sprake is van een excessieve stimulatie van de respiratoire motorneuronen, vooral als deze toegenomen activiteit niet leidt tot een adequate toename van de ventilatie. Dyspnoe kent vele presentaties en kan worden ingedeeld in vier sensaties waarvan is aangetoond dat ze door onafhankelijke stimuli kunnen worden opgewekt. Luchthonger wordt veroorzaakt door chemoreflexactiviteit en wordt geremd door longinflatie. Gevoel van ademarbeid ontstaat bij bewust ademen en neemt toe bij verhoogde ademarbeid of spierzwakte. Bronchospasme geeft vaak een strak gevoel rond de borst door stimulatie van receptoren in de grote luchtwegen. Tachypnoe wordt veroorzaakt door stimulatie van pulmonale C-vezels, bijvoorbeeld bij stuwing in het pulmonale vaatbed.

Dyspnoe kan veroorzaakt worden door pulmonale, cardiale maar ook door niet-cardiorespiratoire aandoeningen. De belangrijkste oorzaken van kortademigheid staan vermeld in ◘ tab. 3.1. Men dient zich te realiseren dat bij een patiënt vaak meerdere oorzaken aanwezig kunnen zijn.

Tabel 3.1 Oorzaken van dyspnoe.

hoge obstructie
- tracheastenose, aspiratie corpus alienum, larynxpathologie, chronische rinosinusitis

obstructieve ventilatiestoornis (beperking van de dynamische longvolumina)
- astma bronchiale, COPD

restrictieve longfunctiestoornis (beperking van de statische longvolumina)
- pneumonie, interstitiële longaandoeningen, longoedeem (cardiaal en niet-cardiaal), pleuravocht, pneumothorax

neuromusculaire oorzaak (zwakte van ademhalingsspieren)
- SLE, spierdystrofie, (steroïd) myopathie, ondervoeding, elektrolytstoornissen, inactiviteit

circulatiestoornissen
- longembolie, vasculitis, (primaire) pulmonale hypertensie

psychogeen: hyperventilatie zonder organisch substraat
- somatisatie, angst, depressie, vocal cord disfunctie

overige
- obesitas, anemie, thyreotoxicose

3.1.2 Anamnese

Bij de anamnese dient men zich in eerste instantie te richten op het objectiveren van de ernst van de kortademigheid door te vragen naar de aard van de activiteiten waarbij het gevoel van kortademigheid optreedt. Door onderscheid te maken in acute en chronische dyspnoeklachten kan de differentiële diagnose verder worden verkleind. De belangrijkste oorzaken van acute en chronische dyspnoe en hun anamnestische en fysisch-diagnostische bevindingen staan vermeld in ◘ tab. 3.2 en ◘ tab. 3.3. Vervolgens richt men zich op specifieke kenmerken van de klacht waarmee men een indruk kan verkrijgen of de klacht veroorzaakt wordt door een pulmonaal, cardiaal, neuromusculair dan wel psychogeen probleem.

Orthopnoe (toename van de kortademigheid bij platliggen) wijst meestal op een linksdecompensatie, maar ook patiënten met een ernstige bronchusobstructie zitten vaak rechtop. Het ondersteunen van de ademmusculatuur is bij rechtop zitten beter. Platypnoe is

3.1 · Dyspnoe

Tabel 3.2 Acute dyspnoe. Belangrijkste oorzaken, anamnese en bevindingen bij lichamelijk onderzoek.

oorzaak	anamnese	lichamelijk onderzoek
astma bronchiale	– atopie, leeftijd eerste symptomen – positieve familieanamnese – aanvallen bij inspanning of stress – piepen op de borst, hoesten – hyperreactiviteit, luchtweginfecties	– verstopte neus – thorax in inspiratiestand – hulpademhalingsspieren – verlengd expirium, piepende rhonchi – intrekkingen – pulsus paradoxus
asthma cardiale (links decompensatio cordis)	– kortademigheid, vooral gedurende de nacht, erger bij plat liggen, nycturie – palpitaties, angina pectoris – cardiale voorgeschiedenis, hypertensie, diabetes mellitus	– oedeem bij rechtsdecompensatie – orthopnoe, tachypnoe – laatinspiratoire crepitaties – lage bloeddruk
pericardtamponnade	– koorts en pijn op de borst, pijn kan ontbreken bij infiltratie door maligne proces	– pulsus paradoxus – verhoogde centraal veneuze druk die toeneemt bij inspiratie (teken van Kussmaul)
longembolie	– recente immobilisatie of operatie – vaak acuut ontstaan – pijn op de borst, erger bij ademen – hemoptoë – palpitaties	– snelle, soms onregelmatige pols – subfebriele temperatuur – pleurawrijven, pleuravocht – centrale cyanose – tensiedaling – aanwijzing voor DVT?
pneumonie	– koorts – pijn op de borst – hoesten, etterig of roestbruin sputum (sputum rufum)	– gedempte percussie t. h. v. infiltraat – verscherpt ademgeruis – bronchiaal ademen (consolidatie) – opgeheven ademgeruis (pleuravocht)

Tabel 3.2 Acute dyspnoe. Belangrijkste oorzaken, anamnese en bevindingen bij lichamelijk onderzoek (vervolg).

oorzaak	anamnese	lichamelijk onderzoek
pneumothorax	– acuut optreden – pijn op de borst	– uitgezette thoraxhelft – hypersonore percussie – verzwakt/opgeheven ademgeruis – linkszijdige pneumothorax: ontstaan extra hart'toon' doorkloppen van hart tegen lucht (Hamman sign) – pulsus paradoxus – subcutaan emfyseem – spanningspnoe
corpus alienum	– ontstaan tijdens maaltijd, spelen – mentale retardatie, slikstoornissen, verminderd bewustzijn	– inspiratoire stridor – collaps – cyanose – lokaal verzwakt ademgeruis
psychogene hyperventilatie (spanningsgerelateerde ademhalingsstoornis)	– gevoel geen lucht te krijgen – tintelingen vingers/lippen – steken op de borst – duizelingen, collapsneiging	– frequent diep zuchten – tachycardie

DVT = diepe veneuze trombose.

kortademigheid die verergert bij rechtop zitten en dat afneemt bij plat liggen. Het wordt ook wel het platypnoe-orthodeoxiesyndroom genoemd. De oorzaak kan zijn een positieafhankelijke rechts-linksshunt bij een hepatopulmonaal syndroom of hartafwijkingen zoals een persisterend foramen ovale. Een anamnese van bronchiale hyperreactiviteit en allergie kan goed passen bij allergisch astma. Recente bedrust of een operatie kan duiden op een longembolie (voor verdere diagnostiek, ▶ H. 12). Pijn op de borst treedt op bij spontane pneumothorax en bij longembolie. Een zorgvuldige cardiale anamnese moet worden afgenomen met het oog op angina pectoris, decompensatio cordis en palpitaties. Hartkloppingen en pijn op de borst kunnen zowel voorkomen bij hartaandoeningen als bij een longembolie of het psychogeen hyperventilatiesyndroom.

Tabel 3.3 Chronische dyspnoe. Belangrijkste oorzaken, anamnese en bevindingen bij lichamelijk onderzoek.

oorzaak	anamnese	lichamelijk onderzoek
COPD vooral longemfyseem	– lange voorgeschiedenis – roken, gewichtsverlies – soms sputum – arbeidsverleden (expositie gassen e.d.)	– 'pink puffer' – ademen met getuite lippen (pursed lips) – hulpademhalingsspieren – hypersonore percussie – vroeginspiratoire fijne basale crepitaties
chronische linksdecompensatie van het hart	– dyspnoe bij inspanning – orthopnoe, nycturie – cardiale voorgeschiedenis, hypertensie, diabetes mellitus	– eindinspiratoire crepitaties – evt. extra tonen (S_3, S_4), soms een souffle passend bij mitralisinsufficiëntie, vergroting van het hart
chronische recidiverende longembolieën	– vroegere diepveneuze trombose of risicofactoren hiervoor, soms pijn op de borst	– luide P_2, vergroting van het hart – hypoxemie
longfibrose	– roken – progressieve vermoeidheid – hoesten, geen sputum – arbeidsverleden (expositie anorganische materialen) – aanwijzingen voor systeemziekte, RA	– trommelstokvingers – centrale cyanose, tachypnoe – eindinspiratoire crepitaties (velcro crackels), 'squeaks'
pleuravocht	– maligniteit decompensatio cordis – nier- of leverlijden – ontstekingen bijv. empyeem, tuberculose, reumatoïde artritis, SLE	– demping – afwezige stemfremitus – crepitaties (weinig pleuravocht) – verscherpt ademgeruis (compressieatelectase) of opgeheven ademgeruis (massaal pleuravocht)
thoraxmisvormingen		– kyfoscoliose – pectus excavatum, carinatum – ziekte van Bechterew

3.1.3 Lichamelijk onderzoek

Het lichamelijk onderzoek bestaat uit inspectie, percussie en auscultatie. In alle gevallen van dyspnoe dient standaard de ademfrequentie gemeten te worden, net zoals we de temperatuur, bloeddruk en de polsfrequentie meten. Bij inspectie let men op de vorm van de thorax, de bewegelijkheid en ademhalingsbeweging. Hierbij vergelijkt men links met rechts. Ook bij percussie en auscultatie worden links en rechts vergeleken. Patiënten met een chronische luchtwegobstructie hebben in de regel een toegenomen longvolume met laagstaande en weinig beweeglijke longgrenzen (hyperinflatie). Dikwijls wordt gebruikgemaakt van hulpademhalingsspieren en zijn piepende en brommende rhonchi hoorbaar. Ook kunnen intrekkingen en neusvleugelen zichtbaar zijn. Dit laatste fenomeen wijst op ernstige bronchusobstructie. Bij een ernstige bronchusobstructie kan het ademgeruis zelfs vrijwel geheel afwezig zijn (silent chest), dit is een levensbedreigende situatie.

Bij interstitiële longaandoeningen en longoedeem treedt gewoonlijk een versnelde en oppervlakkige ademhaling op. Laatinspiratoire crepitaties bij een patiënt met orthopnoe wijzen op linksdecompensatie. Trommelstokvingers, cyanose en diffuse, gewoonlijk basale scherpe crepitaties zijn kenmerkend voor interstitiële longfibrose. Infiltraatsymptomen (demping, opgeheven of bronchiaal ademgeruis en crepitaties) kunnen aanwezig zijn bij pneumonie en longembolie. Tensiedaling en collapsneiging kunnen optreden bij longembolie, pneumothorax, hartinfarct, hyperventilatiesyndroom en een ernstige pneumonie met sepsisverschijnselen. Hyperventilatie kan gepaard gaan met tintelingen in de vingers en de mond. Een gedempte percussie van de thorax met afwezig ademgeruis wijst op pleuravocht, bij verscherpt ademgeruis of bronchiaal ademen past het bij een infiltraat. Hypersonore percussie bij eenzijdig verzwakt ademgeruis en pulsus paradoxus is verdacht voor pneumothorax. Subfebriele temperatuur, ritmestoornissen, pleurawrijven en pleuravocht kunnen passen bij een longembolie.

3.1.4 Laboratoriumonderzoek

Bloedonderzoek is een hulponderzoek en kan richting geven om te komen tot een (differentiële diagnose). Ontstekingsparameters (C-reactieve proteïne (CRP), leukocyten aantal) wijzen vaak in de richting van een infectie. Niet-pulmonaal- of cardiaalbepaalde oorzaken van de kortademigheid kunnen aan het licht gebracht worden zoals een anemie, hyperthyreoïdie, ketoacidose, cardiale oorzaak. Door bepaling van het NT-proBNP kan men het bestaan van een decompensatio cordis meer of minder waarschijnlijk maken. Bij een waarde hoger dan 500 µg/l wordt een decompensatio cordis zeer waarschijnlijk. Een waarde lager dan 100 µg/l heeft een hoge negatief voorspellende waarde.

Arteriële bloedgasanalyse, of minimaal een saturatie meting, is een obligaat onderzoek bij elke vorm van dyspnoe. Een verhoogde arteriële koolzuurspanning (hypercapnie) wijst op alveolaire hypoventilatie, zoals kan voorkomen bij ernstige vormen van obstructieve longaandoeningen, neuromusculaire aandoeningen en depressie van het ademcentrum. Een lage $PaCO_2$ (hypocapnie) in combinatie met een lage PaO_2 (hypoxemie) wordt gevonden bij ernstige pneumonie, longembolie, longfibrose en longoedeem. Bij deze aandoeningen is er sprake van een partiële respiratoire insufficiënte aangezien de ventilatie nog adequaat is en alleen de zuurstofopname (diffusie) tekortschiet (▶ par. 3.2). Een lage PaO_2 is overigens niet gerelateerd aan de ernst van de dyspnoe. Bij een subpopulatie van COPD'ers (blue bloaters) is er sprake van een totale respiratoire insufficiëntie ($PaCO_2$ te hoog en PaO_2 te laag) terwijl de dyspnoeperceptie relatief gering is. Dit wordt veroorzaakt door een stoornis op het niveau van de centrale chemoreceptoren die een rol spelen bij de regulatie van de ademhaling. Het gevolg is een lage ademprikkel die niet getriggerd wordt door een oplopend pCO_2 zoals in de normale situatie maar door een gedaald pO_2. Dit is de reden dat je voorzichtig moet zijn met het toedienen van O_2 in deze groep omdat je bij te veel O_2-toediening de ademprikkel kan wegnemen wat kan leiden tot een hypercapnisch coma. Overigens is het verschijnsel cyanose afhankelijk van het absoluut circulerend deoxy-Hb en dus van de hoogte van het Hb. Hypoxemie kan een gevolg zijn van een shunt, gestoorde ventilatie-perfusieverhoudingen of een gaswisselingsstoornis. Dit kan voorkomen bij pneumonie, atelectase of cardiale problemen (shunt), COPD, longembolieën (VP-mismatch) of bij interstitiële longziekten, emfyseem, koolmonoxidevergiftiging (gaswisselingsstoornis). Anderzijds kan een normale PaO_2 worden gevonden bij ernstig longemfyseem met hoge ademarbeid (pink puffers). Bij patiënten met het primair hyperventilatiesyndroom worden karakteristieke afwijkingen gevonden zoals hoge pH (>7,43), lage $PaCO_2$ (<35 mmHg of 4,7 kPa) en hoge PaO_2 (>90 mmHg of 12 kPa).

3.1.5 Aanvullend onderzoek

Aanvullend onderzoek is hulponderzoek dat richting geeft aan de (differentiële) diagnose.

X-thorax, CT-thorax, high resolution CT-thorax:
- Partiële of totale pneumothorax, pleuravocht, infiltraten, longoedeem, diffuse longafwijkingen, hyperinflatie en tekenen van longemfyseem kunnen op een thoraxfoto aan het licht komen. Bij patiënten met onverklaarde dyspnoeklachten en een normale thoraxfoto is, naast longfunctieonderzoek, een hoge-resolutie-CT-scan van de thorax geïndiceerd ter uitsluiting van interstitiële longafwijkingen dan wel longemfyseem.

Ecg/echocardiografie:
- Ter uitsluiting van acuut hartinfarct, ritmestoornissen, coronaire insufficiëntie moet een ecg worden vervaardigd. Bij een vermoeden op intracardiale shunt, klepvitia, harttamponnade of pericarditis is een echo van het hart onontbeerlijk en eventueel hartkatheterisatie noodzakelijk.

Longfunctieonderzoek:
- Ventilatoire stoornissen moeten zo mogelijk worden geobjectiveerd door middel van longfunctieonderzoek waarbij een indruk

kan worden verkregen van een eventuele restrictie, luchtwegobstructie of de diffusiecapaciteit. Bij onbegrepen dyspnoeklachten kan het onderzoek worden uitgebreid met een fietsergometrisch inspanningsonderzoek, waarbij beperkingen ten aanzien van de gaswisseling, ventilatie en circulatie in kaart kunnen worden gebracht. Met behulp van dit onderzoek kunnen cardiale oorzaken, deconditionering en pulmonale oorzaken worden aangetoond. Wat het laatste betreft, is vooral de arteriële bloedgasanalyse obligaat voor het op het spoor kunnen komen van ventilatoire (stijging van de arteriële $paCO_2$ bij inspanning) dan wel diffusiestoornissen (daling van de paO_2 bij inspanning).

- Het is belangrijk om te realiseren dat bij astma bronchiale de spirometrie vaak normaal is. Uitgebreid longfunctieonderzoek, aangevuld met histamineprovocatie, moet daarom worden uitgevoerd bij patiënten met dyspnoeklachten zonder bekende oorzaak. Daarnaast kan aanvalsgewijze bronchusobstructie een uitlokkende factor zijn bij het ontstaan van disfunctionele ademhaling. De diagnose primair hyperventilatiesyndroom wordt gesteld door het uitsluiten van een somatisch oorzaak. Men mag de diagnose primair hyperventilatiesyndroom pas stellen na het uitsluiten van mogelijke andere organische aandoeningen die hyperventilatie kunnen uitlokken. Met name nog niet gediagnosticeerd astma wordt dikwijls geduid als hyperventilatiesyndroom, omdat de diagnostiek van de mogelijke astma niet adequaat is uitgevoerd.

Andere, veel gebruikte, aanvullend onderzoeken zijn nog de bronchoscopie, al dan niet gecombineerd met echografie (EBUS), de oesofagoscopie met echografie (EUS) en de thoracoscopie. Deze onderzoeken worden gebruikt om endobronchiale of mediastinale diagnostiek te kunnen doen. De thoracoscopie wordt gebruikt voor diagnostiek van de pleura visceralis en parietalis. Verder maakt de longarts vaak gebruikt van de PET CT-scan, botscan en de ventilatie-perfussiescan. Deze laatste onderzoeken worden voornamelijk in de pulmonale oncologische diagnostiek gebruikt.

> **Tabel 3.4** Oorzaken van hypoxemie.
>
> *type I respiratoir falen of partiële respiratoire insufficiëntie (zonder hypercapnie)*
> - gestoorde ventilatie-perfusieverhoudingen waarbij shunteffecten op de voorgrond staan (astma exacerbatie, COPD, pneumonie, atelectase, longembolie)
> - diffusiestoornissen (cardiaal en niet-cardiaal longoedeem, alveolitis, longfibrose)
> - intra- en extrapulmonale rechts-linksshunt (arterioveneuze anastomosen, longembolie)
>
> *type II respiratoir falen of totale respiratoire insufficiëntie (met hypercapnie)*
> - ernstig COPD, kyfoscoliose, neuromusculaire aandoeningen
> - slaapapnoesyndroom
> - obesitas-hypoventilatiesyndroom

3.2 Hypoxemie en centrale cyanose (tab. 3.4)

3.2.1 Definitie

Onder hypoxemie wordt verstaan een verlaagde zuurstofspanning (PaO_2) in het arteriële bloed (normaal >80 mmHg=10,7 kPa, bij ouderen >70 mmHg=9,3 kPa). Centrale cyanose treedt op indien de totale hoeveelheid onverzadigd hemoglobine in het capillaire bloed ongeveer 50 g/l (3,125 mmol/l) bedraagt. Bij een normaal hemoglobinegehalte wordt centrale cyanose waargenomen indien de zuurstofsaturatie in het arteriële bloed minder is dan 80%. Centrale cyanose is echter geen betrouwbare maatstaf voor de mate van hypoxemie.

Een hypoxemie kan veroorzaakt worden door alveolaire hypoventilatie, door stoornissen in de ventilatie/perfusieverhoudingen, door diffusiestoornissen of door een verlaagde inspiratoire zuurstofspanning (hooggebergte). Klinisch wordt een onderscheid gemaakt tussen het type I respiratoir falen, waarbij de arteriële pCO_2-waarde niet verhoogd en vaak zelfs verlaagd is, en een type II respiratoir falen. Hierbij is tevens sprake van een hypercapnie (tab. 3.4). Uiteraard is bij het slaapapnoesyndroom de hypoxie met hypercapnie niet overdag in waaktoestand aanwezig. Als vuistregel kan gelden dat bij iedere onbegrepen hypoxemie aan een longembolie moet worden gedacht.

3.2.2 Klinische verschijnselen

Op grond van de anamnese kunnen cardiale en pulmonale oorzaken van hypoxemie gewoonlijk goed worden onderscheiden. In het bijzonder moet worden nagegaan of de patiënt klachten heeft passend bij hartlijden of chronisch obstructief longlijden (COPD). De specifieke klachten die optreden bij diffusiestoornissen, worden besproken bij de diffuse longafwijkingen (▶ par. 3.6).

De mate van hypoxemie is niet gecorreleerd met de mate van dyspnoe. Patiënten met longemfyseem kunnen extreem dyspnoïsch zijn en toch een normale PaO_2 hebben (pink puffer). Omgekeerd kan een ernstige hypoxemie aanwezig zijn zonder dat de patiënt klaagt over kortademigheid (blue bloater). Bij patiënten met neuromusculaire aandoeningen zijn klachten als concentratiestoornissen, hoofdpijn en irritatie, die berusten op de hypercapnie, vaak eerder aanwezig dan klachten over kortademigheid.

Souffles over het hart of over de long kunnen een aanwijzing zijn voor de aanwezigheid van cardiale of pulmonale shunts. Crepitaties over de basale longvelden passen bij een linksdecompensatie, maar ook bij longfibrose en bronchiectasieën. Bij een chronische hypoxemie komen soms horlogeglasnagels en trommelstokvingers voor. Verzwakt ademgeruis, verlengd exspirium en piepende rhonchi wijzen op een chronische obstructieve longaandoening.

3.2.3 Aanvullend onderzoek

De thoraxfoto biedt de mogelijkheid te differentiëren tussen pulmonale en niet-pulmonale oorzaken van de hypoxemie. Longemfyseem, longfibrose, longoedeem, longinfiltraten, diffuse longafwijkingen, pneumothorax, pleuravocht en kyfoscoliose kunnen met behulp van een thoraxfoto worden aangetoond. Arterioveneuze anastomosen zoals bij Rendu-Osler-Weber kunnen worden aangetoond door middel van een CT-angio of een pulmonalisarteriografie.

Om te differentiëren tussen een intrapulmonale shunt en diffusiestoornissen wordt de bloedgasanalyse herhaald na inspanning. Bij het shunteffect stijgt de PaO_2 vaak tot normale waarden, bij diffusiestoornissen in engere zin treedt vrijwel altijd een daling van de PaO_2 op. Dit laatste is het gevolg van een kortere verblijftijd van de erytrocyt in het pulmonale vaatbed bij inspanning, waardoor de tijd voor het O_2-molecuul om te binden aan het hemoglobine tekortschiet (toegenomen alveoloarteriële zuurstofgradiënt). Een lagere PaO_2 bij inspanning zal dan het gevolg zijn. Deze daling van de PaO_2 kan ook optreden bij ernstig longemfyseem op grond van het afgenomen diffunderend longoppervlak.

Het inademen van 100% zuurstof gedurende ten minste 20 min leidt bij gezonden en bij patiënten met een diffusiestoornis tot een stijging van de PaO_2 naar meer dan 600 mmHg (80 kPa). Patiënten met een rechts-linksshunt tonen een te geringe stijging van de PaO_2 (per 20 mmHg ongeveer 1% shunt). Een PaO_2 van < 450 mmHg (60 kPa) wijst op een klinisch relevante shunt. De methode is echter alleen geschikt bij patiënten met een normaal hartminuutvolume.

3.3 Pneumonie

3.3.1 Definitie

Pneumonieën worden al naargelang de plaats van ontstaan ingedeeld in pneumonieën die thuis (community acquired pneumonia (CAP)) en pneumonieën die in het ziekenhuis of een zorginstelling (nosocomiale pneumonia) worden opgelopen. Dit onderscheid is van belang, omdat bij een CAP meestal andere verwekkers gevonden worden dan bij een nosocomiale pneumonie hetgeen therapeutische consequenties heeft. In Nederland is de belangrijkste verwekker van een CAP de *Streptococcus pneumoniae* (30%). Andere verwekkers zoals *Haemophilus influenzae*, *Mycoplasma pneumoniae*, *Chlamydia* spp. en *Legionella pneumophila* worden veel minder frequent aangetroffen (5–15%). De belangrijkste verwekkers van een nosocomiale pneumonie zijn *Staphylococcus aureus* en de gramnegatieve bacteriën (◘ tab. 3.5).

3.3.2 Klinische verschijnselen

Bij de work-up van patiënten met een pneumonie is een aantal aspecten van belang: ten eerste het beloop van de ziekte. Ontstaat de ziekte min of meer peracuut met koude rillingen, hoge koorts, het opgeven van gekleurd, soms roodbruin sputum (sputum rufum) en wordt er op de thoraxfoto een lobair infiltraat gezien, dan is een klassieke 'typische' pneumonie (veroorzaakt door *Streptococcus pneumoniae*) het meest waarschijnlijk. Is er echter sprake van een meer geprotraheerd beloop met algemene malaiseklachten, spierpijn, hoofdpijn, een prikkelhoest, matige koorts en wordt er op de thoraxfoto een meer discrete interstitiële tekening waargenomen, dan is een 'atypische' pneumonie (veroorzaakt door 'atypische' verwekkers zoals *Chlamydia* spp., *Legionella pneumophila* of *Mycoplasma pneumoniae*) meer waarschijnlijk (◘ tab. 3.5). De rol van de thoraxfoto in het onderscheid tussen typische en atypische pneumonie is echter beperkt. Klinisch is het echter wel van belang om onderscheid te maken tussen deze ziektebeelden omdat dit therapeutische consequenties kan hebben. Omdat echter uit onderzoek is gebleken dat het in de praktijk moeilijk is om dit onderscheid op klinische gronden te maken, wordt het gebruik van deze termen de laatste jaren afgeraden.

3.3.3 Risicofactoren

Het is van belang om na te gaan onder welke omstandigheden de pneumonie is ontstaan. Zijn er aanwijzingen voor een kort tevoren

Tabel 3.5 Pneumonie. Indeling en belangrijkste verwekkers.

pneumonie	belangrijkste verwekkers	
thuis: 'community acquired pneumonia'	'typisch' – *Streptococcus pneumoniae* – *Haemophilus influenzae* – *Moraxella catarrhalis*	'atypisch' – virus: (para-)influenza – *Legionella pneumophila* – *Mycoplasma pneumoniae* – *Chlamydia pneumoniae*
in zorginstelling: 'nosocomiale pneumonia'	gramnegatieve bacteriën – *Staphylococcus aureus* (ook MRSA)	
bijzondere vormen van pneumonie		
aspiratiepneumonie	indien 'geïnfecteerd' – anaerobe bacteriën	
opportunistische infecties (bij gestoorde afweer)	– *Staphylococcus aureus* – *Mycobacterium tuberculosis* – virus: cytomegalovirus, herpessimplexvirus – schimmels: *Aspergillus, Candida, Pneumocystis-jirovecii*-bacteriën: *Mycobacteria**	

aanvullende diagnostiek:

- bloed: volledig bloedbeeld, elektrolyten, nier- en leverfunctie, glucose, C-reactieve proteïne (CRP)

- serologie: virus, *Legionella pneumophila, Mycoplasma pneumoniae, Chlamydia* spp.

- bloedkweek tweemaal (ook bij normale temperatuur)

- sputum: citoGram, banale kweek

- op indicatie: anaerobe kweek, legionellaserologie, tuberculose (Ziehl-Neelsen, auraminekleuring, PCR- en tuberculosekweek)

- keelwat, nasofarynxspoelsel: viruskweek

- bronchoalveolaire lavage (BAL) en evt. protected specimen brush (PSB): *Legionella*, schimmels (o.a. *Pneumocystis*), Mycobacteria, virussen

◘ **Tabel 3.5** Pneumonie. Indeling en belangrijkste verwekkers (vervolg).

pneumonie	belangrijkste verwekkers
– urine: legionella-antigeendetectie (type I), pneumokokkensneltest	
– overig onderzoek op indicatie: Mantoux (PPD) Quantiferon-Gold, hiv-serologie, (transbronchiale of 'open') longbiopsie, Galactomannan in serum	

MRSA = meticillineresistente *Staphylococcus aureus*; PCR = polymerase chain reaction; PPD = purified protein derivative.
*Niet alleen bij gestoorde afweer.

doorgemaakte virale luchtweginfectie (cave *Staphylococcus aureus*)? Zijn er vogels in de omgeving die al dan niet ziek kunnen zijn (*Chlamydia psittaci*)? Is er (in)direct contact geweest met barende dieren (*Coxiella burnetii*)? Is men op reis geweest naar gebieden waar men ook rekening moet houden met door *Legionella* besmet water.

Daarnaast moet men zich afvragen of de pneumonie het gevolg kan zijn van een onderliggende aandoening zoals een bronchuscarcinoom. Aanwijzingen hiervoor kunnen verkregen worden bij anamnese, het lichamelijk en beeldvormend onderzoek. Men dient hier vooral aan te denken wanneer er tevens sprake is van hemoptoë, er bij lichamelijk onderzoek aanwijzingen zijn voor een afgesloten bronchus (inspiratoire wheeze, verkorte percussie met daarboven verminderd ademgeruis en verminderde bronchofonie) en/of wanneer er bij beeldvormend onderzoek aanwijzingen zijn voor een obstructie-atelectase dan wel een ruimte-innemend proces. Bij recidiverende pneumonieën, vooral als deze zich steeds in hetzelfde gebied voordoen, dient men rekening te houden met corpus alienum, bronchiëctasieën en eventueel onderliggende afweerstoornissen.

Verder dient men na te gaan of er sprake is van significante comorbiditeit, zoals COPD, nierinsufficiëntie, leverfalen, status na splenectomie (cave infecties met gekapselde bacteriën, zoals streptokokken, meningokokken en *Haemophilus*), diabetes mellitus,

> **Tabel 3.6** Index van de inschatting van de ernst van een pneumonie. De 'CURB-65' score. Criteria (CURB-65-score 0–5 komt overeen met het aantal aanwezige criteria): Confusion – mental test score van 8 of lager of desoriëntatie in tijd, plaats en/of persoon? Urea nitrogen – ureum: hoger dan 7 mmol/l? Respiratory rate – ademhalingsfrequentie: hoger dan 30 keer/min? Blood pressure – bloeddruk: diastolisch lager dan 60 of systolisch lager dan 90 mmHg? 65 – leeftijd 65 jaar of ouder?

CURB-klasse	mortaliteit (%)	voorgesteld advies
0	0,7	behandeling thuis
1	3,2	overweeg behandeling in ziekenhuis
2	13	behandeling in ziekenhuis
3	17	behandeling in ziekenhuis; overweeg opname op intensive care
4	41,5	opname op intensive care
5	57	opname op intensive care

alcoholisme, afweerstoornissen, neurologische problematiek waardoor er een neiging tot verslikken bestaat. Dit is vooral van belang omdat men dan rekening zal moeten houden met andere dan de gebruikelijke verwekkers van een longontsteking.

3.3.4 Classificatie

Ten slotte is het van belang om een goede inschatting van de ernst van de pneumonie te maken, zodat men op adequate wijze kan beoordelen of een patiënt nog thuis kan worden behandeld of opgenomen dient te worden. Hiervoor zijn verschillende criteria ontwikkeld waarvan de 'pulmonary severity index-' of PSI-score, in 1996 door Fine geïntroduceerd, het meest gebruikt is. Deze methode is vrij complex maar tegenwoordig zijn meerdere apps beschikbaar die behulpzaam kunnen zijn bij het berekenen van de PSI. Een ander scoresysteem is de CURB-65 (> tab. 3.6) dat dezelfde voorspellende eigenschappen blijkt te hebben als de PSI-score, maar gemakkelijker in het dagelijks gebruik is.

3.3.5 Aanvullend onderzoek

De uitgebreidheid van het verdere aanvullend onderzoek (◘ tab. 3.5) is mede afhankelijk van de ernst van het klinisch beeld. Over het algemeen zal dit ten minste bestaan uit een laboratoriumonderzoek inclusief bloedbeeld, elektrolyten, nierfunctie, leverfuncties, glucose- en C-reactieve proteïne- (CRP-)bepaling. Op indicatie wordt tevens een arteriële bloedgasanalyse verricht.

Bij het klinisch vermoeden van een pneumonie dient dit verder bevestigd te worden door middel van een thoraxfoto. Bij patiënten met een klinische diagnose van pneumonie maar zonder afwijkingen op de initiële thoraxfoto, is het raadzaam de foto na 48 uur te herhalen. Dit onderzoek maakt de lokalisatie en de uitgebreidheid van de pneumonie, evenals het bestaan van eventueel complicerende factoren (abcedering, atelectase, ruimte-innemend proces, empyeem) duidelijk. In dergelijke gevallen is er vaak behoefte aan aanvullende beeldvorming met CT-thorax of echografie om verder te kunnen differentiëren.

Voor het starten van antimicrobiële therapie dient onderzoek te worden ingezet naar mogelijke verwekkers van de pneumonie door middel van bloedkweken, grampreparaat en banale sputumkweek, en eventueel serologisch onderzoek (IgM, *Mycoplasma*, virus- en legionellaserologie). Bij klinische verdenking op een legionella-infectie kan antigeendetectie in de urine aangevraagd worden. Een negatieve antigeendetectietest sluit een legionella-infectie echter niet uit aangezien niet elk serotype wordt gedetecteerd. Voor de diagnose Q-fever wordt bij voorkeur een polymerase chain reaction (PCR) verricht op serum of plasma. Is het klinisch beeld verdacht voor tuberculose dan wel een schimmelinfectie, dan dient men gericht onderzoek hiernaar in te zetten (◘ tab. 3.5).

Wanneer er sprake is van pleuravocht, wordt een pleurapunctie verricht voor bepaling van ten minste de pH en het inzetten van een cito gramkleuring en banale kweek. Is er sprake van een pH lager dan 7,2, dan is de kans op een complicerend empyeem dermate groot dat direct drainage geïndiceerd is. Is de pH hoger dan 7,2, dan kan worden afgewacht. Bij de aanwezigheid van pus kan de pH-bepaling achterwege worden gelaten en dient direct tot thoraxdrainage te worden overgegaan. Nog niet algemeen toegepast zijn de pneumokok-antigeendetectiemethoden in het sputum, bloed en urine, maar deze lijken voor de toekomst een veelbelovende aanvulling op de diagnostiek te kunnen worden. Bij pneumonieën die niet reageren op de gebruikelijke therapie en pneumonieën bij immuungecompromitteerde patiënten dient een bronchoscopie met bronchoalveolaire lavage en eventueel een 'protected specimen brush' overwogen te worden om specifieke verwekkers te kunnen identificeren.

3.4 Hemoptoë (◘ tab. 3.7)

3.4.1 Definitie

Hemoptoë is het opgeven van bloed of bloederig sputum afkomstig uit de tractus respiratorius. Dit gaat meestal gepaard met hoesten. Het opgegeven bloed is vaak helderrood van kleur. Op grond hiervan kan hemoptoë worden onderscheiden van haematemesis, waarbij gewoonlijk donkerbruine maaginhoud wordt uitgebraakt. Eventueel kan de bepaling van de pH-waarde hierbij behulpzaam zijn. Bij blijvende twijfel over de herkomst van het bloed kan een oesofagogastroduodenoscopie en/of een KNO-heelkundig onderzoek geïndiceerd zijn. Er is geen verband tussen de hoeveelheid bloed die wordt opgegeven en de ernst van de aandoening.

> **Tabel 3.7** Oorzaken van hemoptoë.

ziekten van de luchtwegen
- acute en chronische bronchitis, bronchiëctasieën, neoplasmata, trauma, corpus alienum, fistel tussen luchtweg en oesofagus/vaten

ziekten van het longparenchym
- infectieziekten (cave tbc), auto-immuunziekten (bijv. syndroom van Goodpasture, granulomatosis met polyangiitis), pulmonale hemosiderose, stollingsstoornissen, iatrogene aandoeningen (na longbiopsie e.d.), longsekwester, bronchogene cyste

ziekten van de pulmonale vaten
- longembolie, arterioveneuze malformaties (congenitaal, verworven bijv. door tuberculose, aspergilloom), verhoogde capillaire druk zoals bij links decompensatio cordis of ernstige mitralisklepstenose, pulmonale hypertensie

cryptogeen (in 30 % van de gevallen)

3.4.2 Klinische verschijnselen

Wanneer de hemoptoë gepaard gaat met orthopnoe en andere cardiale verschijnselen is er waarschijnlijk sprake van longstuwing. Chronisch hoesten, al of niet in combinatie met dagelijkse sputumproductie, wijst op COPD. Het dagelijks opgeven van grote hoeveelheden purulent sputum wijst op bronchiëctasieën. Wanneer de hemoptoë gepaard gaat met acute pijn op de borst en dyspnoe, moet aan een longembolie worden gedacht. Het ontbreken van deze verschijnselen sluit een longembolie echter niet uit. Het opgeven van vrij grote hoeveelheden bloed, zonder tekenen van algemeen ziek zijn of koorts, komt voor bij carcinoïd en aspergilloom. Verschijnselen van een veranderd hoestpatroon, vermagering en algemene malaise vindt men bij het bronchuscarcinoom. Acute ziekteverschijnselen die gepaard gaan met koorts en met het opgeven van bloederig sputum, kunnen voorkomen bij pneumonie en exacerbatie van COPD of tuberculose. Bij iedere hemoptoë moet worden gevraagd naar het optreden van een voorafgaande neusbloeding.

Horlogeglasnagels en trommelstokvingers (clubbing) worden wel gezien bij patiënten met bronchuscarcinoom, bronchiëctasieën, cyanotische hartziekten en leveraandoeningen. Gewrichtsklachten en pijn van armen en benen kunnen voorkomen bij het syndroom van Heinrich von Bambergen (Wenen 1822-1888), een paraneoplastisch verschijnsel bij longkanker.

Bij longstuwing kan de patiënt niet goed plat liggen en worden eindinspiratoire crepitaties gehoord over de basale longvelden. Blosjes op het gelaat en een diastolische souffle met een 'openingssnap' wijzen op een mitralisstenose. Een COPD-patiënt is onder andere herkenbaar aan de laagstaande longgrenzen, tonthorax met hoge rug en schouders, en een verlengd en piepend expirium. Pleurawrijven bij hemoptoë moet aan longembolie doen denken. Lokale crepitaties zonder demping kunnen voorkomen bij bronchiëctasieen. Bij verschijnselen van obstructie-atelectase (opgeheven ademgeruis en gedempte percussie) bestaat de verdenking op een bronchuscarcinoom. Heesheid kan wijzen op een larynxcarcinoom of op een letsel van de n. recurrens zoals kan optreden bij een bronchuscarcinoom met klieren in het aortapulmonale venster. Een zachte systolische souffle lokaal over de long komt voor bij arterioveneuze anastomosen. De erfelijke vorm hiervan behoort tot de ziekte van Rendu-Osler, waarbij teleangiëctasieën worden waargenomen op de lippen, het wangslijmvlies en de huid.

3.4.3 Laboratoriumonderzoek

Een oriënterend stollingsonderzoek wordt bij iedere hemoptoë uitgevoerd, maar valt gewoonlijk normaal uit. Longbloedingen kunnen gemakkelijker ontstaan bij patiënten die worden behandeld met anticoagulantia. Indien een hemoptoë optreedt bij te sterke ontstolling moet desondanks aanvullend onderzoek worden verricht. Dit geldt eveneens bij primaire stollingsstoornissen. Bij langer bestaande hemoptoë kan een daling optreden van het hemoglobinegehalte. Asfyxie, en niet verbloeding, is echter het grootste risico bij massale hemoptoë. Een verhoogd CRP komt onder andere voor bij pneumonie, bronchuscarcinoom en tuberculose. Een positieve mantouxreactie of quantiferontest kan wijzen in de richting van een tuberculose, maar is hiervoor niet bewijzend. Bij verdenking op 'cystic fibrosis' moet een zweetproef worden verricht: een chloridegehalte hoger dan 70 mmol/l is bewijzend voor cystische fibrose. Daarnaast kan met behulp van DNA-onderzoek naar bekende mutaties worden gezocht. Sputumonderzoek op banale micro-organismen, zuurvaste staven, kweek en PCR op mycobacteriën en schimmels wordt bij iedere hemoptoë ingezet. Precipiterende antilichamen tegen *Aspergillus fumigatus* zijn aanwezig bij een aspergilloom. De aanwezigheid van erytrocytencilinders en/of dysmorfe erytrocyten in het urinesediment bij longafwijkingen moet doen denken aan een auto-immuunaandoening waarbij de nieren en longen betrokken zijn (bijv. de granulomatosis met polyangiitis). Een sensitieve en specifieke marker voor granulomatosis met polyangiitis vormt de c-ANCA (antineutrofiele cytoplasmatische antilichamen). De p-ANCA, antistoffen tegen proteïnase 3, myeloperoxidase (MPO) en elastase spelen een rol bij Churg-Strauss. Zeldzame oorzaken van hemoptoë zijn idiopathische pulmonale hemosiderose en het syndroom van Goodpasture. In het laatste geval is het onderzoek op antistoffen tegen de glomerulaire basale membraan in het serum positief. De diagnose wordt meestal bevestigd door biopsie van long of nier.

3.4.4 Aanvullend onderzoek

Bij iedere patiënt met hemoptoë wordt een thoraxfoto verricht. De thoraxfoto geeft informatie over de aanwezigheid van longstuwing (vergroot hart met vage hilusvaatcontouren door interstitieel longoedeem), ruimte-innemende processen, longinfiltraten, longabces (vloeistofspiegel), aspergilloom (◘ fig. 3.1) (luchtsikkel), pleuravocht al of niet met hoogstand van het diafragma.).

Tenzij de diagnose op basis van de X-thorax duidelijk is, wordt een CT-thorax verricht voorafgaand aan een eventuele bronchoscopie. Een flexibele bronchoscopie is nodig, behalve wanneer er een verklarende diagnose of lokalisatie is verkregen op grond van de

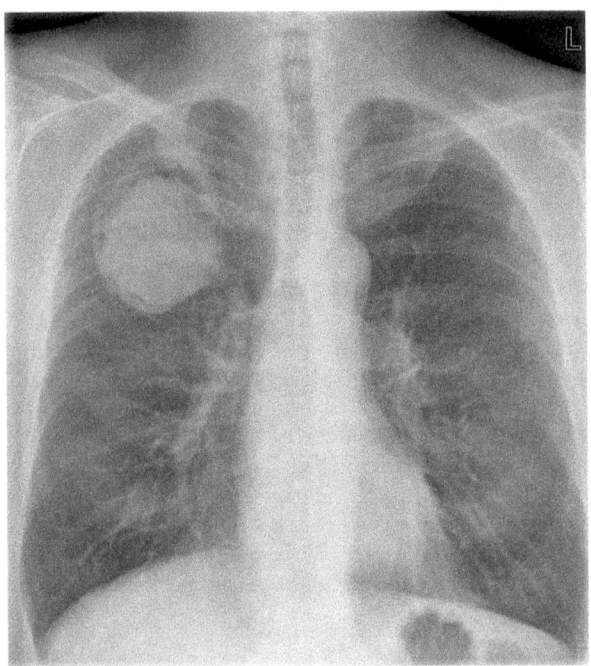

□ **Figuur 3.1** Typische luchtsikkel bij aspergilloom.

CT-scan of wanneer er afwijkingen worden gezien op de CT-scan die niet geëvalueerd kunnen worden met bronchoscopie. Bronchoscopie dient bij voorkeur zo snel mogelijk te worden verricht. Wanneer er sprake is van een instabiele situatie, wordt eerst een bronchoscopie gedaan waarbij door endobronchiale behandeling getracht wordt de bloeding te stabiliseren, en kan in tweede instantie een CT-scan worden verricht.

Een carcinoïd manifesteert zich soms alleen door een centrale endobronchiale vaatrijke tumor zonder afwijkingen op de thoraxfoto. Cytologisch en histologisch onderzoek van abnormaal weef-

Tabel 3.8 Differentiële diagnose van nodulaire longafwijkingen.

infectie

- primaire tuberculose, tuberculoom, aspergilloom, longabces (*Staphylococcus aureus*, *Klebsiella*, *Streptococcus pneumoniae*, actinomycose, *Nocardia*), histoplasmose,[a] coccidioïdomycose*

maligne tumor

- primair bronchuscarcinoom, longmetastase

benigne tumor

- hamartoom, lipoom, fibroom

vanishing tumor bij cardiaal longoedeem

minder vaak voorkomende afwijkingen

- carcinoïd, granulomatosis met polyangiitis, ronde atelectase, longsekwester, arterioveneuze anastomose, reumanodus, septische embolieën, met vocht gevulde bullae en cysten

*Overweeg bij patiënten uit Noord-Amerika.

sel leiden in de meeste gevallen tot de diagnose; in het algemeen betreft het een bronchuscarcinoom. Een met spoed verrichte bronchoscopie kan de plaats van de bloeding lokaliseren. Vervolgens kan de interventieradioloog proberen de bloeding te stoppen door de verantwoordelijke bronchiaalarterieën te coilen. Bij een massale hemoptoë wordt soms in uiterste nood ook besloten tot een spoedthoracotomie.

Angiografie van de longvaten wordt tegenwoordig zelden meer verricht. De bronchiëctasieën zelf kunnen worden aangetoond met behulp van hogeresolutiecomputertomografie (HRCT).

3.5 Pulmonale massa/noduli

3.5.1 Definitie

Indien is vastgesteld dat zich op de thoraxfoto een massa in de long bevindt, kan deze afwijking berusten op een van de in tab. 3.8 genoemde aandoeningen. Een tumor die geheel wordt omgeven

Tabel 3.9 Risicofactoren voor maligniteit van een coin-laesie. (Vrij naar: Ost et al. 2003)

variabele	laag risico	matig risico	hoog risico
diameter van de afwijking (cm)	<1,5	1,5–2,2	>2,2
leeftijd (jaren)	<45	45–60	>60
rookstatus	nooit gerookt	roker (<20 sigaretten per dag)	roker (>20 sigaretten per dag)
rook-stopstatus	≥7 jaar geleden gestopt	<7 jaar geleden gestopt	niet gestopt
karakteristieken van de grens van de afwijking	scherp, glad	met rondingen	met uitlopers, 'spiculae'

door longweefsel, wordt wel 'coin lesion' genoemd indien deze een min of meer ronde vorm heeft en niet groter is dan ongeveer 3 cm in diameter.

3.5.2 Differentiële diagnose

Altijd moet worden gevraagd of bij de patiënt vroeger röntgenonderzoek van de thorax is verricht, om na te gaan of de massa reeds eerder aanwezig was. Zorgvuldig moeten de risicofactoren voor het bronchuscarcinoom (tab. 3.9) worden nagegaan zoals rookgewoonten, arbeidsverleden, hobby's en COPD. Ook moet het klachtenpatroon zorgvuldig worden uitgevraagd, zoals dyspnoe, hoesten, bloed opgeven, gewichtsverlies, nachtzweten en pijn op de borst. Heeft de patiënt koorts gehad en klachten van nachtzweten en vermagering, dan kan tuberculose in het spel zijn. Malaise en vermagering kunnen natuurlijk ook wijzen op een maligniteit. Klachten en verschijnselen van een tumor elders in het lichaam kunnen via de tractusanamnese aan het licht komen, waarna nader onderzoek in die richting zal plaatsvinden. Het ontbreken van klachten sluit een maligniteit natuurlijk allerminst uit. Een haardvormige laesie die gepaard gaat met pleurale afwijkingen bij een patiënt zonder klachten, kan wijzen op een ronde atelectase (opgerold stuk pleura, vaak ontstaan na resorptie pleuravocht). Hemoptoë in de anamnese kan behalve op een bronchuscarcinoom ook wijzen op een carcinoïd of op tuberculose.

3.5.3 Klinische verschijnselen

Klachten van koude rillingen, transpireren, opgeven van purulent en bloederig sputum zijn verschijnselen die kunnen passen bij een longabces en soms bij een longcarcinoom.

Het begin van een longabces kan sluipend zijn, maar ook per-acuut optreden met intermitterende hoge koorts. Predisponerende factoren zijn alcoholisme, diabetes mellitus, immuunsuppressie en aspiratie. Gevraagd moet worden naar verschijnselen van ontstekingen elders, obstetrisch/gynaecologische procedures, intraveneus drugsgebruik en in de bloedbaan verblijvende katheters die aanleiding kunnen geven tot septische embolieën. Navraag moet worden gedaan naar een recente aspiratie van maaginhoud.

Tenzij de haard zeer grote afmetingen heeft aangenomen, zijn fysisch-diagnostisch vaak geen verschijnselen waarneembaar. Uitvoerig lichamelijk onderzoek is vooral noodzakelijk om een eventuele primaire tumor elders of eventuele andere metastasen op te sporen; in het bijzonder moet aandacht worden besteed aan de schildklier, mamma, prostaat, de genitalia, nieren, abdominale tumoren en vergrote lever. Zorgvuldig moet worden gezocht naar huidafwijkingen zoals een fibroom, dat op de posterior-anterioropname van de thorax een ronde schaduw kan teweegbrengen.

3.5.4 Laboratoriumonderzoek

Zeker bij een maligniteit in de voorgeschiedenis elders in het lichaam is het van belang te differentiëren tussen het bestaan van een primair longcarcinoom versus pulmonale metastasen van bijvoorbeeld prostaat, mamma of darm: onder andere te noemen zijn prostaatspecifiek antigeen (PSA), cancer-associated antigen 125 (CA-125), of carcino-embryonaal antigeen (CEA) (vaak meer geschikt voor monitoring dan diagnostiek). Een sterk verhoogde bezinkingssnelheid van erytrocyten (BSE), CRP en een leukocytose met linksverschuiving zijn kenmerkende afwijkingen bij een longabces. Een verhoogde BSE kan natuurlijk ook passen bij de andere genoemde diagnosen. Preciperende antistoffen tegen *Aspergillus fumigatus* worden gevonden bij een aspergilloom. Door middel van de bepaling van antineutrofiele cytoplasmatische antilichamen (in het bijzonder c-ANCA) kan men granulomatosis met polyangiitis op het spoor komen.

Laboratoriumafwijkingen ontbreken niet alleen bij benigne afwijkingen als hamartoom en ronde atelectase, maar ook bij het carcinoïd en nogal eens bij maligniteiten.

Bacteriologisch onderzoek van het sputum, zowel op banale micro-organismen als op zuurvaste staafjes en schimmels, is de belangrijkste diagnostische procedure bij een longabces. Bij verdenking op een afweerstoornis zal daar nader immunologisch onderzoek naar moeten worden verricht en rekening moeten worden gehouden met minder voor de hand liggende verwekkers, zoals *Nocardia*, *Actinomyces* of bepaalde schimmels of gisten. Sputumcytologie wordt meer en meer vervangen door cytologisch onderzoek van door bronchoscopie (al dan niet onder doorlichting) verkregen materiaal uit de longhaard. Een positieve mantouxreactie of quantiferontest en de aanwezigheid van zuurvaste staafjes in het sputum of een positieve PCR voor *Mycobacterium tuberculosis* zijn bewijzend voor longtuberculose. Zijn alle onderzoeken echter negatief, dan kan wel degelijk toch tuberculose in het spel zijn. Een positieve kweek is nog steeds de gouden standaard aangezien een positieve Mantoux of Quantiferontest alleen wijzen op contact met de ziekte maar niet bewijzend zijn voor actieve ziekte. Ook de aanwezigheid van zuurvaste staven hoeft niet te wijzen op een *M. tuberculosis*, maar kan ook passen bij een atypische mycobacterie. Fout-positieve PCR's komen helaas ook nog steeds voor ten gevolge van kruiscontaminatie.

3.5.5 Beeldvormend onderzoek

Een verkalking in een, meestal solitaire, longhaard wijst vrijwel altijd op een langer bestaande, benigne afwijking, maar sluit een maligne aandoening niet uit. Vooral dient men op een maligniteit bedacht te zijn als de verkalking excentrisch is gelegen. Indien de haard glad begrensd is zonder uitlopers en niet gelobd, is er een grote kans op een benigne afwijking, bijvoorbeeld hamartoom, arterioveneuze fistel, een intrapulmonaal lipoom of ronde atelectase. Bij holtevorming moet worden gedacht aan een bronchuscarcinoom, granulomatosis met polyangiitis en een longabces. Een longabces wordt gekenmerkt door de aanwezigheid van een vloeistofspiegel in de long, gewoonlijk omgeven door infiltraat. De lucht-vloeistofspiegel ontbreekt gewoonlijk bij andere processen die gepaard gaan met uitholling, zoals de tuberculeuze caverne (gewoonlijk aanwezig in de longtop), bronchuscarcinoom en granulomatosis met polyangiitis. Een aspergilloom toont een typische luchtsikkel die van positie verandert bij verandering van de houding. Wanneer de solitaire haard verbinding heeft met vaatstructuren, moet worden gedacht aan een arterioveneuze malformatie.

Computertomografie van de thorax wordt bij voorkeur verricht om het solitaire karakter van de massa aan te geven. Met behulp van positron emissie tomografie in combinatie met CT-scan(PET-CT) kan op niet-invasieve wijze de waarschijnlijkheid van het al dan niet maligne zijn van een massa nader worden onderzocht. Dit onderzoek heeft een sensitiviteit en specificiteit van respectievelijk 95 en 70% met betrekking tot de vraag over het al dan niet maligne zijn van de afwijking. Fout-positieve uitslagen kunnen het gevolg zijn van inflammatoire processen en fout-negatieve uitslagen het gevolg van maligne tumoren met een relatief lage metabole activiteit (zoals het bronchoalveolair celcarcinoom en carcinoïd). Deze techniek is niet goed toepasbaar bij afwijkingen die kleiner zijn dan 0,5–1 cm aangezien dit beneden de detectiegrens van de PET valt.

> **Tabel 3.10** Longcarcinoom, indeling, prognose en neiging tot metastasering.

indeling en voorkomen		vijfjaarsoverleving	metastasering
alle typen	100%	13%	
niet-kleincellig	80%	15%	lymfogeen en hematogeen
kleincellig	20%	4% (alleen limited disease) tweejaarsoverleving 12%	lymfogeen en hematogeen (als regel reeds bij ontdekking tumor)

3.5.6 Aanvullende diagnostiek

Er zal eerst getracht worden met bronchoscopisch onderzoek gecombineerd met spoeling, brush, biopten en puncties, een diagnose te stellen. Lukt dit niet, dan kan gepoogd worden via EUS/EBUS-diagnostiek met punctie van mediastinale lymfeklieren en/of bijnier de diagnose te stellen. De linkerbijnier is namelijk met EUS goed te visualiseren en aan te prikken. Eventueel wordt dit nog gevolgd door een percutane punctie van de haard indien eerder onderzoek nog niet tot een diagnose heeft geleid. Soms zal – bij afwezigheid van metastasen – rechtstreeks worden overgegaan tot een proefthoracotomie om tot een diagnose te komen. De reden voor een dergelijke 'agressieve' benadering is gelegen in het feit dat de prognose van een patiënt met een curatief behandeld stadium I-longcarcinoom (vijfjaarsoverleving 70%) zo veel beter is dan wanneer niet curatief kan worden ingegrepen (zie ook ❏ tab. 3.10). Bij een sterk voor longcarcinoom verdachte massa kan ook gekozen worden voor stereotactische in opzet curatieve radiotherapie, met name bij patiënten bij wie het operatierisico hoog wordt ingeschat.

Momenteel wordt onderzocht of met behulp van low-dose-CT gescreend kan worden in hoog-risicopopulaties (rokers en ex-rokers). Alleen als de verdenking op een maligniteit laag kan worden ingeschat (<10%, zoals bij röntgenologische afwijkingen die in de afgelopen twee jaar stabiel zijn gebleken en bij 'benigne' vormen van calcificatie) is een afwachtend beleid gerechtvaardigd. De afwijking zal dan regelmatig röntgenologisch gecontroleerd worden. Het is gebruikelijk om bij oncologische zorg de te nemen stappen regelmatig in bredere kring binnen een multidisciplinair overleg en met de patiënt te bespreken. De laatste jaren neemt de mutatieanalyse (EGFR, ALK, k-Ras) een steeds grotere vlucht en is het mogelijk om patiënten met een niet-kleincellig longcarcinoom meer gericht therapie te geven, waardoor een betere overleving kan worden verkregen.

Bij een sterke verdenking op longtuberculose (positieve reactie van Mantoux, longinfiltraat, koorts, malaise en vermagering) wordt de patiënt behandeld met antituberculeuze medicatie (gewoonlijk met aanvankelijk vier middelen) in afwachting van de uitslag van de kweken op mycobacteriën, die pas na 2 maanden bekend kunnen worden. Het toevoegen van PCR-technieken op het kweekmateriaal heeft de diagnostiek, met name bij een positieve uitslag aanzienlijk versneld.

3.6 Diffuse longafwijkingen

3.6.1 Definitie

Diffuse of fijnvlekkige longafwijkingen zijn longaandoeningen die op de thoraxfoto een diffuus patroon van versterkte longtekening teweegbrengen. Deze interstitiële afwijkingen kunnen een overwegend reticulair of nodulair patroon hebben. Er zijn meer dan 150 aandoeningen die een dergelijk beeld kunnen geven. Er is geen patroon dat kenmerkend is voor een bepaalde diagnose.

3.6.2 Differentiële diagnose

Voor de Nederlandse praktijk zijn de aandoeningen zoals vermeld in ◘ tab. 3.11 de belangrijkste. Longoedeem op basis van linksdecompensatie is de meest voorkomende oorzaak van diffuse longafwijkingen. Bij longoedeem is de hoeveelheid vocht in het longweefsel toegenomen (perivasculair en peribronchiaal, interstitieel

Tabel 3.11 Oorzaken van diffuse longafwijkingen.

longoedeem (tab. 3.12)	– links decompensatie – niet-cardiaal longoedeem
pneumoconiose	– asbestose – silicose
infecties	– viruspneumonieën – miliaire tuberculose – mycosen – *Pneumocystis jiroveci*-pneumonie (PJP) en andere opportunistische infecties, vooral bij immuungecompromiteerden
maligne aandoeningen	– broncho-alveolaircelcarcinoom – lymphangitis carcinomatosa
diffuse longafwijkingen o.b.v. een onderliggende systeemziekte of medicatiegebruik	– t.g.v. medicamenten – geassocieerd met systeemziekten zoals reumatoïde artritis, systemische lupus erythematodes, sclerodermie, ziekte van Crohn, colitis ulcerosa
granulomateuze diffuse longafwijkingen	– sarcoïdose – tuberculose – extrinsieke allergische alveolitis (boerenlong, duivenmelkerslong)

idiopathische interstitiële pneumonieën (IIP)	– idiopathische pulmonale fibrose (IPF)
	– andere vormen van IIP dan IPF
	– desquamatieve interstitiële pneumonie
	   - acute interstitiële pneumonies
	   - niet specifieke interstitiële pneumonie
	   - lymfocytaire interstitiële pneumonie

overige vormen van diffuse longafwijkingen	– lymfangioleiomyomatose – idiopathische pulmonale hemosiderose – histiocytosis-X, enz.

en alveolair longoedeem). In tab. 3.12 zijn de oorzaken van interstitiële longafwijkingen samengevat. Bij de anamnese moet worden gevraagd naar het geregeld gebruik van medicamenten zoals nitrofurantoïne, amiodaron en bleomycine die aanleiding kunnen geven tot diffuse longafwijkingen. De beroepsanamnese en vragen betreffende de hobby's kunnen een extrinsieke allergische alveolitis

> **Tabel 3.12** Indeling longoedeem.

cardiaal longoedeem is het gevolg van decompensatie van de linkerharthelft waardoor een verhoogde hydrostatische capillaire druk ontstaat

niet-cardiaal longoedeem is het gevolg van een verhoogde capillaire permeabiliteit, al of niet gepaard gaande met een verlaagde colloïdosmotische druk. De ernstige vormen van niet-cardiaal longoedeem leiden tot het acute respiratory distress syndrome (ARDS)

de belangrijkste oorzaken van het niet-cardiale longoedeem zijn:
a. exogene (aerogene) beschadiging van de longcapillairen (inhalatie van toxische gassen of dampen, bijna-verdrinking, aspiratie)
b. endogene (vasculaire) beschadiging: sepsis, shock, vetembolie, transfusiereactie, anafylactoïde
   reacties, extracorporale circulatie; neurogeen oedeem en expansieoedeem (bij drainage van pleuravocht of pneumothorax)

(fig. 3.2) op het spoor doen komen, zoals inhalatie van duiveneiwitten bij duivenhouders. Interstitiële longafwijkingen kunnen de eerste manifestatie zijn van een auto-immuunaandoening.

3.6.3 Klinische verschijnselen

Klachten en verschijnselen zoals vermagering, koorts, algehele malaise en kortademigheid kunnen zowel bij een extrinsieke allergische alveolitis als bij een maligniteit (bijv. lymphangitis carcinomatosa) optreden. Wanneer grote hoeveelheden slijm worden opgegeven moet worden gedacht aan een bronchoalveolair celcarcinoom.

Verschijnselen van longoedeem, zowel cardiaal als niet-cardiaal, zijn dyspnoe, versnelde ademhaling (tachypnoe), diepe ademhaling (hyperpnoe) en cyanose. Een galopritme en basale laatinspiratoire crepitaties komen voor bij longstuwing. De afwezigheid van crepitaties pleit meer voor niet-cardiaal longoedeem. Roze schuimend sputum wijst op een alveolair oedeem, maar differentieert niet tussen cardiaal en niet-cardiaal oedeem. Hoge koorts en bloeddrukdaling passen bij een septische shock. De combinatie van dyspnoe,

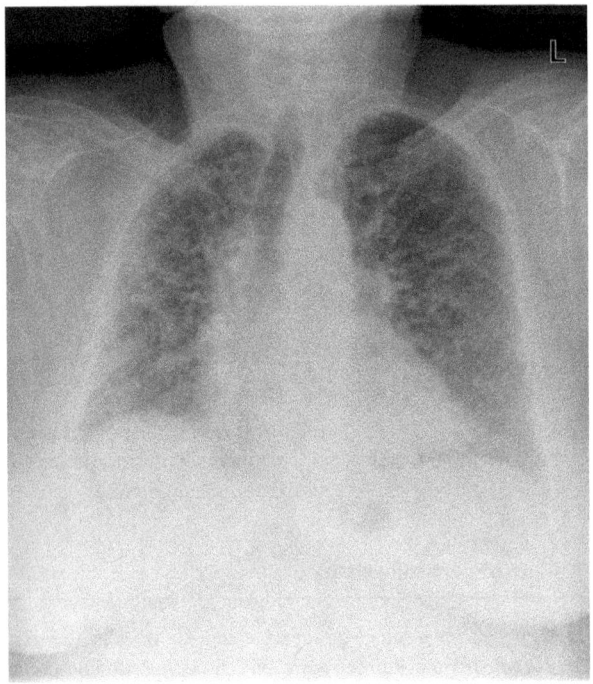

Figuur 3.2 Extrinsieke allergische alveolitis.

verwardheid en petechiën bij patiënten met fracturen van lange pijpbeenderen is verdacht voor vetembolieën.

Horlogeglasnagels en trommelstokvingers (clubbing) komen voor bij idiopathische pulmonale fibrose, asbestose, bronchiectasieën, longfibrose ten gevolge van systeemziekten en alveolaire proteïnose. Deze aandoeningen gaan gewoonlijk ook gepaard met crepitaties (Velcro crackels). Een vergrote milt en lymfkliervergroting kan passen bij sarcoïdose. Karakteristieke huidafwijkingen zijn soms aanwezig bij sarcoïdose (erythema nodosum), sclerodermie, lupus erythematodes en dermatomyositis.

De karakteristieke afwijkingen aan de gewrichten zijn bij reumatoïde artritis gemakkelijk te herkennen, maar hoeven niet altijd aanwezig te zijn. In sommige gevallen zijn interstitiële longafwijkingen de eerste presentatie van een systeemziekte. Hoge koorts en algemeen ziek zijn komen voor bij miliaire tuberculose, opportunistische infecties zoals *Pneumocystis jiroveci*-pneumonie (PJP) en een gegeneraliseerde mycose of mycobacteriose.

3.6.4 Laboratoriumonderzoek

Verhoging van de cardiale enzymen, zoals troponine I, CK, CK-MB of NT-proBNP bij een acuut longoedeem wijst op myocardschade. Bij acuut longoedeem tijdens bloedtransfusie (transfusion related acute lung injury of TRALI) moet serum worden afgenomen voor het aantonen van antistoffen tegen erytrocyten of leukocyten.

Een verhoogde activiteit van het angiotensin-converting enzyme (ACE) komt in 70% van de gevallen voor bij sarcoïdose, maar kan ook voorkomen bij silicose, asbestose en lymfangioleiomyomatose. Als het ACE verhoogd is, wordt het met name gebruikt om de ziekteactiviteit te monitoren. Bij sarcoïdose vindt men sporadisch hypercalciëmie en hypercalciurie. De diagnose extrinsieke allergische alveolitis wordt ondersteund door de aanwezigheid van preciperende antilichamen tegen het betreffende organische materiaal (hooischimmels, duiveneiwitten). De ELISA-bepaling is bij sommige van deze aandoeningen zeer sensitief. Reumaserologie kan positief zijn bij auto-immuunziekten, maar soms ook bij idiopathische longfibrose. Een positieve ANA-test is niet pathognomonisch voor SLE, maar wordt ook bij andere auto-immuunziekten en zelfs bij gezonden aangetroffen. Een positieve test voor antidubbelstrengs DNA-antistoffen is betrekkelijk specifiek voor SLE. Bij mixed-connective-tissue disease (MCTD) zijn antistoffen tegen extraheerbare kernantigenen (anti-n-RNP) aantoonbaar. Een hoge sensitiviteit en specificiteit bij de diagnostiek van granulomatosis met polyangiitis biedt de aanwezigheid van antineutrofiele cytoplasmatische antilichamen gericht tegen het proteïnase-3 (c-ANCA). Een positieve p-ANCA met myeloperoxidase (MPO)-specificiteit wordt in 50–80% van de patiënten met een churg-strausssyndroom en een microscopische polyangiitis gevonden. Virus- en mycoplasmapneumonieën worden aangetoond door een significante stijging van de betreffende antistoftiters in het serum.

3.6.5 Beeldvormend onderzoek

De diffuse longafwijking heeft op de thoraxfoto geen kenmerkend patroon dat tot een diagnose kan leiden. Enkele karakteristieke afwijkingen zijn echter differentieeldiagnostisch van belang. Cardiaal longoedeem wordt op de thoraxfoto gekenmerkt door redistributie van longvaattekening in de bovenvelden, vervaging van de hiluscontouren en bronchiale 'cuffing'. Het cardiale oedeem ontstaat eerst rond de bronchi en longvaten, vervolgens in het interstitium en ten slotte in de alveoli. Chronisch longoedeem door longstuwing veroorzaakt karakteristieke lijnschaduwen. Het bekendst zijn de kerley-B-lijnen die in de basale longvelden horizontaal verlopen (▶ fig. 2.7). Deze lijnen komen ook voor bij lymfangitis carcinomatosa. Het acute cardiale longoedeem is dikwijls het sterkst waarneembaar in en rondom de hili, met een uitstralende tekening naar de periferie, het zogenoemde 'bat wing sign'. De hartschaduw is bij het cardiaal longoedeem dikwijls vergroot. De aanwezigheid van stuwingsinfiltraten, pleuravocht of interlobair vocht wijst eveneens op cardiaal longoedeem. Een diffuus, deels confluerend nodulair beeld bij een normale hartgrootte wijst gewoonlijk op niet-cardiaal longoedeem. Een beeld met verspringende alveolaire vullingsdefecten in random order 'crazy paving' is kenmerkend voor alveolaire proteïnose.

Dubbelzijdige aanwezigheid van klieren in de hilus en het mediastinum past goed bij sarcoïdose. Dit geldt ook voor verkalkte

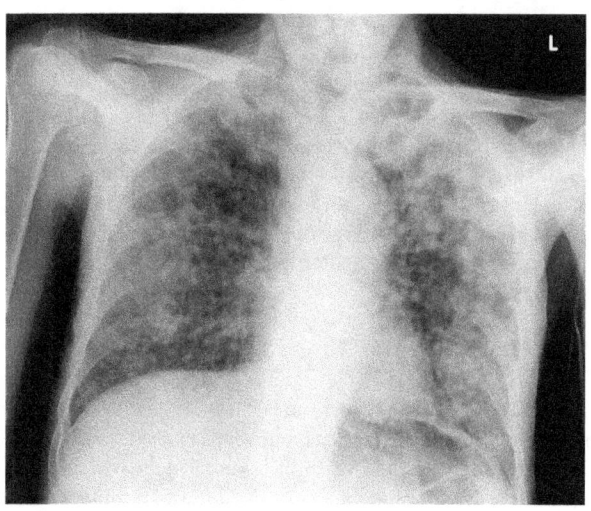

Figuur 3.3 Miliaire tuberculose.

hilusklieren (eierschaalklieren), die echter ook bij silicose voorkomen. De combinatie van diffuse afwijkingen, hyperinflatie en pneumothorax komt voor bij histiocytose-X en lymfangioleiomyomatose (LAM). Histiocytose-X komt met name voor bij rokers en LAM bij vrouwen voor de overgang. Verkalkingen van de pleura, in het bijzonder van de pleura diaphragmatica, zijn kenmerkend voor asbestose. Een honingraatstructuur wijst op een idiopathische pulmonale fibrose, maar ook op histiocytose-X. Wanneer het diffuse longbeeld wordt gekenmerkt door zeer kleine vlekjes (gerstekorrelgroot), moet miliaire tuberculose (fig. 3.3) worden uitgesloten. Bij de aanwezigheid van pleuravocht moet worden gedacht aan lupus erythematodes, reumatoïde artritis en MCTD.

Röntgenonderzoek van schedel en bekken moet worden verricht bij verdenking op histiocytose-X. De high resolution computertomografie (HRCT) is een belangrijk onderdeel van het onderzoek bij patiënten met diffuse longafwijkingen. Op grond van het al dan niet aanwezig zijn van reticulaire afwijkingen, zogenoemde 'groundglass' patronen, cysteuze afwijkingen en/of fijne noduli die al dan niet bronchocentrisch gelokaliseerd kunnen zijn, kan de differentiële diagnose in belangrijke mate toegespitst worden. Een aantal interstitiële longziekten kunnen op een HRCT-thorax zodanig duidelijk afwijkingen geven dat de diagnose al op grond van de HRCT gesteld kan worden. Dit geldt vooral voor alveolaire proteïnose, usual interstial pneumonia (UIP) en sarcoïdose.

3.6.6 Aanvullend onderzoek

Longfunctieonderzoek is vooral van belang voor het in kaart brengen van de fysiologische consequenties van de ziekte. Interstitiële longaandoeningen karakteriseren zich vooral door het aanwezig zijn van een restrictieve longfunctie- en/of diffusiestoornissen. Deze laatste worden het beste aangetoond door middel van de bepaling van de diffusiecapaciteit voor CO (DLCO) en een maximale inspanningstest. Deze laatste test is het meest gevoelig voor het vaststellen van een klinisch relevante gaswisselingsstoornis. Indien bij maximale inspanning de PaO_2 daalt, is de diffusie gestoord. Goed gevalideerde inspanningstesten zijn de 6 min looptest en de fietsergometrie.

Wanneer er naast een restrictieve stoornis ook een obstructieve stoornis in het spel is, moet worden gedacht aan histiocytose-X en lymfangioleiomyomatose. De vitale capaciteit, de diffusiecapaciteit, en de afstand/desaturatie bij de 6 min looptest, zijn goede parameters om het beloop van de ziekte te vervolgen.

Bronchoalveolaire lavage (BAL) toont bij extrinsieke allergische alveolitis een sterk verhoogd percentage lymfocyten (normaal tot 15%). De ratio tussen T-helper- en T-suppressorcellen (CD_4/CD_8) is lager dan normaal (<1). Ook bij sarcoïdose is het percentage lymfocyten in de BAL in de meeste gevallen matig verhoogd (15–40%). Echter, de ratio tussen T-helper- en T-suppressorcellen (CD_4/CD_8)

is gewoonlijk hoger dan normaal (>3,5). Eosinofilie in de lavagevloeistof, al of niet gepaard gaand met een verhoogd percentage segmentkernigen, wordt aangetroffen bij longfibrose, zowel bij de idiopathische vorm als in latere stadia van sarcoïdose en bij autoimmuunziekten. Helaas is de BAL meestal niet diagnostisch, behalve bij alveolaire proteïnose (amorf eiwitrijk materiaal met een lamellaire structuur bij elektronenmicroscopie), histiocytose-X, asbestose (asbestvezels of -bodies), carcinoom en opportunistische infecties zoals *Pneumocystis jerovecii*-pneumonie.

Het sluitstuk van de diagnose bij diffuse longafwijkingen, met uitzondering van longoedeem, wordt verkregen door pathologisch onderzoek van longweefsel. Bij sarcoïdose kan de diagnose in 70–80 % van de gevallen worden gesteld door middel van een bronchoscopie waarbij de BAL wordt gecombineerd met het nemen van perifere longbiopten. Ook worden tegenwoordig goede resultaten verkregen met behulp van mediastinale lymfeklierpunctie via endobronchiale ultrasound (EUS/EBUS-)techniek.

Slechts bij hoge uitzondering wordt nog een mediastinoscopie verricht voor deze indicatie.

In de overige gevallen van diffuse longafwijkingen moet door middel van video-assisted-thoracoscopic-surgery (VATS) of via open chirurgie een longbiopt genomen om de diagnose te kunnen stellen. De preparaten dienen voor histologisch en microbiologisch onderzoek te worden ingestuurd.

3.7 Verbreed mediastinum

3.7.1 Definitie

Het mediastinum is de ruimte tussen de beide longen. Deze wordt ingedeeld in het voorste (anterior), middelste (medium) en achterste (posterior) mediastinum (◘ fig. 3.4). Het voorste mediastinum bevat onder andere de thymus en aorta ascendens. Het middelste mediastinum bevat de trachea, hoofdbronchi, oesofagus, longhili,

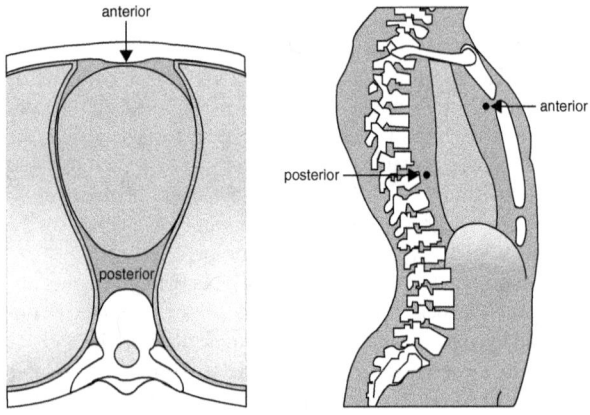

Figuur 3.4 Indeling mediastinum.

aortaboog, hart, pericard en verder lymfeklieren en zenuwen. Het achterste mediastinum bevat de aorta descendens, sympathische ganglia en perifere zenuwwortels.

3.7.2 Klinische verschijnselen

Een verbreding van het mediastinum wordt als pathologisch geduid wanneer de contouren gelobd zijn (een verbreding die berust op vaatcontouren of op vet is niet gelobd). De belangrijkste oorzaken van een verbreed mediastinum ingedeeld naar lokalisatie staan vermeld in ◘ tab. 3.13. Bij de diagnostiek van mediastinale tumoren is de anamnese gewoonlijk van weinig waarde. Klachten als hoesten, kortademigheid en pijn op de borst kunnen voorkomen bij een teratoom, thymoom en lymfoom, maar zijn niet specifiek. Neurologische verschijnselen kunnen optreden bij neurogene tumoren of een thymoom (myasthenia gravis). Inspiratoire stridor en kortademig-

3.7 · Verbreed mediastinum

Tabel 3.13 Verbreed mediastinum: belangrijkste afwijkingen.

voorste mediastinum	middelste mediastinum	achterste mediastinum
thymusafwijkingen – thymoom, cyste, lymfoom	klieren – lymfoom, sarcoïdose, metastasen	neurogene tumoren (95%)
teratoïde tumoren	intrathoracaal struma	oesofagustumoren
benigne en maligne lymfomen	bronchogene tumor, cyste	aneurysmata, enterale cysten
intrathoracaal struma	pericardcyste	

heid kunnen wijzen op een intrathoracaal struma met compressie van de trachea. Klachten over algehele malaise en vermagering kunnen voorkomen bij maligne aandoeningen. Heesheid kan worden veroorzaakt door:

- een stembandverlamming als gevolg van doorgroei in de n. laryngeus recurrens (aan de linkerzijde);
- passagestoornissen bij het eten in geval van afwijkingen van de oesofagus of compressie hierop;
- het syndroom van Horner (eenzijdige miosis, ptosis en anhidrosis) bij ingroei van tumor (vaak een pancoast tumor) in het sympathische ganglion.

Afwezigheid van klachten pleit meer voor een benigne aandoening, maar sluit maligniteit natuurlijk niet uit.

Stuwing van het gelaat en een sterk verhoogde veneuze druk wijzen op een venacavasuperiorsyndroom dat meestal berust op een maligne aandoening. Een palpabele schildklier wijst op een struma met mogelijk intrathoracale uitbreiding die zowel in het voorste als in het middelste mediastinum kan plaatsvinden. De aanwezigheid van vele kleine lymfeklieren wijst in de richting van de ziekte van Hodgkin of een non-hodgkinlymfoom. Een myastheniesyndroom in aanwezigheid van een retrosternaal proces is sterk verdacht voor een thymoom.

3.7.3 Laboratoriumonderzoek

Verhoging van de waarden van alfa-1-foetoproteïne, en bèta-humaan choriongonadotrofine (β-HCG) wordt in 60-70% van de gevallen gevonden bij de zeldzaam voorkomende teratomen. Bij een positieve bepaling van deze biomarkers kan de diagnose worden gesteld, tevens biedt het de mogelijkheid het beloop van de tumor tijdens de behandeling te controleren.

3.7.4 Beeldvormend onderzoek

De lokalisatie van het proces op de thoraxfoto AP en lateraal geeft vaak een indicatie voor de aard ervan. Een proces in het voorste mediastinum achter het corpus sterni is dikwijls een thymoom. Een afwijking achter het manubrium sterni is verdacht voor een intrathoracaal struma. Evenals het thymoom bevindt een teratoom zich gewoonlijk in het voorste mediastinum, maar groeit vaak over de middenlijn heen naar de andere zijde, zowel hoog als laag in het voorste mediastinum. Een proces dat op de voor-achterwaartse thoraxfoto boven de clavicula zichtbaar is, bevindt zich in het dorsale segment van de bovenkwab. Daarbij is de kans op een neurogene tumor groot (schwannoom of neurofibroom). Gladde paracardiale afwijkingen berusten gewoonlijk op cysten, lipomen of een hernia diaphragmatica (Morgagni of Bochdalek).

Een computertomogram (CT) met intraveneus contrast van de gehele thorax is eigenlijk altijd noodzakelijk bij een verbreed mediastinum. Door densiteitsmetingen kan op eenvoudige wijze onderscheid worden gemaakt tussen vetweefsel (−100 Houndfield Units (HU)) en solide tumoren (+15 tot + 45 HU). Water heeft een densiteit van 0. De meeste cysten hebben een densiteit van 0 tot 15 HU. De aanwezigheid van vloeistofspiegels in het mediastinum wijst op een mediastinitis. Door middel van CT kan in de meeste gevallen onderscheid worden gemaakt tussen primair mediastinale tumoren en mediastinale klieren. Vasculaire afwijkingen zoals anomalieën en aneurysmata worden ook met behulp van CT gediagnosticeerd. Jodiumhoudende contrastmiddelen worden bij voorkeur niet gegeven wanneer er verdenking is op schildklierpathologie, omdat daarmee de opvolgende maanden een schildklierscan (vaak noodzakelijk bij de diagnostiek van schildklierafwijkingen) en therapie met radioactief jodium onmogelijk wordt gemaakt. In deze gevallen wordt bij voorkeur primair gekozen voor magnetic resonance imaging (MRI) van het mediastinum. Dit geldt ook wanneer er verdenking bestaat op een neurogene tumor, omdat met een MRI een eventuele uitbreiding van de tumor in het wortelkanaal beter beoordeeld kan worden.

Onderzoek van de oesofagus door middel van scopie en/of een oesofagusfoto kan geïndiceerd zijn bij onderzoek naar afwijkingen in het middelste mediastinum. Enerzijds om oesofaguscysten te kunnen aantonen, anderzijds om eventuele compressie of verplaatsing van de oesofagus aan te tonen.

Soms kan echocardiografie geïndiceerd zijn, vooral bij verdenking op een pericardcyste.

Het histologische bewijs wordt bij klierzwellingen in het middelste mediastinum over het algemeen verkregen door middel van EUS/EBUS en steeds minder door mediastinoscopie. Bij verdenking op een cyste is een punctie via EUS/EBUS echter gecontra-indiceerd vanwege het risico op het ontstaan van een mediastinitis. De benadering van een intrathoracaal struma geschiedt chirurgisch via de kraagsnede. Een midsternale thoracotomie is de methode van keuze bij de benadering van een proces in het voorste mediastinum met verdenking op thymoom. Het benigne of maligne karakter van een thymoom wordt peroperatief vastgesteld aan de hand van eventuele doorgroei. Het verrichten van een incisiebiopsie, 'true cut'-biopsie of cytologische punctie uit een afwijking waarvan de mogelijkheid bestaat dat het gaat om een thymoom, moet als een kunstfout worden beschouwd vanwege verstoring van de architectuur en het ontstaan van entmetastasen.

Bij verdenking op een kiemceltumor, zoals een teratoom, wordt histologisch materiaal gewoonlijk verkregen door middel van een parasternale mediastinoscopie of een kleine anterieure thoracotomie. Op deze wijze kan een voldoende groot biopt worden verkregen voor uitgebreid pathologisch onderzoek. Het intrathoracaal gelegen gedeelte van neurogene tumoren wordt verwijderd via een thoracotomie.

3.8 Pleuravocht

3.8.1 Definitie

Pleuravocht is vocht dat zich bevindt tussen de pleura parietalis en pleura visceralis. Het kan berusten op transsudaat, exsudaat, bloed (haematothorax), chylus (chylothorax) en pus (empyeem) (◘ tab. 3.14).

3.8.2 Klinische verschijnselen

Patiënten met pleuravocht komen met de klacht dyspnoe. De dyspnoe ontstaat niet door hypoxemie maar door een verstarring van de thoraxwand door het vocht en een druk op het middenrif. Een acuut beeld met koorts en pijn op de borst wijst in de richting van een pleuropneumonie. Bij klachten over pijn in de borst, kortademigheid en bloed opgeven moet worden gedacht aan een longembolie. Een mesothelioom ontstaat gewoonlijk 20 tot 30 jaar na inhalatie van asbestvezels. Bij een positieve cardiale anamnese, zoals orthopnoe en paroxismale nachtelijke benauwdheid is links decompensatieo cordis waarschijnlijk de oorzaak van het pleuravocht. Verder moet nagegaan worden of een patiënt lijdt aan een lever- of nieraandoening. Pleuravocht kan ontstaan bij een longtumor maar ook ten gevolge van metastasering van een tumor elders: een maligne pleuritis kan zelfs nog 20 jaar na een mamma-amputatie ontstaan. Bij de tractusanamnese moet zorgvuldig navraag worden gedaan naar symptomen van een primaire longtumor of van een tumor

Tabel 3.14 Oorzaken van pleuravocht.

transsudaat (Light's criteria: totaal eiwitgehalte in pleuravocht/totaal eiwitgehalte in serum < 0,5 én LDH* in pleuravocht/LDH serum < 0,6 én LDH in pleuravocht < 0,66 × bovengrens van de normaalwaarde van het LDH in het serum)

a. verhoogde hydrostatische druk: decompensatio cordis, pericarditis constrictiva
b. verlaagde colloïdosmotisch druk in het serum: levercirrose, nefrotisch syndroom
c. overige: peritoneaaldialyse, verkeerde route halsinfuus-subclavialijn

exsudaat (óf totaal eiwitgehalte in pleuravocht/totaal eiwitgehalte in serum > 0,5 óf LDH in pleuravocht/LDH-serum > 0,6 óf LDH in pleuravocht > 0,66 × bovengrens van de normaalwaarde van het LDH in het serum)

a. infecties: pneumonie, tuberculose
b. maligniteit: mesothelioom, pleuritis carcinomatosa
c. longembolie
d. auto-immuunziekten: reumatoïde artritis, lupus erythematodes, syndroom van Dressler (post-CABG-pleuritis**)
e. vocht in de buikholte: pancreatitis, peritonitis, subfrenisch abces, syndroom van Meigs bestraling

haematothorax lekkend aneurysma aortae, spontane pneumothorax, trauma

chylothorax thoraxtrauma, obstructie ductus thoracicus (bijv. door kliermetastasen, thoraxchirurgie)

empyeem lang bestaande infectieuze pleuritis, fistel tussen tractus digestivus en pleura, mediastinitis, doorgebroken longabces, tuberculeus empyeem

*LDH = lactaatdehydrogenase.
**CABG = coronaire bypasschirurgie/coronary artery bypass grafting.

---

elders. Ook moet bedacht worden dat een auto-immuunziekte een pleuritis kan veroorzaken. Niet zelden is een pleuritis, al dan niet maligne, de eerste symptomen van een systeemziekte of van een maligniteit vanuit een ander orgaan.

Bij de fysische diagnostiek is van belang of het pleuravocht gepaard gaat met een afgesloten bronchus. Het ademgeruis is in dat geval verzwakt tot opgeheven; bij een open bronchus dikwijls versterkt als gevolg van compressieatelectase. Een afgesloten bronchus wijst vaak op een maligniteit. Bij het lichamelijk onderzoek kan ook een primaire tumor elders aan het licht komen, zoals een ovariumtumor, een mammacarcinoom of een coloncarcinoom. Karakteristieke gewrichtsafwijkingen worden gevonden bij reumatoïde artritis. Verschijnselen van ascites worden gezien bij levercirrose en het syndroom van Meigs (trias van ascites, hydrothorax en ovariumtumor). Verder moet worden nagegaan of de patiënt een links- of rechtsdecompensatie heeft: orthopnoe, verhoogde centraalveneuze druk, perifere oedemen, galopritme, cardiale geruisen en eindinspiratoire crepitaties.

3.8.3 Laboratoriumonderzoek

Een verhoogde BSE komt voor bij een infectieuze aandoening, auto-immuunziekten en een maligniteit. Bij levercirrose vindt men stoornissen van de synthesefunctie van de lever en bij het nefrotisch syndroom ziet men hypoalbuminemie en proteïnurie. Autoantistoffen zoals reumafactoren, antinucleaire factor (ANF), anti-dubbelstrengs-desoxyribonucleïnezuur (anti-ds-DNA) zijn positief bij de verschillende auto-immuunziekten. Bij verdenking op een verkeerde route van een hals- of subclavia-infuus wordt het infuus verwijderd en het pleuravocht onderzocht op de in het infuus aanwezige medicamenten en vloeistoffen zoals natrium en glucose.

3.8.4 Beeldvormend onderzoek

Op de voor-achterwaartse thoraxfoto is pleuravocht pas waarneembaar indien meer dan ongeveer 200 ml vocht aanwezig is (◘ fig. 3.5). Een meniscus (naar lateraal oplopende vochtspiegel) op de laterale thoraxopname komt overeen met ten minste 50 ml pleuravocht. Pleuravocht is herkenbaar aan de oplopende begrenzing en het egale, matglasachtige aspect. Soms lokaliseert het vocht zich tussen het diafragma en de longbasis (subpulmonaal vocht), waardoor de indruk wordt gewekt van een hoogstand van het diafragma. Bij twijfel over de aanwezigheid van pleuravocht kan het ook echografisch of met computertomografie zichtbaar worden gemaakt.

Vergroting van het hart en een stuwingsbeeld op de thoraxfoto zijn kenmerkend voor linksdecompensatie. Wanneer gelijktijdig een

3.8 · Pleuravocht

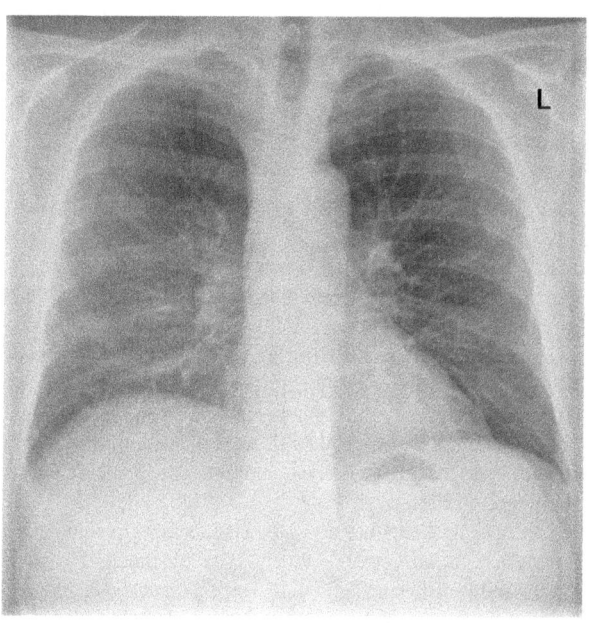

Figuur 3.5 Pleuravocht rechts.

pericarditis aanwezig is, moet worden gedacht aan lupus erythematodes of aan het syndroom van Dressler. Dit laatste geldt vooral indien de patiënt recentelijk een myocardinfarct heeft doorgemaakt of een hartoperatie heeft ondergaan. Er is dan eosinofilie in het vocht. Verbreding van het mediastinum met gelobde contouren wijst in de regel op een maligniteit. Het pleuravocht kan berusten op chylus of een maligne pleuritis. De aanwezigheid van een coin lesion kan zowel wijzen op een metastase als op een reumanodus. Pleuravocht bij een hoogstand van het diafragma is een van de kenmerken van een longembolie, maar kan ook voorkomen bij een subfrenisch abces.

Indien op de thoraxfoto ook een subclaviakatheter of een halsinfuus zichtbaar is, moet worden gedacht aan een 'fausse route'.

3.8.5 Pleurapunctie

Een diagnostische pleurapunctie is vrijwel altijd geïndiceerd, behalve als er sterke verdenking bestaat op decompensatio cordis of een virale pleuritis. In deze gevallen kan het beloop eventueel na aanpassing van de behandeling worden afgewacht. Bij afname van het pleuravocht dient men in eerste instantie te letten op het aspect en de kleur van het vocht. Een melkachtig aspect wijst op een chylothorax, bloederig vocht op een haematothorax en troebel vocht dan wel pus op een empyeem. Ruikt het vocht naar ammonia dan dient men te denken aan de mogelijkheid van een urinothorax; wordt er een stinkende putride geur waargenomen, dan is een anaeroob empyeem waarschijnlijk.

Het pleuravocht dient vervolgens biochemisch, microbiologisch en cytologisch te worden onderzocht. Het biochemisch onderzoek is vooral van belang omdat hiermee onderscheid gemaakt kan worden tussen een transsudaat en een exsudaat. Dit is voor de differentiële diagnose van groot belang (◘ tab. 3.14). Hierbij dienen ten minste het glucose, het totaal eiwit (TE), het LDH-gehalte en de pH bepaald te worden. Indien én de verhouding tussen het TE in het pleuravocht en het TE in het serum kleiner is dan 0,5 én de verhouding tussen het LDH in het pleuravocht en het LDH in het serum kleiner is dan 0,6 én het LDH in het pleuravocht niet hoger is dan twee derde van de bovengrens van de normaalwaarde van het LDH in het serum is er sprake van een transsudaat. In alle andere gevallen is er sprake van een exsudaat. Gebruik van diuretica kan deze waarden beïnvloeden en in die gevallen wordt geadviseerd de albumine gradiënt te gebruiken. Als het serumalbumine min het pleuravochtalbumine >12 g/l is, is sprake van een transsudaat, ongeacht de criteria van Light.

Indien men te maken heeft met een transsudaat zal er over het algemeen geen nadere pleurale diagnostiek meer noodzakelijk zijn. Indien het glucosegehalte in het pleuravocht bij een exsudaat kleiner is dan 3,3 mmol/l, dan wordt de differentiële diagnose beperkt tot een reumatoïde artritis, een parapneumonische effusie of empyeem, een tuberculeuze pleuritis, een maligne pleuritis, een lupus pleuritis of een oesofagusruptuur. De pH-bepaling is vooral van belang bij parapneumonische effusies. Is de pH-waarde kleiner dan 7,2, dan is de kans op een geïnfecteerde pleura dermate groot dat directe drainage (conservatief dan wel operatief, met name indien er sprake is van geloketteerd pleuravocht) geadviseerd wordt. Wordt er gedacht aan de mogelijkheid van een oesofagusruptuur of een pancreatitis als oorzaak van het pleuravocht, dan kan het amylasegehalte in het pleuravocht behulpzaam zijn. In deze gevallen is de verhouding tussen het amylasegehalte in het pleuravocht en het serum groter dan 1,0 of het amylasegehalte in het pleuravocht hoger dan de bovengrens van de normaalwaarde in het serum. De mogelijkheid van een chylothorax kan biochemisch bevestigd worden door bepaling van triglyceridenconcentratie en chylomicronen. Bij bloederig vocht wijst een hematocriet van >50% van de hematocriet in het bloed op een haematothorax.

Het cytologisch onderzoek kan doen wijzen in de richting van een mesothelioom of een pleurale metastase van een primaire tumor elders. Niet zelden valt het cytologisch onderzoek in deze gevallen echter negatief uit en zal verdere pleurale diagnostiek noodzakelijk zijn.

Het microbiologische onderzoek bestaat uit een gramkleuring, banale en anaerobe kweek, PCR en kweek op mycobacteriën. Onderzoek op zuurvaste staafjes in het pleuravocht is niet zinvol omdat dit bij een tuberculeuze pleuritis in de regel negatief is. Een hoog percentage lymfocyten (>50%), een verhoogde spiegel interferongamma en een hoge spiegel van adenosinedeaminase (ADA) zijn gevoelige markers voor de diagnose pleuritis tuberculosa. Pleuravocht met een pH >7,4 maakt de diagnose pleuritis tuberculosa minder waarschijnlijk, maar sluit het niet uit.

Indien het aanvullende onderzoek geen classificerende diagnose oplevert, zal vrijwel altijd nadere pleurale diagnostiek aangewezen zijn. Voor het nemen van pleurabiopten heeft thoracoscopie de voorkeur boven blinde pleurabiopsie met de abrams-naald. Met een thoracoscopie kunnen à vue pleurabiopten worden genomen in afwijkende gebieden voor histologisch en bacteriologisch (kweek op mycobacteriën) onderzoek.

De opbrengst van een bronchoscopie bij pleura-effusie is beperkt. Indicaties hiervoor zijn: parenchymafwijkingen, hemoptoë, atelectase, verdenking op endobronchiale afwijkingen en een niet-ontplooiende long na drainage 'trapped lung'.

Zowel enkelzijdig als dubbelzijdig (gering) pleuravocht wordt frequent gezien bij longemboliëen. Bij vermoeden hierop dient verder onderzoek in deze richting plaats te vinden.

Literatuur

Aardweg vd JG. The different types of dyspnea. Ned Tijdschr Geneeskd. 2013;157:A5415.

Bartheld MB von, Dekkers OM, Szlubowski A, et al. Endosonography vs conventional bronchoscopy for the diagnosis of sarcoidosis: the GRANULOMA randomized clinical trial. JAMA. 2013;309:2457–64.

Bohadana A1, Izbicki G, Kraman SS. Fundamentals of lung auscultation.N Engl J Med. 2014;370:744–51.

Demedts M, Dijkman JH, Hilvering C, Postma DS, Redacteur. Leerboek longziekten. 4e druk. Leuven: Universitaire Pers Leuven; 1999.

Fine MJ, Auble TE, Yealy DM, et al. A prediction rule to identify low-risk patients with community-acquired pneumonia. N Engl J Med. 1997;336:243–50.

Mueller C, Scholler A, Laule-Killian K, et al. Use of B-type natriuretic peptide in the evaluation and management of acute dyspnea. N Engl J Med. 2004;350:647–54.

Murray JF, Nadal JA, Redacteur. Textbook of respiratory medicine. 3e druk. Philadelphia: WB Saunders Company; 2000.

NVALT-richtlijn Niet-maligne pleuravocht. 2006. ▶ www.nvalt.nl/richtlijnen.

NVALT-richtlijn Diagnostiek en behandeling van hemoptoë. 2013. ▶ www.nvalt.nl/richtlijnen.

Ost D, Fein AM, Feinsilver SH. The solitary pulmonary nodule. N Engl J Med. 2003;348:2535–42.

SWAB-richtlijn Community-acquired-pneumonia-in-adults. 2011. ▶ www.nvalt.nl/richtlijnen.

Shock

J.G. van der Hoeven

4.1 Definitie en herkenning

4.1.1 Klinische verschijnselen

Shock is een levensbedreigende situatie die onbehandeld in enkele uren tot de dood kan leiden. Snelle en adequate diagnostiek naar de onderliggende aandoening is essentieel om de juiste behandeling in te stellen. Shock kan gedefinieerd worden als een situatie met onvoldoende of inefficiënte weefselperfusie waardoor een cellulair zuurstoftekort ontstaat. Dit tekort aan zuurstof leidt tot uitval van orgaanfunctie. De klinische verschijnselen van shock zijn dan ook terug te voeren op deze inadequate weefselperfusie:
- verwardheid en verlaagd bewustzijn;
- koude en klamme extremiteiten;
- afgenomen urineproductie;
- snelle ademfrequentie.

Andere vaak voorkomende symptomen zijn een lage bloeddruk (niet obligaat en beoordeling in relatie tot de normale bloeddruk van de patiënt) en een compensatoire tachycardie (>100 slagen/min), tenzij β-blokkers worden gebruikt.

4.1.2 Laboratoriumdiagnostiek (◘ tab. 4.1)

Inadequate weefselperfusie leidt tot anaeroob metabolisme en daarmee tot een verhoogde productie van lactaat (melkzuur). De lactaatconcentratie in het bloed (normaal < 2 mmol/l) is dan ook een goede maat voor de ernst en de duur van het zuurstoftekort in de weefsels en correleert goed met de kans om te overlijden. Een toegenomen lactaatconcentratie is een belangrijk alarmsignaal dat altijd nadere analyse behoeft. Een verhoogd lactaat kan echter ook worden aangetroffen zonder dat hierbij cellulair zuurstoftekort bestaat. Een bekend voorbeeld is de toegenomen glucoseafbraak tijdens het gebruik van catecholaminen. Daarnaast is niet bij alle patiënten met shock de lactaatconcentratie verhoogd. Deze concentratie is immers afhankelijk van de balans tussen de aanmaak en de klaring van lactaat. De klaring van lactaat vindt voornamelijk plaats in de lever en de nieren. Bij leverinsufficiëntie zal dan ook sneller een verhoogde lactaatspiegel aangetroffen worden.

Soms zijn de klinische verschijnselen van shock minder duidelijk en kan een bloedgasanalyse de clinicus op het goede spoor zetten. Shock leidt in het algemeen tot een metabole acidose met een verlaagd bicarbonaat (HCO_3^-) en een afgenomen base-overschot (BE). Daarbij treedt vaak een compensatoire hyperventilatie op met een afgenomen koolzuurspanning (pCO_2). De zuurstofsaturatie van het centraal veneuze bloed (SvO_2) is een andere maat die voor de diagnostiek van shock gebruikt kan worden. Indien het totale zuurstofaanbod aan de weefsels onvoldoende is zal een steeds groter percentage van het aan hemoglobine gebonden zuurstof worden losgelaten met als gevolg dat de SvO_2 daalt tot onder de normaalwaarde (70–75%). Een uitzondering hierop is septische shock waarbij het onvermogen van de weefsels om zuurstof te gebruiken leidt tot een abnormaal hoge SvO_2 (soms > 90%). Tegenwoordig wordt een toename van het venoarteriële CO_2-verschil gebruikt als maat voor inadequate weefselperfusie. Het veneuze-arteriële CO_2 verschil gedeeld door het arteriële-veneuze O_2-verschil is een uitstekende maat voor anaeroob metabolisme.

4.1 · Definitie en herkenning

Tabel 4.1 Laboratoriumdiagnostiek bij shock.

parameter	betekenis
lactaat	normaal <2 mmol/l – maat voor anaeroob metabolisme – persisterend verhoogd lactaat zeer sterk gecorreleerd met sterfte
arteriële bloedgasanalyse	lage pH, laag bicarbonaat en afgenomen base overschot wijzen op metabole acidose – lage koolzuurspanning als gevolg van compensatoire hyperventilatie
centraal veneuze bloedgasanalyse	centraal veneuze zuurstofsaturatie normaal 70–75% – daling wijst op onvoldoende zuurstofaanbod aan de weefsel in relatie tot de behoefte – toename kan wijzen op onvermogen van de weefsels om zuurstof te gebruiken zoals bij sepsis
veneus-arterieel CO_2-verschil	normaal <6–8 mmHg – toename wijst op inadequate weefselperfusie
creatinine en ureum	toename wijst op afgenomen of inefficiënte nierperfusie – bij kritisch zieke patiënten echter ook vele andere oorzaken (contrast, medicamenten enz.)
ALAT en ASAT*	sterk toegenomen waarden kunnen duiden op ischemische hepatitis – meestal slechts geringe toename van cholestatische leverenzymen – snelle daling in enkele dagen bij herstel van shock
troponine	aanwijzing voor hartspier schade bij cardiogene shock, maar ook vaak verhoogd bij septische shock (septische cardiomyopathie)
hematologie en stolling	leukopenie en leukocytose kunnen wijzen op sepsis – diffuse intravasale stolling wordt eveneens vaak gezien bij sepsis

*ALAT = alanineaminotransferase; ASAT = aspartaataminotransferase.

Andere laboratoriumparameters die kunnen duiden op de aanwezigheid van shock, zijn een stijging van creatinine en ureum als uiting van gestoorde nierperfusie en een scherpe stijging van alanineaminotransferase (ALAT) en aspartaataminotransferase (ASAT) als uiting van ischemische hepatitis.

4.2 Klinische indeling

Het zuurstoftransport naar de weefsels (DO_2) is opgebouwd uit drie componenten: het hartminuutvolume, het hemoglobinegehalte en de zuurstofsaturatie van het hemoglobine (SaO_2) De arteriële zuurstofspanning (PaO_2) draagt slechts voor een zeer klein en verwaarloosbaar deel bij aan dit zuurstoftransport.

Het hartminuutvolume is opgebouwd uit de hartfrequentie en het slagvolume. Het slagvolume is afhankelijk van de voorbelasting (preload), nabelasting (afterload) en de contractiliteit. Extreem lage- (<50/min) en hoge hartfrequenties (>150/min) leiden vaak tot een afname van het hartminuutvolume. Een afname van de voorbelasting (klinische parameter: einddiastolisch ventrikelvolume) leidt tot een afname van het slagvolume via het frankstarling mechanisme. De relatie tussen de voorbelasting enerzijds en het slagvolume anderzijds wordt sterk beïnvloed door de contractiekracht van de myocardspier. Iedere individuele patiënt heeft derhalve een eigen relatie tussen voorbelasting en slagvolume. Een toename van de nabelasting leidt tot een afname van het slagvolume, vooral bij patiënten met een afgenomen cardiale reserve. Contractiliteit is een intrinsieke eigenschap van de myocardspiercellen die onafhankelijk is van de voor- en nabelasting. Een afname van de contractiliteit leidt tot een daling van het slagvolume. Bij sommige vormen van shock (met name sepsis) is het totale zuurstoftransport naar de weefsels toegenomen maar is er een defect in de distributie van de bloedstroom binnen de weefsels (shunting) of kan de aangeboden zuurstof niet door de cellen worden gebruikt (cytopathische hypoxie). Op basis van de bovenstaande fysiologische mechanismen kunnen de verschillende vormen van shock eenvoudig worden ingedeeld (◘ tab. 4.2). In de klinische praktijk zijn echter vaak combinaties van verschillende oorzaken aanwezig zijn. Echo(cardio)grafie is een uitstekende manier om vast te stellen welke mechanismen meespelen bij het afgenomen zuurstoftransport. Voordelen van echografie zijn de snelle beschikbaarheid, de mogelijkheid om het onderzoek vaak te herhalen, het

Tabel 4.2 Hemodynamische veranderingen bij verschillende oorzaken van shock.

	HMV	pre-load	after-load	contrac-tiliteit	echo	voorbeelden
hypovolemisch	↓	↓	N/↑	N/↑	contractie N 'kissing ventricles' collaps VC inferior	verbloeding brandwonden diarree en braken
cardiaal	↓↓	↑	↑	↓↓	contractie ↓ klepstenose/lekkage gestuwde VC inferior	myocardinfarct kleplijden cardiomyopathie
obstructief	↓	↓	↑↑	N	RV-dilatatie pericardvocht lungsliding	longembolus tamponnade pneumothorax
distributief	↑	N/↓	↓↓	N/↓	contractie ↑/N/↓	sepsis intoxicatie anafylaxie

HMV = hartminuutvolume, N = normaal, VC = vena cava, RV = rechterventrikel.

niet-invasieve karakter en de veelheid aan gegevens die verkregen kunnen worden. Bij het onderzoek naar de onderliggende oorzaken van shock heeft echografie dan ook andere technieken zoals de arteria pulmonalis-katheter grotendeels vervangen.

4.3 Hypovolemische shock

Hypovolemische shock kent drie groepen van oorzaken:
- inwendig- of uitwendig bloedverlies (trauma, gastro-intestinale bloeding, longbloeding, abdominaal aneurysma, gerelateerd aan de zwangerschap);

- verlies van plasma (brandwonden, peritonitis, pancreatitis);
- verlies van water en elektrolyten (braken, diarree, polyurie, ileus).

De oorzaak van een primaire hypovolemische shock is over het algemeen eenvoudig vast te stellen. Een patiënt vertoont de eerdergenoemde algemene verschijnselen van shock en bij lichamelijk onderzoek is de vena jugularis externa vaak gecollabeerd. Bij verlies van water en elektrolyten zijn de slijmvliezen droog en is de turgor van de huid afgenomen. Vaak bestaat er ook een duidelijke orthostase. Extern bloedverlies is onmiddellijk zichtbaar, terwijl een groot intern bloedverlies vrijwel alleen kan plaatsvinden in de borst- en buikholte, bekken of in de bovenbenen. Soms is een retroperitoneale bloeding tijdens het gebruik van antistolling een oorzaak van hypovolemische shock. Denk ook aan deze diagnose indien een patiënt een shock ontwikkelt na het inbrengen van een katheter in de arteria of vena femoralis. Bij binnenkomst op de spoedeisende hulp afdeling kan het bloedverlies meestal redelijk worden ingeschat op basis van de klinische symptomen (◘ tab. 4.3). Een groot verlies aan plasma kan optreden bij uitgebreide brandwonden (>15% van een tweede en/of derdegraads verbranding) en bij verlies naar de zogenoemde derde ruimte, zoals bij een pancreatitis en gegeneraliseerde peritonitis.

Hemodynamisch wordt een hypovolemische shock gekenmerkt door een laag hartminuutvolume als gevolg van de afgenomen voorbelasting. De centraal veneuze druk is verlaagd. Bij echocardiografie wordt een normale of hyperdynamische contraherende linkerventrikel vastgesteld. Het volume van de linker- en rechterventrikel is afgenomen en soms raken de wanden van de linkerventrikel elkaar tijdens de systole (kissing ventricles). De vena cava inferior is smal (<1–1,5 cm) en collabeert gemakkelijk tijdens inademing. Reactief zal de perifere vaatweerstand toenemen in een poging om een adequate perfusiedruk te handhaven. Bij een verbloeding daalt het zuurstofaanbod extra door een gelijktijdig tekort aan hemoglobine. In de weefsels vindt een maximale extractie van zuurstof plaats

Tabel 4.3 Inschatting van de ernst bij shock als gevolg van bloedverlies.

	klasse 1	klasse 2	klasse 3	klasse 4
bloedverlies (ml)	<750	750–1500	1500–2000	>2000
bloedverlies (%)	<15	15–30	30–40	>40
polsfrequentie (/min)	<100	>100	>120	>140
bloeddruk (mmHg)	normaal	verlaagd	verlaagd	verlaagd
ademfrequentie (/min)	14–20	20–30	30–40	>35
urine (ml/uur)	>30	20–30	5–15	nihil
CZS-symptomen	normaal	angstig	verward	lethargie

waarbij de centraal veneuze zuurstofsaturatie kan dalen tot onder de 40%.

4.4 Cardiogene shock

De meest frequente oorzaken van cardiogene shock zijn het acute myocardinfarct eventueel in combinatie met een ventrikelseptumruptuur of acute mitralisklepinsufficiëntie, ritme- en geleidingsstoornissen, myocardcontusie na een stomp thoraxtrauma, myocarditis, cardiomyopathie en de verschillende klepafwijkingen. Bij het acute myocardinfarct is primair de contractiliteit van de kamer afgenomen waardoor het hartminuutvolume daalt. Vaak is de voorbelasting toegenomen en zijn er tekenen van acuut longoedeem. Echografisch wordt een diffuse of lokale afname van de contractiliteit gezien waarbij soms 'spontaan contrast' waargenomen kan worden. De ejectiefractie is sterk afgenomen en de vena cava inferior is meestal wijd (>2–2,5 cm) en verandert niet tijdens de inspiratie. Een apart klinisch beeld ontstaat wanneer een belangrijk deel van de rechterkamer bij het infarct is betrokken. Hier moet vooral aan worden gedacht wanneer op het elektrocardiogram een uitgebreide infarcering van de onderwand met uitbreiding naar lateraal en naar posterior wordt gezien. De rechterkamer kan in deze situatie de veneuze terugstroom niet goed verwerken waardoor de voorbelasting van de linkerkamer afneemt. Vaak wordt een sterk toegenomen centraal veneuze druk gevonden. Echocardiografie toont een slecht contraherende rechterventrikel die over het algemeen duidelijk verwijd is. Vaak treedt ook een tricuspidalisklepinsufficiëntie op en wordt uitbollen van het interventriculaire septum naar de linkerkamer gezien. Onderkennen van het rechterkamerinfarct is essentieel omdat de behandeling op essentiële punten anders is. Een ventrikelseptumruptuur of een acute mitralisklepinsufficiëntie komt men op het spoor door een acute achteruitgang in de hemodynamiek, gepaard gaande met een nieuw systolisch geruis en het optreden van longoedeem. De diagnose wordt met behulp van echocardiografie meestal eenvoudig bevestigd. Een ruptuur van het interventriculaire leidt tot een shunting van zuurstofrijk bloed naar de rechterkamer. Deze 'zuurstofsprong' van het rechteratrium naar de rechterventrikel kan met behulp van de arteria pulmonalis-katheter worden gemeten.

4.5 Obstructieve shock

Een obstructieve shock wordt veroorzaakt door een obstructie van de circulatie. De meest bekende oorzaken zijn de longembolie, tamponnade en spanningspneumothorax.

4.5.1 Longembolie

Een grote longembolie, gelokaliseerd centraal in de arteria pulmonalis of meerdere longembolieën in beide longen, leidt tot een acute toename van de nabelasting voor de rechterkamer. De rechterkamer is met zijn dunne wand hierop niet berekend en dit leidt dan ook tot een afname van het hartminuutvolume en een stuwing van het veneuze systeem. Bij lichamelijk onderzoek is de vena jugularis externa duidelijk gezwollen en worden soms een gespleten tweede harttoon en een tricuspidalisklepinsufficiëntie gehoord. Bij auscultatie van de longen worden meestal geen afwijkingen gehoord, maar soms is pleurawrijven aanwezig.

Het elektrocardiogram toont soms aanwijzingen voor een rechterkameroverbelasting (rechterbundeltakblok, $S_1Q_3T_3$-patroon), maar is meestal aspecifiek. Echocardiografie is onmisbaar in de acute situatie en laat de tekenen zien van rechterkamer overbelasting (grote gedilateerde rechterkamer, uitbollen van het interventriculaire septum naar links, tricuspidalisklepinsufficiëntie). Soms kan zelfs een proximale longembolie worden waargenomen. De definitieve diagnose wordt gesteld met behulp van CT-angiografie. Echter, bij een instabiele patiënt die niet naar de CT-scan vervoerd kan worden zijn een klinische verdenking en een bijpassend echocardiografisch beeld vaak voldoende om met de behandeling (bijv. toediening van fibrinolytica) te starten.

4.5.2 Tamponnade

Tamponnade ontstaat door ophoping van vocht in het pericard. Hierdoor kan de rechterkamer onvoldoende vullen. Klinisch is er stuwing van het veneuze systeem en bij lichamelijk onderzoek is de vena jugularis externa gezwollen. Tijdens de inspiratie neemt het aanbod van bloed naar de rechterkamer toe. Omdat de rechterkamer hierbij onvoldoende kan uitzetten, zal het interventriculaire septum tijdens de inspiratie verder uitbollen naar links waardoor de linkerkamer kleiner wordt en het hartminuutvolume daalt. De bloeddrukdaling tijdens inspiratie wordt pulsus paradoxus genoemd. Met paradoxus wordt hier bedoeld dat tijdens inspiratie wel de harttonen gehoord kunnen worden, maar niet de daarbij horende polsgolf gevoeld wordt. Ook onder normale omstandigheden daalt de bloeddruk tijdens inspiratie. Bij harttamponnade is dit echter meer uitgesproken. Officieel spreekt men van pulsus paradoxus indien de bloeddruk tijdens inspiratie met meer dan 10 mmHg daalt tijdens een diepe inspiratie. Pulsus paradoxus is zeker niet pathognomonisch voor tamponnade en kan bijvoorbeeld ook gezien worden bij een spanningspneumothorax of tijdens een ernstige astma-aanval.

Bij hemodynamisch onderzoek wordt een laag hartminuutvolume gevonden met gelijke drukken in vena cava superior en arteria pulmonalis tijdens de diastole en linkeratrium. De diagnose wordt gesteld met behulp van echocardiografie. Hierop is pericardvocht meestal eenvoudig zichtbaar en kan de collaps van het rechteratrium of rechterkamer worden vastgesteld.

4.5.3 Spanningspneumothorax

Bij een spanningspneumothorax leidt een acute toename van druk in de pleuraholte enerzijds tot een verplaatsing van het hart naar contralateraal met afknikken van de vena cava en anderzijds tot een acute toename van de nabelasting van de rechterkamer. Dit leidt tot een veneuze stuwing en sterke daling van het hartminuutvolume. In extreme gevallen kan een circulatiestilstand optreden. Bij lichamelijk onderzoek is de vena jugularis externa gezwollen. Aan de kant van de pneumothorax staat de borstwand meer in inspiratiestand en beweegt nauwelijks mee met de ademhaling. Er wordt een hypersonore percussie gevonden en het ademgeruis is duidelijk afgenomen. De trachea is soms naar contralateraal verplaatst. Over het algemeen is er geen tijd om de diagnose te bevestigen met een thoraxfoto maar echografie kan ook hier weer behulpzaam zijn. Indien 'lungsliding' aanwezig is (bewegen van de long ten opzichte van de pleura) is een pneumothorax uitgesloten. Bij de juiste klinische verdenking en afwezigheid van 'lungsliding' kan de diagnose met grote zekerheid gesteld worden. Dit is zeker het geval indien een 'lungpoint' wordt waargenomen. Dit is de overgang tussen een gebied met en zonder lungsliding. Bij een spanningspneumothorax moet onmiddellijk behandeling plaatsvinden door middel van een infuusnaald geplaatst midclaviculair in de tweede intercostaalruimte, gevolgd door thoraxdrainage.

Bij een traumatische spanningspneumothorax of tamponnade kan gelijktijdig verbloeding plaatsvinden waardoor de vena jugularis externa niet altijd gestuwd hoeft te zijn.

4.6 Distributieve shock

Bij een distributieve shock is het totale aanbod van zuurstof aan de weefsels toegenomen, maar is de verdeling binnen de weefsels afwijkend. Vaak bestaat een uitgesproken vasodilatatie, waardoor het hartminuutvolume sterk is toegenomen. De belangrijkste oorzaken van een distributieve shock zijn:
- sepsis;
- anafylaxie;
- koolmonoxide- en cyanidevergiftiging;
- eindstadium van andere shockvormen;
- dwarslaesie.

4.6.1 Sepsis

Sepsis is de systemische ontstekingsreactie als gevolg van een infectie. Men spreekt van septische shock indien hierbij tekenen zijn van gestoorde orgaanpersfusie en hypotensie blijft bestaan ondanks toediening van een ruime hoeveelheid vocht. De pathofysiologie van sepsis is zeer complex. Kenmerkend is de ernstige vasodilatatie waarschijnlijk veroorzaakt door een combinatie van overmatige stikstofoxide- (NO-)productie, vasopressinedeficiëntie en activatie van vasculaire K^+-kanalen. Deze uitgesproken vasodilatatie leidt tot een toename van het hartminuutvolume zodra de volumestatus van de patiënt hersteld is. Een ander belangrijk kenmerk is de toegenomen permeabiliteit van de vaatwand waardoor vocht naar het interstitium lekt en hypovolemie ontstaat. In ongeveer 50 % van de patiënten is ook de cardiale functie duidelijk afgenomen. Het betreft zowel een systolische als een diastolische disfunctie. Een ander groot probleem is het onvermogen van de weefsels om de aangeboden zuurstof optimaal te gebruiken. Enerzijds komt dit waarschijnlijk door het optreden van microvasculaire shunting en stasis van bloed in de weefsels maar anderzijds ook door een defect in de mitochondriën.

Bij lichamelijk onderzoek is de patiënt vaak meer verward dan bij de andere vormen van shock (septische encefalopathie) en is er een warme, droge rode huid. De polsdruk is vaak toegenomen en soms kan men de vingertoppen voelen pulseren. Bij hemodynamisch onderzoek wordt na toediening van volume een sterk toegenomen hartminuutvolume gevonden met een lage perifere vaatweerstand. Doordat de weefsels de aangeboden zuurstof niet goed kunnen gebruiken is de zuurstofsaturatie in het centraal veneuze bloed vaak verhoogd. Bij echocardiografie wordt meestal een hyperdynamisch hart aangetroffen met een hoge ejectiefractie. Toediening van noradrenaline kan hierbij een septische cardiomyopathie ontmaskeren.

De uiteindelijke diagnose is gebaseerd op een passend klinisch beeld in combinatie met positieve (bloed)kweken.

4.6.2 Anafylaxie

Dit is een IgE-gemedieerde reactie op medicamenten, bloedproducten, insectenbeten, contrastmiddelen enzovoort, resulterend in mestceldegranulatie en het vrijkomen van verschillende vasoactieve stoffen. Dit leidt tot een uitgesproken vasodilatatie, vochtverlies naar de weefsels maar ook tot een afgenomen contractiliteit van het myocard. De huid is vaak warm en rood en soms zijn er urticaria. Een andere levensbedreigende complicatie is het optreden van oedeem in de bovenste luchtwegen. Dit kan tot een snelle obstructie van de ademweg leiden. Ook bij een geringe stridor is daarom onmiddellijke behandeling noodzakelijk.

4.6.3 Dwarslaesie

Neurogene shock als gevolg van een dwarslaesie wordt gekenmerkt door de trias van hypotensie, bradycardie en hypothermie. Neurogene shock treedt vooral op bij een dwarslaesie boven het niveau van thoracale 6, enerzijds door een afname van de sympathicusactiviteit (thoracale 1 tot lumbale 2) en anderzijds door een niet-gecompenseerde tonus van de nervus vagus. Dit leidt tot een uitgesproken vasodilatatie.

4.7 Klinische aanpak

Diagnostiek en behandeling moeten bij een patiënt in shock hand in hand gaan. Behandeling mag niet uitgesteld worden omdat een definitieve diagnose nog niet is verkregen. Uitstel van behandeling leidt tot onnodige sterfte. De luchtweg moet onmiddellijk veilig gesteld worden en er moet worden zorggedragen voor een adequate oxygenatie. Hoewel steeds vaker wordt gewezen op de gevaren van hyperoxie, moet dit in de praktijk niet leiden tot onterechte terughoudendheid met de toediening van zuurstof. Hypoxie is over het algemeen een veel groter gevaar dan hyperoxie en deze laatste kan voorkomen worden door controle van een arteriële bloedgas. Plaatsen van een intraveneuze toegang waarmee voldoende vocht in korte tijd toegediend kan worden is de volgende stap. Een goede (hetero)anamnese en een systematisch lichamelijk onderzoek vormen de hoeksteen van de diagnostiek. Bij een gestuwde vena jugularis externa zullen in ieder geval snel een (rechterkamer)myocardinfarct, tamponnade, longembolie en spanningspneumothorax uitgesloten moeten worden. Echo(cardio)grafie speelt hierbij een essentiële rol.

Literatuur

Angus DC, Poll T van der. Severe sepsis and septic shock. N Engl J Med. 2013;369:840–51.
Schiavone WA. Cardiac tamponade: 12 pearls in diagnosis and management. Cleve Clin J Med. 2013;80:109–16.
Sekhri V, Metha N, Rawat N, et al. Management of massive and nonmassive pulmonary embolism. Arch Med Sci. 2012;8:957–69.
Vincent JL, Backer D De. Circulatory shock. N Engl J Med. 2013;369:1726–34.

Hypertensie

J. Deinum

5.1 Inleiding

Verhoogde bloeddruk gaat gepaard met een afgenomen levensverwachting en een toegenomen incidentie van cerebrovasculaire, cardiovasculaire en renale complicaties. Het is niet goed mogelijk een grenswaarde van normale bloeddruk aan te geven. Al boven een systolische bloeddruk (SBP) van 115 mmHg en een diastolische bloeddruk (DBP) van >75 mmHg neemt het risico van cerebrovasculaire complicaties en ischemische hartziekte toe. Iedere verhoging van 20 mmHg systolisch/10 mmHg diastolisch verdubbelt het risico. Een bloeddruk van systolisch <120 mmHg en diastolisch <80 mmHg wordt als normaal beschouwd en bij een bloeddruk van ≥140/90 mmHg spreekt men van hypertensie. Volgens de Europese indeling wordt een bloeddruk van 120-129 systolisch en 80-84 mmHg diastolisch nog als normaal beschouwd en wordt een bloeddruk van 130-139/85-89 mmHg geduid als hoog normaal. Daarnaast wordt nog een aparte categorie onderscheiden: geïsoleerde systolische hypertensie: bloeddruk systolisch ≥140 en diastolisch <90 mmHg.

Het risico van geïsoleerde systolische hypertensie wordt vaak onderschat. Een te hoge systolische bloeddruk is zeker zo'n belangrijke risicofactor voor het optreden van complicaties als een verhoogde diastolische bloeddruk. De classificering van bloeddrukwaarden volgens de Europese richtlijn is weergegeven in ◘ tab. 5.1. De onder-

Tabel 5.1 Grenzen van normale en verhoogde bloeddruk.

	bloeddruk in mmHg		
	systolisch		diastolisch
optimaal	< 120	en	< 80
normaal	120–129	en/of	80–84
hoognormaal	130–139	en/of	85–89
graad 1-hypertensie	140–159	en/of	90–99
graad 2-hypertensie	160–179	en/of	100–109
graad 3-hypertensie	> 180	en/of	> 90
geïsoleerde systolische hypertensie	> 140	en	< 90

verdeling van hypertensie in graden van ernst heeft onder andere te maken met behandelindicaties. Zo is een graad 2 of 3 een reden om medicamenteus te behandelen, ook al zou de in de introductie genoemde risicoscore suggereren dat het 10-jaarsrisico niet hoog genoeg is om tot behandeling over te gaan. Jonge mensen met een graad 2 of 3 hypertensie hebben bijvoorbeeld vaak nog niet een hoog 10-jaarsrisico maar wel een sterk verhoogd lifetime-risico wat behandeling in een vroeg stadium rechtvaardigt.

5.2 Heeft de patiënt echt hypertensie?

5.2.1 Meting van de spreekkamerbloeddruk

Een niet zorgvuldig uitgevoerde bloeddrukmeting is zinloos voor de diagnostiek van hypertensie. De bloeddruk wordt bij voorkeur in zittende houding gemeten, met beide voeten op de grond en na 5 min rust. Onderzoeker en patiënt praten niet tijdens de meting. De arm wordt zodanig ondersteund dat het midden van de manchet zich ter hoogte van het midden van het borstbeen bevindt. De manchet moet goed aansluiten en passen bij de omtrek van de arm. Om de systolische bloeddruk te schatten wordt de manchet eerst snel opgepompt tot de pulsaties in de a. radialis wegvallen waarna men onmiddellijk de manchet laat leeglopen. De stethoscoop wordt op de a. brachialis gezet en de manchet wordt tot 20 mm boven de zojuist palpatoir geschatte systolische druk opgeblazen. Men laat daarna de manchet zonder tussentijds oppompen leeglopen met een snelheid van 2 mmHg/hartslag (gemakkelijk te zien aan het schokken van de naald). De druk waarbij het eerste geluid van de pulsaties van de bloedstroom wordt gehoord, is de systolische bloeddruk, waar die verdwijnt spreken we van de diastolische bloeddruk. Deze waarden worden gerapporteerd op 2 mmHg nauwkeurig en niet op vijf of tien mm Hg te worden afgerond. Er worden drie metingen achter elkaar gedaan waarvan de eerste meestal de hoogste is. Het gemiddelde van de laatste twee kan gebruikt worden om de bloeddruk vast te stellen. Voor de diagnose 'hypertensie' moeten op drie verschillende momenten waarden verhoogd zijn die verkregen zoals hierboven beschreven. Stress heeft een duidelijke invloed op de bloeddruk. Het kort tevoren nuttigen van een kop koffie of het roken van een sigaret werkt bloeddrukverhogend en moet daarom worden vermeden.

Bij elke bloeddrukmeting dient ook altijd een bepaling van de polsfrequentie te geschieden. Bij het eerste meetmoment wordt ook de bloeddruk aan de andere arm gemeten. In het vervolg wordt de bloeddruk aan de arm met de hoogste druk gemeten. Ook dient dan een staande bloeddruk met polsfrequentie bepaald te worden om een orthostatische hypotensie vast te stellen (meer dan 20/10 mmHg bloeddrukdaling).

5.2.2 Automatische bloeddrukmetingen

Bij de meting van de bloeddruk op het spreekuur van een arts zijn de omstandigheden onvergelijkbaar met die van het dagelijks leven van de patiënt en een kwart van de mensen kan dan ook een verhoging (white coat effect), maar soms ook een verlaging (masked hypertension) van de bloeddruk laten zien ten opzichte van thuis. Om dit vast te kunnen stellen dient tegenwoordig elke patiënt een keer een 24-uursmeting te ondergaan. Als de diagnose hypertensie is gesteld, heeft het de voorkeur dat de patiënt ook zelf de bloeddruk gaat controleren, tenzij hij of zij neigt tot dwangmatig handelen. Polsmeters zijn over het algemeen af te raden wegens onnauwkeurigheid. Een lijst van gevalideerde bloeddrukmeters wordt bijgehouden op de site ▶ www.dableducational.org.

Registratie van de bloeddruk gedurende 24 uur bij gezonden toont aan dat de bloeddruk overdag hoger is dan tijdens de slaap in de nacht. Ambulante bloeddrukmeting is niet alleen behulpzaam bij het vaststellen van 'white coat hypertension', maar kan ook helpen bij de diagnostiek van episodische hypertensie als mogelijke uiting van een feochromocytoom, bij autonome disfunctie (omgekeerd dag-en-nachtritme) en tijdens antihypertensieve therapie bij hypotensiesymptomen of therapieresistentie. De normaalwaarden van de ambulant gemeten bloeddruk zijn anders dan voor de spreekkamerbloeddruk en worden gegeven in ◘ tab. 5.2.

Thuismeting dient 's morgens bij het opstaan en 's avonds bij het slapengaan te gebeuren op 7 opeenvolgende dagen. De patiënt dient eerst 5 min rustig te zitten en daarna twee metingen te verrichten na een eerste 'proefmeting'. Het gemiddelde wordt genoteerd. Ook voor thuismeting gelden andere normaalwaarden (◘ tab. 5.2).

Gemaskeerde hypertensie ('thuis hypertensief, in de spreekkamer normotensief') is lastig te diagnostiseren maar wel relevant omdat het cardiovasculaire risico hiervan even groot is als van een 'gewone hypertensie'. Het is ondoenlijk om iedereen die in de spreekkamer een normale bloeddruk heeft, ook nog een ambulante of thuismeting aan te doen. Een oplossing is om bij ambulante of patiënten die al een aantal extra risicofactoren voor hart- en vaatziekten hebben maar een normale spreekkamerbloeddruk, in ieder geval één keer thuis- of ambulante metingen te verrichten. De bevinding van een gemaskeerde hypertensie rechtvaardigt dan medicamenteuze behandeling,

▢ **Tabel 5.2** Definities van hypertensie bij spreekkamermeting en bij ambulante en thuismeting.

	systolisch (mmHg)		diastolisch (mmHg)
spreekkamer	≥ 140	en/of	≥ 90
ambulante (24-uurs-)meting			
– overdag	≥ 135	en/of	≥ 85
– 's nachts	≥ 120	en/of	≥ 70
– 24-uur	≥ 130	en/of	≥ 80
thuismeting	≥ 135	en/of	≥ 85

5.3 Dreigt er een complicatie op korte termijn? Hypertensieve crisis

Soms is de bloeddruk dermate hoog dat er orgaanfunctie bedreigd wordt of zelfs al gestoord is. Ongeveer 1 op de 200 bezoeken van een spoedeisende hulpafdeling betreft (de verdenking op) hypertensieve crisis. De nomenclatuur hiervan is inmiddels veranderd en in plaats van de vroeger gebezigde term 'maligne hypertensie' spreekt men nu van hypertensieve urgentie of hypertensief noodgeval. Het is van belang om de definities strikt toe te passen, omdat dit de snelheid van handelen bepaalt. *Hypertensieve crisis* is een sterke verhoging van de bloeddruk (meestal >120–130 mmHg diastolisch en >200–220 mmHg systolisch) die wordt of kan worden gecompliceerd door acute schade aan hersenen, hart, nieren, grote bloedvaten of ogen. Een *hypertensieve urgentie* is een situatie waarbij het wenselijk is de zeer hoge bloeddruk binnen enkele uren te verlagen, meestal met orale medicatie, ter voorkoming van orgaanschade. Een *hypertensief noodgeval* is een situatie waarbij als gevolg van acute orgaanschade een snelle en gecontroleerde bloeddrukverlaging noodzakelijk is met

> **Tabel 5.3** Aanvullend onderzoek om te bepalen of er sprake is van hypertensieve urgentie of hypertensief noodgeval.

laboratorium-onderzoek	– hemoglobine, trombocyten, reticulocyten, beoordeling bloedbeeld op fragmentocyten
	– ureum, creatinine, natrium, kalium, bilirubine, LDH, haptoglobine
	– urinesediment, kwalitatief onderzoek op eiwit
aanvullend	– ecg, X-thorax
	– evt. echo van de nieren, CT-hersenen ter differentiatie van infarct
	– fundoscopie (oogarts)

intraveneuze middelen (en dus opname op een medium of intensive care-afdeling). Tot een hypertensief noodgeval kan worden besloten bij de aanwezigheid van retinopathie, dat wil zeggen retinale bloedingen, cotton-wool spots, papiloedeem of een combinatie hiervan, bij de aanwezigheid van hemolyse (microangiopathie), bij acute nierfunctiestoornissen met afwijkend urineonderzoek of bij de aanwezigheid van sufheid, epileptische aanvallen, delier, visusstoornissen en soms hoofdpijn zonder andere oorzaken. In het laatste geval spreekt men van hypertensieve encefalopathie of ook wel van 'posterior reversible encephalopathy syndrome' (PRES) in het kader van hypertensie. Hierbij kunnen op een MRI van de hersenen karakteristieke afwijkingen worden gezien. Daarnaast kan de aanwezigheid van hartfalen doen besluiten tot onmiddellijke bloeddrukverlaging. Een extreem hoge bloeddruk die voldoet aan de criteria voor hypertensieve crisis, maar zonder tekenen van orgaanschade en zonder symptomen, valt niet onder de definitie van hypertensieve crisis.

Om te bepalen of er sprake is van een hypertensieve crisis, urgentie of noodgeval, is naast anamnese en lichamelijk onderzoek aanvullend onderzoek nodig. Dit staat samengevat in tab. 5.3. Belangrijk daarbij is zich te realiseren dat een herseninfarct of -bloeding ook een sterk verhoogde bloeddruk kan geven en dat het moeilijk kan zijn hemolytisch-uremisch syndroom en trombotische trombocytopenische purpura te differentiëren van een hypertensieve crisis. Ook onderliggende oorzaken (tab. 5.4) dienen al overwogen te

> **Tabel 5.4** Overzicht aandoeningen geassocieerd met hypertensieve crisis.

primaire (essentiële) hypertensie
renale oorzaken
- primaire nierziekten (IgA nefropathie, glomerulonefritis, tubulo-interstitieel)
- systeemziekten met nierbetrokkenheid (sclerodermie, SLE, TTP, HUS, vasculitis)
- erfelijke nierziekten (familiaire cystenieren, syndroom van Alport)

renovasculaire ziekten
- atherosclerose
- fibromusculaire dysplasie
- vasculitis (Takayasu, PAN)

endocriene ziekten
- feochromocytoom
- ziekte van Cushing
- renineproducerende tumoren
- mineralocorticoïde hypertensie

geneesmiddelen en intoxicaties
- cocaïne en amfetaminen, drop en zoethoutthee, orale anticonceptiva, ciclosporine, tacrolimus, cisplatinum, bortezomib, bevacizumab, sunitinib, erytropoëtine, interacties met MAO-remmers, clonidineonttrekking

autonome hyperreactiviteit
- guillain-barrésyndroom
- acute ruggenmerglaesies
- baroreflexfalen

pre-eclampsie

SLE = systemische lupus erythematodes; HUS = hemolytisch uremisch syndroom; TTP = trombotische trombocytopenische purpura; PAN = polyarteriitis nodosa; MAO = monoamineoxidase.

worden in de acute fase, ook al zal de diagnostiek daarnaar pas in een later stadium kunnen worden ingezet. Hieruit volgt dat elke patiënt die een hypertensieve crisis heeft doorgemaakt, in een later stadium, als de bloeddruk al geruime tijd genormaliseerd is, een grondige analyse naar secundaire vormen van hypertensie dient te ondergaan. In het acute stadium van de hypertensieve crisis bestaat vaak een secundair hyperaldosteronisme met hoge aldosteron- en reninespiegels. Deze bevinding van een hoge reninespiegel sluit een primair hyperaldosteronisme als onderliggende oorzaak niet uit.

5.4 Is er een eenduidige oorzaak voor de hypertensie?

5.4.1 Primaire en secundaire hypertensie

Hypertensie wordt ingedeeld in primaire en secundaire hypertensie (◘ tab. 5.5). De prevalentie van de verschillende vormen van hypertensie wordt aangegeven in ◘ tab. 5.6. Sommige vormen van secundaire hypertensie bestaan vaak tegen een achtergrond van essentiele hypertensie: dat geldt bijvoorbeeld voor slaapapnoesyndroom, dat zeker de bloeddruk verhoogt. Succesvolle behandeling zal de bloeddruk ook verlagen, maar niet genezen. Verder wordt soms een 'gefixeerde' hypertensie gezien. Als een hypertensie lang bestaan heeft, is de structuur van de weerstandsvaten dusdanig veranderd dat de perifere weerstand en daarmee de bloeddruk permanent ('gefixeerd') verhoogd is. Zo zal, als het primair hyperaldosteronisme al lang bestaat, na de behandeling daarvan, de hypertensie beter behandelbaar zijn, maar niet genezen.

Primaire hypertensie
Tot 90 % van de volwassenen met hypertensie heeft primaire of essentiële hypertensie, feitelijk een nietszeggende naam die verbergt dat de oorzaken niet bekend zijn. Naast erfelijke factoren spelen omgevingsfactoren een belangrijke rol. De genetische achtergrond blijkt uit het feit dat hypertensie geclusterd in families voorkomt. De betekenis van omgevingsfactoren blijkt onder andere uit de correlatie met overgewicht. Bij de pathogenese van primaire hypertensie speelt mogelijk een toegenomen activiteit van het sympathische zenuwstelsel een rol, maar vooral een verminderd vermogen van de nier om zout uit te scheiden. Een toegenomen sympathische activiteit verhoogt de bloeddruk via vasoconstrictie, leidend tot een verhoogde perifere weerstand, en via een toegenomen contractiekracht en fre-

Tabel 5.5 Oorzaken van hypertensie bij volwassenen.

primaire of essentiële hypertensie

secundaire hypertensie:
- renale hypertensie:
  - acute glomerulonefritis
  - chronische glomerulonefritis
  - chronische pyelonefritis
  - terminale nierinsufficiëntie
  - diabetische nefropathie
  - hydronefrose
  - cystennieren
  - nierarteriestenose
  - intrarenale vasculitis
- endocriene hypertensie:
  a. bijnierschors:
    - primair hyperaldosteronisme
    - syndroom van Cushing
    - congenitale deficiëntie van 11-β-hydroxylase of 17-α-hydroxylase
  b. bijniermerg:
    - feochromocytoom
  c. overig:
    - acromegalie
    - ziekte van Cushing
    - hyperparathyreoïdie
    - hyperthyreoïdie
    - hypothyreoïdie
    - carcinoïdsyndroom
- obstructief slaapapnoesyndroom
- coarctatio aortae
- systolische hypertensie door atherosclerose
- zwangerschapshypertensie
- neurologische aandoeningen, o.a. verhoogde intracraniële druk
- hypertensieaanvallen bij porfyrie
- takayasu-arteriitis
- medicamenten en intoxicaties ◘ tab. 5.17

quentie van het hart. Recentelijk heeft de rol van het sympathisch zenuwstelsel weer aandacht gekregen door 'device-based' therapieën zoals renale denervatie (coagulatie van afferente en efferente sympathicusvezels in de nierarteriewand) en baroreceptor pacing (elektrische stimulatie van de sinus caroticus met reflectoire onderdrukking

Tabel 5.6 Prevalentie van verschillende vormen van hypertensie bij volwassenen.	
primaire of essentiële hypertensie	90%
renale hypertensie	5%
– 4% chronische nierziekten	
– 1–4% renovasculaire afwijkingen	
endocriene oorzaken	5%
– 5% primair hyperaldosteronisme	
– 0,1–0,2% syndroom van Cushing	
– 0,1% feochromocytoom	
coarctatio aortae	0,5%

van de sympathiscusactiviteit). Deze therapieën dienen vooralsnog als experimenteel te worden beschouwd. Een verminderd vermogen van de nier tot zoutuitscheiding kan leiden tot zoutretentie en een toegenomen bloedvolume, omdat de nier alleen ten koste van volumetoename een evenwicht kan bereiken tussen zoutopname en zoutuitscheiding. Zoutsensitiviteit, dat wil zeggen bloeddrukstijging onder invloed van toegenomen zoutgebruik, is met name bekend bij een Afrikaanse genetische achtergrond en bij oudere Kaucasiërs. De betekenis van het renine-angiotensine-aldosteronsysteem bij het ontstaan van primaire hypertensie is niet duidelijk; normale spiegels van renine, zoals die vaak gevonden worden in patiënten met hypertensie, moeten immers wellicht als verhoogd worden beschouwd in het licht van de hypertensie. Remmers van het systeem zijn buitengewoon succesvol in het verlagen van de bloeddruk en het verminderen van hypertensiegerelateerde complicaties.

Een andere relatie is die tussen een laag geboortegewicht en het op latere leeftijd optreden van hypertensie, insulineresistentie, diabetes mellitus type 2 en cardiovasculaire complicaties. Hypertensie zou dan mogelijk mede het gevolg zijn van een verminderd aantal nefronen ten gevolge van de intra-uteriene groeivertraging. Veel belangstelling gaat verder uit naar disfunctie van het endotheel en de betekenis van vaatverwijdende factoren zoals NO en vasoconstrictiebevorderende factoren zoals endotheline.

Hypertensie heeft voorts een sterke correlatie met adipositas. Hierbij speelt het vaak voorkomen van een slaapapnoesyndroom en een sterke zoutgevoeligheid met vaak een secundair hyperaldosteronisme een rol. Geïsoleerde systolische hypertensie komt vooral voor bij mensen ouder dan 60 jaar en is het gevolg van een verminderde windketelfunctie van de aorta. In tegenstelling tot de vroegere opvatting is behandeling van deze patiënten zinvol, in het bijzonder ter vermindering van cerebrovasculaire complicaties. Helaas worden veel patiënten met een systolische bloeddruk van >140 mmHg en een normale diastolische bloeddruk nog steeds niet behandeld. Zoutrestrictie en het gebruik van diuretica of calciumantagonisten komen in eerste instantie in aanmerking. Gewaakt moet worden voor een diastolische bloeddrukdaling beneden 70 mmHg, met name bij patiënten met coronairlijden in de voorgeschiedenis, omdat dit de coronaire perfusie ongunstig kan beïnvloeden.

Secundaire hypertensie

Naast primaire hypertensie kennen we een aantal vormen van secundaire hypertensie (◘ tab. 5.2). Hypertensie is bij kinderen veel vaker secundair dan bij volwassenen. Bij 18-jarigen met hypertensie is in ongeveer de helft van de gevallen sprake van secundaire hypertensie. Bij jonge kinderen ligt dit percentage nog hoger. Nefrogene hypertensie is daarbij de belangrijkste oorzaak en kan het gevolg zijn van glomerulonefritis, pyelonefritis, refluxnefropathie en nierarteriestenose.

Nefrogene hypertensie

De meest voorkomende vorm van secundaire hypertensie is nefrogene hypertensie, die bij volwassen patiënten met hypertensie, zoals die zich in de internistenpraktijk voordoet, verantwoordelijk is voor 5–8% van de gevallen. Nefrogene hypertensie kan worden onderverdeeld in hypertensie ten gevolge van parenchymateuze nierziekten en renovasculaire hypertensie.

Hypertensie ten gevolge van parenchymateuze nierziekten

De nierafwijkingen kunnen zowel de oorzaak als het gevolg van hypertensie zijn. Bij primaire hypertensie zijn er aanwijzingen voor een verminderd vermogen van de nier tot uitscheiding van zout en water. De hypertensie die hiervan het gevolg is, leidt tot nierschade. Wanneer eenmaal nierschade ontstaan is, verergert dit de hypertensie. Nierschade ten gevolge van nierziekte leidt meestal tot hypertensie. Bij een glomerulaire filtratie van <50 ml/min is hypertensie een veelvoorkomend begeleidend verschijnsel. Hypertensie bij bestaande nierziekte leidt tot een versnelde achteruitgang van de nierfunctie. Hypertensie ten gevolge van nierziekte komt onder andere voor bij acute glomerulonefritis, chronische glomerulonefritis, chronische pyelonefritis, polycysteuze nierziekte, diabetische nefropathie, lupus erythematodes, sclerodermie, vasculitis, sikkelcelanemie, chronische urineretentie met blaasdilatatie en hydronefrose bij prostaathypertrofie, renine-secernerende niertumoren (extreem zeldzaam) en nierbeschadiging door geneesmiddelen, bijvoorbeeld analgetica en vitamine D. Een positieve familieanamnese en het vinden van palpabele nieren bij het lichamelijk onderzoek kunnen wijzen op cystennieren als oorzaak van hypertensie. Naast het oriënterende onderzoek van urine en bloed zoals dat beschreven is bij primaire hypertensie wordt allereerst een echografie verricht, met name om een eventueel links-rechtsverschil in niergrootte aan te tonen. Voor de differentiële diagnostiek tussen de verschillende nierziekten en het verdere aanvullende onderzoek wordt verwezen naar ►H. 6. Nefrogene hypertensie kan zich manifesteren als een hypertensieve crisis, zoals hierboven al beschreven.

Renovasculaire hypertensie

Renovasculaire hypertensie is een verhoogde bloeddruk die ontstaat door een vernauwing in een nierarterie en die weer normaliseert als de vernauwing opgeheven wordt. In de nier achter de stenose vindt een verhoogde productie plaats van renine. Dit leidt tot een toegenomen vorming van angiotensine-II. Angiotensine-II geeft vasoconstrictie en stimuleert de secretie van aldosteron, wat leidt tot zout- en water-

> **Tabel 5.7** Bevindingen die verdenking oproepen op het bestaan van renovasculaire hypertensie.
>
> - ernstige hypertensie op jonge leeftijd (fibromusculaire dysplasie)
> - duidelijke tekenen van atherosclerose
> - souffle in de bovenbuik of aan de rugzijde in de costovertebrale hoek
> - hypokaliëmie met verhoogde reninespiegels en plasma-aldosteron (secundair hyperaldosteronisme)
> - toename van het serumureum en -creatinine tijdens een behandeling met een angiotensine converting enzyme- (ACE-)remmer, plots optreden van astma cardiale (cave bilaterale nierarteriestenose)

retentie en neiging tot hypokaliëmie. Bij jongeren, veelal vrouwen tot 50 jaar, berust de nierarteriestenose meestal op fibromusculaire dysplasie. Verder kan renovasculaire hypertensie ontstaan als gevolg van arteriitis, bijvoorbeeld als uiting van de ziekte van Takayasu of polyarteriitis nodosa. Compressie van de nierarterie van buitenaf kan ook tot hypertensie leiden. Nierarteriestenose door atherosclerotische plaques van de aorta (origostenose) wordt tegenwoordig minder als oorzaak beschouwd van hypertensie omdat opheffen van de stenose nauwelijks tot verbetering van de bloeddruk leidt. Daarentegen wordt het optreden van nierfunctieverslechtering bij de behandeling van de bloeddruk, met name door remmers van het renine-angiotensine-aldosteronsysteem nog wel als indicatie voor dotterbehandeling gezien. Dat geldt ook voor het optreden van zogenoemd flitsoedeem, plots optreden van astma cardiale, meestal bij de aanwezigheid van nog maar één functionerende nier met een atherosclerotische nierarterievernauwing of bij een dubbelzijdige nierarteriestenose.

Soms wordt een stenose ontdekt doordat er een souffle wordt gehoord in de bovenbuik of aan de rugzijde in de costovertebrale hoek. Het ontbreken van een souffle sluit een nierarteriestenose zeker niet uit, terwijl bovendien bij herhaald onderzoek de souffle vaak niet reproduceerbaar is. Ook kan een souffle worden gevonden bij iemand met een normale bloeddruk.

Een aantal kenmerkende symptomen van renovasculaire hypertensie staat in tab. 5.7.

Met de toegenomen mogelijkheden om niet-invasief een goede afbeelding te verkrijgen van de nierarterie, zal eerst geprobeerd worden de stenose te visualiseren. Met nadruk zij gezegd dat dit alleen dient te gebeuren indien er sprake zou kunnen zijn van een fibromusculaire dysplasie of bij een verslechterende nierfunctie bij een angiotensine converting enzyme- (ACE-)remmer of bij flitsoedeem. Hypertensie bij ouderen, ook al vergt behandeling meer medicatie en zijn er tekenen van atherosclerose, is geen indicatie zolang er geen nierfunctieverslechtering of hartfalen bestaat. Bij een normale nierfunctie heeft spiraal-CT-angiografie de voorkeur omdat hiermee de fraaiste afbeelding wordt verkregen. Een nadeel van deze methode is dat er een hoge dosis contrast wordt gebruikt, wat een bezwaar is bij een gestoorde nierfunctie, en dat de patiënt in staat moet zijn tijdens de opname de adem in te houden. Bij een gestoorde nierfunctie wordt daarom gekozen voor de magnetische resonantieangiografie, waarbij het gebruikte contrastmiddel niet nefrotoxisch is. Het typische kralensnoeraspect van stenosen door een fibromusculaire dysplasie wordt gemakkelijker gemist bij CT-scan en MRI. Een klassiek angiogram met lieskatheterisatie heeft dan de voorkeur; bovendien kan dan in dezelfde sessie een ballondilatatie worden uitgevoerd. Het maken van een renogram na toediening van captopril met behulp van isotopen om een eventueel links-rechtsverschil in isotoopuitscheiding aan te tonen wordt niet meer gebruikt in de diagnostiek van nierarteriestenose.

Coarctatio aortae

Coarctatio aortae is vooral bij kinderen een oorzaak van hypertensie. Kinderen kunnen een hekel aan lopen of rennen hebben en pulsaties van de femorale arteriën zijn meestal afwezig of duidelijk verzwakt ten opzichte van de radialispols. De aanwezigheid van een lage bloeddruk aan de benen en een hoge bloeddruk aan de armen met een systolische souffle aan de rugzijde in het aortatraject zijn kenmerkend. Een beenbloeddruk wordt gemeten met een dijbeenmanchet om het bovenbeen waarbij met een stethoscoop in de knieholte naar korotkoff-geluiden van de a. poplitea geluisterd kan worden op dezelfde wijze als bij de meting aan de arm. Een alternatief is om de pulsaties van de voet- of enkelarteriën te gebruiken, eventueel met een dopplerapparaat, waarbij echter alleen een systolische bloeddruk geschat kan worden. Als gevolg van de ontwikkeling van collateralen van de intercostale arteriën kan op de thoraxfoto 'notching' van de ribben te zien zijn. Een exacte afbeelding van de aorta en eventuele collateralen kan met magnetische resonantieangiografie (MRI) worden verkregen.

Obstructief slaapapnoesyndroom

Episodes van apnoe, hypopnoe en snurken gedurende de slaap komen regelmatig voor, met name bij mensen met sterk overgewicht, en zijn duidelijk geassocieerd met hypertensie. De relatie met hypertensie wordt toegeschreven aan toegenomen sympathicusstimulatie als gevolg van de slaapstoornis. De herhaaldelijke bloeddrukstijgingen die optreden zouden op den duur kunnen leiden tot permanente hypertensie, ook omdat de verhoogde sympathicusactiviteit leidt tot een secundair hyperaldosteronisme.

Endocriene hypertensie

Hypertensie komt bij vele endocriene afwijkingen voor, zoals feochromocytoom, primair hyperaldosteronisme, syndroom en ziekte van Cushing, congenitale bijnierhyperplasie, acromegalie en hyperthyreoïdie. Bij de meeste van deze aandoeningen bestaan kenmerkende symptomen die tot de diagnose leiden (▶ H. 8). In deze paragraaf worden de endocriene aandoeningen besproken die bij volwassenen als voornaamste symptoom hypertensie hebben, namelijk het feochromocytoom en het primaire hyperaldosteronisme.

Feochromocytoom

Een feochromocytoom is een tumor van chromaffiene cellen in het bijniermerg die catecholamines zoals adrenaline, noradrenaline of dopamine produceren. Gelijksoortige tumoren komen ook elders

> **Tabel 5.8** Symptomen van feochromocytoom-paraganglioom (PPGL).

– hypertensie: continu verhoogd of met exacerbaties in aanvallen met een normale en soms lage bloeddruk tussen de aanvallen
– orthostatische hypotensie
– hoofdpijn, transpireren, bleek wegtrekken, palpitaties, warmtegevoel, angst, gewichtsverlies, pijn op de borst of abdominaal
– cave familieanamnese op het voorkomen van feochromocytoom, multipele endocriene neoplasie (MEN) type IIa en IIb of plotselinge dood

in het bereik van de sympathische ganglia van de grensstreng voor en worden dan paragangliomen genoemd. Adrenale (feochromocytoom) en extra-adrenale paragangliomen zullen hier worden aangeduid als PPGL (phaeochromocytoma paragalglioma). Paragangliomen van de parasympathicus komen voor in de nek en bij de schedelbasis, maar deze vallen buiten het bestek van dit hoofdstuk omdat ze geen hypertensie geven.

PPGL komen bij minder dan 0,1 % van de mensen met hypertensie voor. Aanvallen van paroxismaal verhoogde bloeddruk worden als het klassieke symptoom beschouwd van een PPGL. Meestal is echter ook tussen de aanvallen de bloeddruk verhoogd. De bloeddruk kan echter tussen de aanvallen normaal en zelfs verlaagd zijn. Aanvallen kunnen worden uitgelokt door lichamelijke inspanning, palpatie van de buik, verhoogde intra-abdominale druk tijdens de defecatie of tijdens plassen of bij een operatie. De exacerbaties worden gekenmerkt door aanvallen van hoofdpijn, transpireren, bleek wegtrekken, een warmtegevoel, hartkloppingen en aanvallen van tachycardie, angstgevoelens en soms door pijnaanvallen op de borst of abdominaal. 'Flushen' is geen typisch kenmerk van PPGL. Aanvallen duren tussen de 15 min en 1 uur. Orthostatische hypotensie door relatieve ondervulling door voortdurende vasoconstrictie kan bij het ziektebeeld passen en er is een neiging tot gewichtsverlies (tab. 5.8). Bij het registreren van een aanval kan een 24-uursambulante bloeddrukmeting zeer behulpzaam zijn.

PPGL's zijn in 80–90 % van de gevallen gelokaliseerd in het bijniermerg, waarvan 10–20 % bilateraal. Bilaterale tumoren zijn verdacht voor familiair voorkomende feochromocytomen. Ongeveer 10% is extra-adrenaal maar intra-abdominaal gelokaliseerd, terwijl <3% van de feochromocytomen intrathoracaal of cervicaal worden gevonden. Verdenking op aanwezigheid van een PPGL ontstaat bij het bestaan van bovengenoemde klachten en bij hypertensie met een positieve familieanamnese voor feochromocytoom of plotselinge dood. Bij een positieve familieanamnese dient een PPGL te worden uitgesloten.

PPGL komt in 10% van de gevallen familiair voor, in het bijzonder in het kader van multipele endocriene neoplasie (MEN 2a en 2b waarbij in >50% van de gevallen een PPGL optreedt), het syndroom van Von Hippel-Lindau met 20% PPGL en in samenhang met neurofibromatose. Bij deze patiënten is gericht zoeken naar een PPGL aangewezen. Inmiddels zijn ook bij kiembaanmutaties in ruim tien andere genen PPGL's beschreven, waarvan sommige geassocieerd zijn met het optreden van maligne feochromocytomen. Gezien het relatief frequent voorkomen van erfelijke vormen van PPGL dienen met een patiënt de voor- en nadelen van genetisch onderzoek besproken te worden. Dit vergt grondige kennis van de genetica van PPGL en is één van de redenen waarom behandeling en follow-up van PPGL in gespecialiseerde centra dient te geschieden.

De meeste patiënten met een negatieve familieanamnese voor PPGL maar wel met hypertensie en een of meer symptomen die zouden kunnen passen bij een PPGL, blijken geen PPGL te hebben. De differentieeldiagnostische overwegingen in die situatie staan in ◘ tab. 5.9.

Diagnostiek

Catecholaminen worden gesynthetiseerd door chroomaffiene cellen uit het aminozuur tyrosine. Het werkzame eindproduct is noradrenaline, behalve in het bijniermerg waar het merendeel van het noradrenaline wordt omgezet tot adrenaline. Noradrenaline en adrenaline worden vervolgens omgezet via het enzym catechol-O-methyltransferase tot respectievelijk normetanefrine en metanefrine. Voor

◘ **Tabel 5.9** Differentieeldiagnostische overwegingen ten opzichte van een PPGL.

endocriene aandoeningen
- thyreotoxicose
- hypoglykemie bij diabetes mellitus
- insulinoom
- carcinoïdsyndroom
- mastocytose
- menopauzale symptomen

cardiale aandoeningen
- paroxismale tachycardie
- angina pectorisaanvallen

overige aandoeningen
- acuut longoedeem
- eclampsie
- hypertensieve crisis (tijdens of na operatie, na plotseling staken van antihypertensiva, na gebruik van MAO-remmers)
- migraine
- hersentumoren
- apoplexie
- epilepsie
- hyperventilatiesyndroom bij angst
- porfyrie
- loodintoxicatie
- overdosis sympathicomimetica

de laboratoriumdiagnostiek van het PPGL wordt gebruikgemaakt van de bepaling van de uitscheiding van de afbraakproducten van catecholaminen in de 24-uursurine en van plasmabepalingen. Directe bepalingen van catecholaminen of van vanillylamandelzuur (VMA) in de urine worden niet meer geadviseerd wegens inferieure testeigenschappen. In ◘ tab. 5.10 wordt de diagnostische waarde van de bepalingen gegeven. Bloedmonsters dienen bij voorkeur te worden afgenomen na 30 min liggen om fout-positieve uitslagen te voorkomen. Het is van belang dat het laboratorium de juiste techniek gebruikt om de metanefrines te bepalen (vloeistofchromatografie met massaspectrometrie of elektrochemische detectie).

Tabel 5.10 Diagnostische tests bij verdenking op PPGL.

	referentiewaarden bij gezonde mensen zonder hypertensie	
24-uursuitscheiding van (nor)metanefrines in de urine	normetanefrine	450–2750 nmol/24 uur
	metanefrine	245–1585 nmol/24 uur
basale plasmawaarden	normetanefrine	<0,5 nmol/l
	metanefrine	<0,3 nmol/l

De sensitiviteit van zowel plasma als urine (nor)metanefrines voor feochromocytoom is hoog, zodat beide bepalingen geschikt zijn om feochromocytoom uit te sluiten. De specificiteit is voor plasma(nor)metafrines echter beter dan voor urineverzameling.

Verhoogde waarden kunnen zich voordoen in situaties van stress zoals na operatie, een myocardinfarct, ernstige decompensatie, een apoplexie, hypoglykemie, bij het obstructieve slaapapnoesyndroom of als gevolg van het gebruik van sommige medicamenten zoals tricyclische antidepressiva, monoamineoxidase- (MAO-)remmers, bètareceptorblokkers, fentolamine en geneesmiddelen die catecholaminen bevatten. Labetalol en sotalol kunnen bovendien interfereren met de bepaling van metanefrines, zie tab. 5.11. Als men het vermoeden heeft dat een verhoogde waarde door bovengenoemde oorzaken verklaard wordt dient men de bepaling over te doen en nogmaals de bloed- of urinetest uit te voeren, liefst natuurlijk nadat een storende factor of omstandigheid is weggenomen.

Als er hypertensie bestaat en er twijfel is omdat de catecholaminen maar matig (<2 × normaal) verhoogd zijn, kan een clonidinetest worden gedaan (tab. 5.12).

Afbeeldend onderzoek

Pas als op grond van het biochemische onderzoek het bestaan van een PPGL zeer waarschijnlijk is, wordt afbeeldend onderzoek verricht om de tumor te lokaliseren. Hiertoe bestaan verschillende

◘ Tabel 5.11 Belangrijkste medicamenten, die verhoogde testresultaten kunnen veroorzaken van plasma- en urinemetanefrines.

	plasma		urine	
	NM	MN	NMN	MN
acetaminofen	++	–	++	–
labetolol	–	–	++	++
sotalol	–	–	++	++
α-methyldopa	++	–	++	–
tricyclische antidepressiva	++	–	++	–
buspiron	–	++	–	++
fenoxybenzamine	++	–	++	–
MAO-remmers	++	++	++	++
sympathicomimetica	+	+	+	+
cocaïne	++	+	++	+
sulfasalazine	++	–	++	–
levodopa	+	+	++	+

MAO = monoamineoxidase; NMN = normetanefrine; MN = metanefrine; ++ duidelijke verhoging; + matige verhoging; – geen verhoging.

mogelijkheden: CT-onderzoek, MRI en meta-^{123}I-benzyl-guanide-SPECT-scanning (MIBG). Begonnen wordt met CT- (of MRI-onderzoek) van de bijnieren en het overige buik- en bekkengebied. Indien dit negatief uitvalt, wordt het onderzoek uitgebreid tot de thorax en het halsgebied. In geval van een negatieve CT- of MRI-scan en positieve hormonale uitslagen kan functioneel afbeeldend onderzoek worden verricht met behulp van de MIBG-scanning. MIBG-scans zijn verder geïndiceerd bij verdenking op metastasen of om te bepalen of metastasen MIBG opnemen als radiotherapie

Tabel 5.12	Clonidinetest ter bevestiging van PPGL.
principe	clonidine (α_2-receptoragonist) remt noradrenalinevrijzetting in patiënten zonder PPGL, maar niet in patiënten met noradrenalineproducerende PPGL
voorwaarden	– stop sympathicolytische medicatie (m.n. bètablokkers) ten minste 48 uur voor de test – patiënt ligt tijdens de test – bloeddruk > 110/60 mmHg, goede intravasculaire vullingsstatus
procedure	– infuusnaald in armvene – na 20 min rust eerste bloedafname en vervolgens oraal 300 µg/70 kg lichaamsgewicht clonidine – monitoren van bloeddruk en pols – na 3 uur tweede bloedafname – bloedsamples meteen op ijs – in samples wordt normetanefrine gemeten
beoordeling	abnormale test die past bij de aanwezigheid van PPGL als normetanefrine 3 uur na clonidine-inname nog steeds verhoogd is en er minder dan 40 % daling is t. o. v. de uitgangswaarde

met ^{131}I-MIBG wordt overwogen. Sommige centra verrichten altijd een MIBG-scan, ook al is er een duidelijk feochromocytoom gevonden.

Primair hyperaldosteronisme

Aldosteron, het belangrijkste mineralocorticoïde hormoon, wordt in de zona glomerulosa van de bijnierschors geproduceerd. De voornaamste fysiologische prikkels tot afgifte van aldosteron zijn angiotensine II, dat onderdeel is van het renine-angiotensine-aldosteronsysteem, en een verhoogde kaliumspiegel en in mindere mate ACTH.

Primair hyperaldosteronisme (PHA) berust in ongeveer de helft tot twee derde van de gevallen op een aldosteronproducerend adenoom (het klassieke syndroom van Conn) en bij een derde tot de helft op een bilaterale bijnierschorshyperplasie (idiopathisch hyperaldosteronisme). Uiterst zeldzame erfelijke oorzaken zijn primair hy-

> **Tabel 5.13** Oorzaken van primair hyperaldosteronisme.

aldosteronproducerend adenoom (50–65%)
– meestal ongevoelig voor het effect van angiotensine

bilaterale bijnierschorshyperplasie (35–50%)

zeer zeldzaam: glucocorticoïdsupprimeerbaar aldosteronisme (familiair hyperaldosteronisme type 1), KCNJ-5- (familiair hyperaldosteronisme type 3) of CACNA1D-mutatie

aldosteronproducerend bijniercarcinoom

NB Het onderscheid tussen de verschillende oorzaken van primair hyperaldosteronisme is van belang omdat dit consequenties heeft voor de behandeling.

peraldosteronisme op basis van het glucocorticoïd-supprimeerbare hyperaldosteronisme (familiair hyperaldosteronisme type 1 (FHA-1), een KCNJ-5-mutatie (FHA-3) of een CACNA1D-mutatie (nog niet geclassificeerd) en een aldosteronproducerend bijniercarcinoom (tab. 5.13). Familiair hyperaldosteronisme type 2 is een restgroep van patiënten met familiair voorkomen van PHA waarin nog geen genmutaties zijn vastgesteld. Een benigne aldosteronproducerend adenoom is meestal klein, minder dan 2 cm in diameter, terwijl een maligne tumor vaak groter is en ook andere hormonen kan produceren. De frequentie van voorkomen van primair hyperaldosteronisme is nog steeds een punt van discussie. Terwijl het voorheen als een vrij zeldzame vorm van hypertensie werd beschouwd (0,1–0,2% van alle patiënten met hypertensie), is het inmiddels duidelijk dat dit percentage veel hoger ligt. Sommigen beweren zelfs dat bij gericht zoeken en screening door middel van de ratio van aldosteron ten opzichte van het plasmarenine een percentage van soms wel 10% wordt gevonden. Dit percentage is vooral hoger in de groep patiënten met een zogenoemde therapieresistente hypertensie, dat wil zeggen een niet goed geregelde bloeddruk bij gebruik van drie antihypertensiva of meer, in adequate doseringen waaronder in ieder geval een diureticum.

De klachten van de patiënt kunnen bestaan uit spiervermoeibaarheid, paresthesieën, nachtelijke polyurie en polydipsie, in extreme gevallen spierkrampen. Deze klachten die vooral samenhangen met het bestaan van hypokaliëmie, zijn om onbekende redenen mogelijk meer uitgesproken bij een aldosteronproducerend adenoom dan bij idiopathisch hyperaldosteronisme. Adenomen komen wat meer bij vrouwen voor en bilaterale hyperplasie wat meer bij mannen. Bij onderzoek worden hypertensie en hypokaliëmie gevonden. Primair hyperaldosteronisme kan gepaard gaan met ernstige hypertensie. Lichte hypokaliëmie (< 3,7 mmol/l) wordt bij de meerderheid van de patiënten gevonden en is het meest uitgesproken bij de patiënten met een adenoom. De hypokaliëmie verergert als gevolg van natriumbelasting en toepassing van thiazidediuretica en verbetert door natriumbeperking. Het serumnatrium is vrijwel altijd hoognormaal, in ieder geval boven de 140 mmol/l. Het serumureum- en uraatgehalte is meestal relatief laag. Bicarbonaat is relatief hoog als uiting van de door aldosteron veroorzaakte metabole alkalose. Tot ongeveer de helft van de patiënten heeft een gestoorde glucosetolerantie, maar wat de betekenis en het oorzakelijk verband met het hyperaldosteronisme is, is onduidelijk. Bij iedere patiënt met hypertensie en spontane hypokaliëmie, dus zonder diureticagebruik, rijst verdenking op het bestaan van primair hyperaldosteronisme. Dit geldt zeker wanneer bij hypokaliëmie en hypertensie zonder diuretica de 24-uursuitscheiding van kalium in de urine meer dan 30 mmol/24 uur bedraagt. Deze patiënten en degenen die tijdens de hypertensiebehandeling een hypokaliëmie ontwikkelen of moeilijk behandelbaar blijken te zijn, komen in aanmerking voor nader onderzoek om het bestaan van primair hyperaldosteronisme uit te sluiten. Net als bij de PPGL storen sommige medicamenten de bepalingen van renine en aldosteron en deze medicamenten dienen dan ook gestaakt te worden en eventueel vervangen door andere in het geval van een ernstige hypertensie (◘ tab. 5.14). Op bepalingen in bloed dat verkregen is tijdens het gebruik van verstorende medicatie, kan geen beleid worden gemaakt.

Diagnostiek
De diagnose primair hyperaldosteronisme wordt gesteld door het vinden van de combinatie van een verhoogd plasma- of urine-al-

◘ **Tabel 5.14** Effecten van medicamenten op aldosteron- en reninespiegels.

	effect op aldosteron	effect op renine	stopduur voordat biochemische diagnostiek kan worden gedaan
bètablokker	↓	↓↓	2 weken
clonidine en α-methyldopa	↓	↓↓	2 weken
NSAID's	↓	↓↓	2 weken
diuretica	=/↑	↑↑	2 weken
kaliumsparende diuretica	↑	↑↑	6 weken
ACE-remmers	↓	↑↑	2 weken
angiotensine-receptorblokkers	↓	↑↑	2 weken
dihydropyridines	=/↓	↑	2 weken
renineremmers	↓	↓↑[a]	6 weken

[a] Plasmarenineactiviteit (PRA) wordt verlaagd, renineconcentratie wordt verhoogd gemeten.
NSAID's = niet-steroïde anti-inflammatoire geneesmiddelen; ACE = angiotensineconverterend enzym.

dosterongehalte met een onderdrukte PRA (plasmarenineactiviteit) of verlaagde PRC (plasmarenineconcentratie) (◘ tab. 5.15). Verstorende medicatie (◘ tab. 5.14) moet worden gestopt of vervangen. Antihypertensiva die geen invloed hebben op de renine- en aldosteronspiegels, zijn verapamil, diltiazem, alfablokkers en hydralazine en kunnen bij hoge bloeddrukken worden voorgeschreven. Omdat kalium een direct aldosteronverlagend effect heeft, dient kalium bij patiënten met een hypokaliëmie ruim gesuppleerd te worden (tot soms wel 100 mmol/dag, verdeeld over minstens drie innamemomenten). De definitieve referentietest is een natriumbelasting, waarbij in het geval van primair hyperaldosteronisme het plasma-aldosteron te hoog blijft. Bij zoutbelasting worden de bepalingen

> **Tabel 5.15** Kenmerken van primair hyperaldosteronisme.
>
> *symptomen*
> - hypertensie met spiervermoeibaarheid, paresthesieën, spierkrampen, nycturie, polyurie en polydipsie
>
> *algemene laboratoriumbevindingen*
> - hypokaliëmie, spontaan, vererend bij zoutbelasting en gebruik van thiazidediuretica
> - excessief kaliumverlies met de urine
> - metabole alkalose
> - hoog-normaal serumnatrium, relatief laag serumureum en -uraat
>
> *diagnose*
> - vóór de diagnose pleiten:
>   - een lage plasmarenineactiviteit (PRA) of -concentratie (PRC) ondanks zoutrestrictie, gebruik van ACE-remmers of diuretica
>   - de combinatie van een gesupprimeerde PRA met een hoog-normaal of verhoogd plasma-aldosteron
> - tegen een diagnose pleit:
>   - een normaal of verhoogd renine
> - de diagnose is uitgesloten bij een daling van het plasma-aldosteron tot <140 pmol/l na een infuus van 2 l 0,9 % NaCl

nuchter en na afloop van een 4 uur durend infuus van 2 l NaCl 0,9 % uitgevoerd. Bij gezonden en patiënten met primaire hypertensie wordt de plasma-aldosteronspiegel na een dergelijke zoutbelasting onderdrukt tot beneden de 140 pmol/l. Bij primair hyperaldosteronisme als gevolg van een adenoom blijft de plasma-aldosteronconcentratie na de zoutbelasting hoger dan 280 pmol/l. Bij sommige patiënten met PHA daalt het aldosteron tot waarden tussen de 140 en 280 pmol/l. Als verder het typische beeld van ernstige hypertensie en (neiging tot) hypokaliëmie met onderdrukt renine bestaat, kan toch de diagnose PHA gesteld worden.

Het onderscheid tussen een aldosteronproducerend adenoom en een bilaterale hyperplasie is van groot belang omdat operatieve behandeling in principe curatief is bij een adenoom, maar zelden effectief is bij bilaterale hyperplasie. De zogenoemde houdingstest om een onderscheid te maken tussen adenoom of hyperplasie is obsoleet. Met

CT-scanning of een MRI is het mogelijk om adenomen te ontdekken die groter zijn dan 7 mm. Aldosteronproducerende adenomen zijn meestal kleiner dan 2 cm, terwijl de zeldzame carcinomen groter zijn. Een cholesterolscan om te differentiëren tussen een adenoom en hyperplasie is onvoldoende gevoelig en specifiek om nog gebruikt te worden en is bovendien zeer lastig uit te voeren en niet overal meer beschikbaar. Het probleem van CT of MRI als diagnosticum is dat kleine adenomen gemist kunnen worden en dat, zeker op oudere leeftijd, ook hormonaal niet-actieve adenomen voorkomen die niet verantwoordelijk zijn voor het primair hyperaldosteronisme. Daarom wordt in de internationale richtlijn geadviseerd om ook altijd een bijniervenebemonstering te verrichten. Hierbij wordt via een katheterisatie van de v. femoralis met een kathetertje bloed uit de linker- en rechterbijniervene afgenomen en uit de v. iliaca (gemengd veneus bloed) waarin dan aldosteron en cortisol worden bepaald. Cortisol wordt gebruikt om te controleren of de bijniervene inderdaad is bemonsterd en om de aldosteron-cortisolratio te bepalen. Een rechts-linksverhouding of links-rechtsverhouding van de aldosteron-cortisolratio van meer dan 4 wordt beschouwd als bewijs van een adenoom rechts of links respectievelijk. De verhouding van de aldosteron-cortisolratio van respectievelijk links of rechts ten opzichte van het gemengd veneuze bloed is dan vrijwel altijd kleiner dan 1 ten teken van contralaterale onderdrukking van de aldosteronproductie. Het probleem van bijnieradersampling is dat het een moeilijke techniek is die een ervaren radioloog vergt, waardoor de techniek tot nu toe slechts in enkele centra beschikbaar is.

Primair hyperaldosteronisme moet worden onderscheiden van het zeldzame 'glucocorticoid-remediable aldosteronism' (GRA), van mutaties in het KCNJ-5-gen en van pseudohyperaldosteronisme. Bij GRA wordt aldosteron niet in de zona glomerulosa van de bijnierschors gemaakt maar in de zona fasciculata onder stimulatie door ACTH. GRA wordt autosomaal dominant overgeërfd en is een zeldzame oorzaak van familiaire hypertensie, die meestal gunstig reageert op toediening van glucocorticoïden. De hypertensie wordt meestal al op jonge leeftijd ontdekt. De oorzaak is een hybride gen

Tabel 5.16 Differentiële diagnose tussen primair aldosteronisme, pseudohyperaldosteronisme (zoals drophypertensie) en secundair hyperaldosteronisme (hypertensie bij nierarteriestenose).

	primair aldosteronisme	drophypertensie	nierarteriestenose
renine	↓	↓	↑
angiotensine II	↓	↓	↑
aldosteron	↑	↓	↑
natriumretentie	↑	↑	↑
kaliumverlies	↑	↑	↑

dat de functionaliteit heeft van aldosteronsynthese maar geregeld wordt door een ACTH-gevoelige promotor. KCNJ-5-mutaties geven een veranderde functionaliteit van een kaliumtransporteiwit in de bijniercel, waardoor er een depolarisatie optreedt die leidt tot hogere intracellulaire calciumspiegels en daarmee tot stimulatie van aldosteronsyntheseactiviteit.

Mutaties van het 11-β-hydroxysteroïddehydrogenase (11-β-HSD) type 2 zijn de oorzaak van het zeldzame autosomaal recessief overervende 'apparent mineralocorticoid excess'-syndroom waarbij de mineralocorticoïdreceptor niet wordt beschermd tegen cortisol omdat cortisol in de nier niet wordt omgezet in het niet-werkzame cortison. Een verkregen vorm hypertensie door remming van het 11-β-HSD is de frequent voorkomende drophypertensie (zie hieronder). In tab. 5.16 wordt het onderscheid aangegeven in laboratoriumbevindingen tussen primair hyperaldosteronisme, drophypertensie en hypertensie bij nierarteriestenose. Hypertensie ten gevolge van congenitale enzymdeficiënties in de bijnierschors komt in H. 8 ter sprake.

Medicamenten, alcohol en drop

Hoewel meestal niet tot secundaire hypertensie gerekend is de hypertensie die ontstaat door medicamenten of genotsmiddelen, ook

> **Tabel 5.17** Medicamenten en intoxicaties die bloeddrukverhoging kunnen geven.
>
> - dropmisbruik
> - chronisch overmatig alcoholgebruik
> - loodintoxicatie
> - cocaïne en amfetamine
> - sympathicomimetica
> - orale contraceptiva
> - glucocorticosteroïden
> - erytropoëtine
> - niet-steroïde anti-inflammatoire middelen (NSAID's)
> - cyclo-oxygenase-2-remmers
> - monoamineoxidaseremmers in combinatie met het gebruik van oude kaas
> - ciclosporine

een vorm van secundaire hypertensie. Middelen die hypertensie tot gevolg hebben, staan in tab. 5.17.

Drop bevat glycyrrizine, een sterke zoetstof uit de zoethoutwortel. Glycyrrizine remt het enzym 11-β-HSD type 2 in de nier. Dit enzym inactiveert cortisol tot cortison. Door de inactivering kan cortisol de mineralocorticoïdreceptor in de nier niet meer activeren. Continue consumptie van ruime hoeveelheden drop remt 11-β-HSD zodanig dat er stimulatie van de mineralocorticoïdreceptor door cortisol plaatsheeft, die leidt tot retentie van water en zout. Overmatig dropgebruik kan op deze wijze ook bij gezonden leiden tot hypertensie. Aan de diagnose hypertensie als gevolg van dropgebruik moet worden gedacht als de hypertensie gepaard gaat met hypokaliëmie. Dit geldt zeker als tevens een metabole alkalose en een lage spiegel van plasmarenine en aldosteron bestaan. Deze gegevens zijn van belang voor het onderscheid ten opzichte van primair hyperaldosteronisme (tab. 5.17).

Zout- en waterretentie treden ook op bij verhoogde bloeddruk door gebruik van glucocorticosteroïden.

Chronisch alcoholgebruik kan eveneens tot hypertensie leiden. Het nuttigen van <2 eenheden per dag heeft weinig invloed op de bloeddruk. Een hogere consumptie kan leiden tot een dosisafhankelijke stijging van de bloeddruk. Ook het zogenoemde 'binge'-drinken in het weekend kan tot chronische hypertensie leiden.

De oestrogene component van orale contraceptiva leidt tot een toename van reninesubstraat en angiotensine-II-productie. Bij een gering percentage van de pilgebruiksters veroorzaakt dit verhoging van de bloeddruk.

Niet-steroïde anti-inflammatoire geneesmiddelen (NSAID's) hebben een antiprostaglandine-effect en bevorderen de water- en zoutretentie. Dit effect komt ook voor bij cyclo-oxygenase-2-remmers. Drugs met sympathicomimetische werking zoals cocaïne en amfetamines kunnen periodiek ernstig verhoogde bloeddrukken geven.

5.5 Hypertensie en zwangerschap

Zwangerschapshypertensie kan men ook een vorm van secundaire hypertensie noemen. Het normale verloop van de bloeddruk tijdens de zwangerschap wordt gekenmerkt door een geleidelijke daling van de gemiddelde arteriële bloeddruk (diastolische bloeddruk + 1/3 × (systolische bloeddruk − diastolische bloeddruk)) van 3−4 mmHg, waarna vanaf de 22e zwangerschapsweek de gemiddelde arteriële bloeddruk weer geleidelijk stijgt tot 90 mmHg. Bij een bloeddruk van ≥140/90 mmHg wordt van hypertensie gesproken. Dit komt bij 2 tot 10% van alle zwangerschappen voor. De hemodynamische veranderingen in het normale zwangerschapsbeloop bestaan uit een toename van het hartminuutvolume en het extracellulaire volume inclusief plasmavolume, bij een afname van de perifere vaatweerstand. De hormonale veranderingen die verband houden met de bloeddruk, zijn een toegenomen plasmareninactiviteit en angiotensine-II-spiegel, maar een verminderde gevoeligheid voor het effect van angiotensine op de vaten (afname van angiotensine-II-receptoren). De productie van vasodilaterende prostaglandinen is toegenomen. Daardoor neemt de nierdoorstroming toe.

Hypertensie in de zwangerschap wordt als volgt geclassificeerd:

- Chronische hypertensie: bloeddruk ≥140/90 mmHg bestaand voor de zwangerschap of voor de 20e zwangerschapsweek en >12 weken na de zwangerschap nog steeds aanwezig.
- Zwangerschapshypertensie: hypertensie zonder proteïnurie die na de 20e zwangerschapsweek ontstaat en voordien niet bekend is. Dit beeld kan overgaan in pre-eclampsie. Na de zwangerschap is de bloeddruk meestal weer normaal. Volgende zwangerschappen kunnen zonder opnieuw optreden van hypertensie verlopen.
- Pre-eclampsie: bloeddruk ≥140 mmHg systolisch en/of ≥90 mmHg diastolisch met een of meer van de volgende nieuw ontstane kenmerken: proteïnurie van >300 mg/24 uur, orgaandisfunctie bij de moeder (creatinine ≥90 µM, verhoogde transaminases, pijn in de bovenbuik, trombopenie, tekenen van diffuse intravasale stolling of hemolyse, neurologische afwijkingen) of groeiachterstand bij de foetus.
- Eclampsie: het optreden van convulsies bij een patiënt met pre-eclampsie.
- Chronische hypertensie met pre-eclampsie: het optreden van proteïnurie bij langer bestaande hypertensie of chronische hypertensie met plotselinge twee- tot drievoudige toename van reeds bestaande proteïnurie. Dit kan verergeren tot eclampsie. Het beeld kan ook reeds in het begin van de zwangerschap optreden.

Pre-eclampsie wordt gekenmerkt door vochtretentie, die tot oedeem van de oogleden, enkels en handen leidt. Er bestaat proteïnurie (>300 mg/24 uur), terwijl de bloeddruk te hoog is en vooral vanaf de 30e zwangerschapsweek neigt tot een verdere stijging. De patiënten klagen over hoofdpijn, misselijkheid en braken. Pre-eclampsie komt het meest voor bij nullipara's, bij meerlingzwangerschappen, bij vrouwen die bekend zijn met langer bestaande hypertensie, bij nierziekte en bij een positieve familieanamnese voor pre-eclampsie.

Ten opzichte van het normale zwangerschapsverloop blijft bij pre-eclampsie de groei van de foetus achter. Afwijkingen van de placenta-arteriën kunnen leiden tot placenta-infarcten en solutio placentae en zijn de oorzaak van de toegenomen foetale mortaliteit.

Hemodynamisch gezien is de perifere vaatweerstand toegenomen; het hartminuutvolume, het plasmavolume en de nierdoorstroming zijn afgenomen. Dit kan leiden tot een stijging van het serumcreatininegehalte. De uraatklaring, een functie van de proximale tubulus, is afgenomen en geeft aanleiding tot een verhoogd serumurinezuurgehalte. Het verminderde plasmavolume komt tot uiting in een toegenomen hematocrietwaarde.

Eclampsie is een dramatische klinische toestand met een slechte prognose voor moeder en kind. Eclampsie gaat meestal gepaard met een snelle stijging van de bloeddruk, tekenen van cerebrale encefalopathie, diffuse intravasale stolling en leverfunctiestoornissen. De symptomen bestaan uit convulsies, visusstoornissen en verschijnselen van acute nierinsufficiëntie zoals oligurie en anurie. De laboratoriumgegevens tonen trombocytopenie, toename van fibrinedegradatieproducten, stollingsstoornissen, vormafwijkingen van de erytrocyten als uiting van de toegenomen intravasculaire stolling, proteïnurie als uiting van de nierbeschadiging, en stijging van transaminases door leverbeschadiging. Dit beeld is bekend als het HELLP-syndroom, waarmee de combinatie hemolytische anemie (H), 'elevated' leverenzymen (EL) en laag aantal plaatjes (LP) wordt bedoeld. Als gevolg van goede zwangerschapscontrole en tijdig herkennen van pre-eclampsie komt eclampsie tegenwoordig in de westerse wereld nog maar weinig voor, maar in ontwikkelingslanden is het nog steeds een veelvoorkomend probleem. Vrouwen die een pre-eclampsie hebben doorgemaakt, maar na de bevalling weer normotensief zijn geworden, hebben later in hun leven waarschijnlijk een grotere kans op het ontwikkelen van hypertensie. Jaarlijkse controle van de bloeddruk is daarom aangewezen bij deze groep.

5.6 Orgaanschade als gevolg van hypertensie

Langer bestaande ernstige hypertensie leidt tot vaatschade die tot uiting komt in cardiale, renale en cerebrale complicaties en retina-afwijkingen. Onderzoek naar het bestaan van dergelijke complicaties

Tabel 5.18	Complicaties als gevolg van hypertensie.
cardiaal	– linkerkamerhypertrofie met diastolische disfunctie – angina pectoris, myocardinfarct, systolische disfunctie – decompensatio cordis
cerebraal	– TIA (transient ischaemic attack) – beroerte (in de westerse wereld 80% ischemisch, 10–15% als gevolg van bloeding)
renaal	– (micro)albuminurie, proteïnurie – verminderde nierfunctie
aorta	– aneurysmatische verwijding, aneurysma dissecans
perifere vaten	– claudicatio intermittens
ogen	– hypertensieve retinopathie

is van groot belang voor de beoordeling van de ernst van de hypertensie. Bovendien kan het bestaan van orgaanschade een rol spelen in het beoordelen van het cardiovasculaire risico. Dat neemt toe bij het bestaan van orgaanschade en ook al is het berekende risico volgens risicotabellen nog laag, de aanwezigheid van orgaanschade zoals linkerventrikelhypertrofie of albuminurie maakt dan al snel dat er toch een behandelindicatie bestaat. Als er al complicaties zijn opgetreden, zoals een hartinfarct of een beroerte, dan is er zeker een behandelindicatie voor hypertensie. Een overzicht van de nadelige gevolgen van hypertensie wordt gegeven in tab. 5.18.

De enige vorm van orgaanschade die tegenwoordig bij hypertensie niet meer standaard vastgesteld wordt, is de retinopathie. Alleen bij verdenking op een hypertensieve crisis (zie boven) wordt de oogarts nog in consult gevraagd.

De belangrijkste cardiale complicaties zijn linksdecompensatie en coronaire atherosclerose leidend tot angina pectoris en myocardinfarct. Hieraan voorafgaand ontwikkelt zich veelal linkerkamerhypertrofie. De hartgrootte die wordt beoordeeld op de thoraxfoto, en ook het elektrocardiogram zijn onnauwkeurige parameters voor het vaststellen van linkerkamerhypertrofie. Veel waardevoller is het echocardiogram, aan de hand waarvan behalve over de mate van hypertrofie ook een oordeel kan worden gevormd over de systolische en diastolische functie van het myocard. De vroegste functionele verandering van het hart bij hypertensie is een stoornis van de relaxatie van de linkerkamer, wat wijst op een diastolische functiestoornis.

Tot de cerebrale complicaties behoren de TIA (transient ischaemic attack), de cerebrale bloeding en trombose en eventueel de multiinfarctdementie. Cerebrale symptomen, zogenoemde hypertensieve encefalopathie, komen voor bij ernstige hypertensie, in het bijzonder als deze in korte tijd is verergerd. Ze worden toegeschreven aan het falen van de autoregulatie van de cerebrale doorbloeding. Deze autoregulatie zorgt over een ruim traject van verschillende bloeddrukken voor een constante cerebrale doorbloeding. Uitingen van cerebrale encefalopathie zijn verwardheid, sufheid, hoofdpijn, dysartrie, hemianesthesie, hemiparese, visusstoornissen, insulten en eventueel een coma. Een cerebrovasculair accident kan het gevolg zijn van hypertensie, maar kan ook hypertensie veroorzaken.

De vroegste symptomen van nierafwijkingen zijn nycturie, microalbuminurie en hyperurikemie. Microalbuminurie gaat gepaard met een verhoogd risico op cardiovasculaire complicaties. Ten aanzien van de nierfunctie gaat primaire hypertensie meestal eerst gepaard met een toename van de niervaatweerstand, waarbij de nierdoorbloeding afneemt maar de glomerulaire filtratie gehandhaafd blijft met een toename van de filtratiefractie. In deze fase is de uraatklaring veelal afgenomen, hetgeen leidt tot een verhoogd serumurinezuurgehalte. Zoutrestrictie geeft dan een verminderde stijging van de plasmarenineactiviteit. In een latere fase daalt de glomerulaire filtratie. Een stijging van het serumcreatinine treedt pas laat op als meer dan 30-40% van de nierfunctie verloren is gegaan. Hypertensie bij diabetes mellitus heeft in het bijzonder een ongunstige invloed op de nierfunctie, omdat als gevolg van een dilatatie van de afferente arteriolen de intraglomerulaire druk sterk verhoogd is. Samen met de verhoogde concentratie van glucose in het bloed kan hypertensie bij diabetici leiden tot een versnelde achteruitgang van de nierfunctie.

Een belangrijke vasculaire complicatie bij hypertensie is verder het optreden van een aneurysma aortae, eventueel gecompliceerd door een ruptuur. Met een echografie van de buikaorta kan een aneurysma vroegtijdig worden aangetoond.

De mogelijkheden van vasculair onderzoek zijn de afgelopen jaren sterk toegenomen. Meting van de intimamediadikte van de arteria carotis is een relatief eenvoudige methode om een indruk te krijgen over het vaatstelsel. Toename van de intimamediadikte heeft een voorspellende waarde bij het inschatten van het risico van het optreden van cerebrovasculaire en cardiovasculaire complicaties en in sommige richtlijnen wordt al een rol voor meting van de intima-media thickness (IMT) gezien.

5.7 Anamnese en onderzoek

Met de kennis van het bovenstaande in het achterhoofd kunnen we een schema maken van de belangrijke punten die bij anamnese en onderzoek opgehelderd moeten worden. Deze staan vermeld in ◘ tab. 5.19. De uitkomst geeft richting aan het aanvragen van aanvullend onderzoek om optimale diagnostiek te verrichten. Bij het ontdekken van milde of matige primaire hypertensie heeft de patiënt meestal geen duidelijke klachten. Voor de anamnese is het eventueel familiair voorkomen van hypertensie en het gebruik van zout, drop, alcohol en medicamenten die tot bloeddrukverhoging kunnen leiden, van belang (◘ tab. 5.17).

Bij het lichamelijk onderzoek wordt naast het algemene onderzoek speciaal aandacht geschonken aan de volgende aspecten: bloeddrukmeting aan beide armen, percussie en auscultatie van hart en longen, de polsfrequentie, de polsdruk (het verschil tussen de systolische en de diastolische bloeddruk), het bestaan van ritmestoornissen, pulsaties van de carotiden, van de buikaorta, de arteriae femorales, popliteae en dorsales pedis. Boven de carotiden

> **Tabel 5.19** Aspecten van anamnese en lichamelijk onderzoek die van belang zijn voor de diagnostiek van hypertensie.

anamnese
- vroegere bloeddrukmetingen? hoe gemeten?
- klachten? spierzwakte, -krampen? paroxismen passend bij PPGL? nycturie?
- hypertensie in familie?
- snurken? apnoes? slaperigheid?
- kenmerken van hyper- of hypothyreoïdie?
- alcohol? medicatie? drop? zoethoutthee?
- zoutgebruik?
- zelfmeting van bloeddruk? welk apparaat? waarden?
- roken? voldoende groenten en fruit? lichamelijke inspanning: min/dag?
- cardiovasculaire aandoeningen in de voorgeschiedenis?

lichamelijk onderzoek
- BMI, hartritme
- tekenen van hypercortisolisme of van hyper- of hypothyreoïdie, struma?
- huidafwijkingen (café-au-laitvlekken[a])?
- bloeddruk liggend en staand (inclusief hartfrequentie), links en rechts, eventueel bloeddruk aan het been
- hartgeruisen? extra harttonen?
- nieren palpabel? perifere pulsaties aanwezig? souffles buik of perifere arteriën?

[a]Café-au-laitvlekken komen voor bij neurofibromatose, een erfelijke aandoening die gepaard gaat met het optreden van feochromocytomen.

wordt geluisterd naar souffles. Verder wordt aandacht besteed aan het bestaan van adipositas door het berekenen van de BMI (body mass index) en het meten van de tailleomvang. De BMI is gedefinieerd als gewicht/lengte^2 (gewicht uitgedrukt in kilogram en lengte in meters). Normale waarde is 20-24,9.

Palpatie en auscultatie van de schildklier hoort bij het onderzoek en bij het onderzoek van de buik wordt speciaal gelet op palpabele nieren, een eventuele souffle in de bovenbuik of aan de rugzijde in de costoclaviculaire hoek en het bestaan van een blaasdemping. Café-au-laitvlekken en huidfibromen kunnen wijzen op een PPGL in het kader van een neurofibromatose.

Het aanvullende onderzoek bestaat in eerste instantie uit urineonderzoek op albumine, albumine/creatinineratio en sedimentafwijkingen, bloedonderzoek op glucose, creatinine, eventueel creatinineklaring of GFR (glomerular filtration rate), natrium, kalium, calcium en een lipidenprofiel (LDL-cholesterol, triglyceriden, HDL-cholesterol).

Verder zal er bij noodzakelijk vervolgonderzoek een thoraxfoto, een ecg, een echocardiogram en een echo van de nieren worden gemaakt. Bij verdenking op hypertensieve crisis kan onmiddellijk oogfundusonderzoek door de oogarts aangewezen zijn of een afbeelding van aorta of hersenen. Het is duidelijk dat dit gehele programma niet bij iedere patiënt die zich bij de huisarts meldt zal worden uitgevoerd.

Literatuur

Fibromusculaire dysplasie: Circulation. 2014;129:1048–78.
Hypertensie en zwangerschap. isshp.org/pageguidelines en ▶ www.nvog-documenten.nl.
Richtlijn Hypertensieve crisis. NIV 2011 (▶ www.richtlijnonline.nl).
Richtlijn ESH/ESC 2013. J Hypertens. 2013;31:1281–357.
Richtlijn Endocrine Society Primary aldosteronism. J Clin Endocrinol Metab. 2008;93:3266–81.
Richtlijn Endocrine Society PPGL. J Clin Endocrinol Metab. 2014;99:1915–42.

Aandoeningen van de nieren

C.E.H. Siegert

6.1 Pijn uitgaand van de tractus urogenitalis

6.1.1 Inleiding

De meeste aandoeningen van de nieren geven functieverlies met daardoor mogelijk aspecifieke constitutionele symptomen. Sommige aandoeningen van de nieren uiten zich door pijn of doordat nieren bij lichamelijk onderzoek pijnlijk zijn. Bekend is de koliekpijn bij obstructie die een gevolg is van rek van het nierkapsel, het nierbekken of de ureter. De term 'renale koliek' is verwarrend: acute obstructie veroorzaakt meestal een *constante*, steeds erger wordende lendenpijn, met uitstraling naar lies, testis of labium. De patiënt kan misselijk zijn en de pijn kan gepaard gaan met braken. Er bestaat een verband tussen de snelheid waarmee de rek optreedt en de ernst van de (koliek)pijn. Plotseling optredende obstructie van de ureter, bijvoorbeeld door een steen, veroorzaakt veel meer klachten dan een zich geleidelijk ontwikkelende hydronefrose door, bijvoorbeeld, prostaathypertrofie. In het laatste geval is er vaak helemaal geen pijn, of alleen maar een doffe pijn in de lendenen.

Een parenchymateuze nieraandoening kan, bij *snel* optredende zwelling van de nier (door interstitieel oedeem of een infiltraat), eveneens leiden tot (slag)pijn in de nierloge. Voorbeelden zijn pye-

Tabel 6.1 Symptomen van een niersteenkoliek.
– pijn in de flank, uitstralend naar lies, perineum, scrotum, penis of labia
– bewegingsdrang
– misselijkheid of braken
– macroscopische hematurie
– verminderde diurese

lonefritis en IgA-nefropathie. Slagpijn is overigens een weinig specifiek en sensitief symptoom,

Lendenpijn kan ook berusten op een perinefritisch abces. Vaak zijn dan ter plaatse ook andere tekenen van ontsteking (rubor, calor en tumor) waar te nemen. Ten slotte kan ook een niercelcarcinoom lendenpijn (of abdominale pijn) veroorzaken. De klassieke trias van macroscopische hematurie, pijn en een palpabele tumor wordt echter maar bij 10 % van de gevallen gevonden. Dysurie, een brandende pijn bij het plassen, gaat vaak gepaard met een suprapubisch gelokaliseerd onbestemd gevoel, pollakisurie en nycturie en lichte temperatuurverhoging. Het wijst op een blaasontsteking en komt frequent voor bij vrouwen. Dysurie kan echter ook berusten op urethritis of op een chronische prostatitis. Bij acute prostatitis bestaat er naast koorts ook pijn ter hoogte van het perineum.

6.1.2 Nefrolithiasis

Nierstenen manifesteren zich meestal door het optreden van hevige pijn die bijna altijd gepaard gaat met (macroscopische) hematurie, (◘ tab. 6.1). Oorzaken van nefrolithiasis staan in ◘ tab. 6.2 en de differentieeldiagnostische overwegingen bij een vermoede niersteenaanval zijn samengevat in ◘ tab. 6.3.

Voor de diagnose zijn bij lichamelijk onderzoek de temperatuur en bloeddruk, en bij aanvullend onderzoek de serumcreatinineconcentratie, de CRP en het urinesediment, van belang. Voor beeldvormend

Tabel 6.2 Oorzaken van nierstenen.

- niet infectieus: calciumoxalaat; calciumfosfaat, urinezuur
- infectieus: magnesiumammoniumfosfaat; hydroxyapatiet, ammoniumnitraat
- genetisch: cystine, xanthine, oxaalzuur
- door geneesmiddelengebruik: indinavir, aciclovir, triamtereen

Tabel 6.3 Differentiële diagnose van een niersteenkoliek.

- pyelonefritis
- bloeding of infectie van een niercyste
- nierinfarct (embolie, arteriële trombose)
- papilnecrose (analgetica, diabetes mellitus, sikkelcelanemie)
- niertumor
- niet-renale oorzaken zoals galsteenkoliek, beklemde breuk, pancreatitis, obstructie-ileus, diverticulitis, retroperitoneale bloeding, acute mesenteriale ischemie, extra-uteriene graviditeit, ovariumpathologie (waaronder ovulatiepijn)

Tabel 6.4 Frequentie van voorkomen van typen nierstenen.

- calciumoxalaat en calciumfosfaat	80%
- struviet (magnesiumammoniumfosfaat en calciumfosfaat)	10%
- urinezuur	5-10%
- cystine	1%

onderzoek geniet een CT-scan zonder contrasttoediening de voorkeur. De combinatie van echografie en een buikoverzichtsfoto is een goed alternatief. Bedacht moet worden dat een normaal echogram van de nieren een obstructie van de urinewegen niet altijd uitsluit en dat urinezuurstenen niet op een blanco buikoverzichtsfoto zichtbaar zijn.

Bij verdenking op nierstenen moet de urine worden gezeefd, zodat een eventueel geloosd concrement kristallografisch kan worden onderzocht ter beoordeling van de samenstelling (tab. 6.4).

Wanneer nierstenen worden aangetoond bestaat het aanvullende laboratoriumonderzoek uit bepaling in het serum van creatinine, calcium, albumine, en urinezuur. De pH van de urine wordt bepaald, evenals de 24-uursuitscheiding met de urine van calcium, oxalaat, citraat, creatinine, urinezuur, magnesium, fosfaat, ureum, natrium en kalium (de laatste vier te gebruiken om de dieetsamenstelling in te schatten). Ongeveer 80 % van de nierstenen zijn calciumhoudend en 30 % van deze patiënten heeft hypercalciurie. Een minderheid van deze patiënten heeft een daarvoor aantoonbare oorzaak zoals hyperparathyreoïdie, sarcoïdose, renale tubulaire acidose, osteolytische botprocessen of steroïdmedicatie. De overige patiënten hebben een idiopathische hypercalciurie die berust op een toegenomen calciumabsorptie in de darm, een verminderde terugresorptie van calcium in de nier of een verhoogde botresorptie.

Urinezuurstenen komen in verhoogde frequentie voor bij mensen met een verhoogd urinezuurgehalte in het serum.

Bij verdenking op een urineweginfectie worden kweken ingezet. Een enkele maal komen zogenoemde infectiestenen voor onder invloed van urease producerende bacteriën. Een bijzondere vorm betreft de secundaire hyperoxalurie bij malabsorptie door dunne darmaantasting door de ziekte van Crohn of na ileumresectie. Zelden hebben patiënten een genetische aandoening.

6.1.3 Urineweginfectie (◘ tab. 6.5)

Het symptoom frequente, pijnlijke mictie, vaak gepaard gaand met een onbestemd gevoel in de onderbuik en het lozen van troebele, vaak stinkende en soms bloederige urine, wijst op een blaasontsteking (cystitis). Er wordt onderscheid gemaakt tussen cystitis bij gezonde niet-zwangere vrouwen en cystitis bij alle overige patiënten met een verhoogd risico op een gecompliceerd beloop (mannen, zwangeren, diabetes mellitus of gestoorde afweer, neurologische blaasstoornissen, afwijkingen aan nieren of urinewegen, verblijfskatheter). Er is sprake van een urineweginfectie met weefselinvasie wanneer symptomen

> **Tabel 6.5** Symptomen van cystitis en pyelonefritis.

cystitis
- frequente, pijnlijke aandrang en mictie (pollakisurie, dysurie/strangurie)
- urge-incontinentie
- onaangenaam, zwaar gevoel suprapubisch
- subfebriele temperatuur
- troebele of stinkende urine
- macroscopische hematurie

pyelonefritis
- frequente, pijnlijke aandrang en mictie
- koude rillingen
- hoge koorts
- enkel- of dubbelzijdige flankpijn of slagpijn
- misselijkheid/braken

van koude rillingen en koorts erbij komen: pyelonefritis (lendenpijn) of prostatitis (pijn in het perineum). Slechts de helft van de patiënten met symptomen van een blaasontsteking toont 'significante' bacteriurie ($\geq 10^5$ colony forming units (CFU)/ml). Dit betekent echter niet dat de andere helft lijdt aan een abacteriële blaasontsteking. Factoren die leiden tot een gering aantal CFU, zijn onder andere frequente blaaslediging, geforceerde diurese, voorgeschreven chemotherapie, adhesie van bacteriën aan puscellen of uromucoïd en een verkeerd groeimedium. Daarom is het raadzaam bij ongecompliceerde cystitisklachten af te gaan op de anamnese en het aspect van vers geloosde urine, en het urinesediment te bekijken van 'midstream'-urine, waarin weinig plaveiselcellen behoren voor te komen. In de huisartspraktijk hoeft men geen kweek uit te zetten bij een vrouw met eerder een geobjectiveerde urineweginfectie en herkenbare klachten die niet langer dan een week bestaan. Dit bespaart kosten. In alle andere gevallen moet wel een urinekweek worden uitgevoerd. De differentieeldiagnostische overwegingen bij al dan niet recidiverende urineweginfecties zijn samengebracht in ◘ tab. 6.6, terwijl ◘ tab. 6.7 de meest voorkomende verwekkers noemt.

◘ **Tabel 6.6** Differentiële diagnose van urineweginfecties.

- blaasontsteking/pyelonefritis
- prostatitis
- bacteriële urethritis
- niet-bacteriële urethritis
- vaginale infecties
- acute appendicitis, cholecystitis, darmperforatie

◘ **Tabel 6.7** De meest voorkomende verwekkers van urogenitale infecties.

bacterieel	*E. coli, Proteus, Klebsiella, Enterobacteriaceae*
venerisch	gonokokken, herpes simplex, *Chlamydia trachomatis, Trichomonas*
schimmels	*Candida albicans*

Het lichamelijk onderzoek bij dysurie draagt meestal weinig bij. Men moet speciaal letten op blaasdemping, de prostaat en de genitaliën (fluor; cervix en adnexen; bij mannen écoulement).

Het laboratoriumonderzoek omvat een beoordeling van het urinesediment en, bij verdenking op een pyelonefritis, urine- en bloedkweken. Het resistentiepatroon van de betrokken bacterie is vooral bij een persisterende of recidiverende urineweginfectie van belang. In dat geval dient ook onderzoek naar eventuele anatomische afwijkingen te worden gedaan. Bij chronische prostatitis kan een positieve kweek soms pas worden gevonden na prostaatmassage. Bij leukocyturie en een negatieve urinekweek moet ook aan urogenitale tuberculose worden gedacht.

De kans op het optreden van recidiverende urineweginfecties is bij vrouwen groter dan bij mannen vanwege de kortere urethra en hangt samen met de seksuele activiteit en de hormonale status (oestrogeendeficiëntie). Afvloedbelemmering van de urine, zoals voorkomt bij obstructie van de urinewegen, een neurogene blaasdisfunctie of tijdens de zwangerschap, is een sterk predisponerende factor voor recidiverende urineweginfecties. Ten slotte is de bacteriële virulentie van belang.

> **Tabel 6.8** Oorzaken van persisterende en recidiverende urineweginfecties.

persisterende infecties (blijvend positieve urinekweek met hetzelfde micro-organisme tijdens antibiotische therapie)
a. resistentie
b. medicatieontrouw
c. onvoldoende urineconcentratie antibioticum
d. superinfectie met nieuw micro-organisme

'relapse' urineweginfectie (opnieuw optreden van infectie met hetzelfde micro-organisme na voorafgaande adequate eradicatie; meestal 'relapse' binnen 2 weken na staken therapie)
a. onvoldoende lange duur c.q. effectiviteit van de therapie (prostatitis, pyelonefritis)
b. geïnfecteerde nierstenen en nierabcessen

herinfectie urineweginfectie (t.g.v. een nieuw micro-organisme met een ander resistentiepatroon na succesvolle behandeling van het vorige micro-organisme)
a. hernieuwde fecale-perineale verontreiniging
b. persisterende anatomische afwijkingen

Bij patiënten met een verblijfskatheter zal altijd een positieve urinekweek worden gevonden. Als de katheter goed functioneert leidt dit niet tot de verschijnselen van een urineweginfectie. Asymptomatische bacteriurie zonder verblijfskatheter wordt verder vooral ook bij ouderen gevonden; dit behoeft evenmin behandeling. Een aantal oorzaken voor persisterende infecties van de urinewegen en recidiefinfecties met dezelfde of andere verwekkers wordt gegeven in > tab. 6.8.

6.2 Hematurie en proteïnurie

Glomerulaire nierziekten hebben twee belangrijke manifestatievormen: hematurie en proteïnurie. Het onderzoek van de urine is dus van groot belang bij patiënten die van een nierziekte verdacht worden. Het vaststellen van hematurie of proteïnurie is ook van groot belang voor het differentieeldiagnostisch denken: primaire nierziekten worden vaak onderscheiden in nefritisch of nefrotisch. Overigens kunnen nefritische nierziekten ook met proteïnurie samengaan (bijv. IgA-nefropathie) en kunnen in het urinesediment van nefrotische nierziekten soms ook erytrocyten worden gevonden (bijv. focale segmentale glomerulosclerose (FSGS)). Een aantal oorzaken van secundaire glomerulaire aandoeningen kan verschillende afwijkingen in de glomerulus veroorzaken die zich of met hematurie of met proteïnurie kunnen manifesteren (bijv. hepatitis B en C).

Normaal worden per etmaal 1×10^6 erytrocyten met de urine uitgescheiden en vindt men in het urinesediment bij een vergroting van $400 \times 0-3$ rode bloedcellen per gezichtsveld. Bij hematurie vindt men >3 ery's per gezichtsveld (microscopische hematurie). Het aantal erytrocyten wordt tegenwoordig ook wel opgegeven als het aantal erytrocyten per milliliter ongecentrifugeerde urine. Bij een aantal van meer dan 15-20 erytrocyten/µl spreekt men van erytrocyturie of hematurie.

Bij macroscopische hematurie ziet de urine, afhankelijk van de zuurgraad, rood (zoals vleesnat) bij alkalische urine, of bruin (zoals cola) bij zure urine (pH <6) als gevolg van de vorming van hematine. Roodbruine urine kan hematurie, maar ook hemoglobinurie of myoglobinurie betekenen. Verder ziet de urine soms rood na het eten van bietjes. Ook door geneesmiddelen (bijv. door rifampicine en methyldopa) kan de urine rood kleuren, vooral wanneer de urine alkalisch is. De differentiële diagnose van hematurie is opgenomen in ◘ tab. 6.9. Een indeling van de glomerulaire ziekten waaronder de ziekten die zich met (microscopische) hematurie manifesteren, wordt gegeven in ◘ tab. 6.10.

Een 'dipstick', waarmee hematurie kan worden aangetoond, maakt geen onderscheid tussen enerzijds hematurie en anderzijds hemoglobinurie of myoglobinurie. Beoordeling van het sediment biedt ook dan uitkomst. Bij hemoglobinurie is er ook hemoglobinemie; bij myoglobinurie bestaat er ook myoglobinemie en is het creatinefosfokinasegehalte (CPK) in het bloed verhoogd.

Macroscopische hematurie ziet men nogal eens bij traumata, tumoren, vaatanomalieën en IgA-nefropathie (intermitterend). In

> **Tabel 6.9** Differentiële diagnose van hematurie.

renale oorzaken
a. glomerulaire aandoeningen
b. stenen, cysten, arterioveneuze malformaties, nierinfarct
c. infecties (pyelonefritis, tbc)
d. maligniteiten

postrenale oorzaken
a. mechanisch (stenen, obstructie, trauma, lichamelijke inspanning)
b. ontstekingen (cystitis, urethritis, prostatitis)
c. tumoren (urotheelcelcarcinoom, poliepen)

hematologische oorzaken
a. stollingsafwijkingen (hemofilie, ziekte van Von Willebrand, anticoagulantia)
b. sikkelcelnefropathie

combinatie met koorts, gewichtsverlies, pijn en een vaak hoge BSE, wijst macroscopische hematurie op niercelcarcinoom.

Bij hematurie is het van belang op voorhand uit te maken of de erytrocyten afkomstig zijn uit het nierparenchym (glomerulaire hematurie) of uit de urinewegen (niet-glomerulaire hematurie). Onderscheid tussen glomerulaire en niet-glomerulaire hematurie kan op verschillende wijzen worden gemaakt. Allereerst zijn erytrocytencilinders bewijzend voor een glomerulaire origine van de rode bloedcellen. Cilinders zijn het beste aantoonbaar in verse ochtendurine (geconcentreerd en zuur). Dysmorfe erytrocyten zijn suggestief voor *glomerulaire* hematurie en monomorfe erytrocyten voor *niet-glomerulaire* hematurie. Als meer dan 40% van de erytrocyten dysmorf is, pleit dit voor een glomerulaire aandoening. De ervaring van de beoordelaar van het sediment is belangrijk bij de interpretatie van de betrouwbaarheid van de uitslag.

Stolsels pleiten voor niet-glomerulaire hematurie; hetzelfde kan worden gezegd van pijnlijke hematurie. Pijnloze hematurie gecombineerd met beduidende proteïnurie ziet men vooral bij glomerulaire aandoeningen.

Bij hematurie let men bij het lichamelijk onderzoek op de aanwezigheid van palpabele nieren (cysten, tumoren), suprapubische druk-

> **Tabel 6.10** Indeling van glomerulaire ziekten naar hun nefritische of nefrotische manifestatie.

glomerulaire ziekten met een nefritisch syndroom
a. primair
  - IgA-nefropathie
  - membranoproliferatieve glomerulonefritis
  - proliferatieve glomerulonefritis
b. secundair
  - auto-immuunziekten: antiglomerulaire basale membraanziekte (anti-GBM-ziekte; syndroom van Goodpasture), SLE, microscopische polyangiitis, granulomatosis met polyangiitis (ziekte van Wegener), eosinofiele granulomatosis met polyangiitis (ziekte van Churg Strauss), cryoglobulinemische vasculitis, ziekte van Behçet
  - infectieziekten: hepatitis B, hepatitis C, poststreptokokkenglomerulonefritis

glomerulaire ziekten met een nefrotisch syndroom
a. primair
  - minimal change nephropathy
  - focale segmentale glomerulosclerose
  - membraneuze glomerulopathie
b. secundair
  - diabetische nefropathie
  - auto-immuunziekten zoals SLE
  - plasmaceldyscrasieën: monoklonale immuunglobuline neerslag, AL-amyloïdose, ziekte van Waldenström, fibrillaire glomerulopathie
  - infectieziekten: hepatitis B, hepatitis C, hiv
  - maligniteiten: lymfomen, solide tumoren
  - geneesmiddelen: NSAID's, heroïne
  - erfelijk: ziekte van Alport, congenitale lipodystrofie
  - overige: adipositas, eclampsie, AA-amyloïdose, niertransplantaatrejectie

pijn (cystitis) en tekenen van hemorragische diathese (inclusief splinterbloedinkjes). Zoals eerder aangegeven, zegt slagpijn in de nierloges niet veel. Hoge bloeddruk en oedeem kunnen een aanwijzing zijn voor een glomerulaire aandoening. Inspectie van de genitalia en de anus, en een rectaal toucher zijn bij hematurie essentieel.

Pijnloze hematurie bij een jonge patiënt betreft meestal een glomerulaire aandoening waarvoor internistische analyse is aangewezen. Hematurie bij een patiënt boven de 40 daarentegen moet in eerste instantie door de uroloog worden geanalyseerd. In ◘ fig. 6.1 wordt de beleidslijn aangegeven die wordt gevolgd bij erytrocyturie.

6.2 · Hematurie en proteïnurie

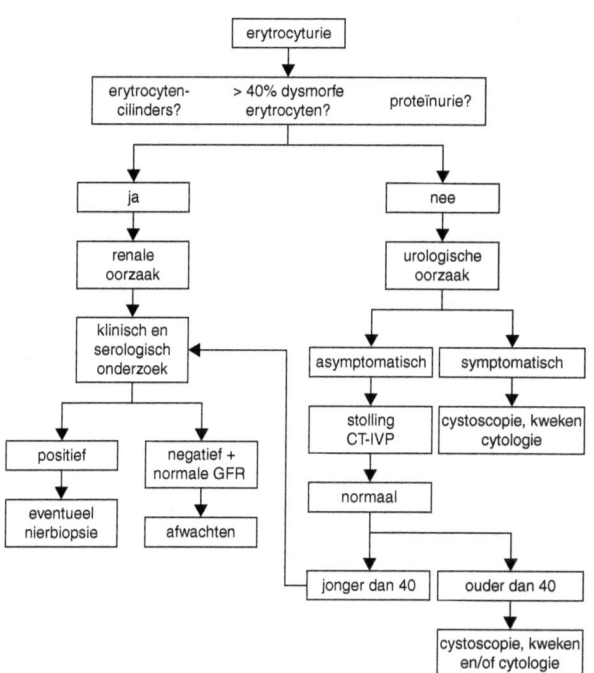

Figuur 6.1 Wat te doen bij erytrocyturie?

De standaardanalyse bij hematurie omvat naast urineonderzoek, zoals urinesediment, 24-uursurine op eiwituitscheiding, urinekweek en urinecytologie (afhankelijk van de leeftijd), bepalingen van hemoglobine, BSE, CRP, nierfunctie en minstens één type afbeeldingsonderzoek van de nieren (echografie, CT resp. CT-IVP). In hoeverre de analyse verder wordt uitgebreid met aanvullende beeldvorming, serologisch onderzoek of een nierbiopsie hangt sterk af van de ernst en de vermoedelijke afwijking, en van de prognostische en therapeutische consequenties van een definitieve diagnose.

6.3 Proteïnurie

Eiwit in de urine bij iemand zonder klachten (prevalentie 3,5%) kan een eerste uiting zijn van een ernstige nieraandoening, maar kan ook na nefrologische analyse geen klinische betekenis blijken te hebben (bijv. bij orthostatische proteïnurie).

Normaal scheidt de mens per 24 uur minder dan 150 mg eiwit uit, waarvan 60% bestaat uit plasma-eiwitten (o.a. 20–30 mg albumine) en 40% uit glycoproteïnen.

Proteïnurie (eiwitverlies > 150 mg/etmaal) kan een gevolg zijn van een abnormale glomerulaire permeabiliteit, een tubulaire stoornis (fanconi-syndroom) of een verhoogd aanbod van kleine eiwitten zoals bèta-2-microglobuline of lichte ketens.

Dipsticks zijn positief vanaf 300 mg albumine/24 uur (🔲 fig. 6.2). Tussen 30 en 300 mg albumine/24 uur wordt van microalbuminurie gesproken. Microalbuminurie is een relatief vroege uiting van diabetische nefropathie. De afwijking wordt echter ook bij ongeveer 30% van de patiënten met essentiële hypertensie gevonden en wordt als marker van endotheelschade en een cardiovasculaire risicofactor beschouwd.

Met dipsticks wordt geen bence-jonesproteïnurie aangetoond. Bij weinig geconcentreerde urine kan men met een dipstick proteïnurie missen. Door ook het sediment te bekijken, wordt vaak snel duidelijk waar de oorzaak moet worden gezocht: bij microscopische hematurie in de glomerulus, bij leukocyturie in het tubulointerstitium.

Zowel gezonden als patiënten met een glomerulaire aandoening scheiden staand meer albumine uit dan liggend. Wordt alleen in staande houding eiwit met de urine verloren, dan spreekt men van orthostatische proteïnurie. Dit is in het algemeen van weinig betekenis.

Bestaat er proteïnurie, dan is het van belang de hoeveelheid uitgescheiden eiwit per 24 uur te kwantificeren. Door dan tevens de creatinine-uitscheiding te bepalen, kunnen grove 'verzamelfouten' worden opgespoord. Creatinine is een afbraakproduct van spier-

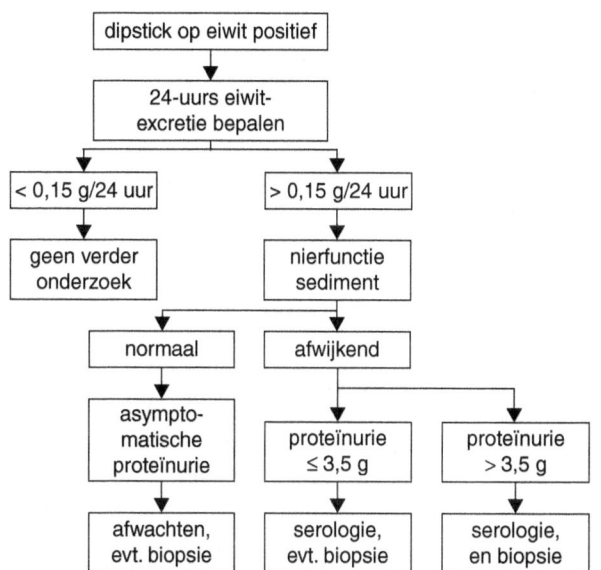

Figuur 6.2 Wat te doen wanneer de albustixtest bij herhaling positief uitvalt? De albustixtest is negatief bij paraproteïnurie, hemoglobinurie of myoglobinurie ('overloopproteïnurie').

weefsel. De uitscheiding is dus direct afhankelijk van de spiermassa (en dierlijk eiwitinname) en kan in een stabiele klinische conditie als constant worden beschouwd.

Proteïnurie kan eveneens worden gevonden tijdens koorts en na zware lichamelijke inspanning. Men spreekt dan van functionele proteïnurie. Idiopathische voorbijgaande of intermitterende proteïnurie, beide zonder sedimentafwijkingen, komt regelmatig voor bij kinderen en jongvolwassenen en is onschuldig.

Er is sprake van een nefrotisch syndroom bij een 24-uurseiwitverlies van >3,5 gram. Dit gaat meestal gepaard met hypoalbuminemie (serumalbumine <30 g/l), oedeem als gevolg van natrium- en waterretentie, en hypercholesterolemie. De retentie van natrium en water kan ook leiden tot vochtophoping in de pleuraholte of tot vorming van ascites. Een belangrijke differentieeldiagnostische overweging is rechtsdecompensatie van het hart waarbij bij lichamelijk onderzoek de meting van de centraalveneuze druk en bij aanvullende onderzoek het serum BNP belangrijk zijn. Deze zijn niet verhoogd bij een nefrotisch syndroom.

Het nefrotisch syndroom bij volwassenen kan in ongeveer 80% van de gevallen worden toegeschreven aan een primair glomerulaire aandoening (◘ tab. 6.10). Primaire glomerulonefritiden zijn klinisch niet gemakkelijk van elkaar te onderscheiden. Bij membranoproliferatieve glomerulonefritis (MPGN) en focale segmentale glomerulosclerose (FSGS) komen vaak microscopische hematurie en hypertensie voor. 'Minimal change' nefropathie (MCN) is vooral een aandoening bij kinderen en reageert goed op corticosteroïden.

Bij proteïnurie c.q. nefrotisch syndroom komen de volgende laboratoriumbepalingen in aanmerking en gelden de volgende overwegingen:

- Serumonderzoek op creatinine, ureum, Na, K, totaal eiwit, albumine, paraproteïnen, cholesterol.
- 24-uursurine op eiwit, creatinine, Na, bence-joneseiwit (Henry Bence Jones FRS 1813–1873) en eventueel immuno-elektroforese.
- Urinesediment en urinekweek. Bij positieve urinekweek moet infectie van hogere urinewegen met anatomische afwijkingen worden overwogen.
- Complementonderzoek is soms afwijkend bij primaire glomerulonefritis, zoals bij poststreptokokkenglomerulonefritis (C3 verlaagd), bij MPGN (met C3-verlaging en soms aantoonbare C3-'nephritic factor') en bij SLE (met verlaging CH50, C3 en/of C4).
- Circulerende immuuncomplexen zijn soms aantoonbaar bij MPGN, SLE en bacteriële endocarditis Bij de overige vormen van glomerulonefritis zijn circulerende immuuncomplexen meestal afwezig.

- Serologisch onderzoek is geïndiceerd bij verdenking op SLE (ANF, anti-DNA), granulomatosis met polyangiitis (ziekte van Wegener) (c-ANCA = cytoplasmatisch fluorescentiepatroon en gericht tegen proteïnase 3), microscopische polyangiitis (p-ANCA, o.a. gericht tegen myeloperoxidase), antiglomerulaire basale membraanziekte (anti-GBM-ziekte; syndroom van Goodpasture) (anti-GBM-antilichamen).
- Bij verdenking op amyloïdose kan een rectum-, gingiva- of vetbiopt (buikwand) worden onderzocht op aanwezigheid van amyloïd.
- Afhankelijk van de ernst van de hypoalbuminemie is het serumcalcium verlaagd (geïoniseerd calcium normaal, tenzij er vitamine-D-verlies in de urine optreedt).
- In 10–15 % van de gevallen blijkt bij een membraneuze glomerulopathie (MGN) een onderliggende maligniteit aanwezig te zijn.
- Een nierbiopsie is de gouden standaard voor de diagnose en noodzakelijk voor exacte classificering, prognosebepaling en indicatiestelling tot (immunosuppressieve) therapie.

6.4 Acute en chronische nierinsufficiëntie

6.4.1 Inleiding

Het meten van nierfunctie kan op verschillende directe en indirecte manieren gebeuren. Een aantal formules die in de klinische praktijk van belang zijn, staat in ◘ tab. 6.11. De creatinineklaring wordt als maat voor de glomerulaire filtratiesnelheid (GFR) genomen. Deze kan worden berekend uit de creatinine-excretie in 24-uursurine. Deze bepaling heeft voor de patiënt mogelijk praktische bezwaren en levert een onjuiste uitslag op als niet precies 24 uur wordt gespaard, als er urine verloren gaat bij de defecatie of als de nierinsufficiëntie toeneemt en ook tubuli creatinine gaan uitscheiden (overschatting). Een aantal formules maakt het mogelijk de GFR te schatten (estimated of eGFR). Ook deze formules hebben hun beperkingen. De

> **Tabel 6.11** Nefrologische formules.

$$\text{creatinineklaring} = \frac{\text{urinecreatinine} / 24 \text{ uur}}{\text{plasmacreatinine}} \times \frac{1}{1440}$$

formule van Cockroft (schatting van de klaring)

$$\text{creatinineklaring (man)} = \frac{(140 - \text{leeftijd}) \times \text{gewicht(kg)}}{\text{plasmacreatinine}}$$

creatinineklaring (vrouw) = 0,85 × bovenstaande formule

fractionele natriumexcretie (FeNa⁺)

$$\text{FeNa}^+ (\%) = \frac{\text{urinenatrium} \times \text{plasmacreatine}}{\text{urinecreatine} \times \text{plasmanatrium}} \times 100$$

GFR (MDRD) = (ml/min/1,73 m²) = 186 × (serumcreatinine (μmol/l)/88,4) − 1,154 × leeftijd (in jaren) − 0,203 × 0,742 (indien vrouw)

normale waarden:
creatinineklaring bij mannen 120 ± 25 ml/min; bij vrouwen 95 ± 20 ml/min;
fractionele natriumexcretie bij normale natriuminname < 1%;
Modification of Diet in Renal Disease (MDRD): bij negroïden uitslag × 1,21.

formule van Cockroft gaat van een gewicht uit dat nominaal is. Een relatief hoog gewicht (adipositas) zal zo tot overschatting van de GFR leiden. De Modification of Diet in Renal Disease- (MDRD-) formule heeft dit bezwaar minder. Deze formule is alleen betrouwbaar bij een gestoorde nierfunctie (eGFR < 60 ml/min).

▪ Tabel 6.12 geeft de definitie van acute nierinsufficiëntie en de stadiumindeling van chronische nierinsufficiëntie.

De definitie van acute nierinsufficiëntie wordt bepaald door klinische en laboratoriumparameters. Er wordt tegenwoordig gesproken van acute kidney injury (AKI). Hier is sprake van bij een stijging van het serumcreatinine (≥ 26 μmol/l in 48 uur of 1,5× de eerder gemeten laagste waarde van de patiënt) of afname van de diurese (< 0,5 ml/kg/uur over 6 uur gemeten).

Tabel 6.12 Acute en chronische nierinsufficiëntie.	
definitie acute nierinsufficiëntie	
stijging creatinine > 26 μmol/l binnen 48 uur of	
stijging creatinine > 1,5 maal de laagste waarde in de afgelopen week of	
diurese < 0,5 ml/kg/uur in 6 uur	
stagering van chronische nierinsufficiëntie	
1. stadium 1: GFR > 90 ml/min	normale nierfunctie met afwijkingen in de urine die op chronische nierziekte wijzen
2. stadium 2: GFR 60–90 ml/min	milde nierinsufficiëntie met afwijkingen in de urine die op een chronische nierziekte wijzen
3. stadium 3: GFR 30–59 ml/min	matig ernstige nierinsufficiëntie
4. stadium 4: GFR 15–29 ml/min	ernstige nierinsufficiëntie
5. stadium 5: GFR < 15 ml/min	(pre)terminale nierinsufficiëntie

Acute nierinsufficiëntie kent *prerenale*, *renale* en *postrenale* oorzaken. Renale en postrenale acute nierinsufficiëntie kan gepaard gaan met een normale urineproductie, met oligurie (< 400 ml/etmaal) en met anurie (< 50 ml/etmaal).

Van chronische nierinsufficiëntie wordt eigenlijk pas gesproken wanneer de creatinineklaring daalt onder 60 ml/min. De ernst van de nierfunctie wordt in vijf stadia ingedeeld. Ook bij een klaring boven 60 ml/min kunnen er wel andere tekenen van een chronische nierziekte zijn dan functieverlies. Na verlies van een kritische hoeveelheid nefronen is verdere achteruitgang van de nierfunctie meestal niet meer afhankelijk van het oorspronkelijke nierlijden, maar een zichzelf onderhoudend, onafwendbaar en progressief proces. De snelheid waarmee de achteruitgang van de nierfunctie zich voltrekt, kan echter wel in gunstige zin worden beïnvloed door strikte bloeddrukverlaging en reductie van proteïnurie.

Tabel 6.13 Onderscheid tussen renale en prerenale vormen van acute nierinsufficiëntie.

	renaal	prerenaal
urineosmolaliteit (mosmol/kg)	< 350	> 500
urine soortelijke massa (g/ml)	≤ 1010	> 1020
ureum urine/plasma	< 10	> 20
creatinine-urine/plasma	≤ 20	> 40
[Na^+]-urine (mmol/l)	≥ 40	< 20
$FeNa^+$ (%)*	≥ 1	< 1
sediment	veel vormelementen	normaal

* $FeNa^+$ = fractionele natriumexcretie.

6.4.2 Acute nierinsufficiëntie (tab. 6.13 en 6.14)

De klachten kunnen variëren van geen tot zeer ernstig met alle verschijnselen van uremie (misselijkheid, braken, sufheid, somnolentie, coma, pericarditis en pleuritis).

Bij verdenking op een *prerenale* oorzaak van acute nierinsufficiëntie wordt aandacht geschonken aan het mogelijke bestaan van extracellulair of vasculair volumeverlies (excessief zweten, braken, diarree, diureticagebruik, bloeding, oedeem, alcoholmisbruik) en een verminderd hartminuutvolume (hartfalen, myocardinfarct, pericarditis, harttamponnade).

Voor een *renale* genese pleiten symptomen zoals koorts, huidafwijkingen (palpabele purpura), hematurie, hemoptoë, epistaxis, gewrichtsklachten, het fenomeen van Raynaud, pleuritis, tekenen van episcleritis of uveïtis en ulcera in de mond. Zeer belangrijk is het uitvoerig vragen naar het geneesmiddelengebruik met het oog op acute interstitiële nefritis, een nierarteriestenose (ACE-remmers of angiotensine-II-blokkers of cholesterolemboliën (orale anticoagulantia toegediend of recente arteriële katheterisatie?). Denk daarbij ook aan röntgencontrastmiddelnefrotoxiciteit.

Tabel 6.14 Oorzaken van acute nierinsufficiëntie.

prerenale oorzaken

a. verminderd hartminuutvolume (myocardinfarct, hartritmestoornissen, ernstig hartfalen, hart-tamponnade, longembolie, positieve drukbeademing)
b. hypovolemie met of zonder hypotensie:
   1. verminderde vochtinname
   2. verlies van extracellulair vocht (renaal, gastro-intestinaal en via de huid)
   3. redistributie (levercirrose, nefrotisch syndroom, pancreatitis, peritonitis, ileus, verbrandingen)
c. perifere vasodilatatie (sepsis, shock, leverinsufficiëntie, antihypertensieve medicatie, intoxicaties)
d. onderbreking van de renale autoregulatie door prostaglandinesyntheseremmers, angiotensineconverterend enzym- (ACE-)remmers of angiotensine II- (AT-II-)blokkers
e. bijnierschorsinsufficiëntie

renale oorzaken

a. acute tubulusnecrose
   1. ischemische schade (shock, lage 'cardiac output', renovasculaire obstructie, 'multiple organ failure')
   2. nefrotoxische schade
      - exogene toxinen: antibiotica, anesthetica, röntgencontrastmiddelen, analgetica, chemotherapeutica (o.a. cisplatina)
      - immunosuppressiva (o.a. ciclosporine, tacrolimus)
      - antivries (ethyleenglycol), zware metalen, vergiften
      - endogene toxinen
      - pigment (myoglobuline, hemoglobine, methemoglobine)
      - kristaldeposities (urinezuur, calciumoxalaat, aciclovir, indinavir)
      - tumorspecifieke syndromen (tumorlysissyndroom)
b. acute interstitiële nefritis (medicamenteus, infectieus, infiltratief (leukemie en lymfoom) en idiopathisch)
c. acute glomerulopathieën en (systemische) vasculitiden (granulomatosis met polyangiitis (ziekte van Wegener, anti-GBM-ziekte (syndroom van Goodpasture), SLE, IgA-vasculitis (ziekte van Henoch-Schönlein), cryoglobulinemie, acute postinfectieuze glomerulonefritiden, hemolytisch uremisch syndroom en trombotische trombocytopenische purpura)
d. athero-embolisch (acute schorsnecrose, nierinfarct, cholesterolemboliën)

Tabel 6.14 Oorzaken van acute nierinsufficiëntie. (Vervolg)

postrenale oorzaken
a. obstructie van de ureters
   1. buiten de ureter
      - tumoren
      - retroperitoneale fibrose
      - endometriose
   2. in de ureter
      - stenen
      - stolsels
      - oedeem
      - papilnecrose
      - urotheeltumoren
b. blaasuitgangobstructie
   - stenen
   - stolsels
   - tumor (blaastumor/cervixtumor)
   - prostaathypertrofie
   - functioneel (anticholinergica)
   - neurogene blaas
c. urethraobstructie
   - congenitale kleppen
   - strictuur
   - tumor
   - phimosis

Voor een eventuele *postrenale* oorzaak moet worden gevraagd naar het aspect van de urine (hematurie of stolsels), het mictiepatroon (prostaathypertrofie), steenlijden in de voorgeschiedenis en analgeticagebruik (papilnecrose).

Bij het lichamelijk onderzoek moet men letten op verschijnselen van dehydratie (liggende en staande bloeddruk en polsfrequentie, huidturgor, droge tong en slijmvliezen), en voorts op tekenen van hartfalen (centraalveneuze druk, hartgrootte, galopritme, hepatomegalie, oedeem, crepitaties (basale) longvelden).

Bij het onderzoek van het abdomen let men op de eventuele aanwezigheid van een blaasdemping, en bij mannen moet altijd een rectaal toucher (prostaat) worden verricht.

Hypotensie en tachycardie zijn verschijnselen die passen bij prerenale oorzaken en bij acute tubulusnecrose (ATN). Daarentegen is hypertensie een weinig specifiek verschijnsel.

Nauwkeurig lette men op aanwijzingen voor een systeemziekte zoals palpabele purpura, splinterbloedingen, petechiën, synoviitis, uveïtis/(epi)scleritis, oogfundusafwijkingen of geneesmiddelenexantheem.

De aanwezigheid van leverstigmata en ascites moet aan de mogelijkheid van levercirrose gecompliceerd door een hepatorenaal syndroom doen denken. Tekenen van livedo reticularis en blauw/paarse verkleuring van tenen, laterale voetzoolrand of knieën zijn suspect voor cholesterolemboliëen.

Het laboratoriumonderzoek omvat het beoordelen van het urinesediment, waarbij wordt gelet op de aanwezigheid van erytrocytencilinders (glomerulonefritis). Het vinden van eosinofielen in de urine pleit voor het bestaan van allergische tubulo-interstitiële nefritis of cholesterolemboliëen. Van belang is verder de aanwezigheid van proteïnurie, wijzend op een glomerulaire afwijking.

De bloedchemie zal naast het serumcreatinine en -ureum in eerste aanleg bestaan uit het kalium, de pH en het bicarbonaatgehalte (metabole acidose), verder aangevuld met serumcalcium, -fosfaat, -natrium en -chloor. Echo-onderzoek is van belang voor bepaling van de niergrootte en cortexdikte en het eventueel aantonen van stuwing. Het onderscheid tussen prerenale en renale afwijkingen is veelal mogelijk aan de hand van het concentrerend vermogen van de nier en het bestaan van sedimentafwijkingen (◘ tab. 6.13).

De fractionele excretie van Na^+ ($FeNa^+$; ◘ tab. 6.12) wordt gedefinieerd als de klaring door de nier van natrium als percentage van de glomerulaire filtratiesnelheid (GFR). De berekening hiervan is gedefinieerd in de formule:

$$FeNa^+(\%) = \frac{\text{urine}[\text{natrium}] \times \text{plasma}[\text{creatinine}]}{\text{urine}[\text{creatinine}] \times \text{plasma}[\text{natrium}]} \times 100.$$

De betrouwbaarheid van de criteria die worden genoemd in ◘ tab. 6.13 is betrekkelijk. Voorafgaand gebruik van medicamenten (diuretica en dopamine) verstoort deze indices. Dit geldt ook bij gecombineerde oorzaken zoals uitdroging bij pre-existent nierlijden.

De differentiële diagnose van acute glomerulonefritis c. q. van 'rapidly progressive glomerulonephritis' staat vermeld in ◘ tab. 6.15 c. q. ◘ tab. 6.16.

6.4.3 Chronische nierinsufficiëntie (◘ tab. 6.17)

Bij chronische nierinsufficiëntie bestaan er meestal progressieve moeheids- en malaiseklachten. De klachten en verschijnselen zijn aspecifiek en kunnen per patiënt zeer wisselend zijn.

Misselijkheid en braakneiging zijn vaak in de ochtenduren het meest uitgesproken. In ernstige gevallen of vergevorderde stadia van uremie treden op: smaakverlies, hemorragische diathese, renale osteodystrofie met botpijnen en/of pathologische fracturen, decompensatio cordis, convulsies of een coma. Bij ernstige hypertensie kunnen visusstoornissen als gevolg van hypertensieve retinopathie optreden.

Meer ziektespecifieke verschijnselen zijn:

- doofheid, visusstoornissen en lensafwijkingen bij de ziekte van Alport (belaste familieanamnese);
- mechanische bezwaren in het abdomen ten gevolge van zeer grote cystenieren;
- mictieklachten en urineweginfecties bij anatomische afwijkingen van de urinewegen (soms slechts uitsluitend klachten in de vroege jeugdjaren);
- acute flankpijn met koorts en/of macroscopische hematurie bij nierinfarcten.

In de anamnese dient speciale aandacht te worden besteed aan chronisch medicijngebruik zoals pijnstillers, met verder ook aandacht voor diabetes, erfelijke aandoeningen en een familieanamnese voor nierziekten.

◨ **Tabel 6.15** Differentiële diagnose van acute glomerulonefritis.

systemische vasculitis
- granulomatose met polyangiitis (ziekte van Wegener)
- polyarteriitis nodosa
- microscopische polyarteriitis
- eosinofiele granulomatose met polyangiitis (syndroom van Churg-Strauss)
- IgA vasculitis (ziekte van Henoch-Schönlein)

andere systeemaandoeningen
- systemische lupus erythematodes
- cryoglobulinemie
- ziekte van Behçet

infectiegerelateerd
- acute postinfectieuze glomerulonefritis
- bacteriële endocarditis
- shuntnefritis

antiglomerulaire basale membraanziekte (anti-GBM-ziekte; syndroom van Goodpasture)

primaire glomerulonefritis
- IgA-glomerulopathie
- membranoproliferatieve glomerulonefritis
- membraneuze glomerulopathie
- minimal-change glomerulopathie
- focale segmentale glomerulosclerose

tumorgerelateerd (paraneoplastisch)
- carcinoom
- lymfoom
- leukemie

geneesmiddelgerelateerd
- hydralazine
- penicillamine
- rifampicine

Bij ernstige chronische nierinsufficiëntie ziet de patiënt er meestal vaalbleek uit en vindt men vaak krabeffecten (jeuk). Tachyhyperpnoe (ademhaling volgens Kussmaul) wijst op ernstige metabole acidose. Men moet voorts letten op verschijnselen van neuropathie, pleuritis en pericarditis. Uremische polyneuropathie en pericarditis

Tabel 6.16 Differentiële diagnose van 'rapidly progressive glomerulonephritis'.

antiglomerulaire basale membraan ziekte (anti-GBM-ziekte; ziekte van Goodpasture)

immuuncomplexgemedieerde glomerulonefritis, bijv.
- postinfectieuze glomerulonefritis
- lupus nefritis
- cryoglobulinemie

pauci-immune glomerulonefritis, bijv.
- granulomatose met polyangiitis (ziekte van Wegener)
- microscopische polyarteriitis

glomerulonefritis bij microangiopathie, bijv.
- hemolytisch uremisch syndroom
- diffuse intravasale stolling
- maligne hypertensie

Tabel 6.17 Kenmerken van chronische nierinsufficiëntie.

- hypertensie/hypervolemie/pericarditis (door retentie van natrium, water en de uremie)
- polyneuropathie met klachten over paresthesieën, brandend gevoel in de voeten en/of 'restless legs'
- gedragsveranderingen, lethargie, geheugenstoornissen, concentratiestoornissen, traagheid, organische psychosen, convulsies en coma
- gastritis (afgenomen eetlust en misselijkheid) en colitis (diarree)
- anemie/verlengde bloedingstijd (menorragie/ecchymosen)
- hyperkaliëmie/metabole acidose/hyperurikemie/insulineresistentie/hyperhomocysteinemie
- afgenomen libido, dysmenorroe/amenorroe, fertiliteitsstoornissen, impotentie
- renale osteodystrofie met neerslagen van calciumfosfaat in bloedvaten en extraossale weefsels (schouders/heupen)
- jeuk/gepigmenteerde huid/rode-ogensyndroom (calciumdeposities in de conjunctivae)
- verhoogde gevoeligheid voor infecties door stoornissen in de humorale en cellulaire immuunrespons en verhoogde incidentie van cardiovasculaire complicaties

ziet men vooral bij terminale nierinsufficiëntie. Een ring van dystrofische calcificaties rond de iris (limbus sign) wijst op lang bestaande nierinsufficiëntie met ernstige secundaire hyperparathyreoïdie. Differentiatie tussen acute versus chronische nierinsufficiëntie kan

■ **Tabel 6.18** Differentiële diagnose van chronische nierinsufficiëntie.

glomerulaire aandoeningen
- primaire en secundaire glomerulonefritiden
- focale segmentale glomerulosclerose, IgA-nefropathie
- diabetische nefropathie

chronische interstitiële nefritis
- sarcoïdose
- recidiverende pyelonefritis
- analgeticanefropathie
- lithiumnefropathie

erfelijke nierziekten
- ziekte van Alport, cystenieren

vasculaire afwijkingen
- hypertensieve nefropathie, nierinfarct, nierembolieën, occlusie van de nierarteriën, vasculitis: polyarteriitis nodosa

chronische obstructie – anatomische afwijkingen
- reflux, agenesie, dysplasie en hypoplasie

systeemziekten
- multipel myeloom, amyloïdose, ziekte van Sjögren

soms, bij ontbreken van anamnese en/of historische laboratoriumgegevens, zeer moeilijk zijn. Gegevens die pleiten voor een chronische aandoening, zijn langdurige malaise, hypertensie en anemie, nycturie en polyurie, jeuk, hyperfosfatemie, verhoogd parathormoon (PTH), afgenomen niergrootte en aanwijzingen voor renale osteodystrofie of perifere neuropathie (restless legs).

De oorzaken van chronische nierinsufficiëntie zijn samengevat in ■ tab. 6.18.

De oorzaken die tot chronische en eventueel tot terminale nierinsufficiëntie kunnen leiden, zijn zeer talrijk. Soms is nierfunctievervangende therapie noodzakelijk.

Literatuur

Brenner BM. Brenner and Rector's The kidney. Vol 1 and 2. 9e druk. Philadelphia: Saunders; 2012.

Geerlings SE, Broek PJ van den, Haarst EP, et al. SWAB Richtlijn antimicrobiële therapie bij gecompliceerde urineweginfecties. Amsterdam: SWAB; 2006.

Gilbert SJ, Weiner DE, Gipson DS, Redacteur. National Kidney Foundation's Primer on kidney diseases. 6e druk. Elsevier Saunders; 2014.

Jennette JC, Falk RJ, Bacon PA, et al. 2012 revised International Chapel Hill Consensus Conference Nomenclature of vasculitis. Arthritis Rheum. 2013;65:1–11.

Türk C, Knoll T, Petrik A, et al. Guidelines on urolithiasis. European Association of Urology, 2014.

Afwijkingen van de koolhydraat- en vetstofwisseling

C.J. Tack, M. Castro Cabezas, J.W.F. Elte

7.1 Diabetes mellitus

7.1.1 Inleiding

Diabetes mellitus komt veel voor, de laatste gegevens van het RIVM-onderzoek laten zien dat er in 2013 in Nederland ruim 800.000 patiënten met diabetes bekend zijn bij de huisarts. Daarnaast zijn er ook mensen met diabetes waarbij de diagnose nog niet bekend is, geschat 250.000. In totaal denken we dus dat er ongeveer een miljoen mensen in Nederland diabetes heeft, een prevalentie van ongeveer 6%. Uit longitudinaal onderzoek waarin het aantal diabetespatiënten over een lange periode is geregistreerd, blijkt dat de prevalentie van diabetes in de periode 2001-2011 voor mannen ruim is verdubbeld en voor vrouwen met ruim 60% is toegenomen. De stijging was het grootst vanaf ongeveer 2000. Een deel van de stijging is te verklaren door demografische ontwikkelingen (groei en vergrijzing van de bevolking). Verder heeft de toename te maken met het stijgend aantal mensen met overgewicht en/of een verminderde lichamelijke activiteit en met de actievere opsporing van diabetespatiënten door de huisartsen. Bij ongewijzigd beleid zal het aantal toenemen tot 1,3 miljoen in 2025.

Hoewel misschien iets gunstiger komt de prevalentie in Nederland ongeveer overeen met die in andere westerse landen. De prevalentie van diabetes in opkomende landen was lager, maar neemt snel toe en de verwachte stijging in de komende 10 jaar is nog veel meer uitgesproken. Op dit moment wonen de meeste mensen met diabetes al in Azië (m.n. India en China) en daar wordt met een stijging van meer dan 100 % gerekend. Terecht kan worden gesproken van een 'global epidemic', diabetes behoort daarmee tot de tien zogenoemde global health issues. Dit komt mede tot uiting door de Werelddiabetesdag die jaarlijks op 14 november plaatsvindt, als manier vanuit de International Diabetes Federation (IDF) en WHO om aandacht te vragen voor dit enorme probleem.

7.1.2 Diagnose

De diagnose diabetes wordt gesteld op basis van klachten in combinatie met verhoogde bloedglucosewaarden. Lang niet altijd hebben patiënten klachten en vaak wordt de diagnose per toeval of door middel van al dan niet gerichte screening vastgesteld.

Symptomen van hyperglykemie zijn polyurie, dorst, vermagering ondanks normale of zelf toegenomen eetlust, moeheid en spierzwakte. Andere symptomen zijn recidiverende infecties (genitale infecties zoals balanitis bij de man, vulvovaginale infecties bij de vrouw) en wazig zien (gevolg van refractiestoornissen secundair aan een sterk verhoogde glucoseconcentratie in het bloed en in de lens). Daarnaast kunnen symptomen bestaan van langetermijncomplicaties (zie verderop).

De criteria voor de diagnose diabetes mellitus staan in ◘ tab. 7.1.

In de aanwezigheid van symptomen kan de diagnose diabetes met een eenmalige, niet-nuchtere bloedglucosebepaling worden gesteld; deze moet boven 11,1 zijn. Wanneer symptomen ontbreken moet bevestiging met een tweede meting plaatsvinden. De glucose moet in het laboratorium worden gemeten omdat glucosemeters die via strips meten te weinig nauwkeurig zijn. In het verleden werd onderscheid gemaakt tussen capillair gemeten glucose (met vingerprik verkregen en in volbloed gemeten) en plasmaglucose (verkregen

Tabel 7.1 Normaalwaarden en diagnostische criteria voor het stellen van de diagnose diabetes mellitus en gestoorde glucosestofwisseling.

glucose (mmol/l)	nuchter	2 uur na de maaltijd	HbA_{1c} (mmol/mol (%))
normaal	<5,6* [6,2]	<7,8	<39 (<5,7%)
gestoorde nuchtere glucose (IFG)	≥5,6* [6,2] – <7	<7,8	39–46 (5,7–6,5%)
gestoorde glucosetolerantie (IGT)		≥7,8 – <11,1	39–46 (5,7–6,5%)
diabetes mellitus	≥7	≥11,1	>46 (>6,5%)

* WHO-criterium

via venapunctie). Waarden in volbloed zijn ongeveer 10% lager dan in plasma, maar tegenwoordig zijn vrijwel alle glucosemeters in Nederland 'terug'gekalibreerd naar plasmawaarden en rapporteren daarom plasmawaarden. Daarom is diagnose op basis van capillaire waarden niet meer zinvol. Ook al rapporteren glucosemeters tegenwoordig 'plasma'waarden, door de beperkte nauwkeurigheid moet – in ieder geval bij marginaal verhoogde waarden – glucose in het laboratorium worden gemeten. Tussen normaal en diabetes mellitus bevinden zich de categorieën gestoorde nuchtere/gestoorde glucosetolerantie die tezamen wel worden aangeduid als prediabetes. De prevalentie van prediabetes lijkt ongeveer gelijk aan die van diabetes. Personen met prediabetes hebben een aanzienlijke kans (tot 60% in 5 jaar) om in de loop van de tijd manifeste diabetes te ontwikkelen – daarbij is het risico op hart- en vaatziekten al verhoogd.

Glucosurie is eveneens een aanwijzing voor het bestaan van diabetes, maar de diagnose kan niet alleen daarop worden gesteld. Jongvolwassenen hebben weleens glucose in de urine als uiting van renale glucosurie, een onschuldige nieraandoening. Bij oudere patiënten met diabetes kan glucosurie ontbreken doordat de zogenoemde nierdrempel voor glucose hoger is dan normaal.

Er bestaat enige controverse of de diagnose diabetes ook gesteld mag worden op basis van het HbA_{1c}. Waar de American Diabetes

Association (ADA) deze heeft opgenomen in haar criteria, raadt de NHG-standaard dat niet aan. Inderdaad hebben bij bevolkingsonderzoek personen met verhoogde glucosewaarden niet altijd een verhoogd HbA_{1c} en vice versa, maar een jaar later zijn de meeste wel overlappend. Daarenboven wordt het HbA_{1c} gebruikt als behandeldoel, zodat het plausibel lijkt om deze vanaf het begin te betrekken bij de diagnosestelling.

Bij bevolkingsonderzoek wordt wel een 75 grams-glucosebelastingstest gebruikt, maar die test moet voor individuele patiënten worden afgeraden vanwege de matige reproduceerbaarheid.

Het HbA_{1c}, in het verleden ook wel aangeduid met de term glyco-Hb, is een maat voor de mate van glycering van hemoglobine, die op haar beurt weer een afspiegeling is van de gemiddelde bloedglucoseconcentratie over de afgelopen 6–8 weken. Lange tijd werd de hoeveelheid geglyceerd hemoglobine uitgedrukt in een percentage, maar sedert 2011 wordt gerapporteerd in mmol/mol hemoglobine om analytisch-technische redenen. Internationaal wordt HbA_{1c} echter nog vaak in % uitgedrukt en tal van richtlijnen en protocollen hanteren nog percentages. Om van mmol/mol naar % te rekenen geldt:

$$HbA_{1c}(\text{in \%}) = 0{,}0915 \times HbA_{1c}(\text{in mmol/mol}) + 2{,}15.$$

Om van % naar mmol/mol te rekenen geldt:

$$HbA_{1c}(\text{in mmol / mol}) = 10{,}93 \times HbA_{1c}(\text{in \%}) - 23{,}5.$$

Een HbA_{1c} van 8 % komt overeen met een concentratie van 64 mmol/mol, een HbA_{1c} van 60 mmol/mol komt overeen met 7,6 %.

Uit het HbA1c kan ook teruggerekend worden naar de gemiddelde glucoseconcentratie over de afgelopen weken; bij gebruik van % is de gemiddelde glucosewaarde $1{,}59 \times HbA_{1c}$ (in %) − 2,59. Voorbeeld: een HbA_{1c} van 64 mmol/mol (8 %) impliceert een gemiddelde plasmaglucoseconcentratie van ongeveer 10 mmol/l.

Wanneer de diagnose diabetes is vastgesteld volgt de classificatie waarbij de indeling van de ADA wordt gevolgd (◘ tab. 7.2).

> **Tabel 7.2** Classificatie van diabetes mellitus.

I. *type 1-diabetes (bètaceldestructie resulterend in een absolute insulinedeficiëntie)*
   a. immuungemedieerd
   b. idiopathisch

II. *type 2-diabetes (door combinatie van insulineresistentie en -deficiëntie die in ernst kunnen variëren)*

III. *andere specifieke vormen*
   a. genetische defecten van de bètacel; bijv. MODY*
   b. genetische defecten van insulinewerking; bijv. lipodystrofie
   c. ziekte van het exocriene pancreas; bijv. pancreatitis
   d. endocrinopathieën; bijv. syndroom van Cushing
   e. door geneesmiddelen of toxinen geïnduceerde diabetes mellitus; bijv. glucocorticoïden
   f. infecties; bijv. rubella
   g. zeldzame vormen van immuungemedieerde diabetes; bijv. anti-insulinereceptorantilichamen
   h. andere genetische syndromen geassocieerd met diabetes; bijv. syndroom van Down

IV. *zwangerschapsdiabetes*

* MODY = maturity-onset diabetes of the young.

Bij diabetes worden twee hoofdtypen onderscheiden: diabetes mellitus type 1 en type 2 (tab. 7.3). Diabetes mellitus type 1 is meestal een auto-immuunziekte, met een prevalentie van ongeveer 0,5 %. De prevalentie neemt langzaam toe, het is niet geheel duidelijk waarom. De ziekte wordt meestal op jonge leeftijd manifest, in de helft van de gevallen voor het 20e levensjaar. Maar ook op oudere leeftijd bij mensen boven 65 jaar komt auto-immuun type 1-diabetes voor. Er wordt dan wel gesproken van 'latent auto-immune diabetes of the adult' het zogenoemde LADA-type van diabetes mellitus, een term die overigens wordt afgeraden – liever spreken we van type 1-diabetes op latere leeftijd. Bij presentatie van type 1-diabetes mellitus is de bloedglucosespiegel sterk verhoogd, veelal hoger dan 15–20 mmol/l. In combinatie met de anamnese en de aanwezigheid van glucosurie, en het praktisch altijd bestaan van ketonurie bij presentatie is de diagnose meestal snel duidelijk.

Diabetes mellitus type 2 komt tienmaal zo vaak voor. Dit beeld wordt vooral veel gezien na het 40e levensjaar en neemt in frequentie toe met de leeftijd. Met het toenemen van de prevalentie van overgewicht komt diabetes mellitus type 2 tegenwoordig ook op jongere leeftijd bij adolescenten en zelfs bij kinderen voor. Bij type 2-diabetes mellitus is de stijging van de bloedglucosewaarde meestal minder uitgesproken. Veelal is het onderscheid tussen type 1- en type 2-diabetes niet moeilijk, maar regelmatig komen twijfelgevallen voor. Criteria die helpen bij het onderscheid van de twee typen, staan in ◘ tab. 7.3.

Het is belangrijk te beseffen dat er naast type 1- en type 2-diabetes talloze 'overige' vormen van diabetes bestaan (◘ tab. 7.2). Een juiste classificatie van diabetes is belangrijk ten aanzien van behandeling en prognose.

Bij ketoacidotische ontregeling zijn er wel kenmerkende symptomen zoals uitdroging, hypotensie, kussmaulademhaling, coma en maagdilatatie met braken.

Bij twijfel tussen diabetes type 1 en type 2 kan onderzoek naar antistoffen, met name anti-GAD (glutaminezuurdecarboxylase) worden verricht. Een positief anti-GAD en/of andere antilichamen pleit sterk voor type 1. De waarde van de bepaling van C-peptide na glucagontoediening (1 mg glucagon intraveneus toedienen en na 5 en 10 min de stijging van de C-peptide en insulineconcentratie in het bloed meten – een intacte C-peptideresponse wijst op aanwezige endogene insulineproductie) om type 1- en type 2-diabetes te onderscheiden is beperkt. In de vroege fase kunnen ook patiënten met type 1-diabetes, zeker wanneer die op oudere leeftijd manifest wordt, nog resterende insulinesecretie hebben.

Bij mensen met insulineresistentie worden naast de gestoorde glucosetolerantie andere uitingen van het metabool syndroom gevonden, zoals hypertensie en een afwijkend lipidenpatroon. Het risico op het manifest worden van diabetes is gecorreleerd aan de mate van obesitas. Bij een 'body mass index' (BMI) van >35 kg/m^2 is dit risico ongeveer 40 maal zo groot als bij een BMI van <23 kg/m^2.

Tabel 7.3 Typische kenmerken van diabetes mellitus type 1 en type 2.

	type 1	type 2
kliniek	– latente periode zonder klinische symptomen, daarna in korte tijd ontstaan van symptomen van dorst, polyurie, vermagering met neiging tot ketoacidose – op het moment van het stellen van de diagnose is de bloedglucosewaarde sterk verhoogd, vaak is er ketonurie en soms zelfs reeds een metabole acidose – bij het manifest worden van de ziekte zijn er nog geen tekenen van micro- of macroangiopathie	– overgewicht bij 85%, minder symptomen van dorst en polyurie, amper neiging tot ketoacidose – er is een periode waarin de diabetes al bestaat maar nog niet is gediagnosticeerd – geschat wordt dat dit gemiddeld 6–8 jaar is – waarschijnlijk is die prediagnostische fase tegenwoordig overigens korter door de gerichte opsporing van diabetes. Ook dyslipidemie en hypertensie bestaan vaak al jaren tevoren – complicaties zoals micro- en macroangiopathie kunnen al aanwezig zijn op het moment waarop de diagnose wordt gesteld
prevalentie en leeftijd van ontstaan	– over alle leeftijden 3–4 per 1000; de aandoening ontstaat vaak op de kinderleeftijd met een piek rond 12–14 jaar, maar kan ook bij ouderen optreden (zgn. LADA-type*-diabetes)	– toenemende prevalentie bij het ouder worden: 1–2% op 40-jarige leeftijd, 5% tussen 50 en 60 jaar, >10% ouder dan 70 jaar
substraat	– vrijwel afwezige insulinesecretie, bètacelmassa <10% van normaal als gevolg van immunologische afbraak, lymfocytaire infiltratie rond de eilandjes van Langerhans, antistoffen tegen eilandjesstructuren	– in combinatie met insulineresistentie relatieve afname van de insulinesecretie, bètacelmassa 50–70% van normaal, amyloïddepositie in de eilandjes van Langerhans, geen antistoffen

◘ Tabel 7.3	Typische kenmerken van diabetes mellitus type 1 en type 2 (vervolg).	
	type 1	**type 2**
erfelijkheid	– veelal geïsoleerd voorkomend – ongeveer 30–40 % concordantie bij eeneiige tweelingen – in 90 % associatie met HLA-DR$_3$ en/of HLA-DR$_4$	– bijna altijd familiair voorkomend – 90 % concordantie bij eeneiige tweelingen – geen associatie met HLA-typen**
test	– antilichamen tegen glutaminezuurdecarboxylase (anti-GAD) – antilichamen tegen eilandjes (ICA – 'islet cell antibodies')	– geen antilichamen
associaties	– andere auto-immuunziekten – hypothyreoïdie, vitiligo, coeliakie, pernicieuze anemie	– associaties met hypertensie, dyslipidemie en 'abdominale' obesitas

* LADA = latent autoimmune diabetes of the adult;
** HLA = humaan leukocytenantigeen.

Screening op type 2-diabetes heeft zin bij mensen met een duidelijk verhoogd risico op het hebben van diabetes. Hieronder vallen mensen ouder dan 45 jaar met:

- overgewicht (BMI > 27 kg/m^2);
- diabetes mellitus type 2 bij ouders, broers of zusters;
- vetstofwisselingsstoornissen of manifeste hart- en vaatziekten;
- hypertensie;
- zwangerschapsdiabetes in het verleden of vrouwen die kinderen hebben gebaard met een geboortegewicht van meer dan 4000 g; bij vrouwen met zwangerschapsdiabetes wordt geadviseerd om de eerste 5 jaar jaarlijks te screenen, aansluitend driejaarlijks;
- etnische belasting zoals bevolkingsgroepen afkomstig uit Zuidoost-Azië, maar ook Surinaamse, Antilliaanse, Marokkaanse en Turkse Nederlanders. Voor mensen van Hindoestaanse afkomst wordt screening vanaf hun 35e jaar aanbevolen.

Diabetes welke optreedt in combinatie met specifieke ziekten, wordt meestal wel herkend door de klachten en bevindingen van de onderliggende aandoening. Voor de endocriene afwijkingen wordt verwezen naar H. 8. Het ontstaan van een maligniteit kan bij een bestaande diabetes enerzijds leiden tot een verminderde insulinebehoefte; aan de andere kant kan een beginnend pancreascarcinoom glucose-intolerantie tot gevolg hebben. Geneesmiddelen met een ongunstig effect op de glucosetolerantie behoren bij de anamnese te worden opgespoord.

Zwangerschapsdiabetes ontstaat per definitie tijdens de zwangerschap, en verdwijnt erna. Verreweg de meeste vrouwen met een doorgemaakte zwangerschapsdiabetes ontwikkelen op latere leeftijd type 2-diabetes. Er moet aan zwangerschapsdiabetes worden gedacht bij onverklaarde perinatale mortaliteit, een eerdere zwangerschap die eindigde met de geboorte van een kind met een geboortegewicht van meer dan 4000 g, bij een positieve discongruentie, oudere moeders, obesitas, een positieve familieanamnese voor diabetes mellitus, en bij vrouwen van een andere etniciteit. In Nederland worden alle zwangeren gescreend op het bestaan van diabetes door middel van een random glucose. Bij zwangere vrouwen met een verhoogd risico (zie hierboven) wordt geadviseerd om tussen 24–28 weken zwangerschap een orale glucosetolerantietest te verrichten (NVOG richtlijn Nr 32 Diabetes mellitus en zwangerschap).

7.2 Bewusteloosheid bij diabetes mellitus

De belangrijkste oorzaak van bewusteloosheid bij diabetes mellitus is een ernstige hypoglykemie. Daarnaast kunnen ernstige hyperglykemische ontregelingen: diabetische ketoacidose (DKA) en hyperosmolaire hyperglykemische ontregeling (HHO), optreden, die gepaard kunnen gaan met een verminderd bewustzijn en traditioneel nog wel worden aangeduid als ketoacidotisch/hyperosmolair coma. Bij ernstige hyperosmolaire ontregelingen zijn patiënten echter zelden echt comateus. Tot slot kunnen andere neurologische

> **Tabel 7.4** Kenmerken van hypoglycemia unawareness.
>
> - patiënt geeft aan minder verschijnselen te hebben van hypoglykemie dan in het verleden
> - patiënt meet lage glucosewaarden zonder daarbij symptomen te hebben
> - de omgeving (partner, ouders/kinderen, soms zelfs de hond!) bemerkt eerder dat patiënt verschijnselen heeft van een hypo dan patiënt zelf
> - een doorgemaakte ernstige hypo (een hypo waarbij hulp van buitenaf, naasten dan wel professioneel, zoals huisarts of ambulance, nodig was)
> - een patiënt met type 1-diabetes met een vrijwel normaal HbA_{1c} en anamnestisch nooit hypo's

aandoeningen optreden die leiden tot bewusteloosheid, zoals een cerebrovasculair accident dat vaker voorkomt bij diabetes. Deze aandoening wordt hier niet nader beschreven.

7.2.1 Hypoglykemie (◘ tab. 7.4)

De klassieke definitie van hypoglykemie is een lage glucoseconcentratie in het bloed met karakteristieke verschijnselen die prompt herstellen na correctie van de glucosespiegel (deze drie onderdelen worden ook wel aangeduid als de trias van Whipple). Hypoglykemie komt verreweg het meest voor bij patiënten met diabetes mellitus en is feitelijk een complicatie van de behandeling. Bij patiënten met type 1-diabetes treedt gemiddeld twee tot drie keer per week hypoglykemie op, bij patiënten met type 2-diabetes, ook wanneer zij met insuline worden behandeld, komen hypoglykemieën veel minder vaak voor, waarschijnlijk door de resterende endogene insuline- en glucagonsecretie.

Een ononderbroken toevoer van glucose is van wezenlijk belang voor het functioneren van verschillende organen, met name van de hersenen die voor hun energie volledig van glucose afhankelijk zijn. Het menselijk lichaam heeft een reeks systemen om hypoglykemie te voorkomen. Wanneer de bloedglucose daalt, neemt als eerste de afgifte van insuline door de bètacel af. De paracriene rem van insuline op alfacellen neemt ook af waardoor de glucagonconcentratie stijgt. Onder normale fysiologische omstandigheden is dit voldoende om een hypoglykemie te voorkomen ook onder vrij extreme omstandigheden als langdurig hongeren. Bij toediening van insuline van buitenaf zal bovengenoemd systeem niet kunnen werken en daalt de glucoseconcentratie onder 4 mmol/l en ontstaan verschijnselen van hypoglykemie. Deze kunnen grofweg in twee groepen worden ingedeeld:

- adrenerge symptomen: tachycardie, zweten, bleek zien, onrust, tremoren, en wijdere pupillen;
- neuroglycopene symptomen (gevolg van tekort aan glucose in de hersenen): dysartrie, dubbelzien, hoofdpijn, concentratiestoornissen en verwardheid, soms ook agressief gedrag.

De laatste groep symptomen zijn in elk geval moeilijker te herkennen, maar het wordt nog moeilijker tijdens de slaap en bij gebruik van middelen die het bewustzijn beïnvloeden, zoals alcohol en psychofarmaca. Bij een verdere daling (<1,5 mmol/l) ontstaan somnolentie, insulten en coma. Een dergelijke ernstige hypoglykemie kan tot de dood leiden of tot blijvende hersenbeschadiging. Dit laatste lijkt het meest voor te komen bij oudere patiënten die langdurig een ernstige hypoglykemie doormaken.

In de meeste gevallen is het herkennen van een hypoglykemie niet moeilijk. Veelal herkent de patiënt zelf de symptomen tijdig en onderneemt actie door een koolhydraatrijke snack te gebruiken. Hypoglykemiesymptomen ontstaan in korte tijd, soms binnen enkele minuten. Er bestaat geen duidelijke relatie tussen de hoogte van de glucosespiegel en de ernst van de symptomen. Sommige patiënten hebben weinig klachten bij een lage glucosewaarde van bijvoorbeeld 2,5 mmol/l, terwijl andere patiënten al last hebben bij een waarde van 4 mmol/l. Dit lijkt verband te houden met de pre-existente glucoseregulering en met de snelheid van dalen van de glucose. Daarnaast moet worden beseft dat de nauwkeurigheid van de glucosemeter, met name in het lage gebied, tekortschiet.

Een deel van de patiënten met type 1-diabetes neemt hypoglykemie minder goed waar, een verschijnsel dat wordt aangeduid met de term 'hypoglycemia unawareness'. De oorzaak ligt in een verminderde contraregulatie, waardoor adrenerge symptomen niet meer optreden. Hypoglycemia unawareness kan worden vastgesteld op basis van een aantal vragen, ◘ tab. 7.4.

Hypoglycemia unawareness wordt gevreesd door patiënten en hun familie. Belangrijk in het voorkómen van ernstige hypo's is frequente zelfcontrole, met name in onverwachte situaties zoals vóór een belangrijke gebeurtenis (gesprek, les, examen) en vóór deelname aan het verkeer. Hypoglycemia unawareness hangt deels samen met eerdere hypoglykemie, en komt meer voor bij mensen die 'scherp' zijn geregeld, maar is daar zeker niet toe beperkt. Ook patiënten die slecht zijn gereguleerd, kunnen wel degelijk hypoglycemia unaware zijn. Een deel van de behandeling kan er wel op gericht zijn om te trachten hypoglykemie zo veel mogelijk te vermijden en daarmee te streven naar iets minder scherpe regulatie. Daarnaast wordt tegenwoordig wel continue glucosemonitoring gebruikt met alarmfuncties om te voorkomen dat mensen telkens weer ernstige hypoglykemieën doormaken.

Hypoglycemia unawareness is ongebruikelijk bij patiënten met type 2-diabetes, waarschijnlijk omdat bij hen in principe de glucagonsecretie nog intact is. Desalniettemin kunnen ernstige hypoglykemieën wel degelijk voorkomen bij patiënten met type 2-diabetes. Sterker nog, de meeste ziekenhuisopnamen in verband met hypoglykemie zijn oude patiënten met type 2-diabetes die insuline gebruiken. Ook sulfonylureumderivaten kunnen hypoglykemie veroorzaken. Gevreesd zijn vooral de sluipend ontstane en langdurig aanhoudende hypoglykemieën die het gevolg zijn van het gebruik van langwerkende sulfonylureumpreparaten bij ouderen. Bij behandeling van deze hypoglykemieën moet men waken voor recidief, omdat het sulfonylureumderivaat na herstel van de glucosespiegel nog werkzaam is. Het risico is het grootst bij een verminderde nierfunctie, hetgeen bij ouderen eerder regel is dan uitzondering.

Alcohol en sommige geneesmiddelen kunnen het optreden van een hypoglykemie bevorderen. Alcohol remt de gluconeogenese en kan zo bij patiënten met diabetes aanleiding geven tot (soms

> **Tabel 7.5** Oorzaken van hypoglykemie bij diabetes mellitus.
>
> - wel insuline spuiten en daarna niet eten
> - te veel insuline spuiten
> - lichamelijke inspanning (sporten) bij dezelfde insulinedosis en dezelfde hoeveelheid voedsel
> - alcohol
> - niet-selectieve bètablokkers
> - betere absorptie van insuline: bijvoorbeeld het toedienen van insuline op een andere plaats, omdat op de gebruikelijke plaats infiltraten zijn ontstaan
> - sulfonylureum- (SU-)medicatie
> - progressieve nierinsufficiëntie ten tijde van insulinesubstitutie dan wel gebruik van SU-preparaten met een lange halfwaardetijd

late) hypoglykemie als er onvoldoende leverglycogeen beschikbaar is voor de glycogenolyse, zoals na een langere periode van voedselonthouding of wanneer tevoren sport beoefend is. Niet-selectieve bètablokkers remmen zowel de glycogenolyse als de gluconeogenese en kunnen zo aanleiding geven tot hypoglykemie. Daarnaast dempen zij de adrenerge symptomen van hypoglykemie. Bij de selectieve bètablokkers zoals metoprolol, atenolol en bisoprolol speelt dit probleem veel minder.

Bij de opvang van acute patiënten met het zogenoemde ABCDE-protocol hoort bij de D ook de glucoseconcentratie te worden gemeten.

In **tab. 7.5** zijn de voornaamste oorzaken van hypoglykemie bij diabetes aangegeven.

7.2.2 Ernstige hyperglykemische ontregelingen

Diabetische ketoacidose

Een diabetische ketoacidose- (DKA-)coma ontstaat als gevolg van volledige insulinedeficiëntie. Door het tekort aan insuline neemt de glucose-utilisatie af en nemen de glycogenolyse en gluconeogenese sterk toe. De afname van het verbruik en de toename van de endogene productie van glucose veroorzaken een verhoging van de glucosespiegel in het bloed. Wanneer het bloedglucosegehalte boven de 10 mmol/l stijgt, wordt gewoonlijk de nierdrempel voor glucose overschreden. De terugresorptiecapaciteit voor glucose is dan geringer dan de hoeveelheid gefiltreerde glucose. Dit leidt tot glucosurie en osmotische diurese, hetgeen door de patiënt wordt ervaren als polyurie en leidt tot dorst. Een ernstig insulinetekort heeft ook tot gevolg dat de lipolyse niet meer wordt onderdrukt. De grote toevoer van vrije vetzuren naar de lever leidt bij een verlaagde insulinespiegel en verhoogde glucagonspiegels tot vorming van ketonzuren. Wanneer de productie van ketonzuren, zoals bètahydroxyboterzuur en acetylazijnzuur, de utilisatie en de uitscheiding via de nieren overtreft, ontstaat een metabole acidose. Wanneer de patiënt als gevolg van de polyurie en te weinig drinken uitdroogt, kan in de loop van enige uren een ernstige metabole acidose ontstaan, omdat de patiënt de ketonzuren onvoldoende via de nieren kan uitscheiden.

Een ketoacidotisch coma ontwikkelt zich meestal in de loop van een halve dag tot enkele dagen. Dorst en polyurie met algemene malaise en moeheid gaan eraan vooraf. Het uitlokkende moment is veelal een intercurrente ziekte, vaak een infectie. Een volledig ontwikkelde DKA wordt gekenmerkt door uitdroging, hypotensie, tachyhyperpnoe en maagdilatatie. De tachyhyperpnoe is de respiratoire compensatie van de metabole acidose (ademhalingstype van Kussmaul). De uitademingslucht ruikt naar aceton. De maagdilatatie is eveneens het gevolg van de acidose. Als de patiënt nog niet comateus is, kan de maagdilatatie aanleiding geven tot pijn, een vol gevoel in de bovenbuik, misselijkheid en braken. De verklaring van de symptomen bij DKA is nog eens samengevat in ◘ tab. 7.6.

De kenmerkende laboratoriumbevindingen zijn een verhoogd glucosegehalte in het bloed, acidose (een verlaagde veneuze pH en bicarbonaatconcentratie) en verhoogde concentratie van ketonen (bètahydroxyboterzuur en acetylazijnzuur) in het bloed. Ook in de urine zijn de ketonen sterk positief, maar dat is een minder betrouwbare parameter omdat ook bij hongeren om welke reden dan ook ketonurie bestaat.

7.2 · Bewusteloosheid bij diabetes mellitus

Tabel 7.6 Symptomen bij diabetische ketoacidose (DKA).

symptoom	oorzaak
– polyurie, dorst, dehydratie, hypotensie	– osmotische diurese
– kussmaulademhaling, buikklachten, maagdilatatie	– metabole acidose
– aceton in ademlucht	– afbraak van verhoogde concentratie ketonzuren
– sufheid	– hyperglykemie en hyperosmolariteit

Bij kussmaulademen is de pH <7,2 en het bicarbonaatgehalte <15 mmol/l. Het serumnatriumgehalte kan laag, normaal of te hoog zijn. Door de hyperglykemie ontstaat er een shift van vocht van intra- naar extracellulair waardoor de natriumconcentratie in het plasma daalt. Daarvoor kan worden gecorrigeerd omdat dit in feite geen echte hyponatriëmie is – bij normalisering van de glucose zal er weer een volumeshift naar intracellulair optreden. Er is daarnaast echter altijd een tekort aan totaal lichaamsnatrium. Dit laatste geldt ook voor het kalium. Er is altijd kaliumdepletie, ook wanneer het serumkalium verhoogd is. Bij ketoacidose wordt verder veelal een leukocytose gevonden ($15-40 \times 10^9$/l). Tenzij er een ernstige intercurrente infectie bestaat, is de temperatuur meestal normaal. Tegenwoordig wordt met de bloedgasanalyse (om de acidose aan te tonen) meestal lactaat mee gemeten. Bij een ketoacidose is het lactaat ook enigszins verhoogd, maar een ketoacidose moet niet worden verward met een lactaatacidose. De verhoogde ketonenconcentratie in het bloed in combinatie met een toegenomen aniongap vormen de kern van de diagnose.

DKA komt vooral voor bij diabetes type 1, bij type 2 wordt het echter ook gezien met name bij lang bestaan van de diabetes. Een klein deel van de patiënten met diabetes, met name van Caraïbisch-negroïde herkomst, kan zich presenteren met een DKA maar aansluitend toch zonder insuline behandeld worden (ketosis-prone diabetes). DKA ontstaat in principe bij patiënten met een normale nier-

> **◘ Tabel 7.7** Meest frequente oorzaken van diabetische ketoacidose (DKA).
>
> – eerste presentatie van nog onbekende diabetes mellitus type 1
> – intercurrente infectie, vaak gepaard gaand met koorts
> – behandelingsfouten bij insulinesubstitutie
> – een combinatie van factoren zoals dehydratie en medicijngebruik
> – in principe elke ernstige stress, zoals ook een acute buik of een acuut myocardinfarct
>
> NB1: In ongeveer de helft van de gevallen is het direct uitlokkende moment niet te achterhalen.
> NB2: Een DKA kan zelfs symptomen geven die lijken op die van een acute buik.

functie. Hyperglykemie leidt dan namelijk snel tot sterke polyurie en dorst. Patiënten met een nierinsufficiëntie ontwikkelen een meer uitgesproken hyperglykemie waardoor bij hen vaak de hyperosmolariteit voorop staat. Intercurrente infecties waarbij onvoldoende wordt geanticipeerd met insulinetoediening, zijn belangrijke uitlokkende momenten van DKA; daarnaast zijn nogal eens bewuste dan wel onbewuste fouten in insulinetoediening de oorzaak. In het moderne behandeltijdperk met optimale educatie, zelfcontrole en -regulatie zou een ketoacidotische ontregeling amper nog moeten voorkomen, maar dat is niet de realiteit.

Een patiënt met een tot dan toe nog niet-bekende type 1-diabetes kan zich met DKA presenteren, maar door het hoge educatie en surveillanceniveau komt dat tegenwoordig weinig meer voor. Voor de behandeling van DKA wordt verwezen naar de betreffende richtlijnen. De oorzaken van DKA zijn samengevat in ◘ tab. 7.7.

7.2.3 Hyperosmolaire hyperglykemische ontregeling

Een hyperosmolaire hyperglykemische ontregeling (HHO) onderscheidt zich van DKA door het ontbreken van een acidose. De symptomen hyperventilatie en maagdilatatie ontbreken dan ook. Wel bestaat er een dehydratie, de glucoseconcentratie in het bloed is sterk verhoogd (meestal > 40 mmol/l), en de pH is > 7,3. Ook een HHO wordt uitgelokt door een intercurrente infectie, zoals een urineweginfectie, een (uro)sepsis of een pneumonie of het gebruik van geneesmiddelen, zoals steroïden, atypische antipsychotica, of soms thiazidediuretica, furosemide en bètablokkers. Ook cardiovasculaire complicaties, zoals een myocardinfarct of een cerebrovasculair accident kunnen het uitlokkende moment zijn. Bij de meerderheid van de patiënten bestaat een lichte tot matige pre-existente nierfunctiestoornis.

HHO komt vooral voor bij patiënten die ouder zijn dan 60 jaar en kan dan de eerste manifestatie van diabetes zijn. Het verschil met de DKA is dat er nog insulinereserve aanwezig is.

Vetweefsel is het meest gevoelig voor insuline, hier wordt lipolyse onderdrukt. Daarna volgt de lever met suppressie van gluconeogenese en glycogenolyse. Stimulering van glucoseopname in spierweefsel vereist de hoogste insulinespiegel. Bij de hyperglykemische ontregeling is er waarschijnlijk nog net voldoende insuline aanwezig om de lipolyse te onderdrukken. De verhoogde nierdrempel voor glucose maakt het bij oudere mensen mogelijk om hogere glucosespiegels in het bloed te bereiken zonder massale glucosurie. Het verminderd bewustzijn dat bij HHO wordt gezien, is het gevolg van cerebrale intracellulaire dehydratie als gevolg van de hoge extracellulaire glucosespiegels en is bepalend voor de prognose.

HHO kan bij beide typen diabetes voorkomen, maar wordt vooral gezien bij type 2.

De verschillen tussen DKA en HHO zijn samengevat in ◘ tab. 7.8.

7.2.4 Melkzuuracidose

Melkzuuracidose was vroeger een beruchte complicatie bij patiënten die werden behandeld met het biguanide fenformine. Sinds dit middel uit de handel is en alleen het biguanide metformine nog beschikbaar is, is deze complicatie zeldzaam tot zeer zeldzaam en komt het nog vrijwel uitsluitend voor in combinatie met lever en/of nierinsufficiëntie. De typische patiënt is ouder, had al enige nierinsufficiëntie en een ruime metforminedosis en krijgt een intercurrente ziekte, bijvoorbeeld infectie, waardoor de intake terugloopt,

Tabel 7.8 Verschillen tussen de symptomen en bevindingen bij diabetische ketoacidose en hyperosmolaire hyperglykemische ontregeling.

diabetische ketoacidose (DKA)	hyperosmolaire hyperglykemische ontregeling (HHO)
– komt vooral voorbij type 1-diabetes: uitdroging, sterke neiging tot braken, maagdilatatie, kussmauladmhaling – bloedglucosewaarden meestal 20–40 mmol/l, pH <7,2, bicarbonaat <15 mmol/l, aniongap vaak 25–35 mmol/l, ketonurie – na behandeling is altijd levenslang insulinesubstitutie nodig	– komt meestal voor bij type 2-diabetes, kan dan zelfs de eerste presentatie van diabetes zijn met een intercurrente – (urineweg)infectie als uitlokkend moment, ook medicatie met corticosteroïden kan het optreden bevorderen – vaak sterkere uitdroging, minder braakneiging, geen maagdilatatie en geen kussmauladmhaling; somnolentie staat meer op de voorgrond – geen ketoacidose door resterende endogene insulineproductie – bloedglucosewaarde vaak >50 mmol/l, bicarbonaat >18 mmol/l, pH meestal >7,3, plasmaosmolaliteit >340 mmol/l, geen ketonurie – na herstel kan soms behandeling met alleen orale middelen volstaan

Zoals uit de tabel blijkt is het lang niet altijd mogelijk een scherp onderscheid te maken tussen deze twee vormen van ontregeling, bijvoorbeeld wanneer de pH 7,25 bedraagt en de glucosespiegel 45 mmol/l is. Daarom zijn de behandelrichtlijnen voor beide gelijk.

de bloeddruk daalt en de nierfunctie verslechtert. Tijdens de ziekteperiode is de metformine trouw ingenomen, waardoor accumulatie van metformine ontstaat. Door de hoge metformineconcentratie kan lactaat niet worden afgebroken en ontstaat melkzuuracidose.

Veelal bestaat er een combinatie met andere ziektebeelden en zijn er tekenen van shock. Evenals DKA wordt melkzuuracidose gekenmerkt door een ernstige metabole acidose met compensatoire hyperventilatie en een toegenomen aniongap. Het bloedglucosegehalte hoeft niet verhoogd te zijn, maar kan na verloop van tijd uiteraard wel stijgen als gevolg van de bestaande acidose en daaruit resulterende insulineresistentie.

Tabel 7.9 Oorzaken van spontane hypoglykemie.

verhoogde of abnormale secretie van insuline
- insulinoom
- hypoglykemie bij pasgeborenen van moeders met diabetes
- reactief hyperinsulinisme na gastrectomie
- in de vroege fase van diabetes mellitus type 2
- nesidioblastose na gastric bypass
- hyperinsulinemie t. g. v. intraveneus toegediende kinine bij de behandeling ernstige malaria

gestoorde contraregulatie van insuline
- bijnierinsufficiëntie
- hypofyse-insufficiëntie

gestoorde gluconeogenese of glycogenolyse
- ernstige leverfunctiestoornissen
- glycogeenstapelingsziekten
- alcoholintoxicatie
- nierinsufficiëntie

extreem tekort in toevoer van exogene glucose en/of sterk glucoseverbruik of -verlies
- extreme inspanning
- anorexia nervosa
- groot, snel groeiend neoplasma (sarcoom of uitgebreid carcinoom)
- malaria tropica veroorzaakt door *P. falciparum*

7.3 Hypoglykemie bij mensen zonder diabetes

Hypoglykemie komt verreweg het meest voor als complicatie van de behandeling van diabetes, maar kan in zeldzame gevallen ook optreden als gevolg van andere aandoeningen; deze zijn opgesomd in ◘ tab. 7.9.

Bij gezonde mensen treedt zelfs bij langdurig vasten en ernstige ondervoeding zelden een symptomatische hypoglykemie op. Meestal is een teveel aan insuline, door bewuste of onbewuste toediening van exogene insuline dan wel een overmaat aan endogene insuline als gevolg van een insulineproducerende tumor (insulinoom) de oorzaak. Daarnaast kan insulineproductie worden gestimuleerd door (heimelijke) toediening van (langwerkende) sulfonylureumpreparaten. Exogene insulinetoediening is waarschijnlijk wanneer in bloedmonsters met hoge insulinespiegels het C-peptidegehalte heel laag is. Bij verdenking op exogene insulinetoediening moet eraan worden gedacht om een insulinebepalingsmethode te gebruiken die ook insuline-analogen mee meet.

Een insulinoom is een betrekkelijk zeldzame aandoening die vaak in eerste aanleg niet wordt herkend. De patiënt wordt dikwijls verwezen naar een neuroloog of een psychiater wegens mogelijke epilepsie of psychische problematiek. Het tijdstip van de klachten van tremor, hongergevoel, transpireren met soms neurologische symptomen vooral 's morgens voor het ontbijt na een langere periode van voedselonthouding, moet doen denken aan een insulinoom. Lichamelijke inspanning kan ook een uitlokkend moment zijn.

De symptomen treden vaak pas op bij bloedglucosespiegels van minder dan 2 mmol/l, omdat de patiënten voortdurend lage bloedglucosewaarden hebben en zich daaraan hebben aangepast. Eten, vooral van koolhydraten (suiker), verbetert het beeld en onbewust passen patiënten hun eetpatroon aan waardoor overgewicht kan ontstaan.

Insulinoom kan een onderdeel zijn van een multipele endocriene neoplasie type 1, waarbij tevens een hypofyseadenoom en een hyperparathyreoïdie voorkomen. Ongeveer 10% van de insulinomen is maligne, waarbij meestal al metastasering naar de lever bestaat.

De diagnose wordt gesteld aan de hand van het verloop van het bloedglucosegehalte, en het insuline- en C-peptidegehalte tijdens vasten. Het glucosegehalte daalt meestal binnen 12–16 uur beneden 1,7 mmol/l. Een dergelijke waarde, samen met nog duidelijk aantoonbare spiegels van insuline en C-peptide, maakt een insulinoom zeer waarschijnlijk. Een ratio van insuline (mE/l) : (glucose (mmol/l) – 1,5) van meer dan 9 is bewijzend voor een insulinoom. Soms is een langduriger periode van vasten nodig.

Het onderzoek vindt altijd plaats tijdens klinische observatie van het glucoseverloop. Het vasten wordt tot maximaal 72 uur voortgezet. Bij insulinomen is het pro-insulinegehalte vaak relatief verhoogd (> 25% van het totale insulinegehalte). Wanneer de diagnose waarschijnlijk is, wordt getracht de tumor te lokaliseren met CT-scanning, octreotide scan en/of arteriografie. Tijdens een operatie kan door palpatie en/of echografie een bij CT-scanning of arteriografie niet te lokaliseren insulinoom veelal worden opgespoord. Bij twijfel kunnen peroperatief met een snelle methode insulinespiegels worden gemeten in de drainerende venen om zodoende het insulinoom goed te kunnen lokaliseren en gericht te kunnen verwijderen. Bij verdenking op een insulinoom is, ter onderscheiding van een hypoglycaemica factitia door insulinetoediening, het bepalen van het C-peptidegehalte belangrijk. Exogeen toegediende insuline bevat geen C-peptide. In die situatie is wel het insuline-, maar niet het C-peptidegehalte verhoogd.

Bij pasgeborenen van moeders met diabetes bestaat als gevolg van hyperplasie van de bètacellen de neiging tot een versterkte glucosedaling na de geboorte. Dit moet tijdig worden opgevangen door glucose toe te dienen.

Reactieve hypoglykemie komt zelden voor. Bij patiënten met een snelle maagpassage – vooral na een (partiële) gastrectomie – kunnen enkele uren na een maaltijd, of na het snel drinken van glucose/suikerhoudende dranken, verschijnselen van een hypoglykemie ontstaan. Dat is dus later dan de symptomen die optreden na het dumpingsyndroom. De glucosespiegels in het bloed stijgen tot hyperglykemische en dalen daarna tot hypoglykemische waarden doordat de productie van insuline door het pancreas overmatig wordt gestimuleerd en daardoor 'doorschiet'.

De diagnose reactieve hypoglykemie kan waarschijnlijk worden gemaakt op basis van een goede anamnese. Tegenwoordig wordt een soortgelijke situatie vaak gezien bij patiënten die een gastrointestinale bypassoperatie hebben ondergaan in het kader van bariatrische chirurgie.

De laatste groep oorzaken die in ◘ tab. 7.9 zijn genoemd, komt zelden voor. Dit geldt ook voor glycogeenstapelingsziekten. Ernstige leverfunctiestoornissen leiden tot verminderde glycogeenreserve en verminderde gluconeogenese. Nierinsufficiëntie kan ook de oorzaak van hypoglykemie zijn. Naast verminderde gluconeogenese lijkt een toegenomen glucoseverbruik hierbij een rol te spelen. Sommige tumoren, met name sarcomen, kunnen insulin-like growth factor stimuleren, dat in hoge concentratie ook de insulinereceptor kan stimuleren. Verder komt hypoglykemie voor bij snelgroeiende tumoren zoals hepatocellulair carcinoom, bijniercarcinoom, gastrointestinale tumoren en lymfomen.

Alcohol is een belangrijke oorzaak van hypoglykemie. Alcohol remt de gluconeogenese en bevordert daarom het ontstaan van hypoglykemie in situaties waarbij minder leverglycogeen beschikbaar is. Dit komt bij gezonden voor bij alcoholgebruik, na langdurig nuchter zijn of na lichamelijke inspanning. Patiënten met levercirrose zijn bijzonder gevoelig voor dit effect. Ook bij patiënten met diabetes kan alcohol leiden tot ernstige hypoglykemie op momenten dat ze afhankelijk zijn van de gluconeogenese om hun bloedglucosegehalte te handhaven. Bij patiënten met diabetes en verschijnselen van alcoholabusus moet altijd een bloedglucosespiegel worden bepaald voor het onderscheid tussen de symptomen van alcoholintoxicatie en een eventuele hypoglykemie. Bij patiënten met chronisch alcoholisme en langdurig niet eten kan een zogenoemde alcoholische ketoacidose, een vorm van hongerketose, ontstaan.

7.4 Langetermijncomplicaties van diabetes mellitus

Bij langer bestaande diabetes mellitus treden kenmerkende complicaties op in kleine (microangiopathie) en grote (macroangiopathie) bloedvaten. Bij veel diabetespatiënten ontwikkelt zich neuropathie, soms beperkt tot één of enkele zenuwen, maar meestal uitgebreid in de benen en in mindere mate in de armen als polyneuropathie. Neuropathie wordt meestal onder de microangiopathische ofwel microvasculaire complicaties geschaard.

De vervroegd optredende atherosclerose (macroangiopathie) geeft een verhoogde incidentie van coronaire ziekten, cerebrovasculaire accidenten en perifeer vaatlijden. Deze complicaties bepalen met name bij type 2-diabetes de prognose. Soms worden ook wel bindweefselveranderingen bij de langetermijncomplicaties ge-

Tabel 7.10 Langetermijncomplicaties van diabetes mellitus.	

microangiopathie	– retinopathie
	– nefropathie
	– neuropathie:
	  - sensorisch
	  - motorisch
	  - autonoom

macroangiopathie (cardiovasculaire aandoeningen)	– myocardinfarct – cerebrovasculaire accidenten – perifere vaatafwijkingen

noemd. Het betreft verharding, stugger worden van bindweefsel als gevolg van glycering van elastische en collageenvezels. Dit kan leiden tot hardnekkige gewrichtsklachten (frozen shoulder), verminderde beweeglijkheid in gewrichten (limited joint mobility) en geringe contractie van bindweefsel leidend tot flexiecontracturen bijvoorbeeld van de handen ('prayers sign' en dupuytrencontractuur). De langetermijncomplicaties die kunnen optreden bij diabetes mellitus, zijn samengevat in tab. 7.10.

Nefropathie als complicatie van diabetes mellitus komt zowel bij type 1- als type 2-diabetes mellitus voor. De belangrijkste oorzaken zijn chronisch slechte glucoseregulering en hypertensie. Daarnaast speelt erfelijke aanleg een rol. Het risico op het ontwikkelen van deze complicatie is groter als iemand in de naaste familie met diabetes ook nefropathie heeft. Patiënten met diabetische nefropathie hebben vrijwel altijd ook retinopathie. Overigens is de incidentie van diabetische nefropathie sterk gedaald, waarschijnlijk dankzij de betere behandelmogelijkheden en daardoor betere glucose- en bloeddrukregulatie. Kreeg in het verleden nog 30–40 % van de patiënten met type 1-diabetes nefropathie, inmiddels is dat minder dan 10 %.

Microalbuminurie is de eerste uiting van nefropathie. Microalbuminurie kan bij type 2-diabetes mellitus al bestaan op het moment dat de diagnose wordt gesteld. De prevalentie van microalbuminurie neemt toe met de diabetesduur. Vooral bij patiënten met type

Tabel 7.11 Natuurlijke ontwikkeling van nefropathie bij diabetes mellitus type 1.

stadium	kenmerken	duur van de diabetes
1	hyperfiltratie, toegenomen niergrootte	begin van de diabetes
2	verdikking van de glomerulaire basale membraan, toename van het mesangiumvolume, intermitterende microalbuminurie bij stress, koorts of slechte glucoseregulering	2–5 jaar
3	microalbuminurie, geleidelijke daling (~ normalisatie) van de glomerulaire filtratie en stijging van de bloeddruk	5–15 jaar
4	proteïnurie (albuminurie > 300 mg/24 uur), verdere verdikking van de basale membraan en toename van het mesangiumvolume, verlies van glomeruli en verdere daling van de glomerulaire filtratie leidend tot achteruitgang van de nierfunctie, hypertensie	10–25 jaar
5	eindstadium nierziekte, glomerulaire filtratie < 10 ml/min	

2-diabetes met micro- dan wel macroalbuminurie zonder duidelijke tekenen van retinopathie is de oorzaak vaker vasculair dan renaal van aard en moet de albuminurie eerder worden gezien als een cardiovasculaire risicomarker. Wanneer de proteïnurie uitgesproken is of gepaard gaat met een glomerulaire hematurie, moet ook worden gedacht aan andere nierziekten. Bij patiënten met ernstig/morbide overgewicht kan proteïnurie uiting zijn van obesitasgerelateerd focale glomerulosclerose.

De ontwikkeling van diabetische nefropathie bij diabetes type 1, wanneer niet medicamenteus wordt ingegrepen, wordt aangegeven in **tab. 7.11**. Patiënten met type 2-diabetes zijn meestal ouder en lijden vaker aan obesitas en de kenmerken van het metabool syndroom, met als gevolg cardiovasculaire complicaties, maar de ontwikkeling van diabetische nefropathie vertoont veel gelijkenis met die van type 1-diabetes. Dankzij de agressieve bloeddrukbehandeling en behande-

Tabel 7.12 Oogafwijkingen bij diabetes mellitus.

- refractieafwijkingen als gevolg van hyperglykemie
- rubeosis iridis
- glaucoom
- cataract van de lens
- retinopathie
- mononeuropathie van de zenuwen van de oogspieren met als gevolg ptosis of diplopie

Tabel 7.13 Netvliesafwijkingen bij diabetes mellitus.

achtergrondretinopathie
- initieel alleen microaneurysmata, later ook verspreide exsudaten, 'cotton-wool'-laesies en bloedingen

preproliferatieve retinopathie
- snelle toename van microaneurysmata, meer bloedingen en 'cotton-wool'-laesies en veneuze veranderingen lijkend op een kralensnoer

proliferatieve retinopathie
- vaatnieuwvorming, bindweefselvorming en meer bloedingen ook preretinaal en in het glasvocht
- maculopathie door lekkage en afsluiting van kleine vaatjes eventueel met exsudaten, dit bedreigt het centrale zien
- ver voortgeschreden proliferatieve retinopathie met glasvochtbloedingen, netvliesloslatingen en/of neovasculair glaucoom

ling van andere cardiovasculaire risicofactoren kan de progressie van diabetische nefropathie meestal sterk worden afgeremd.

Oogafwijkingen bij diabetes mellitus komen veelvuldig voor. Ze worden weergegeven in ◘ tab. 7.12. Diabetische retinopathie is in de westerse wereld de belangrijkste oorzaak van blindheid. In Nederland wordt 20% van de blindheid veroorzaakt door diabetes mellitus. De indeling van retinopathie staat in ◘ tab. 7.13. Met de betere diabeteszorg is in Nederland, analoog aan nefropathie, de prevalentie van ernstige diabetische retinopathie aanzienlijk gedaald.

Cardiovasculaire aandoeningen zoals myocardinfarct, cerebrovasculair accident en perifere vaataandoeningen komen bij patiënten met type 2-diabetes mellitus twee- tot viermaal zo vaak voor als bij mensen van dezelfde leeftijd zonder diabetes. Ook mensen met lang bestaande type 1-diabetes hebben meer kans op hart- en vaatziekten ook al hebben zij geen andere risicofactoren. Ongeveer 75 % van de patiënten met type 2-diabetes en 35 % van de patiënten met type 1-diabetes sterft aan een cardiovasculaire aandoening. Uit oudere epidemiologische onderzoeken blijkt dat patiënten met type 2-diabetes een ongeveer even groot risico op het krijgen van een myocardinfarct hebben als mensen zonder diabetes die reeds een infarct hebben doorgemaakt. Tegenwoordig lijkt dit toegenomen risico iets minder uitgesproken. Bij patiënten met diabetes en een doorgemaakt hartinfarct is het risico op een recidief wel ongeveer verdubbeld ten opzichte van mensen met een doorgemaakt infarct zónder diabetes. De prognose na een acuut hartinfarct is slechter bij patiënten met diabetes mellitus. Het verhoogde risico is deels te verklaren door het atherogene lipidenpatroon dat vooral bij type 2-diabetes voorkomt en de verhoogde frequentie van hypertensie. Deze beide risicofactoren worden nader besproken bij het metabool syndroom (zie bij secundaire hyperlipidemie). Ongeveer de helft van het toegenomen cardiovasculaire risico kan niet worden verklaard door vaker voorkomen van conventionele risicofactoren en moet dus iets te maken hebben met de chronische hyperglykemie zelf.

Bij goed ingestelde patiënten met type 1-diabetes zijn de cholesterol- en triglyceridespiegels normaal, de HDL-cholesterolwaarde is zelfs vaak licht verhoogd. Dit betekent echter niet dat de samenstelling van de lipoproteïnefracties geheel normaal is. Kenmerkend voor patiënten met type 2-diabetes is het bestaan van het meer atherogene 'small dense' LDL dat ook geassocieerd is met een verhoogde kans op atherosclerose. Ontregeling van diabetes type 1 leidt tot een verhoogd triglyceridegehalte en een verlaagd HDL-cholesterol. Ernstige ontregeling met ketose kan zelfs gepaard gaan met ernstige hypertriglyceridemie (op basis van sterk toegenomen concentratie van chylomicronen). Vetstofwisselingsstoornissen bestaan ook bij diabetes mellitus type 1 die gecompliceerd wordt door nierfunctiestoornissen, zelfs al in de fase waarin alleen sprake is van microalbuminurie. Diabetische nefropathie leidt tot een toename van triglyceriden en LDL-cholesterol en een daling van HDL-cholesterol. Preventie van nierschade bij diabetes mellitus type 1 is daarom ook van belang bij het voorkomen van dyslipidemie en atherosclerotische complicaties.

Acute cerebrovasculaire afwijkingen kunnen zich uiten als een TIA (transient ischaemic attack) of CVA. Hypertensie is hiervoor de belangrijkste risicofactor. Ook deze complicaties zijn frequenter bij patiënten met diabetes en gaan met een hogere mortaliteit gepaard.

Perifeer vaatlijden komt meer voor bij type 2- dan bij type 1-diabetes mellitus. De prevalentie neemt toe met de leeftijd en de duur van het bestaan van diabetes. Perifere vaatafwijkingen kunnen aanleiding geven tot claudicatio intermittens en ulcera en gangreen van de voeten. Perifere arteriële vaatafwijkingen zijn er samen met de neuropathie en limited joint mobility de oorzaak van dat bij diabetespatiënten 10-15 maal zo vaak amputaties worden uitgevoerd als bij mensen zonder diabetes. Een eenvoudige methode om een indruk te krijgen van de circulatie in de benen is het meten van de enkel/armindex van de systolische bloeddruk aan de armen en de enkels. Wanneer de index <0,50 bedraagt, bestaat er hoogstwaarschijnlijk een ernstig perifeer vaatlijden, terwijl een index van 0,50-0,90 verdacht is voor perifeer vaatlijden. Een vaatafwijking die de meting onbetrouwbaar kan maken, is de mediasclerose. Mediasclerose wordt veroorzaakt door verkalking van de media van arteriën en is een vrij karakteristieke afwijking bij diabetes die op een röntgenfoto te zien is. Bij bestaande mediasclerose zijn de enkelarteriën niet goed comprimeerbaar met de bloeddrukmanchet, wat de meting onbetrouwbaar maakt. In die gevallen kan het meten van de teendruk nog weleens bijdragen. Bij het vinden van perifere vaatafwijkingen of neuropathie is aanvullend onderzoek en educatie aangewezen onder andere ter voorkoming van voetulcera. Een podotherapeut kan hierbij een belangrijke rol spelen door preventief, bijvoorbeeld met behulp van zolen, de druk beter te verdelen, en door adviezen te geven omtrent voetverzorging en schoeisel.

Neuropathie manifesteert zich meestal als een perifere sensorische neuropathie, met name van de voeten. De klachten bestaan uit paresthesieën, een doof gevoel of gevoelloosheid en in het begin ook pijn. Autonome neuropathie treedt ook op en uit zich als maag-darmbezwaren (vertraagde maaglediging, versnelde darmpassage met diarree), hart-vaatproblemen (versnelde hartslag, orthostase en asymptomatisch c.q. stil hartinfarct) en urogenitale klachten (blaas-ledigingsstoornissen). Erectiele disfunctie en impotentie worden vaak geclassificeerd als complicatie onder (autonome) neuropathie. Erectiele disfunctie kan echter ook een psychogene achtergrond hebben, gerelateerd zijn aan gebruik van geneesmiddelen of samenhangen met vasculaire complicaties. Niet zelden is er sprake van een combinatie van factoren. Tegenwoordig wordt erectiele disfunctie ongeacht de mogelijke genese allereerst behandeld met fosfodi-esterase (PDE) type 5-remmers zoals sildenafil.

7.5 Afwijkingen van de vetstofwisseling

7.5.1 Inleiding

Vetten, met uitzondering van vrije vetzuren, die aan albumine gebonden zijn, worden in het plasma getransporteerd als lipoproteïnen. Lipoproteïnen bestaan uit een kern die triglyceriden en cholesterolesters bevat, en een schil die bestaat uit specifieke apolipoproteïnen, fosfolipiden en cholesterol. De lipoproteïnen worden onderverdeeld in klassen: chylomicronen, VLDL (very low density lipoproteïnen), IDL (intermediate density lipoproteïnen), LDL (low density lipoproteïnen) en HDL (high density lipoproteïnen). Ze verschillen onderling in densiteit, grootte, samenstelling van vetten en apolipoproteïnen aan de oppervlakte. De verschillende klassen hebben een verschillende fysiologische betekenis. Zo vertegenwoordigen chylomicronen het transport van met voedsel opgenomen vet en cholesterol. VLDL worden in de lever gevormd en na hydrolyse van triglyceriden door het enzym lipoproteïnelipase (LPL) omgezet in IDL. Verdere hydrolyse leidt tot vorming van de kleinere, cholesterolrijkere LDL die uiteindelijk zo klein kan worden dat men spreekt van de zeer atherogene 'small dense LDL'. Hydrolyse van chylomicronen leidt tot de vorming van 'remnants', kleine lipoproteïnen die cholesterol verrijkt zijn.

Al deze lipoproteïnen dragen één apolipoproteïne B als structuureiwit aan hun oppervlakte. Het apolipoproteïne-B-gehalte wordt in de praktijk ook gebruikt als een maat voor het totaal aantal atherogene lipoproteïnen.

In principe kunnen alle atherogene lipoproteïnen (chylomicronen en hun remnants, VLDL, IDL en LDL) binden aan de LDL-receptor en zorgen op die manier voor de toevoer van cholesterol naar de cel. Voor de binding aan de receptor zijn de apolipoproteïnen (apo-)B en -E nodig; de LDL-receptor staat ook bekend als de B,E-receptor. Het LDL bindt alleen via apo-B omdat het geen apo-E bevat in tegenstelling tot de andere lipoproteïnen. Een bijzonder lipoproteïne is het lipoproteïne (a) (Lp(a)), dat dezelfde samenstelling heeft als LDL, maar waaraan een tweede apolipoproteïne gebonden is, namelijk het apolipoproteïne a.

Een toegenomen concentratie van Lp(a) gaat gepaard met een verhoogde kans op cardiovasculaire complicaties. De concentratie van het Lp(a) is grotendeels genetisch bepaald en is nauwelijks te beïnvloeden met geneesmiddelen. In aanwezigheid van meerdere risicofactoren leidt een hoge Lp(a) tot een sterke toename van het risico op hart- en vaatziekten. Het advies is om die andere risicofactoren zo optimaal mogelijk te verlagen. Zo wordt vaak gekozen voor een streefwaarde van het LDL-cholesterol van 2,5 mmol/l in aanwezigheid van een hoge Lp(a).

HDL is een lipoproteïne dat cholesterol opneemt uit de perifere cellen en na verestering doorgeeft aan andere lipoproteïnen en aan de lever. Er bestaat een negatieve correlatie tussen de concentraties van HDL-cholesterol en het optreden van hart- en vaatziekten.

Stoornissen van de vetstofwisseling kunnen primair (als gevolg van erfelijke aanleg) of secundair (als gevolg van andere ziekten) optreden. Plasmaconcentraties van lipoproteïnen worden beïnvloed door voedingsgewoonten en het gebruik van medicamenten (exogene factoren).

Hyperlipidemie kan worden onderverdeeld in afwijkingen waarbij een verhoging van het cholesterol, een verhoging van de triglyceriden, of een verhoging van cholesterol en triglyceriden kenmerkend is. Een verhoogd cholesterolgehalte in het serum zonder triglyceridestijging berust op een verhoogd LDL. Een verhoogd nuchter triglyceridegehalte daarentegen is het gevolg van een toename van chylomicronen en hun remnants, VLDL of IDL. Bij een ophoping van chylomicronremnants of VLDL-remnants zijn zowel cholesterol als triglyceriden verhoogd. Dit geldt ook bij een toename van zowel VLDL- als LDL-deeltjes. Er is dan sprake van gecombineerde hyperlipidemie. Ten slotte kan er ook sprake zijn van te veel 'small dense LDL' waarbij het cholesterol- en triglyceridegehalte nog vrij normaal is, maar het apo-B-gehalte verhoogd. We spreken dan van een dyslipidemie, namelijk het 'small dense LDL'-fenotype.

Voor de diagnostiek is het in de meeste gevallen voldoende te beschikken over het totale cholesterolgehalte, het nuchtere triglyceridegehalte en het HDL-cholesterolgehalte (high density lipoproteïnen). Als referentiewaarde wordt beschouwd een totaal cholesterolgehalte van minder dan 5 mmol/l (licht verhoogd 5–6,5 mmol/l), een nuchter triglyceridegehalte van minder dan 1,7 mmol/l en een HDL-cholesterolgehalte van boven de 1,0 mmol/l voor mannen en 1,2 mmol/l voor vrouwen. Uit deze getallen kan het LDL-cholesterol worden berekend volgens de formule van Friedewald:

$$LDL-cholesterol = totaal\ cholesterol$$
$$-\left(HDL-cholesterol+0,45\times triglyceride\right)$$

Deze formule mag niet worden toegepast bij een nuchter triglyceridegehalte van meer dan 4,5 mmol/l of het bestaan van familiaire dysbètalipoproteïnemie.

Een andere maat voor atherogeniciteit is het non-HDL-gehalte (totaal cholesterol-HDLC) wat in feite dezelfde informatie verschaft als het apo-B, namelijk het totaal aantal atherogene lipoproteïnen. De normaalwaarde hiervan is gesteld op 3,8 mmol/l.

Aangezien LDL-cholesterol positief gecorreleerd is met atherosclerotische veranderingen en HDL-cholesterol daarmee negatief gecorreleerd is, is het voor de beoordeling van de ernst van een hypercholesterolemie noodzakelijk ook het HDL-cholesterol te weten. Een totaal cholesterol van 7 mmol/l bij een HDL-cholesterol van 1,5 mmol/l is dan gunstiger dan een totaal cholesterol van 6,4 mmol/l en een HDL-cholesterol van 0,8 mmol/l. Een veelgebruikt criterium voor de beoordeling van het risico op cardiovasculaire complicaties is het quotiënt van LDL-cholesterol en HDL-cholesterol. Dit zou niet meer dan 3,5 mogen bedragen. Triglyceriden worden meestal in nuchtere toestand bepaald, voor totaal cholesterol en HDL-cholesterol is dat niet nodig. De nuchtere lipidenbepaling staat de laatste tijd ter discussie en er zijn experts die pleiten voor het meten van een niet-nuchter vetspectrum. De wenselijke waarden van de parameters van de vetstofwisseling staan vermeld in ◘ tab. 7.14.

7.5.2 Primaire of erfelijke hyperlipidemieën

Erfelijke hyperlipidemieën hebben soms kenmerkende klinische symptomen en kunnen veelal worden gekarakteriseerd door de bepalingen die al zijn genoemd.

7.5.3 Primaire hypercholesterolemie (◘ tab. 7.15)

Heterozygote familiaire hypercholesterolemie (FH) komt bij ongeveer 0,2 % van de mensen voor. Kenmerkende symptomen zijn het op jonge leeftijd ontstaan van een arcus corneae en xanthelasmata van de oogleden. Deze beide symptomen zijn bij mensen boven de leeftijd van 60 jaar niet langer typisch voor deze afwijking, omdat ze dan ook los van familiaire hypercholesterolemie kunnen voor-

Tabel 7.14 Wenselijke waarden van de parameters van de vetstofwisseling.

totaal cholesterol	<5,0 mmol/l
LDL-cholesterol	<3,4 mmol/l
HDL-cholesterol	mannen >1,0 mmol/l, vrouwen >1,3 mmol/l
triglyceriden	<1,7 mmol/l (in nuchtere toestand afgenomen)

Het LDL-cholesterol kan volgens de formule van Friedewald worden berekend uit het totaal cholesterol, het HDL-cholesterol en het nuchtere triglyceridegehalte, mits het triglyceride niet meer dan 4,5 mmol/l bedraagt:

LDL-cholesterol = totaal cholesterol − (HDL-cholesterol + 0,45 × triglyceride)

Bij patiënten die reeds een cardiovasculaire complicatie hebben doorgemaakt of lijden aan diabetes mellitus, is het streefgetal voor LDL-cholesterol <1,7 mmol/l voorgesteld

apolipoproteïne A1 en B en cardiovasculair risico:		
apolipoproteïne A1	>1,65 g/l	(antirisicofactor)
	<1,20 g/l	(verhoogd risico)
apolipoproteïne B	<0,90 g/l	(laag risico)
	0,9–1,20 g/l	(matig risico)
	1,2–1,40 g/l	(verhoogd risico)
	>1,40 g/l	(sterk verhoogd risico)
non-HDLC	>3,8 mmol/l	verhoogd risico
lipoproteïne (a) (Lp(a))	>300 mg/l	verhoogd risico

komen. Wel karakteristiek voor familiaire hypercholesterolemie zijn, op alle leeftijden, peesxanthomen, vooral gelokaliseerd aan de strekpezen van de handrug en ellebogen, de achillespees en de aanhechting van de patellapees aan de tuberositas tibiae. De xanthomen voelen vast elastisch aan. De aanwezigheid van peesxanthomen bij patiënten met heterozygote FH neemt toe met de leeftijd, van ongeveer 10 % op 20-jarige leeftijd tot 75 % boven de leeftijd van 50 jaar, zonder een duidelijk verschil tussen mannen en vrouwen. Cardiovasculaire complicaties treden bij mannen echter gemiddeld 10 jaar eerder op dan bij vrouwen.

Tabel 7.15 Primaire of erfelijke dislipoproteïnemieën.

	prevalentie	kenmerken
primaire hypercholesterolemie		
familiaire hypercholesterolemie (FH)		
– heterozygoot	1:400–500	peesxanthomen, arcus juvenilis corneae, xanthelasmata op jonge leeftijd, sterk verhoogd risico op coronaire hartziekte, afwijking van de LDL-receptor, totaal cholesterol 8–11 mmol/l
– homozygoot	1:1.000.000	bovengenoemde symptomen reeds op de kinderleeftijd met cardiovasculaire mortaliteit, totaal cholesterol 18–30 mmol/l
– abnormaal apo-B100 (FDB)	zeldzaam	zie heterozygote vorm van FH
polygenetische hypercholesterolemie	frequent, 1:6 tot 1:20	minder uitgesproken cholesterolverhoging dan bij FH, verhoogd cardiovasculair risico met positieve familieanamnese
primair verhoogd triglyceride		
primaire hypertriglyceridemie	2–3:1000	verhoogd triglyceride 2,5–10 mmol/l mogelijk door overproductie van triglyceriden in de lever dan wel een gestoorde hydrolyse, verlaagd HDL-cholesterol, bij hoog triglyceride: eruptieve xanthomen en risico op acute pancreatitis
familiaire chylomicronemie	zeldzaam	berust op lipoproteïnelipasedeficiëntie of op apo-CII-deficiëntie (cofactor van LPL), sterk verhoogde triglyceridewaarden, al op de kinderleeftijd symptomen: buikpijn, pancreatitis, eruptieve xanthomen, lipemia retinalis, dysesthesie en momenten van verwardheid, geen verhoogd cardiovasculair risico

Tabel 7.15 Primaire of erfelijke dislipoproteïnemieën (vervolg).

	prevalentie	kenmerken
primair gemengde hyperlipidemie		
familiaire dysbètalipoproteïnemie (FD)	1:5000	homozygoot voor het genotype apo-E_2, verhoogd cholesterol en triglyceriden, handlijnxanthomen, tubero-eruptieve xanthomen, verhoogd cardiovasculair risico
familiaire gecombineerde hyperlipidemie (FGH)	waarschijnlijk ongeveer 1:100	VLDL en apo-B-overproductie, cholesterol- en/of triglycerideverhoging met toename van small dense LDL en verlaagd HDL-cholesterol, verhoogd cardiovasculair risico
familiair laag HDL-cholesterol (hypoalfalipoproteïnemie)	zeer zeldzaam	heterogene groep waartoe o.a. de ziekte van Tangier behoort; genetische afwijkingen die gepaard gaan met een laag HDL-cholesterol, kunnen een verhoogd risico op hart- en vaatziekten betekenen

Op 50-jarige leeftijd heeft ongeveer de helft van de mannen (indien onbehandeld) en 20% van de vrouwen een al dan niet fataal myocardinfarct doorgemaakt, op 60-jarige leeftijd is dit ongeveer 75% voor mannen en 50% voor vrouwen.

Bij patiënten met de heterozygote FH is het totale cholesterolgehalte 8–11 mmol/l, het triglyceridegehalte is normaal en het apo-B en non-HDLC zijn verhoogd. Het serum van in nuchtere toestand afgenomen bloed is helder. Het risico voor het optreden van cardiovasculaire complicaties wordt mede bepaald door het gehalte aan Lp(a) in het serum, met een toegenomen risico bij een spiegel die hoger is dan 300 mg/l.

Kenmerkende klinische symptomen, een positieve familieanamnese van cardiovasculaire complicaties op jonge leeftijd en een duidelijk verhoogd LDL-cholesterol maken de diagnose duidelijk. De Stichting Opsporing Erfelijke Hypercholesterolemie (StOEH) heeft criteria opgesteld waarbij de diagnose FH aannemelijk gemaakt kan worden. Familiaire hypercholesterolemie berust meestal op een afwijking van de LDL-receptor (93%), maar kan ook het gevolg zijn van een abnormaal apolipoproteïne B, de zogenoemde familial defective apo-B (FDB). Recentelijk is een nieuwe vorm van FH beschreven waarbij mutaties zijn beschreven in een eiwit dat betrokken is bij de afbraak van de LDL-receptor (het zogenoemde PCSK9) en 2% van alle FH verklaart.

Screening op het bestaan van heterozygote familiaire hypercholesterolemie bij neonaten is mogelijk door bepaling van het LDL-cholesterol in navelstrengbloed, waarbij een LDL-cholesterol van meer dan 1,06 mmol/l verdenking oproept. Genetisch onderzoek toont het bestaan van familiaire hypercholesterolemie (FH) echter met nog meer zekerheid aan. In de praktijk wordt geadviseerd om kinderen uit bekende FH-families te screenen rond het 10e levensjaar. Dat is ook de leeftijd waarop behandeling dient te worden gestart (in gespecialiseerde centra). Homozygote familiaire hypercholesterolemie is uiterst zeldzaam (1:1.000.000). Het serumcholesterol bedraagt dan 18–20 mmol/l en symptomen zoals arcus corneae, xanthelasmata, peesxanthomen en cardiovasculaire complicaties komen al op de kinderleeftijd voor.

Bij polygenetische hypercholesterolemie spelen naast verschillende genetische factoren omgevingsfactoren zoals levenspatroon en voedingsgewoonten een rol. De klinische symptomen die beschreven zijn bij familiaire hypercholesterolemie, ontbreken. De frequentie van voorkomen van het apo(lipoproteïne) E_4 is verhoogd. Dit apolipoproteïne heeft een toegenomen bindingsneiging met de LDL-(B-E)-receptor in de lever, waardoor de expressie van de LDL-receptor in de lever wordt verlaagd. Bij een dieet dat rijk is aan verzadigde vetten, zou daardoor een sterkere neerwaartse regulatie van LDL-receptoren in de lever ontstaan, met als gevolg een stijging van het LDL-cholesterol. Een erfelijke predispositie kan zo een sterkere cholesterolstijging veroorzaken bij een ongunstig dieet. Ongetwijfeld zijn nog andere erfelijke factoren van belang.

◘ Tabel 7.16 Differentiële diagnose van dyslipidemieën aan de hand van xanthomen.

	lokalisatie	komen voor bij
peesxanthomen	achillespezen, strekpezen aan de handrug, onder de knieschijf bij de tuberositas tibiae	typisch bij familiaire hypercholesterolemie en abnormaal apo-B_{100}
tubereuze en tubero-eruptieve xanthomen	ellebogen, knieën, handrug en billen	familiaire dysbètalipoproteïnemie, homozygote familiaire hypercholesterolemie
gele palmaire papels	handlijnen	familiaire dysbètalipoproteïnemie, secundair bij obstructie-icterus en soms bij hypothyreoïdie
eruptieve xanthomen, kleine rode papels met een geel centrum	op de rug, billen, armen en dijen	primair bij familiaire chylomicronemie, secundair bij diabetes mellitus en ernstige hypertriglyceridemie, zelden bij lupus erythematodes en multipele myelomen

Polygenetische hypercholesterolemie is in bepaalde families niet alleen oorzaak van een verhoogd cholesterolgehalte, maar leidt ook tot verhoogde cardiovasculaire morbiditeit. Polygenetische hypercholesterolemie is een frequenter voorkomende oorzaak van hypercholesterolemie dan FH. In ◘ tab. 7.16 worden de differentieeldiagnostische overwegingen van de verschillende xanthomen aangegeven.

7.5.4 Primaire hypertriglyceridemie (◘ tab. 7.15)

Primaire hypertriglyceridemie kan berusten op ophoping van chylomicronen en/of van VLDL (very low density-lipoproteïnen). Een sterke toename geeft aanleiding tot troebel serum; lipemisch serum.

Wordt het serum koud bewaard, dan geeft chylomicronemie aanleiding tot een melkachtige bovenlaag met daaronder helder serum. Bij VLDL-ophoping vormt die melkachtige bovenlaag zich eveneens, maar blijft het serum daaronder ook troebel. Voor de bepaling van het triglyceridengehalte wordt meestal bloed in nuchtere toestand afgenomen. Het gehalte is normaal onder 1,7 mmol/l.

Een sterke ophoping van chylomicronen in nuchter serum komt voor bij de zeldzame LPL-deficiëntie (lipoproteïnelipasedeficiëntie). Deze aandoening gaat slechts zelden gepaard met een toename van atherosclerotische vaatcomplicaties, maar geeft vooral aanleiding tot pancreatitis, hepatosplenomegalie en eruptieve huidxanthomen. De vaten van de retina hebben bij fundoscopie een melkachtig aspect, hetgeen bekend staat als lipemia retinalis. Een sterke toename van chylomicronen en VLDL kan ook het gevolg zijn van apolipoproteïne-CII-deficiëntie, de noodzakelijke cofactor voor LPL-gemedieerde lipolyse.

Familiaire hypertriglyceridemie (FHTG) komt voor in een frequentie van 0,2–0,3%. Het is een aandoening die gepaard gaat met een toename van VLDL, waarbij grote triglyceridenrijke VLDL worden gevormd die vertraagd worden afgebroken, waardoor het LDL-gehalte normaal is. Soms bestaat er tevens een verminderde glucosetolerantie die mogelijk berust op insulineresistentie en een verhoogd urinezuur. Klinische symptomen, zoals eruptieve xanthomen op de billen en de rug, acute pancreatitis en perifere neuropathie, worden gezien bij sterk verhoogde triglyceridenspiegels van meer dan 10 mmol/l. Bij licht tot matig verhoogde triglyceridenspiegels (3–6 mmol/l) ontbreken deze symptomen. FHTG is niet geassocieerd met een toegenomen risico op atherosclerose, in tegenstelling tot familiaire gecombineerde hyperlipidemie (FGH). De reden hiervoor is onder andere dat bij FGH er een verhoogd aantal circulerende atherogene lipoproteïnen gevonden wordt wat niet het geval is bij FHTG. De manier om deze twee aandoeningen te differentiëren is het bepalen van het serum-apo-B-gehalte (verhoogd bij FGH, normaal bij FHTG).

Hypertriglyceridemie kan toenemen bij adipositas. Het gebruik van alcohol, oestrogenen en corticosteroïden kan leiden tot een sterke stijging van triglyceriden en kan een aanval van acute pancreatitis uitlokken.

7.5.5 Primaire gecombineerde hyperlipidemie (◻ tab. 7.15)

Bij primaire gecombineerde hyperlipidemieën is zowel het cholesterol- als het triglyceridegehalte verhoogd. De twee bekendste aandoeningen waarbij dit voorkomt, zijn familiaire dysbètalipoproteïnemie en familiaire gecombineerde hyperlipidemie (FGH).

Familiaire dysbètalipoproteïnemie is het gevolg van ophoping van remnants van chylomicronen en VLDL. Aan hun oppervlakte hebben ze het apo(lipoproteïne)-E_2. Het genotype apo-E_2/E_2 heeft een frequentie van voorkomen van 1%, terwijl dysbètalipoproteïnemie bij slechts 0,02% van de mensen wordt gevonden. Apo-E_2 heeft een geringere binding aan de receptor in de lever dan de andere apo-E-lipoproteïnen E_3 en E_4. Naast een erfelijke aanleg (E_2/E_2) is hier blijkbaar ook een uitlokkend moment nodig voor het ontstaan van hyperlipidemie, bijvoorbeeld adipositas, diabetes mellitus of hypothyreoïdie, of het gebruik van medicamenten zoals bètablokkers of diuretica. Hormonale factoren spelen in zoverre een rol dat deze hyperlipidemie zelden manifest wordt bij vrouwen voor de menopauze en bij mannen voor de puberteit.

Vrijwel pathognomonisch zijn als klinische symptomen de gelige palmaire striae en tubero-eruptieve xanthomen aan knieën en ellebogen. Daarnaast komen ook xanthelasmata en een arcus corneae voor. Familiaire dysbètalipoproteïnemie houdt een sterk verhoogd risico in op coronaire atherosclerose, maar leidt ook tot atherosclerotische veranderingen van cerebrale en perifere vaten. De diagnose wordt zeker door het met ultracentrifugeren aantonen van cholesterolrijke remnants bij een apo-E_2/E_2-fenotype. De mutatie kan echter ook op DNA-niveau worden vastgesteld, bij apo-E_2 is op plaats 158 arginine vervangen door cysteïne.

Familiaire gecombineerde hyperlipoproteïnemie (FGH) komt voor bij 1% van de bevolking. Bij deze aandoening komen in een familie verschillende fenotypen van hyperlipidemie voor, namelijk vooral hypertriglyceridemie of hypercholesterolemie, of een combinatie van beide. De aandoening zou verantwoordelijk zijn voor 15% van de gevallen van coronaire hartziekte bij mensen jonger dan 60 jaar. Er zijn geen typisch klinische kenmerken van familiaire gecombineerde hyperlipoproteïnemie (FGH). Het fenotype met een gecombineerde hyperlipidemie komt meestal pas na het 20e jaar tot uiting. In de kinderleeftijd is al reeds sprake van een verhoogde apo-B-gehalte met nog vrij normale gehalten van triglyceriden en cholesterol. Peesxanthomen komen niet voor bij FGH.

De oorzaak is een toename van de apoproteïne-B-synthese in de lever samen met een gestoorde vetzuuropslag in perifere weefsels (adipocyten). De apo-B-spiegel bedraagt meer dan 1,2 g/l er is vaak een verhoogd triglyceridegehalte, een toename van VLDL-remnants (IDL-deeltjes) en chylomicronremnants, een verhoogde postprandiale lipemie, een afname van HDL-cholesterol, terwijl het veelal verhoogde LDL-cholesterolgehalte veroorzaakt wordt door een toename van atherogene kleine dense LDL-deeltjes (small dense LDL). Er bestaat tevens insulineresistentie. Dit beeld wordt beschouwd als een zeer atherogeen lipoproteïnepatroon. De diagnose wordt gesteld door het aantonen van multipele fenotypen van triglyceriden- en cholesterolafwijkingen in één familie en op basis van een verhoogde triglyceriden en apo-B-gehalten bij individuele patiënten.

7.5.6 Secundaire hyperlipidemie (◘ tab. 7.17)

Hypothyreoïdie

Hyperlipidemie secundair aan een andere ziekte komt veelvuldig voor. Het meest miskend is waarschijnlijk primaire hypothyreoïdie als oorzaak van hypercholesterolemie. Ook voordat klinische symptomen manifest zijn, kan hypothyreoïdie aanleiding geven tot een verhoogd LDL-cholesterol. Hypothyreoïdie is een frequent

◻ **Tabel 7.17** Belangrijkste oorzaken van secundaire hyperlipidemie.

cholesterolverhoging	triglycerideverhoging
– dieet rijk aan verzadigd vet	– metabool syndroom
– hypothyreoïdie	– diabetes mellitus type 2
– nefrotisch syndroom	– ontregeling bij diabetes type 1
– obstructie-icterus	– alcoholmisbruik
– primaire biliaire cirrose	– chronische nierinsufficiëntie
– syndroom en ziekte van Cushing	– syndroom en ziekte van Cushing
– acute intermitterende porfyrie	– acute intermitterende porfyrie
– anorexia nervosa	– systemische lupus erythematodes
– multipel myeloom	– hypofyse insufficiëntie
	– groeihormoondeficiëntie
	– zwangerschap

voorkomende aandoening bij ouderen en kan in de groep patiënten ouder dan 60 jaar verantwoordelijk worden gesteld voor ongeveer 25% van de gevallen van hypercholesterolemie. Dit is het meest uitgesproken bij vrouwen. Bij de analyse van een hyperlipidemie moet daarom een thyroïdstimulerend hormoon- (TSH-)bepaling worden uitgevoerd ter uitsluiting van klinische of subklinische hypothyreoïdie. Bij onderliggende hypercholesterolemie of bij familiaire dysbètalipoproteïnemie zal de hyperlipidemie verergeren door hypothyreoïdie. Dit kan blijken wanneer na thyroxinesubstitutie de hyperlipidemie niet volledig wordt gecorrigeerd.

Het metabool syndroom
De prevalentie van het metabool syndroom is de afgelopen jaren sterk toegenomen als gevolg van de toenemende prevalentie van overgewicht. Ook bij een matig overgewicht kunnen de metabole afwijkingen van het metabool syndroom zich al voordoen. Het metabool syndroom bestaat uit een combinatie van cardiovasculaire risicofactoren zoals:

- *Abdominaal gelokaliseerde vetophoping.* Omdat dit type overgewicht vooral bij mannen voorkomt, wordt dit het mannelijke type van adipositas genoemd. Als criteria hiervoor gelden een

tailleomvang van > 102 cm bij mannen en > 88 cm bij vrouwen. De internationale diabetes federatie (IDF) hanteert striktere criteria namelijk een tailleomvang van ≥ 94 cm voor mannen en ≥ 80 cm voor vrouwen (▶ tab. 1.31). Abdominale vetophoping zou een daling van het adiponectine tot gevolg hebben, wat zou leiden tot insulineresistentie.
- *Atherogene dislipoproteïnemie.* De afwijkingen van het lipidenpatroon bestaan uit hypertriglyceridemie, zowel nuchter als na de maaltijd, accumulatie en het langduriger circuleren van 'remnant'-lipoproteïnen, een verhoogd apolipoproteïne B, aanwezigheid van kleine dense, atherogene LDL-partikels en een verlaagd HDL-cholesterol. De spiegel van vrije vetzuren is eveneens verhoogd en laat zich onvoldoende supprimeren na een maaltijd. Het verhoogde aanbod van vrije vetzuren aan de lever dat hierdoor ontstaat, is een van de factoren die bijdragen tot de verhoogde synthese van triglyceriden, wat tot uiting komt in een toename van VLDL. Het LDL-cholesterol is op zich veelal niet verhoogd. In combinatie met een wel verhoogd apolipoproteïne B wijst dit op kleine partikels, omdat aan ieder partikel slechts één molecuul apolipoproteïne B gebonden is. De kleine, dense LDL-partikels zijn zeer atherogeen. Ook de HDL-partikels zijn abnormaal van samenstelling en klein en hebben een hogere densiteit.
- Als criteria voor de lipidenafwijkingen bij het metabool syndroom worden gehanteerd: nuchter triglyceride > 1,7 mmol/l en HDL-cholesterol bij mannen < 1,0 mmol/l, bij vrouwen < 1,3 mmol/l.
- *Insulineresistentie en (lichte) glucose-intolerantie.* Insulineresistentie is een belangrijke uiting van het metabool syndroom, omdat insulineresistentie waarschijnlijk een belangrijke rol speelt bij het ontstaan van een aantal andere aspecten van het metabool syndroom zoals de dyslipoproteïnemie en het optreden van hypertensie. Daarom wordt ook wel gesproken over het insulineresistentiesyndroom. Insulineresistentie leidt aanvankelijk tot compensatoire hyperinsulinemie. Als de compensatie

onvoldoende is en er dus sprake is van falen van de bètacellen, ontstaat aanvankelijk glucose-intolerantie en later type 2-diabetes. Niet iedereen met overgewicht heeft insulineresistentie. Mensen zonder insulineresistentie ontwikkelen de symptomen van het metabool syndroom niet en lopen minder risico op cardiovasculaire complicaties. Het is dus van belang die mensen met overgewicht te karakteriseren die het meeste risico lopen. Een aanwijzing voor het bestaan van insulineresistentie is het aantonen van een nuchter insulinegehalte van >110 pmol/l.

- *Verhoogde bloeddruk.* De verhoogde bloeddruk wordt soms in verband gebracht met hyperinsulinemie die meestal compensatoir is voor de insulineresistentie. De nier is echter normaal gevoelig voor het zoutretinerende effect van insuline, waardoor er een verhoogde neiging tot zoutretentie is. Op nierniveau is er ook een verhoogde terugresorptie van urinezuur, waardoor het gehalte aan urinezuur in het plasma vaak verhoogd is. Mogelijk speelt het vetweefsel bij het ontstaan van hypertensie ook nog een directe rol door de productie van angiotensinogeen.
- *Verhoogde neiging tot trombose.* Deze wordt gekarakteriseerd door een toegenomen spiegel van plasma PAI-1 (plasminogeen activator inhibitor), dat de vorming van plasmine en daarmee de fibrinolyse remt. Het fibrinogeen is eveneens verhoogd.
- *Ontstekingsactiviteit.* Er zijn ten slotte aanwijzingen voor het bestaan van ontstekingsactiviteit. Dit komt tot uiting in een licht verhoogde spiegel van CRP (C-reactive protein). Voor het aantonen hiervan is een zeer gevoelige bepaling nodig.

Sinds kort is er veel belangstelling voor de secretie door vetweefsel van bioactieve peptiden en eiwitten, zogenoemde adipokines, die althans ten dele verschillende aspecten van het metabool syndroom kunnen verklaren. Tot deze adipokines behoren angiotensinogeen, met een mogelijk effect op de bloeddruk, PAI-1 met een effect op de stolling en leptine en adiponectine met een effect op de gevoeligheid voor het effect van insuline.

7.5 · Afwijkingen van de vetstofwisseling

◘ Tabel 7.18 Kenmerken van het metabool syndroom.

- abdominale vetophoping
- tailleomvang:
  - mannen > 102 cm
  - vrouwen > 88 cm
- insulineresistentie, hyperinsulinemie, (lichte) glucose-intolerantie
- dislipoproteïnemie
  - hypertriglyceridemie, nuchter en postprandiaal, laag HDL-cholesterol, toename van kleine dense LDL-partikels, toename van VLDL- en LDL-apo-B
- verhoogde bloeddruk
- microalbuminurie
- gestoorde fibrinolyse, toename van PAI-1, verhoogd fibrinogeen
- verhoogd urinezuurgehalte in plasma
- licht verhoogde CRP
- atherosclerotische vaatafwijkingen

Bij het ontstaan van het metabool syndroom spelen naast exogene factoren genetische factoren een rol. De genetische factoren bepalen onder andere hoe gemakkelijk exogene factoren zoals overgewicht aanleiding geven tot het metabool syndroom. Mensen afkomstig uit Zuidoost-Azië hebben bijvoorbeeld veelal reeds bij een geringer overgewicht de symptomen van het metabool syndroom dan de West-Europese bevolking. In ◘ tab. 7.18 zijn de klinische criteria van het metabool syndroom nog eens samengevat.

Gebruik van het begrip metabool syndroom heeft voordelen: de term zet de samenhang met de andere componenten van het syndroom op de agenda en verbetert daarmee wellicht de risico inschatting en behandeling. Er zijn ook problemen met de term metabool syndroom. De definitie is niet eenduidig, er bestaan tal van verschillende definities, het syndroom als geheel heeft geen voordeel boven de som van de delen en het is niet duidelijk of er een gemeenschappelijk onderliggende pathofysiologie bestaat.

7.5.7 Andere oorzaken van secundaire hyperlipidemie

Secundaire hyperlipidemie komt eveneens voor bij nieraandoeningen zoals het nefrotisch syndroom en chronische nierinsufficiëntie. Bij het nefrotisch syndroom is vooral het cholesterolgehalte verhoogd. Dit is meer uitgesproken naarmate het serumalbuminegehalte lager is. Ook het triglyceridegehalte kan toegenomen zijn. Bij chronische nierinsufficiëntie en bij hemodialysepatiënten staat de hypertriglyceridemie op de voorgrond. Er is een ophoping van remnants en een verlaagd HDL-cholesterol.

Obstructie-icterus met langdurige cholestase en primaire biliaire cirrose geeft aanleiding tot ophoping van LpX. Dit lipoproteïne ontstaat door een reflux van biliair lecithine dat een interactie aangaat met vrij cholesterol, albumine en apo(lipoproteïne) C. Secundaire hyperlipidemie bij obstructie-icterus kan leiden tot xanthelasmata, cutane xanthomen en xanthomateuze neuropathie.

Veranderingen in de lipoproteïnespiegels komen ook voor tijdens de zwangerschap en bij het gebruik van oestrogenen en progestativa. Zwangerschap leidt als gevolg van een toename van de oestrogenen tot een toename van de triglyceriden. In het tweede en derde trimester stijgt ook het LDL-cholesterol. Bij onderliggende familiaire hypercholesterolemie kan een sterke stijging van cholesterol optreden.

Bij postmenopauzale vrouwen stijgt het LDL-cholesterol als gevolg van een lage oestrogeenspiegel. Door in deze situatie een lage orale dosis oestrogenen toe te dienen, stijgt het triglyceridegehalte, daalt het LDL-cholesterol en stijgt het HDL-cholesterol. Ondanks het gunstige effect op de spiegels van LDL- en HDL-cholesterol is gebleken dat hormonale substitutietherapie na de menopauze, zeker bij langdurig gebruik, het risico van cardiovasculaire complicaties doet toenemen.

Orale contraceptiva geven voor de menopauze aanleiding tot verhoogde cholesterol- en triglyceridespiegels en zijn daarom relatief gecontra-indiceerd bij vrouwen met een toegenomen risico op cardiovasculaire complicaties. Het risico van cardiovasculaire complicaties is vooral toegenomen bij vrouwen ouder dan 35 jaar die orale contraceptiva gebruiken en tevens veel roken.

Tabel 7.19 Effecten van enkele medicamenten op triglyceriden, HDL-cholesterol en LDL-cholesterol.

	triglyceriden	HDL-cholesterol	LDL-cholesterol
diuretica	↑	↔	↑
bètablokkers zonder intrinsieke activiteit	↑	↓	↔
corticosteroïden	↑	↓	↔
oestrogenen	↑	↑	↔
progestativa	↔	↓	↑
anabole steroïden	↔	↓	↑

Andere endocriene aandoeningen met secundaire hyperlipidemie zijn het syndroom en de ziekte van Cushing, met een toename van het serumtriglyceride en een daling van HDL-cholesterol en anorexia nervosa, waarbij veelal een verhoogd LDL-cholesterol wordt gezien. Secundaire hyperlipidemiëen kunnen ten slotte ook het gevolg zijn van lupus erythematodes, myeloom en acute intermitterende porfyrie. Alcoholgebruik kan aanleiding geven tot een hypertriglyceridemie, maar ook tot een stijging van HDL-cholesterol. Alcohol als oorzaak van deze verandering in de vetstofwisseling wordt waarschijnlijk als tevens het γ-glutamyltransferase verhoogd is en het gemiddelde celvolume van de erytrocyten is toegenomen. De anamnese van alcoholgebruik levert, zoals bekend, niet altijd betrouwbare informatie op. De oorzaken van secundaire hyperlipidemie zijn weergegeven in tab. 7.17.

De vetstofwisseling wordt beïnvloed door veel medicamenten zoals corticosteroïden, oestrogenen en progestagenen. Anabole steroïden verlagen het HDL-cholesterol. Thiazidediuretica verhogen cholesterol en triglyceriden, bètablokkers zonder intrinsieke activiteit verhogen de triglyceridespiegels en verlagen het HDL-cholesterol. De effecten van een aantal medicamenten zijn samengevat in tab. 7.19.

Literatuur

Atkinson MA, Eisenbarth GS, Michels AW. Type 1 diabetes. Lancet. 2014;383:69–82.

Carlson LA, Gotto AM, Illingworth DR. Current hyperlipidaemia. 2e druk. Londen: Science Press Ltd.; 2001.

Clinical practice recommendations. Diagnosis and classification of diabetes. Diabetes Care. 2014;37:S81–90.

Durrington P, Sniderman A. Hyperlipidaemia. Oxford: Health Press Ltd.; 2000.

Galan BE De, Haeften TW van. Hypoglykemie. In: Tack CJ, Diamant M, Koning EJP de, Redacteur. Handboek diabetes mellitus. 4e druk. Utrecht: Uitgeverij de Tijdstroom; 2012. pag. 218–31.

Gotto AM, Assmann G, Carmena R, et al. The ILIB Lipid Handbook for Clinical Practice. 3e druk. New York: International Lipid Information Bureau; 2003.

Gregg EW, Li Y, Wang J, et al. Changes in diabetes-related complications in the United States, 1990–2010. N Engl J Med. 2014;370:1514–23.

Grundy SM, Brewer HB Jr, Cleeman JI, et al. Definition of metabolic syndrome. Report of the National Heart, Lung, and Blood Institute/American Heart Association Conference on Scientific Issues Related to Definition. Circulation. 2004;109:433–8.

Kitabchi AE, Umpierrez GE, Miles JM, Fisher JN. Hyperglycemic crises in adult patients with diabetes. Diabetes Care 2009;32:1335–43.

Manson JE, Hsia J, Johnson KC, et al. Women's Health Initiative Investigators. Estrogen plus progestin and the risk of coronary heart disease. New Engl J Med. 2003;349:523–34.

McLaughlin T, Abbasi F, Cheal K, et al. Use of metabolic markers to identify overweight individuals who are insulin resistant. Ann Intern Med. 2003;139:802–9.

Nathan DM, Kuenen J, Borg R, et al. A1c-Derived Average Glucose Study Group. Translating the A1C assay into estimated average glucose values. Diabetes Care. 2008;31:1473–8.

Reaven GM. Importance of identifying the overweight patient who will benefit the most by losing weight. Ann Intern Med. 2003;138:420–3.

Sacks DB. Measurement of hemoglobin. A_{1c}: a new twist on the path to harmony. Diabetes Care. 2012;35:2674–80.

Tuomi T, Santoro N, Caprio S, et al. The many faces of diabetes: a disease with increasing heterogeneity. Lancet. 2014; 383:1084–94.

Vries MA de, Klop B, Castro Cabezas M. The use of non-fasting lipid profile for lipid-lowering therapy in clinical practice. Point of view. Atherosclerosis. 2014;234:473–5.

Websites

- www.idf.org/sites/default/files/EN_6E_Atlas_Full_0.pdf.
- www.internisten.nl/uploads/EK/TB/EKTBTdHzl3gV9NtRzoQ-mw/richtlijn-module-Acute-ontregeling_2013_Diabetes.pdf.
- www.nationaalkompas.nl/gezondheid-en-ziekte/ziekten-en-aandoeningen/endocriene-voedings-en-stofwisselingsziekten-en-immuniteitsstoornissen/diabetes-mellitus/diabetes-mellitus-samengevat.
- www.who.int/diabetes/en.

Endocrinologie

J.W.F. Elte, M.O. van Aken

8.1 Afwijkingen van de schildklier

8.1.1 Inleiding

De schildklierfunctie wordt gereguleerd vanuit de hypofyse (thyroidstimulerend hormoon, TSH) en de hypothalamus (thyrotropinreleasing hormoon, TRH) via een terugkoppelingsysteem, zoals dat bij de meeste endocriene organen gebeurt. Thyroxine (T_4) en trijodothyronine (T_3) zijn de enige jodothyroninen met een biologische activiteit. Het is waarschijnlijk dat T_4 zijn biologische effect voornamelijk, zo niet geheel, uitoefent door perifere conversie tot T_3. In het serum is meer dan 99,5 % van het circulerende schildklierhormoon aan eiwit gebonden. Het biologische effect is afhankelijk van de vrije fractie. Per individu is de serumconcentratie van T_4 en T_3 vrij constant. Het perifere T_3 is voor 75 % afkomstig van T_4. Referentiewaarden worden gegeven in ◘ tab. 8.1.

Schildklierafwijkingen komen vaak voor en zijn niet altijd gemakkelijk te herkennen. Ze zijn globaal in te delen in functie- en vormafwijkingen; daarnaast kan de interpretatie van schildklierfunctieonderzoek problemen opleveren, omdat de laboratoriumtests kunnen worden beïnvloed door diverse ziektetoestanden en vele medicamenten.

Het eerste onderzoek naar schildklierfunctiestoornis is bepaling van de serum-TSH-waarde. De huidige immunometrische

> **Tabel 8.1** Referentiewaarden voor schildklierfunctietest.

TSH (thyroïdstimulerend hormoon)	0,4–4,0 mU/l
FT_4 (vrije T_4-concentratie)	8–18 pmol/l
FT_3 (vrije T_3-concentratie)	<2 pmol/l
thyroxine (totaal T_4)	65–160 nmol/l
trijodothyronine (totaal T_3)	1,2–3,0 nmol/l
thyreoglobuline	2,5–50 µg/l

Raadpleeg uw eigen laboratorium voor exacte waarden

methoden voor bepaling van TSH zijn zodanig gevoelig (detectiegrens 0,01 mU/l) en specifiek, dat een TSH-waarde binnen het normale referentiegebied een schildklierfunctiestoornis vrijwel uitsluit. Bepaling van de serum-FT_4-waarde is aangewezen bij een afwijkende TSH-waarde. Bepaling van de serum-T_3-waarde is zelden noodzakelijk. Bij hyperthyreoïdie kan de T_3-waarde verhoogd zijn bij een normale FT_4-waarde, onder andere indien sprake is van jodiumdeficiëntie of bij T_3-toxicose. Anderzijds kan bij beginnende hypothyreoïdie de T_3-waarde nog normaal zijn bij een reeds verlaagde FT_4-waarde. In beide situaties is dit een gevolg van toegenomen T_4-T_3-conversie als reactie op de afgenomen jodiumhuishouding of schildklierfunctie. De TSH-waarde kan in een aantal omstandigheden verlaagd zijn zonder dat er sprake is van schildklierfunctiestoornis (> fig. 8.1).

Bepaling van schildklierantistoffen heeft voor de diagnostiek van schildklierfunctiestoornissen weinig betekenis, met uitzondering wellicht van bevestiging ziekte van Graves via bepaling TSH-receptor-antistoftiter (sensitiviteit 95%/specificiteit 99%). Schildklierantistoffen (thyroïd peroxidase- (TPO-) en thyreoglobuline-(Tg-)antistoffen) komen vaak voor (25%) bij personen zonder schildklierfunctiestoornis, met name op oudere leeftijd. Indien men wil vaststellen of er sprake is van auto-immuunstoornis als oorzaak van schildklierfunctiestoornis, kan met de bepaling van anti-TPO worden volstaan. TPO-antistoffen zijn bij 80–90% van de patiënten met de ziekte van Graves positief, bij 95–100% van patiënten met de ziekte van Hashimoto. Bij subklinische hypothyreoïdie (TSH verhoogd, FT_4 normaal) betekent de aanwezigheid van TPO-antistoffen een vier- tot vijfmaal grotere kans op de ontwikkeling van hypothyreoïdie. De aanwezigheid van TPO-antistoffen heeft ook een voorspellende waarde voor het ontstaan van postpartumthyreoïditis en hypothyreoïdie bij amiodarongebruik.

De thyreoglobulinespiegel in het serum is verhoogd bij veel schildklieraandoeningen, maar is slechts bruikbaar bij de follow-up van gedifferentieerd schildkliercarcinoom na totale schildklierextirpatie en bij thyreotoxicosis factitia (▶ par. 8.1.3). Bij verdenking op medullair schildkliercarcinoom is bepaling van het serumcalcitoninegehalte geïndiceerd.

Door gegevens verkregen uit de anamnese, het lichamelijk onderzoek en (zo nodig uitgebreid) laboratoriumonderzoek te combineren is karakterisering van een schildklierafwijking in het algemeen echter goed mogelijk.

8.1.2 Vormafwijkingen/struma

Een struma is een zichtbare of tastbare vergroting van de schildklier. Een probleem daarbij is dat palpatie van de hals moeilijk en niet altijd betrouwbaar is. Een struma zal dus niet altijd worden onderkend, vooral als deze klein is en symptoomloos. Indien er van struma sprake is, is het van belang te vragen naar de bestaansduur (vaak onbekend), het familiair voorkomen, eventuele (recente of geleidelijke) groei en pijn. De grootte, consistentie en nodulariteit moeten worden nagegaan, waarbij tevens wordt gelet op fixatie aan de omgeving en pijn. Klachten en verschijnselen van hypo- en hyperthyreoïdie kunnen verder richting aan de diagnostiek geven.

De differentiële diagnostiek van struma is af te leiden uit de bestaande indelingen (◘ tab. 8.2). Vaak is classificatie pas goed mogelijk als alle aspecten van deze indeling zijn nagegaan.

Wil men beter geïnformeerd zijn over schildkliergrootte en mate en aard van nodulariteit, dan is echografie te overwegen om verdachte noduli op te sporen (◘ tab. 8.3) en zo nodig een cytolo-

Tabel 8.2 Indelingen van struma.

anatomie
- diffuus
- uni-/multinodulair

functie
- euthyreotisch
- hyperthyreotisch
- hypothyreotisch

voorkomen
- endemisch (>10% van de bevolking)
- sporadisch

etiologie
- dyshormonogenese (partiële enzymdefecten)
- jodiumdeficiëntie, strumagene stoffen, jodiumovermaat
- ziekte van Hashimoto (auto-immuunthyreoïditis, pijnloze thyreoïditis), ziekte van Riedel (= IgG$_4$ gerelateerde ziekte), subacute thyreoïditis (pijnlijke thyreoïditis)
- ziekte van Graves
- adenoom, carcinoom

Tabel 8.3 Echografische risicofactoren voor maligniteit.

- hypervascularisatie in de nodus
- microcalcificaties
- vage grenzen
- hypo-echogene nodus
- afwezige halo
- solitaire nodus

gische punctie te verrichten. Een andere mogelijkheid daartoe is scintigrafie. Daarmee is de omvang van de schildklier niet goed te beoordelen, maar wel de mate van nodulariteit en functionaliteit. Bij epidemiologisch onderzoek met behulp van echografie is gebleken dat ook in een schildklier van normale grootte vrijwel altijd noduli aanwezig zijn. Schildklierscintigrafie is gewoonlijk onnodig, tenzij bepaling van de hoeveelheid toe te dienen radioactief jodium vereist is bij de therapie van hyperthyreoïdie (dosering op basis van nodulariteit en percentage jodiumopname) of schildkliercarcinoom (is er nog een schildklierrest, percentage uptake). Schildklierscintigrafie met jodium (^{123}I) of technetium-99m (^{99m}Tc) voor het onderscheid tussen een warme en een koude nodus is zelden van belang, eventueel voor het aantonen van ectopisch schildklierweefsel.

Euthyreotisch struma komt frequent voor en is, zeker als het langer bestaat, vrijwel altijd nodulair. Vastleggen van de functie is van belang, omdat via een fase van autonomie hyperthyreoïdie kan ontstaan zonder opvallende symptomen.

Men spreekt van een autonome schildklierfunctie of subklinische hyperthyreoïdie indien de FT_4- en T_3-waarden normaal zijn bij een niet-detecteerbare TSH-waarde. Indien er sprake is van hyperthyreotisch struma, moet onderscheid worden gemaakt tussen de ziekte van Graves (diffuus struma, kort en heftig beloop, eventueel oogverschijnselen, TSH-receptorantistoffen vaak positief) en nodulair struma (vaker sluipend beloop, symptoomarm), omdat de prognose en therapeutische benadering verschillend zijn. Bij nodulair struma kan nog onderscheid worden gemaakt tussen een solitaire nodus en multinodulair struma. Beide behoren echter tot hetzelfde ziektebeeld (ziekte van Plummer). De oogverschijnselen bij de ziekte van Graves bestaan uit exoftalmie, lidretractie, symptoom van Von Gräfe, chemose, conjunctivale injectie, opgezette oogleden, lagoftalmie en oogspierparesen c.q. dubbelbeelden.

Ter beoordeling van de ernst van de oogverschijnselen kan de 'clinical activity score' gebruikt worden, waarbij de kenmerken van ontsteking (mate van pijn, roodheid en zwelling) worden vastgesteld (◘ tab. 8.4). Vanaf een score ≥3 is er sprake van actieve Graves' oftalmopathie en is beoordeling en behandeling door een oogarts noodzakelijk (◘ Tab. 8.4).

Bij nodulair struma worden deze verschijnselen nooit gezien, hoogstens het symptoom van Von Gräfe in geringe mate. Een hypothyreotisch struma komt minder frequent voor en kan worden veroorzaakt door de ziekte van Hashimoto (TPO-antistoffen positief, fijn nodulair of diffuus struma, histologisch: lymfocytaire infil-

Tabel 8.4 Clinical activity score (CAS): scoresysteem ter beoordeling van de ernst van Graves' oftalmopathie. Totale score is maat voor ernst van oftalmopathie. Vanaf een score van ≥3 is er sprake van actieve Graves' oftalmopathie. (Bron: Mourits MP, Prummel MF, Wiersinga WM, Koornneef L. Clinical activity score as a guide in the management of patients with Graves' ophthalmopathy. Clin Endocrinol.1997;47:9-14, zie ook ▶ www.eugogo.eu/_downloads/clincial_evaluation/Clinical_Evaluation_GO.pdf.).

	kenmerk	punten
pijn	– pijn achter de oogbol (gedurende afgelopen 4 weken)	1
	– pijn bij opzij/naar boven/naar beneden kijken (gedurende afgelopen 4 weken)	1
roodheid	– roodheid van de oogleden	1
	– roodheid van de conjunctivae	1
zwelling	– zwelling van de oogleden	1
	– chemosis (zwelling conjunctivae)	1
	– zwelling van de carunkel of plica	1

tratie, man/vrouw-ratio 1:5). Veel zeldzamer is de situatie waarin er een enzymdefect bestaat (gespecialiseerd onderzoek noodzakelijk), waarin er sprake is van jodiumdeficiëntie of als strumagene stoffen de oorzaak zijn van veelal nodulair hypothyreotisch struma. Verdenking op carcinoom bij nodulair struma geeft aanleiding tot aanvullend onderzoek. Hoewel vaak een echogram zal worden aangevraagd, is cytologisch onderzoek (zo nodig herhaald) van grotere waarde. Indien bij een dunnenaaldbiopsie onvoldoende materiaal wordt verkregen, is herhaling van de punctie aangewezen, meestal op geleide van echografie. Is er wederom onvoldoende materiaal, dan dient een hemithyreoïdectomie te worden uitgevoerd. Klinische risicofactoren die de kans op een maligne aandoening in een solitaire schildkliernodus verhogen, staan vermeld in ◘ tab. 8.5. De strategie bij de analyse van een solitaire schildkliernodus en het niet-klassieke multinodulair struma is aangegeven in ◘ fig. 8.1.

> **Tabel 8.5** Klinische risicofactoren die de kans (= 11%) op een maligne aandoening in een solitaire schildkliernodus verhogen (> 30%). (Bron: Wiersinga en Krenning 1998).

– mannelijk geslacht

– continue vergroting van de nodus

– externe halsbestraling in de jeugd

– symptomen MEN-II-syndroom

– familieanamnese met:
  - MEN-II-syndroom
  - papillair schildkliercarcinoom

– vaste tot zeer vaste consistentie

– tekenen van metastasen
  - vergrote lymfeklieren in de hals
  - dyspnoe d'effort
  - botpijn

– (solitair aspect bij palpatie, ongeacht echo- of scintigrafische bevinding)

– (niet-klassiek multinodulair struma)

Pijn in de hals is meestal het gevolg van subacute thyreoïditis of een bloeding in een schildkliernodus of -cyste. Een snelgroeiende zwelling in de schildklier is verdacht voor een anaplastisch schildkliercarcinoom (tab. 8.6).

Struma ten gevolge van de ziekte van Riedel is zeer zeldzaam, evenals struma ten gevolge van jodiumovermaat (cave echter amiodarone). Ook een maligne lymfoom kan aanleiding geven tot een struma.

8.1.3 Schildklierfunctiestoornissen

Hypothyreoïdie verloopt vaak sluipend en wordt dikwijls niet herkend. Bij secundaire hypothyreoïdie is dit nog meer uitgesproken. De klachten worden vooral bij ouderen vaak aan de leeftijd toegeschreven omdat ze aspecifiek zijn. De klachten van hypothyreoïdie zijn traagheid, lusteloosheid, obstipatie, koude-intolerantie, anorexie, spierpijn, menorragie, gewichtstoename (enkele kilo-

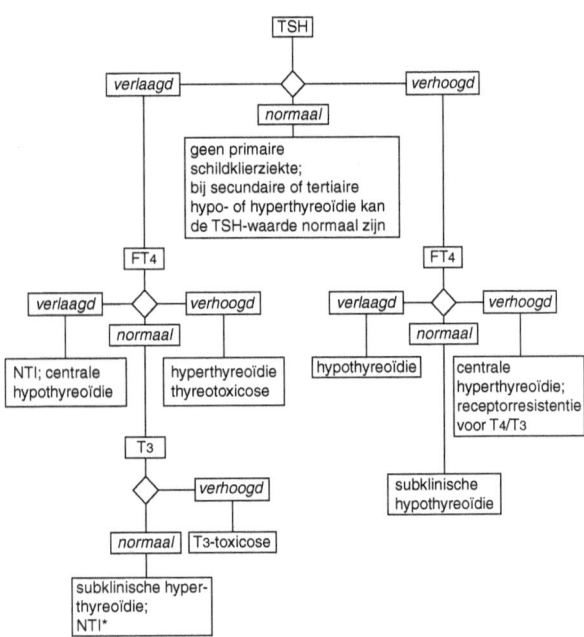

Figuur 8.1 Interpretatie biochemische bepalingen van schildklierhormoonhuishouding. *NTI** non thyroidal illness, *FT4* vrije T_4-concentratie.

grammen), droge huid en haaruitval. Bij het lichamelijk onderzoek vallen de ruwe, lage stem, de grote tong en periorbitale zwelling op. Laterale wenkbrauwuitval komt voor, maar is aspecifiek. Daarnaast kunnen voorkomen: brokkelige nagels, pretibiaal myxoedeem, bradycardie, pericardeffusie en ascites, en vertraagde relaxatie van de bicepspeesreflex. Bij extremere vormen kan psychose optreden of ileus en uiteindelijk myxoedeemcoma.

> **Tabel 8.6** Oorzaken van pijn in de schildklier.

subacute thyreoïditis (ziekte van De Quervain)
- koorts, tevoren keelpijn c.q. luchtweginfectie, BSE verhoogd, passagère thyreotoxicose met verlaagde halsopname van jodium of technetium

bloeding in cyste
- tevoren bestaande nodus, behoudens pijn en soms groei verder veelal geen verschijnselen

anaplastisch schildkliercarcinoom, metastase van carcinoom of lymfoom
- snel groeiende vast aanvoelende zwelling, algemene verschijnselen verdacht voor maligniteit

De oorzaken van hypothyreoïdie staan vermeld in tab. 8.7. Verreweg de meest voorkomende oorzaken zijn de ziekte van Hashimoto en een eerdere schildklieroperatie of therapie met radioactief jodium.

Het laboratoriumonderzoek moet worden begonnen met een TSH-bepaling. Bij primaire hypothyreoïdie is de TSH-spiegel verhoogd. Bij de combinatie laag FT_4 (totaal T_4) en laag normaal TSH is er sprake van secundaire of tertiaire hypothyreoïdie. Bij deze vormen van hypothyreoïdie is beeldvormende diagnostiek (CT of MRI) van de sellaregio aangewezen. Bij de zeldzame congenitale enzymdefecten zijn ingewikkelder gespecialiseerde tests nodig om tot een juiste diagnose te komen. Het serumcholesterolgehalte is verhoogd bij primaire hypothyreoïdie, meestal niet bij de secundaire vorm. Bij hypothyreoïdie is vaak ook het CPK verhoogd. Van een subklinische hypothyreoïdie is sprake als de TSH verhoogd is maar de FT_4 (nog) normaal.

Een overmaat aan circulerend schildklierhormoon leidt tot een klinisch beeld dat thyreotoxicose wordt genoemd (tab. 8.8). De meest frequente oorzaak van thyreotoxicose is hyperthyreoïdie (90%), dat wil zeggen overproductie van schildklierhormoon door de follikelepitheelcellen van de schildklier. Thyreotoxicose kan ook berusten op lekkage van schildklierhormoon bij thyreoïditis, exogene toevoer van schildklierhormoon (thyreotoxicosis factitia) en zeer zelden op overproductie van schildklierhormoon door ecto-

◘ **Tabel 8.7** Oorzaken van hypothyreoïdie.

primaire hypothyreoïdie (oorzaak in de schildklier)
- auto-immuunthyreoïditis
  - chronische thyreoïditis (ziekte van Hashimoto*, atrofische thyreoïditis)
  - postpartum-thyreoïditis
  - eindstadium ziekte van Graves
- subacute thyreoïditis (ziekte van De Quervain)*
- fibreuze thyreoïditis (ziekte van Riedel)*
- iatrogeen (thyroïdectomie, ^{131}I-therapie, uitwendige bestraling, overmaat aan jodium*, thyreostatica*, medicamenten als thionamiden, amiodaron, lithium)
- jodiumdeficiëntie (endemisch struma en cretinisme)*
- congenitale afwijkingen
  - schildklierdysgenesie
  - afwijkingen in de schildklierhormoonbiosynthese*
  - voorbijgaande neonatale hypothyreoïdie als gevolg van prenatale blootstelling aan jodium, jodiumdeficiëntie, thyreostatica*
  - infiltratie (tumor, sarcoïdose)*

centrale hypothyreoïdie (secundair (hypofysair) of tertiair (hypothalamisch)
- hypofysetumoren
- ischemische necrose (postpartumsyndroom van Sheehan, ernstige shock, diabetes mellitus)
- aneurysma a. carotis interna
- iatrogeen (uitwendige bestraling, operatie)
- infectie (abces, tbc)
- infiltratie (sarcoïdose, histiocytose, hemosiderose)

perifere hypothyreoïdie
- perifere resistentie voor de werking van schildklierhormoon
- schildklierhormoonbindende antistoffen

*In deze gevallen kan hypothyreoïdie gepaard gaan met struma.

pisch schildklierweefsel, zoals struma ovarii of functionerende metastasen van schildkliercarcinoom.

Het klinische beeld van thyreotoxicose kenmerkt zich door klachten als gewichtsverlies (ondanks vaak toegenomen eetlust), nervositeit en onrust, moeheid, beven, dyspnoe, hartkloppingen, spierzwakte, warmte-intolerantie en overmatig transpireren, frequente defecatie en menstruatiestoornissen. De verschijnselen bij het lichamelijk onderzoek sluiten hier direct op aan en bestaan uit een warme vochtige

Tabel 8.8 Oorzaken van thyreotoxicose.

- de ziekte van Graves*

- toxisch multinodulair struma (ziekte van Plummer)*, toxisch adenoom*

- thyreoïditis*
  - subacute thyreoïditis (De Quervain)[+,*]
  - painless (silent) thyroiditis[+,*]
  - auto-immuunthyreoïditis (ziekte van Hashimoto in de eerste fase van celverval = 'Hashitox')
  - bestralingsthyreoïditis (^{131}I)

- exogene oorzaak[+]
  - iatrogeen
  - thyreotoxicosis factitia
  - door jodium geïnduceerd, bijv. röntgencontrast of amiodarone

- ectopische oorzaak[+]
  - struma ovarii
  - molazwangerschap, choriocarcinoom (produceert humaan choriongonadotrofine (HCG))
  - schildkliercarcinoom* (zeldzaam)

- TSH-overmaat*
  - hypofysaire overproductie
  - trofoblastaire tumoren (echter ook HCG)
  - hypofysaire ongevoeligheid voor T_4

*Gaat meestal gepaard met struma
[+]Gewoonlijk met verminderde halsopname bij scintigrafie

huid, tachycardie (soms atriumfibrillatie), soms een struma (een souffle over de schildklier wijst sterk in de richting van een hyperthyreoïdie), soms oogverschijnselen (exoftalmie, lidretractie, ooglidoedeem, chemose, vaatinjectie, oogspierparese enz.), soms pretibiaal myxoedeem (de laatste twee verschijnselen vooral bij de ziekte van Graves).

Indien er sprake is van hyperthyreoïdie, dient een onderscheid te worden gemaakt tussen de ziekte van Graves (50 %) en toxisch (multi)nodulair struma (40 %). In eerste instantie is palpatie (diffuus versus nodulair) hierbij van belang, hoewel dit onderzoek – zoals eerder vermeld – niet altijd betrouwbaar is. Een souffle (hoorbaar) of 'thrill' (palpabel, zeldzaam) over de schildklier komt vrijwel uitsluitend voor bij hyperthyreoïdie door de ziekte van Graves, waarbij ook de kenmerkende oogverschijnselen (▶ par. 8.1.2), pretibiaal myxoedeem en vitiligo kunnen worden gezien. Daarbij is het klinisch beeld van de ziekte van Graves dat van een zich vaak snel ontwikkelende en opvallende hyperthyreoïdie. Bij een multinodulair struma is het beloop meestal sluipender en monosymptomatisch (snelle pols). Onderscheid van genoemde oorzaken ten opzichte van thyreoïditis is niet altijd eenvoudig. Bij subacute thyreoïditis treedt gewoonlijk pijn en vaak ook koorts op. Dit ziet men niet bij pijnloze thyreoïditis en hashimoto-thyreoïditis, waarbij cytologisch onderzoek behulpzaam kan zijn (lymfocytaire afwijkingen bij beide aandoeningen) of de aanwezigheid van sterk positieve TPO-antistoffen en vitiligo bij de ziekte van Hashimoto. Een variant van pijnloze thyreoïditis is de postpartumthyreoïditis die na 5–10% van de zwangerschappen kan ontstaan. Bij het merendeel van de vrouwen met postpartumthyreoïditis zijn TPO-antistoffen aantoonbaar. Bij een derde van deze patiënten kan vervolgens hypothyreoïdie ontstaan, aanvankelijk voorbijgaand, maar bij een aantal permanent, vooral in aanwezigheid van TPO-antistoffen.

De thyreotoxicose bij thyreoïditis is meestal zelflimiterend en dus passagère. Het al of niet opkomen van de schildklier bij scintigrafisch onderzoek kan een belangrijk differentieeldiagnosticum zijn (verminderde opname bij exogene oorzaken en soms bij thyreoïditis). Een thyreotoxicosis factitia kan vaak pas na uitsluiting en herhaald afnemen van de anamnese worden opgespoord. Daarbij past het bestaan van een struma niet. Het serumthyreoglobulinegehalte is laag, in tegenstelling tot alle andere vormen van thyreotoxicose waarbij de serum-Tg-waarde altijd verhoogd is. Voor onderscheid tussen diffuse en nodulaire varianten van een toxisch struma is, naast het lichamelijk onderzoek en de anamnese, schildklierscanning de eerste keus. Sommige, in het bijzonder de zeldzame, oorzaken van thyreotoxicose zijn moeilijk te achterhalen en vereisen aanvullend onderzoek.

Het laboratoriumonderzoek begint met een TSH-bepaling; indien deze onmeetbaar laag is, wordt de FT_4-concentratie gemeten. Bij sterke verdenking op thyreotoxicose (lage TSH, kliniek) en normaal serum-FT_4, dient men het serum-(F)T_3-gehalte te bepalen (ca.

15% van de thyreotoxische patiënten heeft T_3-toxicose, waarbij het serum-T_4-gehalte (nog) normaal is).

Van een subklinische hyperthyreoïdie of autonomie is sprake als de TSH verlaagd is en de FT_4 en (F)T_3 normaal zijn.

Tijdens behandeling is in de eerste maanden een TSH-bepaling onvoldoende, omdat deze spiegel vooral bij de ziekte van Graves lang onmeetbaar laag blijft, ook na normalisering van FT_4 en (F)T_3.

Bij door jodium geïnduceerde thyreotoxicose verdient amiodarone bijzondere aandacht. De in amiodarone aanwezige hoeveelheid jodium kan thyreotoxicose veroorzaken bij patiënten met een pre-existente schildklierafwijking (type 1, joodbasedowfenomeen). Amiodaron kan echter ook cytotoxisch zijn voor de follikelcel en een vorm van subacute thyreoïditis veroorzaken (type 2). In ◘ fig. 8.1 is een stroomdiagram weergegeven met betrekking tot de diagnostiek van een schildklierfunctiestoornis.

8.1.4 Interpretatie van schildklierfunctieonderzoek

Bij de beoordeling van de schildklierfunctie moet men bedacht zijn op een aantal valkuilen bij de interpretatie van laboratoriumuitslagen. Voor screenend onderzoek volstaat bepaling van de TSH-waarde. Indien deze verlaagd is, wijst dit op thyreotoxicose. Er zijn echter meer – merendeels zeldzame – oorzaken voor een verlaagde TSH-waarde zonder dat er sprake is van thyreotoxicose, bijvoorbeeld het 'sick euthyroid syndrome' (nonthyroidal illness (NTI)), overmaat aan glucocorticoïden (syndroom van Cushing), depressief syndroom, centrale hypothyreoïdie en als gevolg van dopamine-infusie. Aangezien circulerend schildklierhormoon merendeels aan serumeiwitten is gebonden, kunnen door veranderingen daarin (in het bijzonder thyreoïd-hormoonbindend globuline (TBG)) de totaal-T_4- en totaal-T_3-waarden veranderen. In die situatie zijn de FT_4-, FT_3- en TSH-waarden normaal. Een klassiek misverstand is in dit kader de verhoogde totaal T_4- en T_3-waarden die gevonden kunnen worden bij oestrogeengebruik (anticonceptie).

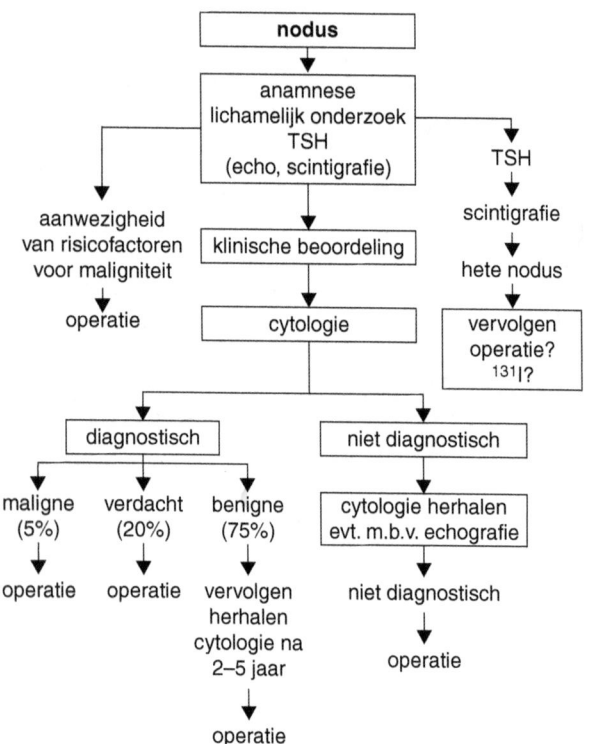

Figuur 8.2 Diagnostische strategie bij de solitaire schildkliernodus en het niet-klassieke multinodulaire struma. *TSH* thyroïdstimulerend hormoon. (Bron: Oxford Textbook of Endocrinology and Diabetes 2002.)

Bij gegeneraliseerde resistentie tegen schildklierhormoon zijn FT_3 en FT_4 verhoogd, het serum-TSH is echter normaal. Van amiodaron is inmiddels aangetoond dat dit medicament het transport door de plasmamembraan kan remmen waardoor een verhoogde FT_4-waarde gevonden kan worden, ondanks klinische euthyreoïdie en een normale TSH-waarde. Voorts kunnen bepaalde medicamenten

Tabel 8.9	Oorzaken van het lage T_3-syndroom.
fysiologisch	– foetaal en vroeg neonataal – hoge leeftijd
pathologisch	– na vasten – malnutritie – systeemziekte en andere ernstige aandoeningen – trauma – postoperatief – t.g.v. medicamenten (propylthiouracil (PTU), glucocorticosteroïden, propranolol, amiodaron, röntgencontrastmiddelen (IVP, CT-scanning)

(vooral anti-epileptica en tuberculostatica) door enzyminductie de metabole klaring van T_4 verhogen. Bij difantoïnemedicatie zijn bij 30% van de patiënten de T_4- en FT_4-waarden verlaagd, terwijl de T_3- en TSH-waarden normaal zijn. Raadpleeg voor een uitgebreid overzicht van medicamenteuze beïnvloeding van schildklierfunctietests de standaardtekstboeken endocrinologie.

Naast medicamenten kunnen ook ernstige ziekten en voedselonthouding leiden tot veranderingen in de schildklierhormoonwaarden, deels door een gewijzigde productie door de schildklier zelf, deels door een veranderd metabolisme van schildklierhormoon in perifere weefsels. In de beginfase daalt in deze omstandigheden vooral de T_3-waarde, als gevolg van een verminderde perifere conversie c.q. transportstoornis van schildklierhormoon over de plasmamembraan van vooral hepatocyten. Gewoonlijk is de serum-T_4-spiegel (en de vrije T_4) daarbij normaal of soms licht verhoogd, maar bij ernstig zieke patiënten kan deze eveneens verlaagd zijn. Tijdens zwangerschap veranderen de gemeten schildklierfunctieparameters als gevolg van fysiologische processen. In het eerste trimester treedt daling van de TSH-concentratie op door binding van humaan choriongonadotrofine (HCG) aan de TSH-receptor. Daarnaast stijgt het TBG, waardoor lagere FT_4-waarden gemeten worden.

De TSH-bepaling is bij de individuele patiënt ook niet altijd voorspellend. Het reverse-T_3 is bij het lage-T_3-syndroom verhoogd. De oorzaken van dit zogenoemde lage T_3-syndroom of 'sick euthyroid syndrome' zijn samengevat in ◘ tab. 8.9.

8.2 Afwijkingen van de calciumstofwisseling

8.2.1 Inleiding

De serumconcentraties van calcium, fosfor (fosfaat) en magnesium zijn nauwkeurig gereguleerd en zijn op complexe wijze aan elkaar gerelateerd. Deze mineralen zijn belangrijke bestanddelen van het botweefsel, maar zijn ook betrokken bij processen als spiercontractie, bloedstolling en cellulaire functies. Calcium is voor 99 % in bot opgeslagen. De concentratie van calcium in serum wordt binnen nauwe grenzen gehouden (2,25–2,60 mmol/l).

Het fysiologische effect van calcium wordt bepaald door het geïoniseerde deel; dit is ongeveer de helft, 45 % is eiwitgebonden, vooral aan albumine en 5 % is in complexe vorm gebonden aan bicarbonaat, citraat en fosfaat. Een stijging van 10 g albumine/l geeft een stijging van het serumcalciumgehalte van ongeveer 0,25 mmol/l, terwijl het geïoniseerde deel niet verandert. Bij afwijkende eiwitconcentraties is derhalve correctie van het totale serumcalciumgehalte (mmol/l) noodzakelijk. Dit kan met behulp van een eenvoudige formule:

$$\text{Calcium (mmol/l) (gecorrigeerd)} = \text{calcium (mmol/l) (gemeten)} - 0{,}025 \times \text{albumine (g/l)} + 1{,}0$$

Bij ernstige acidose stijgt de geïoniseerde calciumfractie, bij ernstige alkalose daalt deze fractie. Een stijging van de pH met 0,1 veroorzaakt een daling van het geïoniseerde calcium van 0,04 mmol/l. Naast correctie voor deze fysiologische factoren kan de concentratie geïoniseerd calcium ook direct in serum gemeten worden.

De opname van calcium, fosfaat en magnesium vindt plaats via de dunne darm en deze is in evenwicht met de excretie via darm en (voornamelijk) nieren en mede afhankelijk van de behoefte van het lichaam. De homeostase van genoemde mineralen staat onder invloed van bijschildklierhormoon (PTH), 1,25-dihydroxyvitamine D_3 (vitamine D) en calcitonine.

Het parathormoon (PTH) reguleert het serumcalciumgehalte via effecten op botweefsel en nieren, en staat onder invloed van het serumcalcium (en in mindere mate magnesium) door een negatief feedbackmechanisme. PTH stimuleert de renale tubulaire calcium-reabsorptie en mobiliseert calcium en fosfaat uit het bot. Daarnaast stimuleert het de renale reabsorptie van magnesium en remt het die van fosfaat.

Vitamine D wordt onder invloed van PTH en/of een laag fosfaat-gehalte in de nier in de biologisch actieve vorm 1,25(OH)$_2$-vitamine D$_3$ omgezet en verhoogt de absorptie van mineralen, inclusief calcium in de tractus digestivus afhankelijk van de behoefte. Vitamine D stimuleert ook de botresorptie.

De betekenis van calcitonine in de homeostase is minder duidelijk. De belangrijkste werking is het remmen van de botresorptie.

8.2.2 Hypercalciëmie

Hypercalciëmie wordt vaak bij toeval gevonden na screenend laboratoriumonderzoek. Voordat verdere analyse plaatsvindt dienen laboratoriumfouten, een hoog eiwitgehalte (albumine), dehydratie (maar kan ook ten gevolge van hypercalciëmie!) en een langdurige stuwing voor de venapunctie te zijn uitgesloten. Bedenk bovendien dat bij het multipele myeloom en soortgelijke aandoeningen een fout hoog calciumgehalte kan worden gevonden doordat calcium wordt gebonden aan andere (pathologische) plasma-eiwitten dan albumine.

Er zijn vele oorzaken van hypercalciëmie, maar merendeels (90 %) gaat het om hyperparathyreoïdie of botmetastasen van mamma- of longcarcinoom (❏ tab. 8.10).

De symptomen van hypercalciëmie zijn divers en weinig specifiek (❏ tab. 8.11). Gewoonlijk treden ze pas op indien het serumcalcium hoger is dan ongeveer 3,0 mmol/l (bij normaal serumalbumine!) en zelfs daarboven heeft niet elke patiënt klachten. Bij een serumcalciumgehalte hoger dan 3,2 mmol/l kunnen nierinsufficiëntie en verkalkingen in nieren, huid, bloedvaten, hart en maag optreden, vooral

Tabel 8.10 Oorzaken van hypercalciëmie.

- primaire hyperparathyreoïdie (hyperplasie, adenoom, carcinoom, al of niet in het kader van een MEN-syndroom)
- maligniteit
  - lokale osteolyse (botmetastasen van met name mamma- en longcarcinoom, multipel myeloom)
  - humorale hypercalciëmie (secretie van PTH-related peptide, osteoclast activating factors, prostaglandinen, 1,25-dihydroxyvitamine D_3)
- endocriene aandoeningen (hyperthyreoïdie, bijnierschorsinsufficiëntie, feochromocytoom, vipoom)
- granulomateuze aandoeningen (o.m. sarcoïdose, tuberculose)
- medicamenten (thiazidediuretica, vitaminen A en D, calcium en antacida (melk-alkalisyndroom), lithium, oestrogenen en antioestrogenen bij patiënten met botmetastasen van mammacarcinoom)
- nierziekten (tertiaire hyperparathyreoïdie, aluminiumintoxicatie, behandeling met vitaminen D en calcium)
- calciumsensorreceptormutatie (familiaire hypocalciurische hypercalciëmie (FHH), congenitale hypercalciëmie)
- immobilisatie

Tabel 8.11 Symptomen van hypercalciëmie.

gastro-intestinaal
- misselijkheid, slechte eetlust, braken, obstipatie en soms acute pancreatitis

cardiaal
- hypertensie, verkorting QT-tijd, toegenomen gevoeligheid voor digitalis, aritmieën

renaal
- polyurie, polydipsie, soms nefrocalcinose

centraal zenuwstelsel
- depressie, lethargie, verwardheid, coma

algemeen
- spierzwakte, soms botpijn

als de fosfaatspiegels ten gevolge van de nierinsufficiëntie normaal of hoog zijn. Bij ernstige hypercalciëmie (>3,5 mmol/l) is er een risico van coma en hartstilstand en is acuut ingrijpen aangewezen.

Het langdurig bestaan van soms weinig specifieke en milde klachten (moeheid, algehele malaise, dorst, polyurie, misselijkheid, slechte eetlust, obstipatie en verminderd functioneren) kan wijzen op het bestaan van hyperparathyreoïdie. Ook het bestaan van nierstenen (laat verschijnsel), hoewel eveneens aspecifiek en niet frequent voorkomend, past hierbij.

Hypercalciëmie ten gevolge van maligne aandoeningen verloopt veel stormachtiger, met veelal hevig braken, polyurie en dehydratie. Het beloop is dan ook veel korter. Voor het vaststellen van de overige oorzaken zijn een meer specifieke anamnese en aanvullend onderzoek noodzakelijk. Het lichamelijk onderzoek is in het algemeen zonder opvallende kenmerken, tenzij dehydratie optreedt. Voor het overige kunnen symptomen aanwezig zijn als gevolg van een specifieke oorzaak, zoals hyperthyreoïdie (zie ► par. 8.1.3). In ◘ fig. 8.3 is een stroomdiagram opgenomen voor de diagnostiek van hypercalciëmie.

Naast de bepaling van het nuchtere serumcalcium is bepaling van albumine ter correctie van de bindende eiwitten zinvol. Een laag serumfosfaat komt zowel voor bij hyperparathyreoïdie als bij maligne aandoeningen. De PTH-spiegel differentieert hyperparathyreoïdie goed van andere oorzaken, inclusief maligniteiten (daarbij ziet men ook een heviger klinisch beloop) en is dus naast het serumcalcium de belangrijkste parameter. Bij primaire hyperparathyreoïdie is deze waarde verhoogd, in combinatie met een verhoogd calcium en een verlaagd fosfaat. Bij andere oorzaken van hypercalciëmie is de PTH-spiegel verlaagd. Hoewel hypercalciëmie bij maligniteiten merendeels het gevolg is van botmetastasen, kan het ook bestaan zonder botmetastasen door productie van hormonale factoren als PTH-related peptide, 1,25-dihydroxyvitamine D_3 en verschillende cytokines. Van deze factoren is PTH-rp de belangrijkste. Dit peptide heeft een autocrien en paracrien effect en is biologisch verwant aan PTH, maar immunologisch verschillend, waardoor het niet in de PTH-

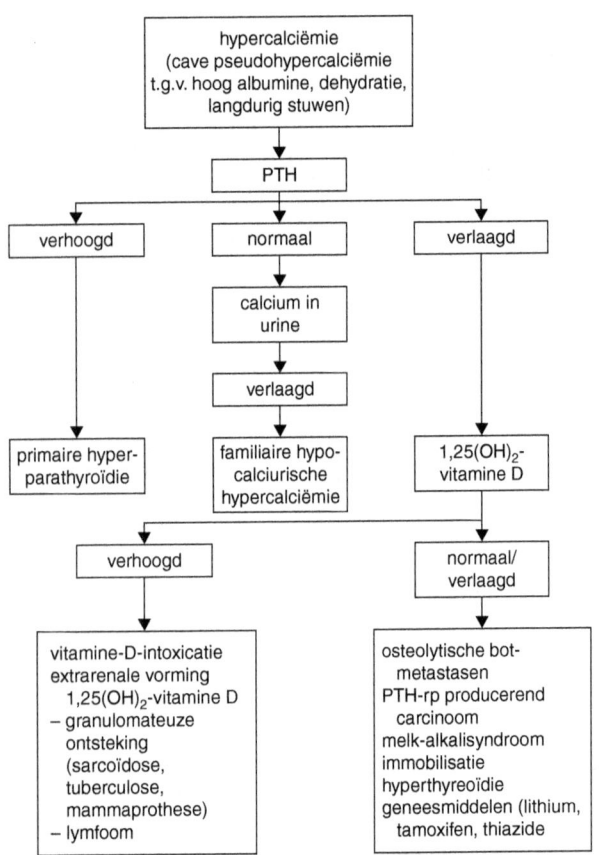

Figuur 8.3 Stroomdiagram voor de diagnostiek van hypercalciëmie. *PTH* bijschildklierhormoon, *PTH-rp* PTH-related peptide.

immunoassay wordt gemeten. Vooral het plaveiselcelcarcinoom van de long is geassocieerd met overproductie van PTH-rp. Bij lymfomen en granulomateuze aandoeningen wordt de hypercalciëmie vaak veroorzaakt door extrarenale vorming van 1,25-dihydroxyvitamine D_3. Benigne familiaire hypercalciurische hypercalciëmie is een gevolg van een mutatie van de calciumsensor en kan alleen van primaire hyperparathyreoïdie worden onderscheiden door het vinden van een verlaagde calciumexcretie in de urine. De 1,25(OH)$_2$-vitamine-D_3-spiegel is verhoogd bij vitamine-D-intoxicatie en soms ook bij hyperparathyreoïdie. Een hoog alkalisch fosfatase komt bij de meeste oorzaken van hypercalciëmie voor. Bij milde hyperparathyreoïdie kan het alkalische fosfatase (nog) normaal zijn. In een dergelijke situatie is het botspecifieke iso-enzym echter vaak al wel verhoogd, evenals het osteocalcine. Leverbiochemiestoornissen en afwijkingen in het eiwitspectrum (en soms nierfunctiestoornissen) kunnen wijzen op sarcoïdose, evenals een verhoogde ACE-spiegel. Soms ontbreken hierbij afwijkingen in longen en hilusklieren. Voor de diagnose is vaak histologisch onderzoek nodig (lever, lip, perifere longbiopsieën, mediastinumklieren). Zodra biochemisch is vastgesteld dat er sprake is van primaire hyperparathyreoïdie, vindt beeldvormend onderzoek plaats voor preopeatieve lokalisatie van een of meerdere bijschildklieradenomen. Technetium-99m sestamibi- (MIBI-)scintigrafie is de meest gevoelige en specifieke beeldvormende techniek voor het lokaliseren van een bijschildklieradenoom, zeker in combinatie met SPECT. Hiermee kan ook een buiten de hals gelegen (bijv. mediastinaal) bijschildklieradenoom worden gelokaliseerd. In ervaren handen kan een bijschildklieradenoom ook echografisch worden opgespoord. In het geval van noodzaak tot re-exploratie na een niet-geslaagde ingreep, kan in gespecialiseerde centra veneuze sampling met PTH-meting worden toegepast ter lokalisatie van de bron van overmatige PTH-productie.

De ecg-afwijkingen bij hypercalciëmie (verkorting van het QT-interval, ritmestoornissen) zijn aspecifiek.

De belangrijkste differentiëring is die tussen hyperparathyreoïdie en een maligniteit (samen 90% van de gevallen). Vaak kan dit onderscheid klinisch worden gemaakt, met daarnaast enig laboratoriumonderzoek. Bepaling van PTH, calcium, fosfaat en alkalische fosfatase, BSE en als aanvulling een botscan zijn meestal voldoende. Het diag-

Tabel 8.12 Oorzaken van hypocalciëmie.

laag serum-PTH (hypoparathyreoïdie)
- agenesie bijschildklieren (bijv. het syndroom van Di George)
- bijschildklierdestructie door operatie, bestraling of infiltratie door tumor of systeemaandoening zoals sarcoïdose, hemochromatose, amyloïdose
- auto-immuun, geïsoleerd of als onderdeel van type 1-auto-immuunendocrinopathie
- afgenomen bijschildklierfunctie door genetisch defect, hypomagnesiëmie, 'hungry bone'-syndroom na parathyreoïdectomie, calciumsensorreceptormutatie

hoog serum-PTH (secundaire hyperparathyreoïdie)
- vitamine-D-deficiëntie ten gevolge van onvoldoende inname met de voeding, malabsorptie, leverziekte, nierinsufficiëntie
- vitamine-D-resistentie als gevolg van niertubulus disfunctie (fanconi-syndroom) of vitamine-D-receptordefect
- PTH-resistentie, bijv. door pseudohypoparathyreoïdie of hypomagnesiëmie
- medicatie, bijv. door calciumchelators, remmers van botresorptie of medicamenten die het vitamine-D-metabolisme beïnvloeden (fenytoïne, ketoconazol)
- diverse oorzaken zoals acute pancreatitis, rhabdomyolysis, tumorlysis, osteoblastische metastasen, toxische shock syndroom, hyperventilatie

nosticeren van sarcoïdose kan soms wel aanleiding geven tot problemen en pas na uitvoerige analyse mogelijk zijn. Dit geldt ook voor de meer zeldzame oorzaken van hypercalciëmie zoals tuberculose.

8.2.3 Hypocalciëmie en hypomagnesiëmie

De meest frequente oorzaken van hypocalciëmie (laag geïoniseerd calcium) zijn hypoparathyreoïdie, een deficiëntie of abnormaal metabolisme van vitamine D, chronische nierinsufficiëntie en hypomagnesiëmie. De differentiële diagnose van hypocalciëmie is samengevat in ◘ tab. 8.12. Lichte hypocalciëmie (2,0–2,15 mmol/l) is gewoonlijk asymptomatisch. Bij ernstige hypocalciëmie (<1,9 mmol/l) kan tetanie ontstaan; een ziektebeeld dat gepaard gaat met paresthesieën, spierkrampen en carpopedal spasmen. In het uiterste geval kunnen ook laryngeale stridor, dyspnoe, maagpijn met misselijkheid en braken en zelfs grand-mal-insulten optreden. Latente tetanie zonder klachten komt echter ook voor. Chronische tetanie kan

> **Tabel 8.13** Oorzaken van tetanie.

alkalose met normaal serumcalcium (maar verlaagd geïoniseerd calcium)
a. respiratoire alkalose (hyperventilatie)
b. metabole alkalose
   - langdurig braken
   - langdurig gebruik van alkali

hypocalciëmie (laag geïoniseerd calcium)
a. vitamine-D-deficiëntie
b. malabsorptie (ook: acute pancreatitis)
c. laag serumcalcium met verhoogd fosfaat
   - hypoparathyreoïdie (ook na halsexploratie)
   - uremie
   - excessieve fosfaatinname
   - magnesiumdepletie

hypomagnesiëmie (tab. 8.15)

uiteindelijk leiden tot geestelijke achteruitgang en dementie. Tetanie ontstaat niet alleen door hypocalciëmie, maar daarnaast kunnen hypomagnesiëmie (op de lange duur) en alkalose (hyperventilatie) het klinische beeld van tetanie veroorzaken (tab. 8.13).

Bij de analyse van hypocalciëmie is de anamnese van groot belang. Gegevens over een vroegere halsexploratie, medicamentengebruik, alcoholisme en verschijnselen van malabsorptie zijn meestal gemakkelijk te verkrijgen.

Bij het lichamelijk onderzoek kan men letten op het teken van *Chvostek* (trekken van de gezichtsspieren bij tikken tegen de nervus facialis net voor het oor; komt voor bij 10% van de gezonde volwassenen) en het teken van *Trousseau* (carpaal spasme of main d'accoucheur bij occlusie van de arteriële flow van de arm met behulp van een bloeddrukmeter gedurende 3 min; specifieker voor hypocalciëmie dan het teken van Chvostek, komt echter ook voor bij hypomagnesiëmie). Beide tekens komen ook voor bij hyperventilatie. De lichamelijke verschijnselen zijn, vanwege het gemak van laboratoriumonderzoek, enigszins naar de achtergrond verdrongen.

Het te verrichten laboratoriumonderzoek is gemakkelijk af te leiden uit de differentiële diagnose (tab. 8.14). In eerste instantie

◘ **Tabel 8.14** Laboratoriumonderzoek bij enkele oorzaken van hypocalciëmie.

	fosfaat	alkalische fosfatase	PTH	25(OH)D$_3$	1,25(OH)$_2$D$_3$
hypoparathyreoïdie	↑	N	↓	N	N
pseudohypoparathyreoïdie	↑	N	↑	N	N
nierinsufficiëntie	↑	↑	↑	N	↓
vitamine-D-deficiëntie	↓	↑	↑	↓	↓

zullen een calciumconcentratie (inclusief totaaleiwit en eventueel albumine), PTH en, afhankelijk van de anamnese, een arteriële bloedgasanalyse worden bepaald; in tweede instantie, of afhankelijk van de anamnese, ook het magnesiumgehalte. Ecg-afwijkingen die bij hypocalciëmie kunnen optreden, zijn een verlenging van het QT-interval; bij hypomagnesiëmie ziet men ritmestoornissen, ST-depressie en T-top-afwijkingen precordiaal.

Hyperventilatie is waarschijnlijk de meest voorkomende oorzaak van tetanie, waarbij vooral anamnese en bepaling van de arteriële PO$_2$, PCO$_2$ en pH van belang zijn. Voordat besloten wordt dat hyperventilatie een psychogene oorzaak heeft, dienen cardiale, pulmonale en eventuele andere organische oorzaken zo goed mogelijk te zijn uitgesloten. Denk bij vroegere halsexploratie vooral aan hypocalciëmie. Magnesiumdepletie (◘ tab. 8.15) is evenals hypofosfatemie vooral gerelateerd aan verminderde inname of absorptie in het maag-darmkanaal, diabetische ketoacidose en hervatting van voeding na vasten. Elke aandoening die leidt tot een kaliumtekort kan ook hypomagnesiëmie veroorzaken. Ook bij het gebruik van medicamenten (vooral diuretica, cisplatine) komt hypomagnesiëmie veelvuldig voor. Indien een patiënt met hypocalciëmie onvoldoende reageert op toegediend calcium, moet men denken aan hypomagnesiëmie als oorzaak van tetanische verschijnselen. Combinaties van de diverse genoemde oorzaken komen vaak voor, evenals combinaties van deficiënties van magnesium, calcium en andere elektrolyten.

Tabel 8.15 Oorzaken van hypomagnesiëmie (<0,7 mmol/l).

verminderde inname of absorptie in het maag-darmkanaal
- voedingsdeficiëntie (alcohol); redistributie na herstel
- braken, maagdrainage, diarree
- malabsorptiesyndroom (pancreas, intestinaal, alcohol)
- parenterale hyperalimentatie met onvoldoende magnesium
- fistels
- medicatiegebruik (protonpompremmers)

verhoogd verlies via de nieren
- bij diureticagebruik: osmotische diuretica (mannitol, glucose), lisdiuretica, thiaziden, alcohol
- t.g.v. medicamenten: o.a. cisplatine, gentamicine, tobramycine, amikacine, amfotericine, digoxine,
- ciclosporine
- na opheffen van obstructieve uropathie en na herstel van acute tubulusnecrose
- expansie van de extracellulaire vloeistof, hyperaldosteronisme
- syndroom van Bartter, syndroom van Gitelman
- congenitaal, hereditair renaal magnesiumverlies

endocriene aandoeningen
- diabetische ketoacidose (osmotische diurese)
- hyperthyreoïdie

diverse aandoeningen
- SIADH (syndroom van de inappropriate ADH-secretie, dilutie)
- hypoalbuminemie
- dialyse tegen een magnesiumdeficiënt dialysaat
- overmatige lactatie

8.2.4 Overige stoornissen: fosfaatmetabolisme, hypermagnesiëmie

Hyperfosfatemie

Hyperfosfatemie veroorzaakt zelden klinische problemen, hoewel op de lange duur calciumfosfaatneerslagen buiten het skelet kunnen optreden. Hyperfosfatemie kan een stimulus zijn voor de PTH-secretie. De oorzaken van hyperfosfatemie staan opgesomd in tab. 8.16, de belangrijkste zijn chronische nierinsufficiëntie en hypoparathyreoïdie.

Tabel 8.16 Oorzaken van hyperfosfatemie (>1,5 mmol/l).

fysiologisch
- kinderen en adolescenten
- postmenopauzale vrouwen (tendens)

acute hyperfosfatemie
- celverval (rabdomyolyse, hemolyse, tumorlysissyndroom)
- overmatige inname (fosfaattherapie, laxantia, antacida, melk)
- lactaatacidose (zelden bij andere vormen van metabole acidose)
- ernstige hyperglykemie
- acute nierinsufficiëntie

chronische hyperfosfatemie
- chronische nierinsufficiëntie (ook indien t.g.v. hyperparathyreoïdie)
- hypoparathyreoïdie en pseudohypoparathyreoïdie
- hypothyreoïdie
- acromegalie, gigantisme

De differentiële diagnose is niet moeilijk en het te verrichten laboratoriumonderzoek is daaruit gemakkelijk af te leiden. Te overwegen eerste bepalingen zijn: urinefosfaat- en calciumuitscheiding, calcium, creatinine PTH, CPK en LDH. Bij pseudohypoparathyreoïdie ziet men specifieke skeletafwijkingen met korte metacarpalen én metatarsalen en tevens een geringe lichaamslengte en een korte nek.

Hypofosfatemie

Hypofosfatemie is in de acute situatie meestal zonder symptomen, maar bij persisteren kunnen klachten ontstaan als algemene malaise, duizeligheid, paresthesieën, verwardheid, myopathie, osteomalacie, trekkingen, coma en dood. Ook rabdomyolyse kan optreden. In tab. 8.17 worden de oorzaken van hypofosfatemie genoemd.

De differentiële diagnose van hypofosfatemie is uitgebreid, maar met behulp van een gerichte anamnese en laboratoriumonderzoek is een oorzaak meestal goed op te sporen. Voedingsdeficiëntie, hyperalimentatie, hyperventilatie en antacidagebruik zijn weinig frequente oorzaken van een laag fosfaatgehalte. Het fosfaattekort is

Tabel 8.17 Oorzaken van hypofosfatemie (<0,80 mmol/l).

verminderde inname/absorptie
- fosfaatbindende antacida (o.a. aluminiumhydroxide)
- braken, continue maagdrainage
- hongeren
- malabsorptie, diarree

verlies in de urine
- primaire hyperparathyreoïdie
- hypercalciëmie (vooral bij maligniteiten gepaard met fosfaturie/PTH related peptides)
- diuretica (vooral thiaziden, lisdiuretica, acetazolamide)
- volume-expansie
- hypomagnesiëmie
- hypokaliëmie
- renale tubulaire defecten (o.a. fanconi-syndroom)
- idiopathische hypercalciurie
- vitamine-D-resistente rachitis
- calcitoninetherapie

verschuivingen van extra- naar intracellulair
- alkalose (vooral respiratoir, bijv. bij hyperventilatie)
- diabetische ketoacidose (na behandeling met insuline en glucose)
- hyperalimentatie (indien onvoldoende fosfaat)
- soms bij gramnegatieve sepsis (hyperventilatie)
- toediening van oestrogenen, androgenen of adrenaline

verschuiving naar bot
- osteoblastische metastasen
- 'hungry bone'-syndroom (na operatie wegens hyperparathyreoïdie)

diversen
- alcoholisme en alcoholonttrekking
- verbrandingen
- dialyse tegen fosfaatarm dialysaat

combinaties

meestal matig. Stoornissen in het zuur-base-evenwicht en hypercalciëmie komen vaker in aanmerking als oorzaak.

De differentiële diagnose van hypercalciëmie met hypofosfatemie is niet altijd gemakkelijk, hoewel PTH- en $1,25(OH)_2$-vitamine-D_3-

> **Tabel 8.18** Oorzaken van hypermagnesiëmie (>1,1 mmol/l).
>
> – progressieve nierinsufficiëntie
> – acute nierinsufficiëntie (oligurische fase)
> – excessieve magnesiumtoediening (bijv. bij eclampsie of antacida)

spiegels bij primaire hyperparathyreoïdie in het algemeen hoog zijn, terwijl bij idiopathische hypercalciurie de $1,25(OH)_2$-vitamine-D_3-spiegel soms hoog en de PTH-spiegel laag is. Bij niertubulusstoornissen en tumoren is het $1,25(OH)_2$-vitamine D_3 laag(-normaal) en het PTH laag. Ook klinisch is er een duidelijk verschil tussen hyperparathyreoïdie (rustig beloop) en tumorhypercalciëmie/hypofosfatemie (stormachtig beloop). Zo nodig wordt onderzoek naar een onderliggende maligniteit ingezet.

Hypermagnesiëmie

Hypermagnesiëmie is zeldzaam en verloopt meestal mild en zonder klinische verschijnselen. De stoornis treedt voornamelijk op bij nierfunctiestoornissen, in combinatie met toediening van magnesiumhoudende preparaten. Lichte hypermagnesiëmie kan voorkomen bij hyperthyreoïdie, bijnierinsufficiëntie, acromegalie, tumorlysis en FHH. Er kunnen neuromusculaire stoornissen optreden, evenals een gestoorde atrioventriculaire en intraventriculaire geleiding en eventueel zelfs asystolie. In extreme gevallen komen ook respiratoire paralyse en spierzwakte voor. De belangrijkste oorzaken staan vermeld in ◘ tab. 8.18.

8.2.5 Metabole botziekten

De voor de interne kliniek belangrijkste metabole botziekten zijn osteoporose, osteomalacie, osteïtis deformans (ziekte van Paget) en renale osteodystrofie. Renale osteodystrofie ontstaat als gevolg van chronische nierinsufficiëntie met secundaire hyperparathyreoïdie en osteomalacie. Het histologisch beeld van bot kan hierbij zeer gevarieerd zijn met tekenen van veranderde botombouw en afgenomen mineralisatie. Ostitis fibrosa cystica is een botverandering die ontstaat bij lang bestaande hyperparathyreoïdie. Doordat hyperparathyreoïdie tegenwoordig tijdig wordt opgespoord, komt dit klassieke, door Albright beschreven ziektebeeld vrijwel niet meer voor.

Osteosclerose en hyperostose ten slotte zijn zeldzame botaandoeningen waarbij het trabeculaire (osteosclerose) en/of corticale (hyperostose) bot verdikt is. De sporadische vormen kunnen bij tal van aandoeningen voorkomen. Vooral van hyperostose is een aantal erfelijke vormen beschreven.

Osteoporose

Onder normale omstandigheden neemt de botmassa toe tijdens de groei en de adolescentieperiode. Rond het 30e levensjaar wordt de grootste botmassa bereikt (de piekbotmassa). Daarna neemt de botmassa geleidelijk af. Bij vrouwen geschiedt dit in een versneld tempo rond de menopauze.

Osteoporose is een diffuse skeletaandoening waarbij de botmassa is afgenomen en er een toegenomen kans bestaat op het ontstaan van fracturen. Osteoporose wordt gedefinieerd als een botmassadichtheid die meer dan 2,5 maal de standaarddeviatie (SD) beneden de gemiddelde piekbotmassa ligt, die meestal in de vierde decade wordt bereikt. Men noemt dit de T-score. De Z-score is de waarde ten opzichte van de gemiddelde waarde van personen van dezelfde leeftijd en geslacht. Indien de T-score zich bevindt in het gebied tussen −1 en −2,5 spreekt men vaak van osteopenie, tenzij er tevens sprake is van een fractuur. In het laatste geval is er ook sprake van osteoporose. Osteoporose kan een gevolg zijn van de postmenopauze en veroudering (primair) of van bepaalde aandoeningen (secundair). Secundaire vormen van osteoporose zijn zeker niet uitzonderlijk. Sommige epidemiologische onderzoeken tonen aan dat bij circa de helft van de patiënten met osteoporose een onderliggende oorzaak anders dan de menopauze of veroudering kan worden gevonden. De oorzaken staan vermeld in ◘ tab. 8.19.

◘ **Tabel 8.19** Oorzaken van osteoporose.

primaire osteoporose
idiopathisch (inclusief postmenopauzale en seniele osteoporose)
juveniele osteoporose (prepuberaal, voorbijgaand)

secundaire osteoporose
- endocriene en metabole aandoeningen
  - hypogonadisme van de vrouw (hyperprolactinemie, anorexia nervosa, premature en primaire ovariumuitval)
  - hypogonadisme van de man (primair testisfalen (syndroom van Klinefelter), hypogonadotroop hypogonadisme (syndroom van Kallmann), vertraagde puberteit)
  - hyperthyreoïdie
  - hyperparathyreoïdie
  - syndroom van Cushing
  - groeihormoondeficiëntie
  - vitamine-D-deficiëntie
  - diabetes mellitus
  - homocystinurie
- gastro-intestinale aandoeningen
  - gastrectomie
  - malabsorptie syndromen (o.a. coeliakie)
  - chronische obstructieve icterus
  - chronische leveraandoeningen, cirrose
  - beenmergaandoeningen
  - multipel myeloom
  - lymfoom
  - leukemie
  - systemische mastocytose
  - gedissimineerd carcinoom
- bindweefselaandoeningen
  - osteogenesis imperfecta
  - syndroom van Ehlers-Danlos
  - syndroom van Marfan
- medicatie, intoxicatie
  - alcohol
  - heparine
  - glucocorticoïden
  - thyroxine
  - anticonvulsiva
  - ciclosporine
  - tacrolimus
  - chemotherapie
- immobilisatie
- reumatoïde artritis en andere gegeneraliseerde gewrichtsaandoeningen
- renale tubulaire acidose

Osteoporose zonder fracturen geeft geen klachten. Klachten ontstaan zodra er fracturen ontstaan, spontaan of na een val, en bestaat uit pijn die vooral zeer heftig kan zijn op het moment van fracturering. Fracturen kunnen echter ook pijnloos verlopen. Na multipele wervelfracturen ontstaat er een versterkte thoracale kyfose met bewegingsbeperking en instabiliteit en daardoor een weer toegenomen risico op vallen en fracturen.

Een röntgenfoto van het skelet toont pas bij meer dan 30% botverlies een verminderde botdichtheid, vooral van het axiale skelet, en uiteindelijk wigvormig afgeplatte wervels en een thoracaal toegenomen kyfose. Vroegtijdige opsporing van osteoporose, voordat fracturen zijn ontstaan, kan derhalve het beste geschieden met behulp van botdensitometrie. Daarvoor is dual-energy-X-ray-absorptiometrie (DEXA) het nauwkeurigst en het minst belastend. Bij metingen met behulp van kwantitatieve computertomografie is de stralenbelasting hoog.

Vooral bij vrouwen met rugklachten, een vroege menopauze (te korte bescherming tegen osteoporose door natuurlijke oestrogenen) en een belaste familieanamnese moet aan osteoporose worden gedacht. Ook bij vrouwen die vaak zwanger zijn geweest en hebben gelacteerd is het risico verhoogd. Bij osteogenesis imperfecta ziet men blauwe sclerae, otosclerose en multipele fracturen. Bij het onderzoek van een patiënt met osteoporose is naast een zorgvuldige anamnese en lichamelijk onderzoek bepaling van calcium, fosfaat, alkalische fosfatase, albumine, eiwitspectrum, creatinine, 25-hydroxyvitamine D_3, coeliakieantistoffen en bij de man testosteron in bloed aangewezen, alsmede bepaling van calcium in een 24-uurs urineverzameling. Daarmee kunnen de belangrijkste vormen van secundaire osteoporose (vitamine-D-deficiëntie (20%), hypercalciurie (10%), malabsorptie (7%), hyperparathyreoïdie (3%) en hyperthyreoïdie (2%)) worden opgespoord. Bij primaire osteoporose levert het laboratoriumonderzoek per definitie geen afwijkingen op.

Rachitis en osteomalacie

Rachitis is een gevolg van afgenomen mineralisatie van de botmatrix in een groeiend skelet en leidt tot skeletdeformatie. Van osteomalacie wordt gesproken indien de verminderde mineralisatie ontstaat in bot waarvan de groeischijven reeds gesloten zijn. Dit leidt niet tot deformaties. De stoornis wordt veroorzaakt door tekorten aan bouwstoffen voor het bot, zoals calcium en/of fosfaat, of door stoffen die de mineralisatie remmen. Vitamine-D-tekort of stoornissen in het vitamine-D-metabolisme (zoals nierinsufficiëntie) hebben in de pathogenese een belangrijke plaats. In ◘ tab. 8.20 worden de oorzaken weergegeven, gerangschikt naar mechanisme.

De belangrijkste klachten bij osteomalacie zijn botpijn, spierzwakte en fracturen, bij rachitis in een late fase ook deformaties (kyfoscoliose, pectus excavatum, sabelbenen). Gevraagd moet worden naar blootstelling aan zonlicht, het voedingspatroon, maagdarmoperaties, lever- en nierziekten. De familieanamnese kan van belang zijn en ook het medicijngebruik.

Het laboratoriumonderzoek toont een hoge alkalische fosfatase-, een lage fosfaat-, een lage of normale calcium- en een lage of normale vitamine-D-spiegel.

De radiologische afwijkingen lijken op die van osteoporose; pseudofracturen (rechte radiolucente banden met toegenomen densiteit aan beide zijden) komen alleen voor bij ernstige osteomalacie. Het botbiopt toont karakteristieke osteoïdzomen.

De belangrijkste oorzaken van osteomalacie zijn malabsorptie/malnutritie en chronische nierinsufficiëntie. Bij ouderen en vooral bij vrouwen van buitenlandse werknemers uit het Middellandse Zeegebied of Afrika treedt nogal eens vitamine-D-gebrek op door een combinatie van voedingsdeficiëntie en onvoldoende expositie aan zonlicht.

Ziekte van Paget

Bij de ziekte van Paget (osteïtis deformans) treedt versterkte botombouw op van een of meer botstructuren met sterke vascularisatie en arterioveneuze shunts. De oorzaak is mogelijk viraal. De ziekte

Tabel 8.20 Oorzaken van osteomalacie.

vitamine-D-deficiëntie
a. onvoldoende expositie aan zonlicht (ultraviolet) en/of onvoldoende vitamine D in de voeding
b. malabsorptie van vitamine D
   - aandoeningen van de dunne darm c.q. resecties
   - pancreasinsufficiëntie
   - onvoldoende galzouten
c. abnormaal vitamine-D-metabolisme
   - leveraandoeningen (vooral primaire biliaire cirrose)
   - chronische nierinsufficiëntie
   - medicamenten (anticonvulsiva, glutethimide)
   - mesenchymale tumoren, prostaatcarcinoom
   - vitamine-D-afhankelijke rachitis type I (25-hydroxy-vitamine-di-hydroxylasedeficiëntie)
d. renaal verlies
   - nefrotisch syndroom

perifere resistentie voor vitamine D
a. vitamine-D-afhankelijke rachitis type II
b. anticonvulsiva
c. chronische nierinsufficiëntie

hypofosfatemie (tab. 8.17)
a. renaal fosfaatverlies, o.a. familiaire aandoeningen, syndroom van Fanconi, mesenchymale tumoren, fibreuze dysplasie, prostaatcarcinoom en primaire hyperparathyreoïdie
b. malnutritie
c. malabsorptie t.g.v. gastro-intestinale aandoeningen of fosfaatbindende antacida
d. chronische dialyse

diversen
a. mineralisatieremmers: aluminium, natriumfluoride, etidronaat (EHDP)
b. calciumdeficiëntie
c. hypofosfatasemie
d. systemische acidose (renale tubulaire acidose)
e. totale parenterale voeding

---

komt meestal voor bij ouderen, het beloop is soms asymptomatisch en soms zijn er botpijnen en deformaties.

Bij het lichamelijk onderzoek vindt men botdeformaties (kyfose, sabelbenen), een toename van de schedelomvang, pathologische fracturen; soms ziet men uitval van centrale of perifere zenuwen en cardiale problemen (high output failure). Tevens kunnen doofheid ven een verminderde visus voorkomen.

Het meest opvallend in het aanvullende onderzoek zijn het sterk verhoogde serumalkalische fosfatase (botopbouw) en de typische radiologische afwijkingen van vooral bekken, femora, tibiae en schedel. Serumcalcium, fosfaat, magnesium, PTH en vitamine D zijn normaal. Gewoonlijk is er een verhoogde excretie in de urine van hydroxyproline (t.g.v. botafbraak). Bij immobilisatie kan hypercalciurie en soms hypercalciëmie ontstaan. Het botbiopt toont een klassieke mozaïekstructuur.

De ziekte van Paget komt betrekkelijk vaak voor en wordt meestal gediagnosticeerd naar aanleiding van een verhoogd serumalkalisch fosfatase of (bij toeval) gevonden afwijkingen op röntgenfoto's. Botscintigrafie toont verhoogde opname van het radiofarmacon ter hoogte van de botlaesie. Er kunnen pathologische fracturen ontstaan, evenals een osteosarcoom.

8.3 Aandoeningen van de hypofyse

8.3.1 Hypofysetumoren

Veranderingen in de hypofysestreek, met of zonder vergroting van de sella turcica, worden merendeels veroorzaakt door een adenoom in de hypofysevoorkwab. Sommige van deze adenomen breiden zich destruerend uit in de omgeving van de sella. In en om de sella kunnen echter tal van andere processen voorkomen die de lokale symptomatologie van hypofyseadenomen imiteren. Deze zijn samengevat in ◘ tab. 8.21.

De symptomatologie van hypofyseadenomen wordt deels bepaald door al dan niet aanwezige hormoonproductie, deels door de lokale uitbreiding van de tumor. Hormonaal actieve adenomen zijn vooral het prolactinoom, het groeihormoonproducerende adenoom dat aanleiding geeft tot acromegalie of, op jeugdige leeftijd bij niet-gesloten epifysaire schijven, tot gigantisme, en het adrenocorticotroop hormoon- (ACTH-)producerende adenoom dat tot de ziekte van Cushing leidt.

Tabel 8.21 Hypofysetumoren.

hypofyseadenoom
- endocrien actief (productie van prolactine, groeihormoon of ACTH; zelden TSH, FSH en/of LH)
- endocrien inactief

celresttumor
- craniofaryngioom
- cystezakje van Rathke
- epidermoïdtumor
- infundibuloom
- chordoom
- lipoom
- colloïdcyste

kiemceltumor
- germinoom
- teratoom
- ectopisch pinealoom

glioom

meningeoom

metastase

vasculaire malformatie (aneurysma)

granulomateuze of infectieuze afwijking
- abces
- sarcoïdose
- tuberculose
- reuscelgranuloom
- cysticercose
- echinococcuscyste
- mucokèle
- histiocytose-X

overige
- benigne intercraniale hypertensie (pseudotumor cerebri)
- empty-sella-syndroom
- arachnoideacyste
- arachnoïditis

TSH-producerende adenomen zijn zeldzaam en komen soms voor in combinatie met acromegalie of prolactinoom. Bij diepe en langdurige primaire hypothyreoïdie kan door hyperplasie van de thyreotrope cellen sellavergroting ontstaan. Dit normaliseert na behandeling van de hypothyreoïdie. Gonadotrofineproducerende tumoren zijn eveneens zeldzaam. Waarschijnlijk produceren de klinisch endocrien inactieve tumoren merendeels alfa-subunit, dat een fragment is van de glycoproteïnehormonen LH, FSH en TSH.

Voor de beeldvormende diagnostiek van hypofysetumoren heeft MRI de voorkeur. Het oplossend vermogen van MRI is zeker 2 mm, vooral met behulp van contrastmiddelen (gadolinium). Een bezwaar van deze techniek is dat verkalkingen in een tumor of de vaatwand en botcontouren van de sella niet worden afgebeeld, hetgeen van belang kan zijn voor de differentiële diagnostiek en operatie via de transsfenoïdale route. CT is dan een goed alternatief en is zeker aangewezen indien MRI-onderzoek gecontra-indiceerd is, bijvoorbeeld bij claustrofobie, een pacemaker of intracraniële clips. Met behulp van MRI- en CT-angiografie kunnen intracaverneuze en supraclinoïdale carotisarteriën worden afgebeeld en kan een hypofyselaesie onderscheiden worden van een aneurysma. Indien een hypofysetumor een doorsnede heeft die minder is dan 1 cm wordt gesproken over microadenoom. Bij radiologisch onderzoek wijst verkalking in de tumor gewoonlijk op craniofaryngioom. Lineaire verkalking past bij parasellair aneurysma van de a. carotis. Verkalkingen kunnen ook worden waargenomen in een meningeoom, chordoom, teratoom, glioom en hypofyseadenoom. Zolang hypofyseadenomen tot de sella turcica beperkt blijven, ontbreken over het algemeen neurologische verschijnselen. Slechts een minderheid van de patiënten klaagt over hoofdpijn en deze toont geen kenmerken die van diagnostische betekenis zijn. Uitgroei van de tumor boven de sella leidt door druk op het chiasma opticum in vele gevallen tot gedeeltelijke (aanvankelijk bitemporale) uitval van de gezichtsvelden met visusdaling en ten slotte tot opticusatrofie. Helaas worden deze visusstoornissen door de patiënt vaak pas laat opgemerkt en is dan veelal irreversibel. Hoofdpijn en uitval van de gezichtsvelden zullen om deze reden in het algemeen niet tot vroege diagnostiek van hypofysetumoren leiden. Uitzondering hierop betreft een acute bloeding in een pre-existent maar veelal nog niet-bekend hypofyseadenoom, apoplexie genaamd, wat zich presenteert met plotse, zeer heftige hoofdpijn en/of gezichtsvelduitval en oogbewegingsstoornissen. Hierbij is direct hormonale suppletie en zo nodig neurochirurgisch ingrijpen noodzakelijk.

8.3.2 Prolactinoom

Prolactinomen worden gekenmerkt door irregulaire menstruaties of amenorroe (90%) door hypogonadotroop hypogonadisme door remming van luteïniserend hormoon-releasing hormoon- (LHRH-) afgifte, al dan niet in combinatie met galactorroe (80%). Deze verschijnselen hoeven niet altijd aanwezig te zijn. Soms is ongewenste kinderloosheid het enige symptoom. Bij mannen, bij wie prolactinomen waarschijnlijk minder vaak voorkomen dan bij vrouwen, leidt hyperprolactinemie slechts tot libidoverlies en impotentie. Het merendeel van de prolactinomen is klein (microprolactinoom, <1 cm in doorsnede) en kan indien minimaal van omvang soms zelfs niet met CT- of MRI-onderzoek worden aangetoond. De secretie van prolactine staat onder een tonisch remmende invloed van door de hypothalamus gesecerneerd dopamine. Derhalve kan hyperprolactinemie ook ontstaan doordat het transport van dopamine via het portale bloed naar de hypofysevoorkwab onvoldoende is, zoals dat het geval kan zijn bij suprasellaire uitbreiding van een hypofysetumor met druk op de hypofysesteel, of door een granulomateuze ontsteking van de hypofysesteel. In deze situatie is het prolactinegehalte vaak niet hoger dan circa 100 µg/l (2100 mU/l). Bij hyperprolactinemie moet, zeker indien er geen sella-afwijkingen aantoonbaar zijn en het prolactinegehalte lager is dan viermaal de bovengrens van normaal, een aantal andere oorzaken dan prolactinoom worden overwogen. Deze oorzaken zijn samengevat in ◘ tab. 8.22. Bij een zeer sterk verhoogde prolactineconcentratie kan er, als gevolg van een laboratoriumartefact, een normale prolactine uitslag gerapporteerd worden,

◘ **Tabel 8.22** Oorzaken van hyperprolactinemie.

fysiologisch
- zwangerschap
- lactatie
- stress
- slaap

pathologisch
- hypofysetumor (prolactinoom, acromegalie met prolactine productie (30%), macroadenoom met hypofysesteel compressie)
- primaire hypothyreoïdie
- chronische nierinsufficiëntie
- levercirrose
- polycysteusovariumsyndroom

farmacologisch, o.a.
- neuroleptica (bijv. chloorpromazine, haloperidol, thioridazine)
- dopaminereceptorblokkerende middelen (bijv. metoclopramide, domperidon)
- antidepressiva (bijv. imipramine, amitriptyline, fluoxetine)
- antihypertensiva (bijv. methyldopa, reserpine)
- opiaten
- verapamil
- cimetidine

het 'high-dose hook effect'. Dit kan worden ondervangen door het laboratorium te vragen een serumverdunningsreeks te maken en hierna de prolactineconcentratie opnieuw te meten.

Bij een verhoogde concentratie prolactine in het serum kunnen er prolactinepolymeren (aan IgG gebonden complexen) bestaan, zogenoemd macroprolactine. Deze macroprolactine wordt slecht geklaard en is biologisch inactief. In de meeste laboratoria wordt bij het meten van de prolactineconcentratie tevens gecheckt of er sprake is van macroprolactinemie (m.b.v. polyethyleenglycol- (PEG-)precipitatie).

8.3.3 Acromegalie

De meest frequente symptomen van acromegalie zijn veranderingen in het uiterlijk door vergroting van de acra en prognathie, verdikking van de huid en wekedelenzwelling. Deze veranderingen zijn bij het eerste onderzoek niet altijd duidelijk; vergelijking van het uiterlijk met dat op vroegere foto's kan dan van het grootste belang zijn. Informeer voorts naar de maat van schoenen en handschoenen en naar het eventueel te klein worden van ringen en van de gebitsprothese. Voorts hebben de patiënten vaak last van overmatig transpireren, vermoeidheid en een vettige huid, paresthesieën en gewrichtsklachten. Vrouwen met acromegalie hebben vaak hypertrichose. Bij veel patiënten kan euthyreotisch multinodulair struma worden gevonden. Bij acromegaliepatiënten kan hyperprolactinemie worden gevonden door coproductie van prolactine (30%), hetgeen kan leiden tot menstruatiestoornissen, verminderd libido en/of erectiele disfunctie en galactorroe. Een langdurig bestaande onbehandelde acromegalie leidt tot hypertensie, tot cardiomegalie met decompensatio cordis en soms ook tot diabetes mellitus.

Bij verdenking op acromegalie is bepaling van insulin-like growth factor (IGF-)I aangewezen. IGF-I-waarden zijn verhoogd tijdens de puberteit en zwangerschap en nemen af met de leeftijd. Bij de beoordeling van uitslagen dient daarmee rekening te worden gehouden. Een verhoogde waarde wijst op acromegalie. Bij twijfel is een orale glucosetolerantietest (100 g glucose) aangewezen. Een daling van groeihormoon tot <1 µg/l (3 mU/l) sluit acromegalie uit. Een enkele groeihormoonbepaling is niet zinvol, aangezien een enkele verhoogde waarde kan passen bij een spontane piekafgifte die, vooral op jongere leeftijd, regelmatig voorkomt.

Bij acromegalie als gevolg van een groeihormoonproducerend hypofyseadenoom is bij radiologisch onderzoek meestal sprake van macroadenoom. Indien geen voor een tumor verdachte afwijking wordt gevonden, moet gedacht worden aan de zeldzame mogelijkheid van een growth hormone-releasing hormone- (GHRH-)producerende tumor. Deze tumoren zijn vooral pancreaseilandceltumoren of longcarcinoïden. Door de GHRH-overproductie bestaat er dan hyperplasie van groeihormoonproducerende cellen in de hypofyse, echter zonder sella-verandering. Op grond van stimulatie- en remtests zijn deze tumoren niet goed te onderscheiden van groeihormoonproducerende hypofyseadenomen.

Tabel 8.23 Oorzaken van hypercortisolisme.

fysiologisch
- zwangerschap
- chronische duursport
- ondervoeding
- stress

pseudosyndroom van Cushing
- melancholische depressies
- manisch-depressieve psychose
- paniekstoornis
- anorexia nervosa
- chronisch alcoholisme
- adipositas
- diabetes mellitus met insulineresistentie
- glucocorticoïdresistentie

syndroom van Cushing
- ACTH-afhankelijk (85%, hypofyseadenoom (ziekte van Cushing), ectopische ACTH- of CRH-productie)
- ACTH-onafhankelijk (bijnieradenoom of -carcinoom, primaire nodulaire bijnierschorshyperplasie, overmaat aan glucocorticoïd medicatie)

8.3.4 Ziekte en syndroom van Cushing

Overproductie van ACTH door een hypofyseadenoom leidt tot de ziekte van Cushing met bijnierschorshyperplasie en cortisoloverproductie. Andere oorzaken van hypercortisolisme zijn samengevat in tab. 8.23. Hypercortisolisme is een breed begrip, breder dan het begrip syndroom van Cushing. Bij hypercortisolisme kan een onderscheid worden gemaakt tussen fysiologische en pathologische vormen. Daarnaast is een goede differentiatie tussen het pseudosyndroom van Cushing (reversibel) en het echte syndroom van Cushing van wezenlijk diagnostische belang bij een patiënt met kenmerken die verdacht zijn voor hypercortisolisme.

Uitingen van hypercortisolisme zijn een vollemaansgezicht met centripetale vetzucht, gemakkelijk optreden van blauwe plekken bij een dunne atrofische huid, paarse striae, hirsutisme, acne en hypertensie. Er is ook vaak sprake van glucose-intolerantie of diabetes mellitus. De klinische presentatie is echter variabel en zelden zijn alle klassieke symptomen aanwezig. Bij kinderen met de ziekte van Cushing kan groeiachterstand op de voorgrond staan. Bij ectopische ACTH-productie door een kleincellig anaplastisch carcinoom komen de typisch kenmerken van hypercortisolisme niet tot ontwikkeling. In deze situatie kan door laboratoriumonderzoek een metabole hypokaliëmische alkalose worden vastgesteld.

Hypercortisolisme staat vrijwel vast indien er naast de typische klinische verschijnselen een verstoord cortisoldagritme, geen remming van de ochtendcortisolafgifte na 1 mg dexamethason de avond tevoren (cortisol > 50 nmol/l vóór 9 uur gemeten) en een verhoogde 24-uursurine-excretie van vrij cortisol worden gevonden. Een beslisboom met aanbevolen stappen voor de diagnostiek van hypercortisolisme is weergegeven in ◘ fig. 8.4. Aangezien bij de ziekte van Cushing door periodiciteit normale bevindingen mogelijk zijn, is bij verdenking hierop herhaald onderzoek noodzakelijk. Bij de interpretatie van urinegegevens is overigens voorzichtigheid geboden. Er bestaat een vrij grote overlap tussen waarden die gevonden kunnen worden bij normale en abnormale hypofyse-bijnierschorsfunctie. Voorts zijn urineverzamelingen vaak onvolledig (◘ fig. 8.4).

Endogene depressie, vetzucht of zware lichamelijke of psychische stress veroorzaakt ook een gestoord cortisoldagritme, toegenomen urine-excretie van vrij cortisol en een niet door dexamethason te onderdrukken cortisolafgifte. Deze patiënten kunnen gewoonlijk op klinische gronden worden onderscheiden van patiënten met het syndroom van Cushing. Bij twijfel kan een gecombineerde CRH-dexamethasonsuppressietest worden uitgevoerd De sensitiviteit van deze test voor de differentiatie tussen een echt en een pseudosyndroom van Cushing is bijna 100%. Deze test is gebaseerd op het feit dat de hypersecretie van cortisol bij pseudo-cushingpatiënten in het algemeen onderdrukt wordt door een lage dosering dexamethason, terwijl dat bij echte cushing patiënten niet het geval is. Tevens is de reactie van de hypofyse op CRH verminderd bij pseudocushing.

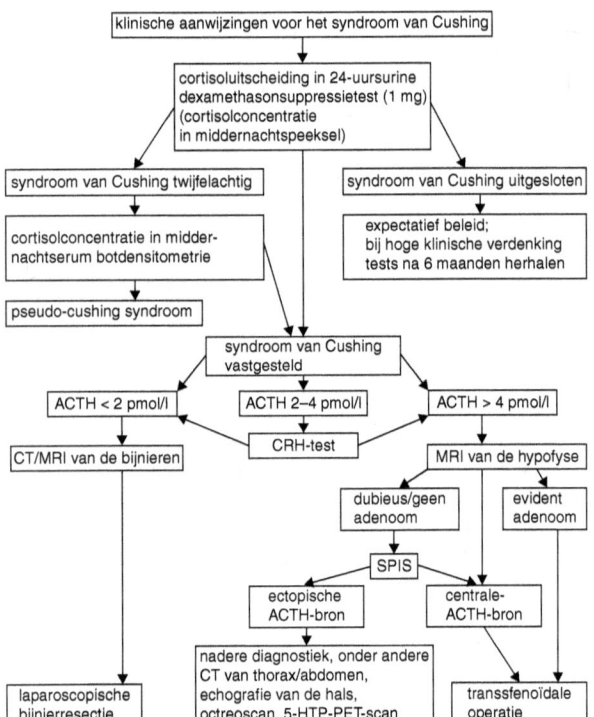

Figuur 8.4 Stroomdiagram voor patiënten met mogelijk syndroom van Cushing. *CRH* corticotropin-'releasing' hormoon, *ACTH* adrenocorticotroop hormoon, *SPIS* bemonstering van de sinus petrosus inferior, *HTP* hydroxytryptofaan, *PET* positronemissietomografie. (Bron: Aken MO van et al. 2006).

Patiënten met het zeldzame, vaak familiaire beeld van een relatieve cortisolreceptorresistentie vertonen niet het klinische beeld van het cushingsyndroom, maar bij hen is wel een verhoogde cortisolproductie aangetoond en dientengevolge wordt bij deze patiënten ook een verhoogde uitscheiding van cortisol in de urine gevonden.

Onder invloed van oestrogenen (zwangerschap, orale anticonceptiva) kunnen door een toename van corticoïdbindend globuline de cortisolwaarden verhoogd zijn en kan de rembaarheid na dexamethason afgenomen lijken. Anticonvulsiva kunnen het dexamethasonmetabolisme in de lever versnellen en daardoor bijdragen tot een fout-positieve dexamethasonremtest. In al deze situaties is de vrije cortisoluitscheiding in de urine veelal normaal. Een pseudocushing-beeld door overmatig alcoholgebruik verdwijnt meestal enkele dagen na stoppen met alcohol.

Zodra hypercortisolisme vaststaat, is bepaling van een nuchtere ACTH-waarde geïndiceerd. Een normale of verhoogde waarde wijst op hypercortisolisme door ACTH-overproductie. Vervolgens wordt dan een MRI van de hypofyse gemaakt. Indien er een evident adenoom zichtbaar is, kan de diagnose ziekte van Cushing (ACTH-producerend hypofyseadenoom) worden gesteld en kan behandeling volgen in de zin van transsfenoïdale chirurgie. Indien bij MRI-onderzoek geen of een dubieus adenoom waarneembaar is, dient aanvullend selectieve ACTH-sampling ter hoogte van de sinus petrosus inferior worden uitgevoerd. Wegens lateralisatie en pulserende afgifte van ACTH moeten de monsters bij voorkeur een aantal malen, met een tussenperiode van 5 min gelijktijdig beiderzijds worden afgenomen, en moeten de uitslagen worden vergeleken met de ACTH-waarden in tegelijkertijd afgenomen perifere bloedmonsters. Een toegenomen ACTH-afgifte in vergelijking met perifere waarden (ratio >2, na CRH-toediening >3) wijst op hypofysaire ACTH-overproductie. Een intersinushypofysegradiënt >1,4 wijst op een adenoom aan de zijde van de hoogste concentratie. Afwezigheid van een hypofysegradiënt kan verdacht zijn voor een centraal gelegen hypofyseadenoom of CRH-overproductie. Om onbekende redenen is bij monsterafname ter hoogte van de zijde van het adenoom vaak ook de prolactinesecretie verhoogd.

Bij een verlaagd ACTH-gehalte in de aanwezigheid van hypercortisolisme is een primaire bijnieraandoening aannemelijk. In deze situatie zijn beeldvormend onderzoek van de bijnier en verdere analyse van de steroïdhormoonproductie geïndiceerd.

8.3.5 Hypofyse-insufficiëntie

Hypofyse-insufficiëntie kan voorkomen bij alle vormen van hypofyse-infiltraties zoals genoemd in ◘ tab. 8.21. Voorts kan hypofyse-insufficiëntie een gevolg zijn van afwijkingen in de hypothalamus of hypofysesteel, waardoor hypofysehormoonstimulerende hypothalamushormonen de hypofysevoorkwab niet bereiken. In deze situatie bestaat er gewoonlijk wel hyperprolactinemie doordat de remmende werking van dopamine op de prolactinesecretie afneemt. De prolactinewaarden zijn in dat geval meestal niet hoger dan viermaal de normale referentiewaarden, dat wil zeggen < 2100 mU/l. Ook jaren na bestraling vanwege een hypofysetumor of een in de nabijheid van de sella turcica gelokaliseerde tumor (centraal zenuwstelsel, KNO-gebied) kan hypofyse-insufficiëntie ontstaan, vooral door bestralingsschade van de hypothalamus. Deze en andere oorzaken van hypofyse-insufficiëntie zijn samengevat in ◘ tab. 8.24.

Het klachtenpatroon bij hypofyse-insufficiëntie kan zeer variabel zijn, waarbij sedert lange tijd bestaande moeheid en kouwelijkheid op de voorgrond staan. Hoofdpijn is geenszins obligaat. Let bij het lichamelijk onderzoek op het gelaat, dat bij hypopituïtarisme een zeer kenmerkend aspect heeft. De huid is bleek en toont een fijne rimpeling. De leeftijd van de patiënt is moeilijk te schatten. Uitval van lichaamsbeharing en depigmentatie van de tepels zijn over het algemeen late symptomen. Bij kinderen en adolescenten veroorzaakt een endocrien inactieve tumor met hypofyse-insufficiëntie stilstand in groei en ontwikkeling. In dat geval is het belangrijk inlichtingen over vroegere lengtematen te krijgen (schoolartsendienst), om de groeicurve te construeren.

De diagnose hypofyse-insufficiëntie wordt gesteld op grond van verlaagde waarden van doelwithormonen, in combinatie met laag-normale hypofysehormoonwaarden.

Bij verdenking op een hypothalamusafwijking als oorzaak van de hypofyse-insufficiëntie dienen meer integrale testen van de hypothalamus- en hypofysefunctie te worden verricht. Dit betreft onder meer een insulinetolerantietest (groeihormoon en hypofyse-

Tabel 8.24 Oorzaken van hypofyse-insufficiëntie.

- hypofysetumor (tab. 8.21)
- iatrogeen (operatie, bestraling)
- trauma (schedelbasisfractuur, geboortetrauma)
- vasculaire stoornis
  - apoplexie/postpartumnecrose (ziekte van Sheehan)
  - aneurysma a. carotis interna
  - vasculitis
- infiltratie
  - sarcoïdose
  - histiocytose
  - tbc
  - meningitis
  - hypofysitis
  - hemochromatose
  - amyloïdose
- genetisch defect in synthese hypothalamus- en hypofysehormonen c.q. -receptoren
- congenitale defecten
  - anencefalie
  - hypofyseaplasie
  - midline cleft defect
  - syndroom van Kallmann (LHRH-defect en anosmie)

LHRH = luteïniserend hormoon-releasing hormoon.

bijnieras), L-dopa en L-argininetest (groeihormoon), metopiron en ACTH-stimulatietesten (hypofyse-bijnieras) en clomifeentest (hypofyse-gonadenas). Bij een hypothalamusfunctiestoornis en intacte hypofysefunctie is de prolactinewaarde meestal verhoogd.

8.4 Afwijkingen in samenhang met de bijnieren

8.4.1 Tumoren van de bijnier

Tumoren van de bijnier kunnen worden verdeeld in tumoren van de bijnierschors en tumoren van het bijniermerg (feochromocytoom, ▶ H. 5). Tumoren van de bijnierschors kunnen endocrien actief zijn door productie van steroïdhormonen. Endocrien actieve bijnierschorsafwijkingen omvatten voorts diffuse of nodulaire hyperplasie. Endocrien inactieve afwijkingen betreffen naast een adenoom of carcinoom van de bijnierschors een metastase, myelolipoom, cyste, abces, maligne lymfoom, hemangioom of tuberculose. Bijnierschorscarcinomen zijn zeldzaam (<0,02% van alle primaire maligniteiten).

De symptomatologie van tumoren van de bijnierschors loopt uiteen van een door hormoonoverproductie veroorzaakt ziektebeeld tot, ingeval van bijnierschorscarcinoom, een pijnlijke zwelling in de buik, met algemene malaise, gewichtsverlies en koorts. Tumoren van de bijnierschors kunnen mineralocorticoïden, glucocorticoïden, androgenen en oestrogene steroïden produceren. Het merendeel van de bijnierschorscarcinomen is hormonaal actief (hypercortisolisme 56% [+ virilisatie 20%], viriliserend 24%, feminiserend 6%, hyperaldosteronisme <1%). Echt hormonaal inactieve bijnierschorscarcinomen zijn zeldzaam. Het merendeel van de tumoren zonder klinische uitingen van hormonale activiteit mist het complete enzymsysteem voor de synthese van steroïdhormonen en produceert daardoor voorlopers hiervan. Door bepalingen in bloed (o.a. dihydro-epiandrosteronsulfaat (DHEA-S), 17-hydroxyprogesteron (17-OHP) of door gaschromatografische analyse van de 17-ketosteroïdenuitscheiding in de urine kunnen deze voorlopers worden opgespoord. Bij obductie of MRI- of CT-onderzoek van het abdomen wordt nogal eens (2–9% bij obductie, 1–2% bij MRI/CT-onderzoek) een hormonaal inactief bijnierschorsadenoom of 'incidentaloom' gevonden (◘ tab. 8.25 en ◘ fig. 8.5).

Overigens blijkt een aantal incidentalomen toch autonoom cortisol te produceren, maar niet zodanig dat dit leidt tot een klinisch herkenbaar syndroom van Cushing. Bij deze tumoren met subklinisch hypercortisolisme is het cortisoldagritme gestoord, de nuchtere cortisolwaarde niet rembaar met 1 mg dexamethason, maar de uitscheiding van vrij cortisol in de urine normaal. Indien hormoonactiviteit uitgesloten is, de tumor kleiner is dan 5 cm in doorsnede en het een patiënt jonger dan 30 jaar betreft, is een goedaardig proces waarschijnlijk. Verdere analyse is dan niet nodig. Bij het subkli-

> **Tabel 8.25** Classificatie van bijnierincidentalomen.

bijnierschors
- nodulaire hyperplasie, adenoom, carcinoom, oncocytoom

bijniermerg
- feochromocytoom, ganglioneuroom, ganglioneuroblastoom

overige, o.a.
- metastase naar de bijnier, primair lymfoom, lipoom, myelolipoom, neurofibroom, schwannoom, hemangioom, leiomyoom, angiosarcoom, amyloïdose, hematoom, tbc

nische cushingsyndroom wordt in het algemeen een lage DHEA-S-concentratie gezien. Een hoge DHEA-S-spiegel pleit volgens sommigen voor het bestaan van een carcinoom. Dit is echter zeker niet altijd het geval en de test kan dus niet als differentieeldiagnosticum worden gebruikt. Bij een patiënt ouder dan 30 jaar en een tumor met een doorsnede groter dan 4 cm, en zeker indien groter dan 6 cm, bestaat de mogelijkheid van maligniteit. Verder onderzoek en/of operatieve verwijdering is aangewezen, tenzij er bij CT-onderzoek hypodensiteit bestaat, hetgeen past bij een cyste of een myelolipoom van de bijnier. Bij radiologische analyse van bijniertumoren heeft MRI-onderzoek de voorkeur boven CT-onderzoek indien er verdenking op feochromocytoom is. Bij een feochromocytoom bestaat er bij MRI-onderzoek een hyperdensiteit bij het T_2-signaal, hetgeen zeer verdacht is voor een dergelijke tumor.

8.4.2 Bijnierschorsinsufficiëntie

Bijnierschorsinsufficiëntie kan het gevolg zijn van afwijkingen in de bijnier zelf (primaire insufficiëntie) of van een afwijking daarbuiten (secundaire of tertiaire insufficiëntie), zoals is samengevat in tab. 8.26.

Symptomen verdacht voor bijnierschorsinsufficiëntie zijn hoofdpijn, slapte, gewichtsverlies, buikpijn, misselijkheid, braken en vaak ook diarree. Bij vochtverlies is er neiging tot flauwvallen. Bij een

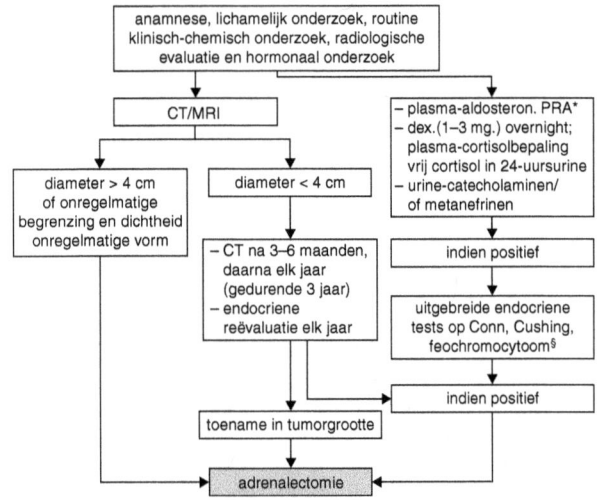

□ **Figuur 8.5** Analyse bijnierincidentaloom (gemodificeerd naar Mantero F, Arnaldi G. Investigation protocol: adrenal enlargement. Clin Endocrinol. 1999; 50:141-6).*PRA = plasmarenine activiteit.§Eventueel DHEA-S (dehydro-epiandrosteronsulfaat): soms verhoogd bij carcinoom. 17-OH-progesteron na ACTH (verhoogd bij 21-hydroxylasedeficiëntie).

acute crise door primaire insufficiëntie ziet men vaak dehydratie en koorts, soms tot 40°C. Bij een secundaire insufficiëntie is het renine-angiotensine-aldosteronsysteem nog intact en is een crise ongebruikelijk. Bij primaire bijnierschorsinsufficiëntie die langer bestaat, valt hyperpigmentatie op als gevolg van de door ACTH-overproductie verhoogde melanocyt stimulerend hormoon- (MSH-)productie, vooral in wangslijmvlies, littekens, tepels, huidplooi van billen en perineum, en gebieden waarop druk wordt uitgeoefend. De bloeddruk is laag. De oksel- en schaambeharing is spaarzaam.

Bij het laboratoriumonderzoek zijn hyponatriëmie, hyperkaliëmie en eosinofilie verdacht voor bijnierschorsinsufficiëntie. In deze situatie kan het beste het cortisolgehalte nuchter en 30 min na intraveneuze toediening van 250 μg ACTH (1–24) worden bepaald. Een normaal nuchter gehalte (> 200 nmol/l en zeker > 500 nmol/l)

Tabel 8.26 Oorzaken van bijnierschorsinsufficiëntie.

primair
- idiopathisch of auto-immuun (ziekte van Addison, geïsoleerd of als onderdeel van type I- of type II-auto-immuunpolyendocrinopathie)
- tuberculose
- aids-schimmelinfecties
- bloeding
- metastase
- amyloïdose
- adrenomyeloneuropathie (X-linked)
- hemochromatose
- irradiatie
- medicatie (o.a. o,p'-DDD (ortho,para'dichlorodiphenyl dichloroethane = mitotane), ketoconazol, aminoglutethimide, metopiron)
- congenitale enzymdeficiëntie (21-hydroxylase, 11-β-hydroxylase)
- operatie

secundair of tertiair
- aandoening hypothalamus en/of hypofyse (tab. 8.21 en 8.24)
- na verwijdering cortisolproducerende bijnierschorstumor
- corticosteroïdmedicatie

en een stijging > 200 nmol/l na ACTH sluit een primaire en waarschijnlijk ook een secundaire bijnierschorsinsufficiëntie vrijwel uit. In plaats van 250 μg kan ook 1 μg ACTH (1–24) worden toegediend, waarbij een vergelijkbare respons kan worden gevonden. Aangezien 1 μg ampullen niet in de handel zijn, is het voordeel van deze lagere dosering beperkt. Bij een laag nuchter cortisolgehalte en onvoldoende stijging na ACTH i.v. kan gedifferentieerd worden tussen een primaire en secundaire stoornis door bepaling van het nuchtere ACTH-gehalte. Een verhoogde ACTH-waarde is bewijzend voor primaire bijnierschorsinsufficiëntie. Bij twijfel kan een insulinetolerantietest (ITT) worden overwogen. Een normale testuitslag wijst op een intacte hypofyse-bijnieras. Een afwijkende ITT met een laag of normaal ACTH kan passen bij hetzij een hypothalamus-, hetzij een hypofyseafwijking. Een ITT is overigens niet zonder risico bij een disfunctie van de hypofyse-bijnieras, in het bijzonder bij patiënten met coronairischemie. Een alternatief voor de ITT is de metopirontest. Hierbij wordt om 23:00 metopiron (30 g/kg) oraal toegediend, en de volgende ochtend om 09:00 een bloedmonster afgenomen voor het meten van 11-deoxycortisol, ACTH en cortisol. Metopiron remt de laatste stap van de cortisolsynthese, waardoor er een sterke daling van cortisol (<138 nmol/l) optreedt. Als reactie hierop neemt, bij intacte HPA-as, de ACTH-secretie sterk toe, gevolgd door een stijging van de voorloper van cortisol, 11-deoxycortisol (bij intacte HPA-as > 210 nmol/l).

Bij primaire bijnierschorsinsufficiëntie is de plasma-aldosteronwaarde verlaagd of laagnormaal en de plasmarenineactiviteit verhoogd ten gevolge van zoutverlies.

Auto-immuungemedieerde bijnierschorsinsufficiëntie kan geïsoleerd voorkomen of als onderdeel van twee familiaire auto-immune polyendocrinopathiesyndromen. Naast bijnierschorsinsufficiëntie omvatten deze syndromen beide primaire hypothyreoïdie, primair hypogonadisme, pernicieuze anemie, vitiligo en alopecia. Bij type I kan tevens hypoparathyreoïdie, mucocutane candidiasis (30%) en malabsorptiesyndroom bestaan. Bij type II kan tevens diabetes mellitus type 1 (50%), myasthenia gravis en coeliakie bestaan. Type I wordt overgedragen als autosomaal recessieve aandoening, type II als autosomaal dominant. Bij type I is er geen associatie met humaan leukocytenantigeen (HLA), bij type II met DR_3/DR_4.

8.4.3 Congenitale bijnierschorshyperplasie

Congenitale bijnierschorshyperplasie is een gevolg van deficiëntie van een of een aantal enzymen die betrokken zijn bij de steroïdhormoonsynthese in de bijnierschors (◘ tab. 8.27).

Bij een cortisoltekort door een enzymdeficiëntie (◘ fig. 8.6) bestaat een afgenomen cortisolsynthese, waardoor als gevolg van een compensatoire ACTH-stijging bijnierschorshyperplasie ontstaat. In de differentiële diagnose is 18-hydroxylasedeficiëntie niet opgenomen, omdat deze niet leidt tot cortisoldeficiëntie en bijnierschors-

8.4 · Afwijkingen in samenhang met de bijnieren

Tabel 8.27 Enzymdeficiënties in de bijnierschors die leiden tot bijnierschorshyperplasie.

- 21-alfahydroxylase
- 11-bètahydroxylase
- 17-alfahydroxylase
- 3-bètahydroxysteroïddehydrogenase
- desmolase

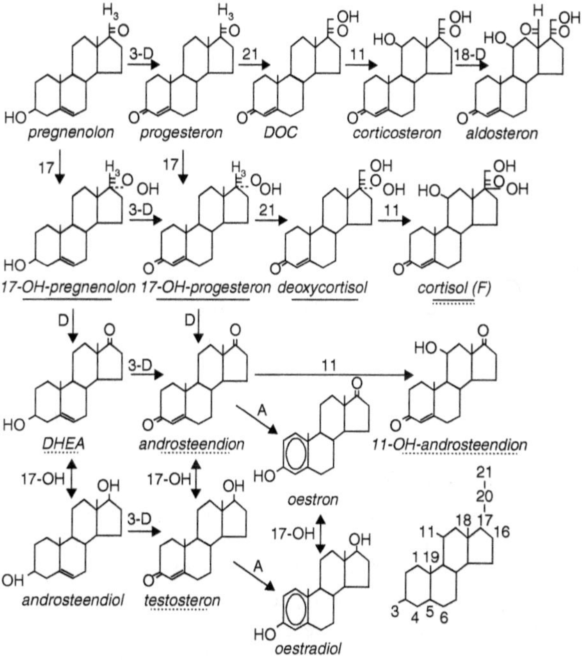

	= metabolieten	17 = 17-hydroxylase	3-D = 3-β-OH-dehydrogenase
	17-ketogeen	21 = 21-hydroxylase	17-OH = 17-oxidoreductase
	= 17-keto	A = aromatase	18-D = 18-hydroxylase- en
11	= 11-hydroxylase	D = desmolase	dehydrogenase

Figuur 8.6 Steroïden van de bijnier en gonaden: in de gonade ontbreken de 21-, 11- en 18-hydroxylasen. De via deze enzymen gevormde steroïden worden alleen in de bijnier geproduceerd. (Bron: Meer J van der, Stehouwer CDA (red.). Interne geneeskunde. 13e druk. Houten: Bohn Stafleu van Loghum 2005.)

hyperplasie. De enzymdeficiëntiesyndromen zijn familiair door autosomaal recessieve overerving. Vaak is er sprake van een 21-α-hydroxylasedeficiëntie (90%). Soms wordt de enzymdeficiëntie pas op hogere leeftijd, tijdens of na de seksuele rijping, manifest. Men spreekt dan van een 'adult onset' bijnierschorshyperplasie. Dan kan het onderscheid met een polycysteusovariumsyndroom lastig zijn, omdat bij deze late vorm van bijnierschorshyperplasie de ovaria ook een polycysteus aspect kunnen hebben. De deficiënties in ◘ tab. 8.27 zijn beperkt tot de bijnier en leiden tot pubertas praecox en virilisatie. De overige drie vormen van enzymdeficiëntie beïnvloeden naast de cortisolsynthese ook de geslachtshormoonsynthese. Daardoor ontstaat er vooral bij de man pseudohermafroditisme door onvolledige masculinisatie. Bij de vrouw kan er een geringe virilisatie bestaan. Bij 21-α-hydroxylasedeficiëntie bestaat, afhankelijk van de compleetheid van het tekort, naast virilisatie dehydratie met zoutverlies door zowel cortisol- als aldosterontekort. Bij 11-β-hydroxylasedeficiëntie is er door toegenomen desoxycorticosteronproductie niet alleen sprake van virilisatie maar ook van hypertensie.

Voor de differentiële diagnostiek van congenitale bijnierschorshyperplasie is in eerste instantie, naast bepaling van het nuchtere cortisolgehalte, bepaling van 17-OH-progesteron, 11-desoxycortisol, dehydro-epiandrosteronsulfaat (DHEA-S), androsteendion en eventueel desoxycorticosteron voldoende. Bij partiële (o.a. heterozygote) vormen van enzymdeficiëntie zijn deze hormoonwaarden vaak normaal of maar matig gestoord. In die situatie is bepaling van de steroïdhormonen 30 en 60 min na 250 μg ACTH (1–24) i.v. geïndiceerd. Bij een 21-hydroxylasedeficiëntie stijgt dan vooral het 17-OH-progesterongehalte, bij een 11-betahydroxylasedeficiëntie tevens het 11-desoxycortisolgehalte. Gegeven de huidige mogelijkheden om steroïdhormonen in het bloed te bepalen, is voor de differentiële diagnostiek van bijnierschorshyperplasie urineonderzoek naar de excretie van steroïdhormonen en metabolieten zelden noodzakelijk. In dit kader zij slechts opgemerkt dat bij een bijnierschorshyperplasie vooral de excretie van pregnaandiol, dat een afbraakproduct van 17-OH-progesteron is, sterk verhoogd kan zijn.

8.5 Groei en seksuele rijping

8.5.1 Groeistoornissen

Groeistoornissen kunnen worden onderscheiden in vertraagde en toegenomen groei. De aandoeningen die daartoe kunnen leiden zijn samengevat in ◘ tab. 8.28.

Bij beoordeling van de groei is het van belang dat lengte en seksuele rijping worden beoordeeld aan de hand van de skelet- en kalenderleeftijd. Daartoe kan gebruik worden gemaakt van de standaardfoto's van Marshall en Tanner, de atlas van Greulich en Pyle en de groeidiagrammen voor Nederlandse kinderen van Gerver en De Bruin. Het in grafiek uitzetten van de groeisnelheid kan aantonen of de groei sinds de geboorte afwijkend is of alleen tijdens een specifieke periode in de kinderjaren. Met behulp van tabellen van Bayley en Pinneau kan aan de hand van de skeletleeftijd een voorspelling worden gemaakt over de te verwachten volwassen lichaamslengte. Bij constitutionele of genetisch bepaalde groeistoornissen zijn de lengtegroei, skeletleeftijd en seksuele rijping gewoonlijk met elkaar in overeenstemming en parallel verlopend aan de standaardgroeicurve. Verdere analyse is in deze situatie niet noodzakelijk. Snelle groei, met uiteindelijk een korte lengte, is typisch voor vroege seksuele rijping en een adrenogenitaal syndroom.

8.5.2 Vertraagde puberteit

Van vertraagde puberteit is sprake indien er geen tekenen van seksuele rijping zijn bij een meisje van 13 jaar of ouder of bij een jongen van 14 jaar of ouder. Voor mogelijke oorzaken zie ◘ tab. 8.29.

Seksuele rijping wordt beoordeeld op grond van de standaardfoto's van Marshall en Tanner van mammaontwikkeling, pubisbeharing en uitwendige genitalia. Daarnaast wordt bij jongens het testisvolume en bij meisjes de menarche beoordeeld. Een constitutionele puberteitsvertraging kan worden herkend door bestudering van de groeicurve,

Tabel 8.28 Oorzaken van vertraagde en toegenomen groei.

vertraagde groei
a. constitutioneel of genetisch bepaald
b. syndroom met beperkte lichaamslengte, o.a.:
   - syndroom van Turner
   - syndroom van Prader-Willi
   - syndroom van Noonan
   - syndroom van Laurence-Moon-Biedl
c. chronische ziekten tijdens groeifase, o.a.:
   - longziekten (astma, mucoviscidose)
   - darmziekten (coeliakie, ziekte van Crohn)
   - nierziekten (tubulaire acidose, uremie)
   - ondervoeding
   - hartziekten (links-rechtsshunt)
d. endocriene afwijkingen
   - groeihormoondeficiëntie, congenitaal of verworven (zie o.a. hypofysetumor en -insufficiëntie, ▶ par. 8.3.5)
   - hypothyreoïdie
   - hypercortisolisme
   - pseudohypoparathyreoïdie
   - afwijkend vitamine-D-metabolisme
   - matig gereguleerde diabetes mellitus
   - matig gereguleerde diabetes insipidus

toegenomen groei
a. constitutioneel of genetisch bepaald
b. syndroom met toegenomen lichaamslengte, o.a.:
   - cerebraal gigantisme
   - syndroom van Marfan
   - syndroom van Klinefelter
   - homocystinurie
   - XYY-syndroom
c. endocriene afwijking
   - hypofyseadenoom met groeihormoonproductie
   - pubertas praecox
   - hyperthyreoïdie

waarbij een kortere lengte dan op grond van de kalenderleeftijd verwacht, maar een normale groeisnelheid en lengte op grond van de skeletleeftijd opvallen. Een tekort aan geslachtshormonen vóór de seksuele rijping leidt tot onvoldoende ontwikkeling van secundaire geslachtskenmerken en een eunuchoïde skeletverhouding, dat wil zeggen verhouding armspan: lengte >1, en verhouding bovenste lichaamshelft (kruin tot pubis): onderste lichaamshelft (pubis tot voetzolen) <1.

◘ **Tabel 8.29** Oorzaken van vertraagde puberteit.

constitutioneel

hypogonadotroop hypogonadisme
- ziekte van het centrale zenuwstelsel, in het bijzonder hypothalamus en hypofyse (◘ tab. 8.21 en 8.24)
- hyperprolactinemie
- hypothyreoïdie
- gewichtsverlies, anorexia nervosa
- chronische ziekten
- grote lichamelijke inspanning (bijv. marathonlopen)
- syndroom van Prader-Willi
- syndroom van Laurence-Moon-Biedl

hypergonadotroop hypogonadisme, o.a.
- syndroom van Klinefelter
- syndroom van Turner
- syndroom van Noonan
- anorchie of cryptorchisme
- primaire ziekte van testes of ovaria
- XX- en XY-gonadale dysgenesie
- ◘ tab. 8.31 en 8.35

Het syndroom van Kallmann (◘ tab. 8.24) is te herkennen door het tevens (maar niet altijd) aanwezig zijn van anosmie en het familiair voorkomen van gonadale insufficiëntie door autosomaal dominante overerving. Bij een geïsoleerde gonadale insufficiëntie zijn lengte en groeisnelheid veelal normaal, maar de geslachtsontwikkeling is achtergebleven. In deze situatie kan de dehydro-epiandrosteronsulfaatwaarde (DHEA-S) voor de kalenderleeftijd normaal zijn, hetgeen wijst op een normaal verlopende adrenarche.

Hypergonadotroop hypogonadisme kan worden herkend door de aanwezigheid van verhoogde LH- en FSH-waarden in aanwezigheid van een verlaagde gonadale steroïdhormoonwaarde in serum, alsook de typische kenmerken en karyotypering van bijvoorbeeld het syndroom van Klinefelter of van Turner.

Tabel 8.30 Oorzaken van pubertas praecox.

constitutioneel

idiopathisch

aandoeningen centraal zenuwstelsel
a. tumoren, o.a.:
   - glioom n. opticus of hypothalamus
   - astrocytoom
   - ependymoom
   - hamartoom, met LHRH-productie
   - germinoom, met HCG-productie
b. infectieuze of granulomateuze aandoeningen

syndroom van McCune-Albright

hypothyreoïdie

viriliserende syndromen

man
a. HCG-producerende tumor (o.a. hepatoom, teratoom)
b. toegenomen androgeenproductie ten gevolge van bijnierschorsinsufficiëntie (tab. 8.26), bijnier- of testistumor, prematuur Leydig- en kiemcelrijping

vrouw
a. toegenomen oestrogeenproductie door
   - follikelcyste ovarium
   - granulosa- of thecaceltumor
b. iatrogeen, oestrogeentoediening

Bij hormonaal onderzoek moet men zich realiseren dat in de verschillende stadia van de puberteit de waarden van hypofyse- en steroïdhormonen lager zijn dan de volwassen waarden.

8.5.3 Pubertas praecox

Pubertas praecox wordt gedefinieerd als vervroegde seksuele rijping bij een meisje voor het achtste en een jongen voor het 9e jaar. Oorzaken zijn samengevat in tab. 8.30.

Voor een differentiatie tussen de verschillende oorzaken van pubertas praecox is bepaling van gonadotropinehormonen (inclusief HCG) en geslachtshormonen noodzakelijk. Bij gonadotropine- en geslachtshormoonwaarden die normaal zijn voor het puberteitsstadium is er waarschijnlijk sprake van een aandoening van het centrale zenuwstelsel met activatie van de neuronale regulatie van de LHRH-afgifte, of bijvoorbeeld van een hamartoom van de hypothalamus met LHRH-productie. In deze situatie is MRI- of CT-onderzoek van de hersenen geïndiceerd. Indien de gonadotropinewaarden laag zijn met verhoging van geslachtshormonen is een steroïdhormoonproducerende tumor aannemelijk. Er is dan sprake van pseudopubertas praecox met bij de man afwezigheid van spermatogenese en bij de vrouw anovulatie, maar wel doorbraakbloedingen.

8.5.4 Hypogonadisme bij de man

Hypogonadisme bij de man kan worden onderscheiden in primair of hypergonadotroop hypogonadisme, secundair of hypogonadotroop hypogonadisme en androgeenresistentie (◘ tab. 8.31).

De klachten die op de voorgrond staan, zijn afname van libido, potentie en haargroei. Bij prepuberaal hypogonadisme is de seksuele rijping onvoldoende. Bij pre- of puberaal hypogonadisme zijn de secundaire geslachtskenmerken veelal matig ontwikkeld; de testikels zijn klein of, in geval van anorchie of cryptorchisme, afwezig in het scrotum. De stem is hoog, het haar wijkt niet terug aan de slapen en de adamsappel is klein. Vaak is er adipositas en zijn de ledematen naar verhouding lang. Soms bestaat er (pseudo)gynaecomastie.

Omdat pre- of puberaal hypogonadisme vaak moeilijk kan worden onderscheiden van vertraagde puberteit (▶ par. 8.5.2), wordt de diagnose meestal pas laat gesteld. Bij postpuberaal hypogonadisme zijn de testikels normaal van grootte, maar bij palpatie weekelastisch. Bij androgeenresistentie bestaat, afhankelijk van de mate van volledigheid, hypoplasie van mannelijke geslachtsorganen of ontwikkeling van vrouwelijke uitwendige geslachtsorganen. Bij obese mannen is de gemeten totale testosteronconcentratie vaak verlaagd. Obesitas leidt echter ook tot een verlaagde concentratie sexhormone binding

◘ **Tabel 8.31** Oorzaken van hypogonadisme bij de man.

primair of hypergonadotroop hypogonadisme
- congenitaal
  - chromosomale afwijkingen (o.a. syndromen van Klinefelter (XXY) en Noonan)
  - agenesie Leydig-cellen
  - testosteronbiosynthesedefect
  - dystrophia myotonica
- ontwikkelingsstoornis
  - anorchie
  - cryptorchisme
- verkregen
  - orchitis (bof, tuberculose, hiv)
  - infiltratie (hemochromatose, amyloïdose)
  - operatie, trauma, torsio testis
  - bestraling, chemotherapie
  - toxisch (alcohol, zware metalen, dichloordifenyltrichloorethaan (DDT)
  - medicamenten (o.a. ketoconazol, cimetidine, cyproteron, spironolacton, opiaten)
  - auto-immuun (geïsoleerd of als onderdeel van polyendocrinopathiesyndroom)
  - levercirrose
  - chronische nierinsufficiëntie

secundair of hypogonadotroop hypogonadisme
- congenitaal
  - geïsoleerde LHRH-deficiëntie met anosmie (syndroom van Kallmann) of in combinatie met andere afwijkingen (syndromen van Prader-Willi en Moon-Biedl, basale encefalokèle)
  - geïsoleerde LH- of FSH-insufficiëntie
  - hypofysehypoplasie of -aplasie
- verkregen
  - hyperprolactinemie
  - aandoeningen van de hypothalamus of hypofyse (◘ tab. 8.21 en 8.24)
  - ondervoeding, anorexia nervosa
  - topsport (o.a. marathonlopen)

androgeenongevoeligheid
- compleet (testiculaire feminisatie)
- incompleet (syndroom van Reifenstein, 5-alfa-reductasedeficiëntie)

globulin (SHBG), zodat het (lastig te meten) vrije testosteron normaal kan zijn in deze situatie en er dus geen sprake is van hypogonadisme.

Het onderscheid tussen primair en secundair hypogonadisme wordt gemaakt op basis van de LH-, FSH- en testosteronwaarden. Verhoogde LH- en FSH-waarden, in combinatie met een verlaagde testosteronwaarde, wijzen op primaire testisdisfunctie. Verlaagde

□ **Tabel 8.32** Oorzaken van infertiliteit bij de man.

- endocrien
  - hypogonadisme (□ tab. 8.31)
  - hyperthyreoïdie
  - hypothyreoïdie
  - bijnierschorsinsufficiëntie
  - congenitale bijnierschorshyperplasie

- chronische ziekte o.a. cystische fibrose

- defect in spermatogenese

- obstructie ductus spermaticus, verkregen of congenitaal

- varicokèle

- ziekte prostaat of glandula seminalis

- retrograde ejaculatie

- antistoffen spermatozoa

- slechte techniek coïtus of seksueel disfunctioneren

- idiopathisch

FSH- en LH-waarden wijzen op een hypothalamo-hypofysaire disfunctie. In de prepuberale fase moet men bedacht zijn op vertraagde seksuele rijping. Verhoogde LH- en testosteronwaarden wijzen op androgeenresistentie. Komt daarbij ook verlaging van dihydrotestosteron voor, dan wijst dit op 5-alfa-reductasedeficiëntie. De mogelijkheid van androgeenresistentie wordt vaak pas in de puberteit overwogen wanneer de menarche uitblijft, infertiliteit blijkt of bij een vrouwelijk fenotype virilisatiekenmerken ontstaan.

8.5.5 Infertiliteit bij de man

Oorzaken van infertiliteit bij de man zijn samengevat in □ tab. 8.32.

Bij fertiliteitsonderzoek bij de man is sperma-analyse essentieel. Normale uitslagen betekenen normaal endocrien functioneren, spermatogenese en een intact transportsysteem. Wanneer spermaonderzoek bij herhaling afwijkende bevindingen oplevert, is verdere analyse geïndiceerd. Indien hierbij afwijkende LH- en/of testosteronwaarden worden gevonden, kan er sprake zijn van primair of secundair hypogonadisme. Een geïsoleerde FSH-verhoging wijst op een afwijking in de tubuli seminiferi en van de Sertoli-cel met een verminderde inhibinesecretie. Een normaal hormoononderzoek is verdacht voor een anatomische afwijking.

8.5.6 Erectiele disfunctie

Erectiele disfunctie kan het gevolg zijn van een aantal aandoeningen (◘ tab. 8.33).

Erectiele disfunctie, al dan niet in combinatie met libidoverlies, is merendeels psychogeen bepaald. Erectiele disfunctie door organische stoornissen berust vooral op neurologische of vasculaire afwijkingen, of op een bijwerking van bepaalde medicamenten. Bij diabetes mellitus komt erectiele disfunctie door autonome neuropathie en/of macro- en microangiopathie vaak voor.

Het onderscheid tussen psychogene en organische impotentie kan meestal worden gemaakt op grond van de anamnese. Bij een psychogene erectiestoornis zijn er gewoonlijk wel nachtelijke erecties of een erectie bij masturberen. Bij organische erectiestoornissen is de libido meestal intact. In deze situatie is soms specifiek vaat- en neurofysiologisch onderzoek geïndiceerd.

8.5.7 Gynaecomastie

Men spreekt van gynaecomastie indien de klierschijf bij een man in een of beide borsten vergroot is. De oorzaken zijn samengevat in ◘ tab. 8.34.

Gynaecomastie moet worden onderscheiden van een lipoom, neurofibroom of carcinoom. Deze afwijkingen zijn meestal unilateraal, pijnloos en excentrisch. Voor het onderscheid tussen pseudogynaecomastie bij adipositas en echte gynaecomastie is het van belang bij palpatie de musculus pectoralis te laten aanspannen. Dit vergemak-

■ **Tabel 8.33** Oorzaken van erectiele disfunctie.

psychogeen

neurologisch
- laesie ruggenmerg
- autonome neuropathie

vasculair
- vasculaire insufficiëntie van het bekken
- sikkelcelanemie

endocrien
- diabetes mellitus
- hypogonadisme
- hyperprolactinemie
- bijnierschorsinsufficiëntie
- oestrogeenproducerende tumor
- hypothyreoïdie
- hyperthyreoïdie

postoperatief
- aorto-iliacale of femorale vaatreconstructie
- lumbale sympatectomie
- prostatectomie
- retroperitoneale dissectie

chronische ziekte
- levercirrose
- uremie

medicamenten, o.a.:
- antihypertensiva
- imidazoolderivaten (bijv. cimetidine, ketoconazol)
- antidepressiva
- drugs
- alcohol

Tabel 8.34 Oorzaken van gynaecomastie.

fysiologisch
- pasgeborenen
- puberteit
- veroudering

medicatie
- androgeenremmers (o.a. spironolacton, imidazoolderivaten als ketoconazol en cimetidine, cyproteronacetaat)
- oestrogenen of medicatie met oestrogenenactiviteit (o.a. digitalis, marihuana, heroïne) gonadotropinen
- overige medicatie (o.a. tricyclische antidepressiva, reserpine, ACE-remmers)

endocriene afwijkingen
- hypergonadotrope aandoeningen, primair hypogonadisme
- hyperprolactinemie
- hyperthyreoïdie
- hypothyreoïdie

niet-endocriene ziekten
- levercirrose (m.n. door alcohol)
- uremie
- herstel na ondervoeding

neoplasmata
- HCG-productie door teratoom of niet-trofoblastaire tumor
- oestrogeenproductie (m.n. oestradiol) door bijnier- of testistumor

androgeenresistentie

familiair, idiopathisch

kelijkt het onderscheid. Bij pseudogynaecomastie is geen klierschijf palpabel. Puberteitsgynaecomastie verdwijnt meestal na 1 à 2 jaar.

Tenzij er fibrotische veranderingen bij gynaecomastie zijn ontstaan, verdwijnt door medicatie geïnduceerde gynaecomastie meestal binnen 2 à 3 maanden na staken van het middel.

> **Tabel 8.35** Oorzaken van amenorroe.

primair
a. anatomische afwijking tractus genitalis
   - afsluiting cavum uteri
   - afwezig endometrium
   - testiculaire feminisatie (androgeenresistentie)
b. hypergonadotroop hypogonadisme
   - syndroom van Turner
   - gonadale agenesie
   - ovariumresistentie
c. hypogonadotroop hypogonadisme (tab. 8.21 en 8.24)

secundair
a. verworven afwijking tractus genitalis
   - endometritis (o.a. tuberculose)
b. hypergonadotroop hypogonadisme
   - oöforectomie
   - irradiatie
   - cytostatica
   - premature ovariële uitval
   - menopauze
c. hypogonadotroop hypogonadisme
   - aandoening hypothalamus en hypofyse (tab. 8.21, 8.24 en 8.29)
   - emotionele spanningen
   - ondervoeding (o.a. anorexia nervosa)
   - lichamelijke inspanning (topsport)
d. hormoonproducerende ovariumtumor
   - kiemceltumor met HCG-productie
   - granulosa- en thecaceltumor met oestrogeen- en/of androgeenproductie
e. polycysteusovariumsyndroom
f. primaire hypothyreoïdie
g. zwangerschap

8.5.8 Amenorroe

Amenorroe, het ontbreken van de menstruatie, kan worden onderscheiden in primaire, waarbij er nooit menstruaties zijn geweest, en secundaire, waarbij na een aanvankelijk normaal menstruatiepatroon de menstruaties wegblijven (tab. 8.35).

Bij primaire amenorroe kan het onderscheid met vertraagde puberteit moeilijk zijn, zeker indien de gonadotropinewaarden laag zijn. Indien er echter rond het 16e jaar nog sprake is van amenorroe en hypogonadisme, is verder onderzoek geïndiceerd.

Bij secundaire amenorroe moet men in eerste instantie bedacht zijn op een zwangerschap. Secundaire amenorroe kan ook voorkomen als begeleidend verschijnsel bij een aantal endocriene en niet-endocriene ziektetoestanden zoals hyper- en hypocortisolisme, hyperthyreoïdie, malabsorptie en chronische leverziekten. Voorts zijn niet zelden spanningen de oorzaak van de amenorroe. Gewichtsverlies, al dan niet op basis van anorexia nervosa, en intensieve sportbeoefening (topsport) leiden door afname van de pulserende afgifte van LHRH tot hypogonadotroop hypogonadisme en amenorroe.

Bij de analyse wordt in eerste instantie het prolactinegehalte bepaald en eventueel een onttrekkingsbloeding geprovoceerd met behulp van progesteron. Bij een normaal prolactinegehalte en een onttrekkingsbloeding is een hypofysetumor of een andere aandoening met hyperprolactinemie (primaire hypothyreoïdie) onwaarschijnlijk, is de tractus genitalis intact en is de oestrogeenproductie voldoende voor endometriumproliferatie. In deze situatie bestaat er waarschijnlijk een anovulatie, die verder geen analyse behoeft. Indien er geen onttrekkingsbloeding ontstaat, bestaat er een insufficiënte oestrogeenactiviteit of een verworven afwijking in de tractus genitalis. Indien dit laatste onaannemelijk kan worden gemaakt, kan er sprake zijn van een afwijking in de hypofyse-gonadenas, en is bepaling van de gonadotropinehormonen geïndiceerd. Een verhoogd gonadotropinegehalte wijst op primair ovariële uitval. Een verhoogd LH-gehalte bij een normaal FSH-gehalte (LH/FSH-ratio >3) kan, zeker indien er tekenen van androgeenovermaat in de vorm van hirsutisme en acne aanwezig zijn, passen bij een polycysteusovariumsyndroom. Verlaagde gonadotropinewaarden passen bij een aandoening in de hypothalamus-hypofysestreek.

Hormoonproducerende ovariumtumoren zijn zeldzaam. HCG-producerende kiemceltumoren gaan gepaard met symptomen die verdacht zijn voor een beginnende zwangerschap. Virilisatiekenmerken zijn verdacht voor een androgeenproducerende tumor in de bijnier of in het ovarium. In deze situatie zijn de plasma-andro-

Tabel 8.36 Oorzaken van hirsutisme.

a. *ovariële oorzaak*
   - polycysteusovariumsyndroom
   - hyperthecose
   - androgeenproducerende tumor
   - virilisatie bij zwangerschap

b. *bijnieroorzaak*
   - bijnierschorshyperplasie, congenitaal of adult onset
   - androgeenproducerende tumor

c. *syndroom van Cushing*

d. *acromegalie*

e. *idiopathisch of familiair*

f. *postmenopauzaal*

g. *incomplete testiculaire feminisatie*

h. *iatrogeen (o.a. diazoxide, danazol, minoxidil)*

geenwaarden veelal normaal of marginaal verhoogd, maar niet te onderdrukken door oestrogeen- of corticosteroïdtoediening.

8.5.9 Hirsutisme

Hirsutisme is gekenmerkt door toegenomen beharing, vooral op het gezicht, het lichaam en de ledematen. De ernst van overmatige beharing kan worden vastgesteld door middel van de Ferriman-Gallwey score, waarbij de mate van beharing van negen lichaamszones wordt beoordeeld. Bij een score van >8 is sprake van hirsutisme. Bij virilisatie komen tevens onder meer kaalheid, stemverandering en clitoromegalie voor. Voor de oorzaken van hirsutisme zie tab. 8.36.

Symptomen van virilisatie omvatten oligo- of amenorroe, acne en toegenomen, sterk riekende zweetsecretie. Snel en progressief verlopende virilisatie is verdacht voor een androgeenproducerende tumor van bijnier of ovarium. Behalve op het beharingspatroon moet worden gelet op de musculatuur, atrofie van borsten en genitalia en vergroting van clitoris en adamsappel. Soms kan een tumor in de buik worden gevoeld.

Naast testosteron zijn dihydrotestosteron (DHT), androsteendion, dehydro-epiandrosteron (DHEA) en dehydro-epiandrosteronsulfaat (DHEAS) de voornaamste in de circulatie aantoonbare androgene hormonen bij de vrouw. DHEAS wordt vrijwel uitsluitend door de bijnier geproduceerd en kan daardoor bij onderzoek naar de oorzaak van hirsutisme en virilisatie een goede parameter zijn voor overproductie van androgenen door de bijnieren.

Bij vrouwen met hirsutisme, regulaire ovulatoire menses en geen tekenen van het syndroom van Cushing is hormonaal onderzoek niet noodzakelijk. Bij dergelijke patiënten komen viriliserende tumoren niet voor. Bij vrouwen met irregulaire menses kan in het eerste laboratoriumonderzoek worden volstaan met bepaling van (bij voorkeur vrij) testosteron, 17-hydroxyprogesteron, prolactine, LH en FSH. Een normale testosteronwaarde maakt een androgeenproducerende tumor zeer onwaarschijnlijk. Licht verhoogde testosteronwaarden kunnen gezien worden bij het polycysteusovariumsyndroom. Ter uitsluiting van niet-klassieke 21-hydroxylasedeficiëntie is het van belang 17-OH-progesteron te bepalen's ochtends gedurende de eerste week van de menstruele cyclus. Later in de cyclus is een dergelijke bepaling minder betrouwbaar omdat door de afgifte van 17-OH-progesteron vanuit het corpus luteum in de luteale fase ook zonder 21-hydroxylasedeficiëntie verhoogde waarden kunnen worden gevonden. Licht verhoogde waarden worden gezien bij zowel heterozygote als homozygote vormen van 21-hydroxylasedeficiëntie en het polycysteusovariumsyndroom. Ter onderscheid daartussen kan 17-OH-progesteron worden bepaald na ACTH i.v. Bij 21-hydroxylasedeficiëntie is deze waarde dan gewoonlijk sterk verhoogd.

Bij zeer sterke verhoging van testosteron bestaat er zonder meer verdenking op een bijnier- of ovariumtumor, en dient de analyse primair daarop gericht te zijn. Bij idiopathisch hirsutisme kan de toegenomen haargroei een gevolg zijn van toegenomen 5-alfa-reductase-activiteit, waardoor ter plaatse meer DHT wordt gevormd.

Dit kan worden aangetoond door bepaling van een verhoogd androsteendiolglucuronidegehalte, dat een metaboliet is van DHT.

Literatuur

Aken MO van, Feelders RA, Jong FH de, et al. Syndroom van Cushing: Nieuwe ontwikkelingen in de diagnostiek. Ned Tijdschr Geneeskd. 2006;150:2359–64.

Bancos I, Hahner S, Tomlinson J, Arlt W. Diagnosis and management of adrenal insufficiency. Lancet Diabetes Endocrinol. 2015;3:216–26.

Bayley N, Pinneau SR. Tables for predicting adult height from skeletal age: revised for use with the Greulich-Pyle standards. J Pediatr. 1952;40:423–41.

Gerver WJ, Bruin R de. Paediatric morphometrics; a reference manual. Utrecht: Wetenschappelijke Uitgeverij Bunge; 1996.

Greulich WW, Pyle SI. Radiographic atlas of skeletal development of the hand and wrist. 2e druk. Stanford: Stanford University Press; 1959.

Jameson JL (red.). Harrison's endocrinology. New York: McGraw-Hill, 2006.

Krenning EP, Wiersinga WM, Lamberts SWJ, et al. Endocrinologie. 3e druk. Maarssen: Elsevier Gezondheidszorg, 2007.

Legro RS, Arslanian SA, Ehrmann DA, et al.; Endocrine Society. Diagnosis and treatment of polycystic ovary syndrome: an Endocrine Society clinical practice guideline. J Clin Endocrinol Metab. 2013;98:4565–92.

Melmed S. Hypofyse-adenoom. Endocrinol Metab Clin North Am. 2015;44:1–9.

Melmed S, Colao A, Barkan A, et al. Acromegaly Consensus Group. Guidelines for acromegaly management: an update. Rev. J Clin Endocrinol Metab. 2009;94:1509–17. doi: 10.1210/jc.2008–421.

Melmed S, Casanueva FF, Hoffman AR, et al. Diagnosis and treatment of hyperprolactinemia: an Endocrine Society clinical practice guideline. Rev. J Clin Endocrinol Metab. 2011;96:273–88. doi: 10.1210/jc.2010-1692.

Pekelharing JM, Frölich M, Miedema K (red.). Handboek klinisch-chemische tests. Utrecht: Wetenschappelijk Uitgeverij Bunge; 1995.

Raff H. Cushing syndrome: update on testing. Endocrinol Metab Clin North Am. 2015;44:43–50.

Singer FR, Bone HG 3rd, Hosking DJ, et al. M Paget. Paget's disease of bone: an endocrine society clinical practice guideline. J Clin Endocrinol Metab. 2014;99:4408–22.

Speiser PW, Azziz R, Baskin LS, et al. Endocrine Society. Congenital adrenal hyperplasia due to steroid 21-hydroxylase deficiency: an Endocrine Society clinical practice guideline. J Clin Endocrinol Metab. 2010;95:4133–60.

Stehouwer CDA, Koopmans RP, Meer J van der (red.). Interne geneeskunde. 14e druk. Houten: Bohn Stafleu van Loghum; 2010.

Wass JAH, Stewart PM, Amiel SA, Davies MC (red.). Oxford textbook of endocrinology and diabetes. 2e druk. Oxford: Oxford University Press; 2011.

Wiersinga WM, Krenning EP (red.). Schildklierziekten. 2e druk. Houten: Bohn Stafleu van Logum; 1998.

Websites
NIV-richtlijn schildklierfunctiestoornissen 2012 (zie ► www.internisten.nl).
Website Richtlijnen CBO: Osteoporose en fractuurpreventie 2011.
► www.endotext.org; ► www.thyroidmanager.org.

Ziekten van de tractus digestivus

D.R. de Vries, P.D. Siersema

9.1 Inleiding

9.1.1 Anamnese

Omdat de tractus digestivus feitelijk bestaat uit een lange buis met een aantal daarop secernerende organen moet altijd de hele hier beschreven anamnese worden uitgevraagd; dat hoeft echter niet lang te duren. De lokalisatie en uitstraling van de klachten geeft richting maar is tegelijkertijd intrinsiek onbetrouwbaar, omdat het fenomeen *referred pain* kan bestaan (weerpijn). Een voorbeeld hiervan is de pijnlijke schouder bij een miltruptuur.

De aard van de klachten (continu, stekend, zeurend, acuut, koliekachtig, brandend) en de relatie met tijd, houding, defecatie en inname van voedsel en dranken dienen aan bod te komen. Het is belangrijk om het dieet van de afgelopen dagen gedetailleerd uit te vragen. Voedselintoleranties en algemene allergieën in verleden en heden moeten aan bod komen, alsmede verandering in smaak en trek. Intoxicaties mogen niet worden vergeten, vraag expliciet naar gebruik van cannabis of andere middelen. De familieanamnese in drie graden moet worden genoteerd, met name in relatie tot maligniteiten (alle) en inflammatoir darmlijden. De reisanamnese is tegenwoordig van groot belang. De seksuele anamnese dient ook aan de orde te komen, maar komt vaak niet in het eerste consult aan bod, hetzelfde geldt voor traumatische ervaringen in het verleden; beide kunnen zeer waardevolle diagnostische en therapeutische aanknopingspunten opleveren.

Verder volgt de anamnese de tractus van mond naar anus. Mond- en slikklachten worden besproken. Retrosternaal (zuur)branden en pijn, regurgitatie, maar ook opboeren en oprispingen, passen bij gastro-oesofageale reflux. Passageklachten worden omschreven als het niet of trager zakken van eten of drinken, blijven steken daarvan en pijnlijke passage. Het aanwezig zijn van globusgevoel (brok of bal in de keel) dient eveneens te worden nagevraagd. Dyspeptische symptomen worden uitgevraagd, met name misselijkheid, braken, zuurbranden, vol gevoel, snelle verzadiging en pijn in epigastrio. De precieze combinatie van klachten en de volgorde van optreden zijn zeer belangrijk (braken zonder misselijkheid en kort na eten bij een adolescent is bijvoorbeeld typisch voor het ruminatiesyndroom, pijn in het maagkuiltje na eten of bij inspanning bij patiënt van middelbare leeftijd met voorgeschiedenis van vaatlijden doet sterk aan mesenteriale ischemie denken). Boeren (ructus) en hikken wordt uitgevraagd; let er hierbij op of de patiënt ook in de spreekkamer boert. Bij braken is het van belang of er bloed bij zit en zo ja, of dat er al bij de eerste keer was. Koffieprutbraaksel kan wijzen op een bloeding van de proximale tractus, een tot enkele uren daarvoor. Dunne darm passageproblemen geven dyspeptische klachten en een bolle, stille of juist luid borrelende buik (borborygmi). De defecatie dient gedetailleerd besproken te worden, iets dat patiënten is afgeleerd in de peutertijd en daardoor vaak moeizaam verloopt. Kleur, vorm, consistentie van de feces, frequentie van defecatie en bijmenging van slijm, bloed en pus worden uitgevraagd. De defecatie zelf moet beschreven worden; wordt er geperst? Heeft de patiënt nadien het gevoel dat de ampul leeg is of niet? Blokkeert de defecatie halverwege? Is er ongewild verlies van feces? Is er prolaps? Wordt er met de vingers gemanipuleerd teneinde tot defecatie te komen? Bij dunne feces is het van belang of de patiënt ook's nachts het bed uit moet voor de defecatie, wat tegen een functionele stoornis pleit.

De speciële anamnese van leverziekten komt in ▶ H. 10 aan bod.

9.1.2 Lichamelijk onderzoek

Het algemeen internistisch lichamelijk onderzoek inclusief rectaal toucher is meestal voldoende. Extra aandachtspunten worden per paragraaf nader toegelicht.

9.2 Misselijkheid en braken

9.2.1 Inleiding

Afwijkingen op elk niveau van het maag-darmkanaal, van farynx tot anus, kunnen aanleiding geven tot misselijkheid en braken. Ook zogenoemde centrale oorzaken zoals prikkels uit het vestibulaire apparaat en intoxicaties door geneesmiddelen kunnen misselijkheid en braken veroorzaken. Een overzicht van de oorzaken van misselijkheid en braken wordt gegeven in ◘ tab. 9.1. Een bijzonder kenmerkend symptoom dat direct naar de diagnose cannabisbraken kan leiden, is dat deze patiënten nogal eens dwangmatig baden om het braken tot staan te brengen.

9.2.2 Lichamelijk onderzoek

Het lichamelijk onderzoek richt zich op vitale parameters en tekenen van uitdroging, bloeddruk dient liggend en staand gemeten te worden om orthostase uit te sluiten. Verder volstaat een normaal volledig onderzoek. Bij chronisch braken kan het glazuur aan de achterzijde van de tanden verdwenen zijn door het maagzuur, wat

Tabel 9.1 Oorzaken van misselijkheid en braken.

mechanisch/motiliteit
- gastro-oesofageale reflux
- achalasie
- ulcuslijden
- maagcarcinoom
- diabetische gastropathie
- darmobstructie (ileus)
- obstipatie

inflammatoir
- gastritis (infectieus, toxisch, ischemisch)
- gastro-enteritis
- cholecystitis
- appendicitis
- peritonitis
- pyelonefritis
- pancreatitis
- hepatitis
- systemische infectie (met name griep of andere virale infecties)

metabool en endocrien
- uremie
- metabole acidose
- addison-crisis
- hypercalciëmie
- graviditeit

cardiaal
- myocardischemie
- rechtsdecompensatie

neurologisch (centraal)
- ruimte innemend proces
- migraine
- labyrintafwijkingen (bewegingsziekte, Ménière)
- verhoogde intracraniale druk
- vasovagale reactie

psychogeen
- anorexia nervosa
- boulimie
- ruminatiesyndroom
- stemmingsstoornissen

> **Tabel 9.1** Oorzaken van misselijkheid en braken (vervolg).

overige oorzaken
– voedselintolerantie
– intoxicatie (alcohol, geneesmiddelen, drugs, nicotine)
– postoperatief
– cyclisch braken bij regelmatig cannabisgebruik

vaak bij boulimie wordt gezien. Oogspiegelen kan tekenen van verhoogde intracraniële druk laten zien.

9.2.3 Aanvullend onderzoek

Het ecg mag nooit overgeslagen worden. Met name het myocardinfarct van de onderwand presenteert zich regelmatig zonder pijn maar mét braken, het belang van een tijdige diagnose behoeft geen verdere toelichting. Laboratoriumonderzoek van bloed en urine geven informatie over de hydratietoestand, en veel van de aandoeningen in ◘ tab. 9.2 kunnen ermee worden uitgesloten of aangetoond. Een thoraxfoto kan een basaal infiltraat of pleuravocht laten zien, en wanneer het diafragma perpendiculair wordt gefotografeerd kan, na enige tijd in zittende of staande houding, vrij gas in de peritoneaalholte (onder het diafragma) worden uitgesloten. Endoscopie komt pas aan de orde wanneer geen verklaring voor het braken gevonden wordt met bovengenoemde onderzoeken, wanneer het braken lang aanhoudt of wanneer er aanwijzingen zijn voor obstructie (bijvoorbeeld het braken van onverteerd voedsel na een lange periode van nuchter zijn). Endoscopie zal vaak slechts een uitsluitende rol hebben. Bij chronisch braken is intracraniële beeldvorming geïndiceerd. Bij het vermoeden van rumineren (postprandiaal braken zonder misselijkheid) kan slokdarm-pH/impedantiemetrie met intragastrische drukopnemer een onmiskenbaar patroon laten zien (impedantiemetrie meet elektrische weerstand en onderscheidt vloeistof van gas en kan de richting waarin deze media bewegen vastleggen).

Tabel 9.2 Oorzaken van pijn op de borst en zuurbranden.

motiliteitsgerelateerd
- gastro-oesofageale reflux
- slokdarmspasmen
- achalasie (geeft vooral dysfagie, ▶ par. 9.4.1 en ◘ tab. 9.3)

mechanisch
- oesofagus/cardiatumor
- hiatus hernia oesofagi
- corpus alienum
- perforatie (door corpus alienum, braken (boerhaavesyndroom), tumor, iatrogeen)

inflammatoir en toxisch
- infectieuze oesofagitis (Candida, herpes- en cytomegalovirus)
- ziekte van Crohn
- auto-immuun(systeem)ziekten met manifestaties in de oesofagus (o.a. SLE, sclerodermie, CREST, pemphigus), pil ulcus (bisfosfonaten, mesalazine, NSAID's)
- etsende vloeistoffen

functioneel en psychosomatisch
- functionele pijn/zuurbranden
- hyperventilatie
- paniekaanval

cardiaal (zie ▶ H. 2)

vasculair (aortadissectie, longembolieën)

pulmonaal, pleuraal (zie ▶ H. 3)

houdings- en bewegingsapparaat

SLE = systemische lupus erythematodes; CREST = calcinosis, Raynaud, esophagus stenosis, sclerodactylie, teleangiëctasie; NSAID's = niet-steroïde anti-inflammatoire geneesmiddelen

9.3 Zuurbranden en pijn op de borst

9.3.1 Inleiding

Aandoeningen van de oesofagus en de gastro-oesofageale overgang kunnen retrosternale pijn en branden als uiting hebben; dit zijn klachten die veel voorkomen (geschat 20 % van de volwassenen wekelijks). Veel patiënten en artsen zullen (terecht) eerst denken aan cardiovasculaire problematiek bij retrosternale klachten en deze dienen ook eerst uitgesloten te worden voordat de niet cardiovasculaire oorzaken in beeld komen. De differentiële diagnose van pijn op de borst is samengevat in ◘ tab. 9.2.

9.3.2 Lichamelijk onderzoek

Het lichamelijk onderzoek dient zich te richten op het uitsluiten van de bedreigende en/of niet aan de tractus digestivus gerelateerde oorzaken. Denk bij subcutaan emfyseem en koorts aan een perforatie. Inspecteer de mondholte; bij inname van irriterende vloeistoffen wordt de mondholte blootgesteld aan de hoogste concentratie, let op tekenen van etsing.

9.3.3 Aanvullend onderzoek

Het uitsluiten van niet in de tractus digestivus gelegen oorzaken van pijn op de borst wordt elders in dit boek besproken. Algemeen lab kan van belang zijn voor triage, maar leidt zelden tot een van de overige diagnoses. Met een oesofagogastroduodenoscopie kunnen anatomische afwijkingen, ontsteking, tumor en een corpus alienum worden aangetoond. Tevens kunnen biopten van de mucosa worden genomen voor histologisch onderzoek. Een (verdenking op) corpus alienum in de slokdarm is een indicatie voor een spoedendoscopie vanwege de kans op druknecrose, perforatie en mediastinitis. De stationaire slokdarmmanometrie is de gouden standaard voor vaststellen van achalasie. Spasmen zijn echter moeilijker 'te vangen' en bij vermoeden van spasmen dient de (al dan niet *high resolution-*) manometrie tot 24 uur of langer verlengd te worden en dan nog kunnen spasmen gemist worden. De 24-uurs pH-impedantiemetrie is de gouden standaard geworden voor het aantonen van gastro-oesofageale refluxziekte bij afwezigheid van refluxoesofagitis. Voor de slokdarmpassagefoto met contrast is geen plaats meer in de diagnostiek van pijn op de borst en zuurbranden. CT-scan van de thorax kan anatomische afwijkingen aantonen zoals een grote hiatus hernia omdat deze over het hoofd kan worden gezien bij endoscopie! Pijnklachten bij een grote hiatus hernia kunnen wijzen op gecompromitteerde vasculatuur en deze patiënten behoeven spoedige verwijzing naar een chirurg. Ook is het beoordelen van het mediastinum van belang bij (verdenking op) perforatie. Bij oesofagus-cardiatumoren vormt de CT thorax-abdomen tezamen met de echo van de hals het stadiëringsonderzoek voor de N- en M-status. Bij twijfel over de N- en M-status wordt een PET-CT aangeraden in de richtlijn Oesofaguscarcinoom. Endo-echografie is van belang bij de T-stadiëring van oesofagus-cardiatumoren, maar heeft in de differentiële diagnostiek van retrosternale pijn en branden verder geen plaats.

9.4 Passageklachten

9.4.1 Inleiding

Met dysfagie wordt een subjectief gevoel van verstoord transport van voedsel en/of vocht van mond naar maag bedoeld. Odynofagie betekent een pijnlijke passage door de slokdarm. Dit zijn subjectieve klachten die niet per se een van de diagnoses aantonen of uitsluiten. De positie waarop het vastlopen van vaste of vloeibare stoffen wordt gevoeld is notoir onbetrouwbaar en toont niets aan maar sluit ook niets uit. Oesofagitis kan een globusgevoel in de keel geven en een corpus alienum vlak onder de bovenste sfincter kan laag retrosternale pijn geven. Indien patiënten voedsel niet uit de mond of keelholte kunnen weg krijgen, spreekt men van slikklachten; deze klachten vallen primair onder de keel- neus- en oorheelkunde. De oorzaken van dysfagie worden samengevat in ◘ tab. 9.3. Er is vanzelfsprekend flinke overlap met ◘ tab. 9.2.

Tabel 9.3 Oorzaken van dysfagie en odynofagie.

mechanisch
- zenkerdivertikel
- congenitaal (webben en ringen)
- oesofagus-/cardiatumor
- corpus alienum
- iatrogeen (postradiatiestenose, naadstenose na buismaagreconstructie, status na fundoplicatie, status na antirefluxoperatie met implantaat)
- druk van buitenaf (mediastinale of cervicale lymfadenopathie, struma, aberrante rechterarteria subclavia (a. lusoria), paraoesofageale hernia diaphragmatica)
- peptische stenose
- hiatus hernia oesofagi en status na chirurgische correctie hiervan

inflammatoir
- refluxoesofagitis
- eosinofiele oesofagitis
- infectieuze oesofagitis (Candida, herpes- en cytomegalovirus)

motiliteitsstoornissen
- slokdarmspasmen
- achalasie
- ineffectieve slokdarmmotoriek
- pseudoachalasie

functioneel en psychosomatisch
- functionele dysfagie
- globusgevoel
- eetstoornissen

9.4.2 Lichamelijk onderzoek

Bij het lichamelijk onderzoek moet goed worden gelet op aanwezigheid van operatielittekens; ingrepen van jaren geleden kunnen door migratie van lichaamsvreemd materiaal passageklachten geven. Patiënten noemen regelmatig niet alle ingrepen spontaan op of zijn ze vergeten. Een zenkerdivertikel als oorzaak van passageklachten is ondanks soms grote afmetingen niet te palperen.

9.4.3 Aanvullend onderzoek

Endoscopie mag alleen achterwege worden gelaten als daar een goede reden voor is, met name bij patiënten ouder dan 50 jaar zijn passageklachten een alarmsymptoom.

Bij passageklachten heeft conventioneel radiologisch onderzoek zeker nog een plaats. Het lumen wordt na inname van vloeibaar en/of vast röntgencontrast (indien gewenst ook dynamisch) goed afgebeeld. Het zenkerdivertikel kan gemakkelijk worden gemist bij endoscopie, maar is vrijwel altijd zichtbaar op een oesofaguspassagefoto. Postoperatieve complicaties van bijvoorbeeld een fundoplicatie (loslaten, migratie) kunnen goed met een foto worden geëvalueerd. Functionele dysfagie kan worden aangetoond met een foto en behulpzaam zijn bij het geruststellen van de patiënt. Eosinofiele oesofagitis is een 'ziekte in opkomst' en is waarschijnlijk in het verleden talloze malen gemist bij patiënten met onbegrepen passageklachten en recidiverende voedselimpacties. Endoscopisch verkregen biopten van de distale en proximale oesofagusmucosa tonen een toegenomen aantal eosinofiele granulocyten per *high power field*, en vormen de gouden standaard. De manometrie werd al besproken in ▶ par. 9.3.3; ineffectieve slokdarmmotoriek geeft meestal geen pijn en is niet te behandelen maar wordt wel regelmatig vastgesteld, met name bij de oudere patiënt.

9.5 Hikken en boeren

9.5.1 Inleiding

Hik (singultus) is een recidiverende krampachtige samentrekking van het diafragma. Hik verloopt meestal goedaardig en is snel voorbijgaand. Langdurig hikken hangt nogal eens samen met een van de oorzaken zoals genoemd in ◘ tab. 9.4. Medicatie kan ook hikken veroorzaken als bijwerking, de patiënt zelf zal vaak het verband leggen.

> **Tabel 9.4** Oorzaken van langdurig of recidiverend hikken.

prikkeling n. phrenicus
- pneumonie
- maligniteit met doorgroei in nervus phrenicus
- oesofagitis
- pericarditis
- myocardinfarct
- longembolie
- pleuritis

prikkeling van het diafragma
- maagdilatatie
- maligniteit van of met doorgroei in het diafragma
- pancreatitis
- gastritis
- pleuritis
- longembolie
- leverabces
- perihepatitis
- peritonitis
- miltinfarct

oorzaak in het centrale zenuwstelsel
- hersentumor, primair of metastatisch
- cerebrovasculair accident
- encefalitis

medicamenteus
- barbituraten
- benzodiazepinen
- dexamethason
- methylprednisolon
- enz.

Medicijnen die de hik kunnen veroorzaken, zijn onder andere barbituraten, benzodiazepinen, dexamethason en methylprednisolon.

Chronisch boeren is vrijwel altijd een gevolg van inslikken van te veel lucht. Met dezelfde technieken waarmee patiënten na laryngectomie wordt geleerd om zich weer verstaanbaar te maken, kan dit worden behandeld. Patiënten zijn zich zelden of nooit bewust van het feit dat zij het chronisch boeren zelf opwekken en zij doen dit ook niet met opzet. Regurgitatie wordt ook vaak boeren genoemd, maar is daar anamnestisch goed van te onderscheiden.

9.5.2 Aanvullend onderzoek

De verschillende onderliggende oorzaken van hikken wijzen naar het voor de hand liggende aanvullende onderzoek; deze vallen grotendeels onder andere specialismen dan MDL. Endoscopie en endo-echografie zijn van belang bij een vermoeden van maligniteit, maar hikken alleen is geen indicatie voor endoscopie. Bij een patiënt die chronisch boert, laat slokdarmimpedantiemetrie de route van het gas duidelijk zien; hierbij kan worden aangetoond dat patiënten het boeren onbewust zelf opwekken.

9.6 Bloedbraken en melena

9.6.1 Inleiding

De meerderheid van de patiënten die wordt opgenomen wegens bloedbraken en/of melena, is ouder dan 60 jaar. Afname van bloed en inbrengen van infusen dienen gelijktijdig met anamnese en lichamelijk onderzoek plaats te vinden. Bij een dergelijke patiënt dient in de eerste plaats te worden bepaald of er sprake is van acuut of chronisch bloedverlies. Een buikoperatie, met name een vaatprothese, vormt een risico ten aanzien van een aortodigestieve fistel.

Melena is zwarte, plakkende en stinkende feces met een kenmerkende geur. Bij verlies van meer dan 100 ml bloed proximaal van het colon ascendens kan melena optreden. Het heemijzer moet geoxideerd worden om zwart te worden. Indien in korte tijd meer dan 1 l bloed wordt verloren, kan daarom toch rood bloed per anum worden geloosd bij een proximale bloeding. Patiënten weten niet altijd dat zij ijzerpreparaten slikken, een actueel medicatieoverzicht is essentieel om pseudomelena uit te sluiten.

In slechts de helft van de gevallen komt overigens de anamnestisch vermoede bloedingsbron met de later gevonden afwijkingen overeen. Zo bloeden patiënten met portale hypertensie toch nog vaak uit een ulcus duodeni of een ulcus ventriculi.

Acute bloedingen treden in de meerderheid van de gevallen (80-90%) in het proximale deel van het maag-darmkanaal op. De oorzaken staan vermeld in ◘ tab. 9.5. De vetgedrukte aandoeningen verklaren 95% of meer van de gevallen. Veel van de aandoeningen kunnen zowel chronisch als acuut bloedverlies veroorzaken; gescheiden opsommen van oorzaken van alleen acuut of alleen chronisch bloedverlies is daarom niet zinvol.

9.6.2 Lichamelijk onderzoek

Het lichamelijk onderzoek richt zich met name op tekenen van hemodynamische instabiliteit. Indien geen feces beschikbaar is, wordt deze via rectaal toucher verkregen voor inspectie. Overigens kan men melena vaak al ruiken bij binnenkomst in de kamer waar de patiënt ligt. Leverstigmata zijn van belang omdat deze een varixbloeding waarschijnlijker maken (o.a. palpabele milt, spider naevi, gynaecomastie, erythema palmare). Operatielittekens moet men trachten te duiden om de kans op aortodigestieve fistel in te schatten.

Risicoscores zoals die van Blatchford en Rockall (aan het einde van dit hoofdstuk onder Apps: GIcalc) integreren informatie uit anamnese, lichamelijk onderzoek en metingen, en geven een inschatting van het risico op overlijden en het aantreffen van een afwijking die behandeling behoeft bij endoscopie. Deze scores kunnen helpen bij twijfel tussen opname en poliklinisch vervolgen.

9.6.3 Aanvullend onderzoek

Bloedonderzoek met bepaling van bloedgroep, bloedbeeld en stollingswaarden spreekt voor zich. Ook het ureum en creatinine wor-

◘ **Tabel 9.5** Oorzaken van bloeding in de proximale tractus digestivus (de vetgedrukte oorzaken komen het meest voor).

inflammatoir
- **oesofagitis**
- **ulcus pepticum (maag/duodenum)**
- erosieve hemorragische gastritis (bij shock)
- ziekte van Crohn
- chronische pancreatitis
- leverabces

tumoren
- **oesofaguscarcinoom**
- **maagcarcinoom**
- GIST (gastro-intestinale stromaceltumor)
- neuro-endocriene tumor (o.a. carcinoïd, gastrinoom, vipoom)
- poliepen (adenomateus, inflammatoir, hamartoom (al dan niet bij peutz-jeghers-syndroom))
- leiomyomen
- pancreas- of galwegtumor

vasculair
- **varices (oesofagus, fundus, maag, dunne darm)**
- GAVE (gastric antral vascular ectasia)
- aneurysma (aorta, milt- of pancreaticoduodenale arterie, leverarterie)
- **ectasieën (arterioveneuze malformatie, angiodysplasie, Rendu-Osler-Weber)**
- dieulafoy-laesie (oppervlakkige congenitale arterioveneuze shunt die bloedt door oppervlakkig mucosaletsel)

iatrogeen
- **post-endoscopie (varicesligatie, endoscopische resecties, papillotomie, direct letsel, coagulatievaatafwijkingen)**
- aorto-enterale fistel (bij aortaprothese)
- **NSAID-geïnduceerde laesies**
- sondeletsel (acuut mechanisch of chronisch door druknecrose)

mechanisch
- **mallory-weisslaesie**
- boerhaavesyndroom
- galstenen
- Cameron-laesies (mechanische schade aan maag ter hoogte van diafragma bij hiatus hernia oesofagi)

> **Tabel 9.5** Oorzaken van bloeding in de proximale tractus digestivus (de vet cursieve oorzaken komen het meest voor) (vervolg).
>
> *bindweefselziektes*
> - pseudoxanthoma elasticum
> - ehlers-danlossyndroom, vasculair type
> - CREST-syndroom (calcinosis, Raynaud, esophagus stenosis, sclerodactylie, teleangiëctasie-syndroom)
> - blue-rubber-bleb-nevussyndroom
>
> *hematologisch*
> - endotheliale defecten
> - trombopenie

den bepaald. Bij bloedverlies uit de proximale tractus digestivus wordt zeer vaak een verhoogd ureum gezien, dat discrepant is ten opzichte van het creatinine. Dit bewijst echter niet dat er een bloeding is (geweest), de waarde van het ureum weegt wel mee in de eerder genoemde voorspellende scores.

Tijdens de invasieve diagnostiek wordt meestal ook de behandeling toegepast.

Bij verdenking op een bloeding uit het proximale deel van het maag-darmkanaal is een gastroduodenoscopie het onderzoek van eerste keuze. Indien binnen 24 uur na de bloeding endoscopisch onderzoek wordt verricht, kan in 90 % van de gevallen de bron van de bloeding worden geïdentificeerd.

Indien endoscopie – zo nodig bij herhaling uitgevoerd – geen bloedingsbron aantoont, kan vooral bij patiënten met recidiverend bloedverlies van voldoende hoeveelheid per tijdseenheid angiografisch en scintigrafisch onderzoek behulpzaam zijn bij het stellen van de diagnose. Op een CT-scan met contrast is bij ruim actueel bloedverlies soms contrastlekkage in het maagdarmlumen te zien (contrastblush). Bariumcontrastonderzoek bij bloedbraken en melena is obsoleet sinds de introductie van flexibele endoscopie.

Een ulcus duodeni in de achterwand van de bulbus kan door de nabijheid van de a. gastroduodenalis een ernstige bloeding veroorzaken die soms niet voldoende endoscopisch te behandelen is; angiografische of chirurgische diagnostiek en behandeling zijn dan geïndiceerd.

Men dient te beseffen dat de gevaarlijkste bloeding, die uit een aortodigestieve fistel, makkelijk te missen is bij endoscopie, en bij het geringste vermoeden hiervan dient de diagnostiek niet beperkt te blijven tot een endoscopie.

Chronisch (occult) bloedverlies of onverklaarde ijzergebrekanemie met vermoeden op gastrointestinaal verlies zijn indicaties voor videocapsule enteroscopie, dat als nadeel heeft dat geen biopsie en therapie kan worden verricht. Dit kan wel met de ballonenteroscopie, maar dit is een langdurig en moeilijk onderzoek, dat bovendien niet altijd de bloedingsbron à vue brengt. Een videocapsule is nauwelijks belastend en kan veel patiënten een invasief onderzoek besparen, maar het is wel belangrijk dat men zich realiseert dat bij (uiteraard vooraf onvermoede) darmstenose de capsule kan vastlopen en een ileus kan veroorzaken. Onverklaarde ileus en de ziekte van Crohn in de voorgeschiedenis zijn daarom relatieve contra-indicaties voor videocapsule-enteroscopie.

9.7 Rectaal bloedverlies

9.7.1 Inleiding

Bloedverlies met de ontlasting of spontaan is voor de meeste patiënten die dit overkomt een angstaanjagende belevenis, waarbij de associatie met darmkanker immers voor de hand ligt. Toch is dit slechts in een minderheid van de gevallen de bron van het bloedverlies. De oorzaken van rectaal bloedverlies worden genoemd in ◘ tab. 9.6. Helder rood bloedverlies tijdens of na defecatie wordt meestal door een proctologische aandoening veroorzaakt, en ruim bloedverlies door de ontlasting heen meestal door divertikelbloeding of colitis. Bij patiënten onder de 50 jaar met ruim bloedverlies wordt in eerste instantie aan een inflammatoire oorzaak gedacht, bij oudere patiën-

Tabel 9.6 Oorzaken van rectaal bloedverlies.

proctologisch
- hemorroïden
- prolaps
- fissura ani
- perianale fistel
- solitair rectaal ulcussyndroom

vasculair
- vaatanomalieën (arterioveneuze malformatie, angiodysplasie, dieulafoylaesie)
- divertikelbloeding
- ischemische colitis
- arteriodigestieve fistel

nieuwvormingen
- poliep (adenomateus, serrated, ontstekingspoliep)
- tumor (colorectaal carcinoom, carcinoïd, dunne darmtumor, anuscarcinoom, lymfoom)

inflammatoir
- infectieuze (entero)colitis
- inflammatoir darmlijden (ziekte van Crohn, colitis ulcerosa, inflammatory bowel disease unclassified (IBD-U))
- diverticulitis
- radiatieproctitis
- graft-versus-host disease
- cord colitis (na stamceltransplantatie)

proximale bloedingsbron

iatrogeen
- na endoscopische resectie (tot 3 weken mogelijk) of na coagulatie van vaatanomalie
- resoniumulcus
- na aanleggen chirurgische anastomose
- na hemorroïdbehandeling

overig
- endometriose
- trauma (thermometer, (auto)erotisch, ongeval)

ten aan een vasculaire oorzaak. De druk in de plexus haemorrhoidalis is hoger dan in het veneuze systeem en hemorroïden kunnen daardoor ook ernstige bloedingen veroorzaken.

Uit het voorgaande volgt het belang van een uitgebreide en volledige anamnese, waarbij het belangrijk is om het uitvragen van de details van het bloedverlies niet te schuwen.

Het rectaal toucher mag vanzelfsprekend nooit worden overgeslagen bij het lichamelijk onderzoek.

9.7.2 Aanvullend onderzoek

Bloedonderzoek waarbij in ieder geval bloedgroep, bloedbeeld, stolling en ontstekingsparameters van belang zijn.

Fecesportie voor microbiologische analyse en calprotectine. Deze laatste stof komt vrij uit geactiveerde neutrofiele granulocyten en is verhoogd bij allerlei inflammatoire darmproblemen. Lage waarden sluiten een inflammatoire oorzaak uit met een negatief voorspellende waarde van tegen de 100 %.

Coloscopie is voor de diagnostiek en behandeling van belang, en dient te geschieden na adequate colonlavage.

Proctoscopie kan de proctologische oorzaken van bloedverlies aantonen en kan in de eerste lijn worden verricht. Dit onderzoek volstaat vaak bij helder rood bloedverlies bij de jonge patiënt. Gezien de hoge prevalentie van hemorroïden kan niet voetstoots worden aangenomen dat het bloedverlies verklaard is wanneer aambeien worden gezien bij lichamelijk onderzoek. Bij patiënten ouder dan 50 jaar of patiënten met een met colorectaal carcinoom belaste familieanamnese dient een coloscopie te worden verricht.

Bij massaal bloedverlies kan radiologisch onderzoek geïndiceerd zijn (CT met contrast, angiografie). Sinds enkele jaren is CT-colografie beschikbaar, waarmee poliepen vanaf 5 mm en tumoren kunnen worden aangetoond. Het nadeel hiervan is dat geen weefsel verkregen kan worden, tevens is het belastend voor patiënten. Na colonlavage moet de patiënt met een slang in het rectum op een onderzoekstafel in wisselende houdingen liggen om het contrast tot het coecum te laten stromen, waarna ook nog lucht wordt geinsuffleerd alvorens de patiënt te scannen. De stralingsbelasting is bovendien aanzienlijk. Vaatanomalieën en vlakke poliepen kunnen worden gemist met CT-colografie. Toch is het een waardevol onderzoek wanneer bijvoorbeeld het coecum niet bereikt wordt met coloscopie. In dit geval kan echter ook de ballonenteroscoop (▶ par. 9.6.3) uitkomst bieden.

Wanneer wel divertikels worden gezien bij een oudere patiënt en geen andere bloedingsbron wordt ontdekt, kan op epidemiologische gronden aangenomen worden dat er sprake is geweest van een divertikelbloeding.

Bij occult bloedverlies kan videocapsule-enteroscopie of rectale ballonenteroscopie worden overwogen. Videocapsule-enteroscopie van het colon is nog niet voldoende gevalideerd en in Nederland niet beschikbaar bij het ter perse gaan van dit boek.

9.8 Obstipatie

9.8.1 Inleiding

De definities die voor obstipatie worden gebruikt zijn talrijk. In de NHG-standaard wordt een hanteerbare definitie gebruikt waarbij twee van de volgende criteria aanwezig moeten zijn:
- defecatiefrequentie ≤ 2/week;
- hard persen tijdens defecatie;
- harde en/of keutelige defecatie;
- gevoel van incomplete defecatie;
- gevoel van anorectale obstructie of blokkade; digitale handelingen noodzakelijk om ontlasting te verwijderen.

De Rome-III-criteria voor functionele obstipatie zijn 'strenger', en niet bruikbaar in de eerste lijn. Een bij een patiënt van 50 jaar of ouder dan wel met een positieve familieanamnese voor colorectaal carcinoom in korte tijd ontstane obstipatie is zoals iedere verandering van het defecatiepatroon een alarmsymptoom dat op korte termijn uitsluiten van een tumor met behulp van een coloscopie rechtvaardigt. Andere bedreigende oorzaken van obstipatie zijn er niet (uiteraard is de vaak als obstipatie aangekondigde ileus wel degelijk bedreigend), maar het kan een zeer invaliderend probleem zijn door buikpijn, een vol gevoel en de sterke vagale prikkels die kunnen uitgaan van een vol colon, tot bewustzijnsverlies door vasovagale collaps aan toe. Bovendien kan de overloopdiarree die bij ernstige obstipatie kan ontstaan, vaak niet opgehouden worden, waarna incontinentie en schaamte patiënten aan huis kluistert. Niet zelden wordt dit probleem door zelfmedicatie met diarreeremmers almaar erger.

De oorzaken van obstipatie worden samengevat in ◘ tab. 9.7. Ileus en volvulus staan er niet tussen; ileus is geen aandoening maar een toestand, en geeft net als volvulus obstructie maar is geen obstipatie.

9.8.2 Lichamelijk onderzoek

Bij het lichamelijk onderzoek is het belangrijk om te beseffen dat het sigmoïd, colon transversum en coecum van buitenaf te palperen zijn; het rectum en colon ascendens en descendens liggen te diep in de buik om iets over te kunnen zeggen. Het rectaal toucher is van belang om de differentiële diagnose te versmallen, maar toont geen obstipatie aan en sluit deze niet uit.

9.8.3 Aanvullend onderzoek

Met laboratoriumonderzoek kunnen afwijkingen in het intern milieu worden uitgesloten. Een buikoverzichtfoto kan behulpzaam zijn, maar is niet goed gevalideerd; gestandaardiseerde beoordelingen hebben matige 'inter-observer agreement'. Bij een typische anamnese van overloopdiarree (soms harde feces, vaak slecht te controleren verlies van dunne feces) kan de foto uitkomst bieden bij het overtuigen van de patiënt dat er sprake is van obstipatie. Bij het syndroom van Ogilvie en post sectio pseudo-obstructie kan op de foto een uitgezet colon worden gezien. Een pelletstudie is een buikoverzichtfoto enkele dagen (protocollen variëren met lokale expertise) na het innemen van radio-opake pellets (kraaltjes of ringetjes). Wanneer na de voorgeschreven tijd de pellets nog steeds in het colon te zien

Tabel 9.7 Oorzaken van obstipatie.

motorisch
- primaire idiopathische slow transit obstipatie
- neurologische aandoeningen (ziekte van Parkinson, dwarslaesie, multipele sclerose, CVA en vele andere aandoeningen)
- ziekte van Hirschsprung
- chronische idiopathische intestinale pseudo-obstructie (CIIP)
- syndroom van Ogilvie (acute pseudo-obstructie die ontstaat na grote lichamelijke stress zoals na buikoperatie, trauma, CVA of sepsis, en idiopathisch)
- post sectio caesaria pseudo-obstructie van het coecum

mechanisch
- colorectaal carcinoom
- druk van buitenaf door een tumor in een ander orgaan
- outletobstructie (enterocele, rectocele, hypertone bekkenbodem primair of secundair bij proctologische problemen, bekkenbodemdyssynergie met paradoxaal persgedrag)
- diverticulitis met oedeem

afwijkingen in het intern milieu
- elektrolytstoornissen (hypokaliëmie, hypercalciëmie)
- endocrien (diabetes mellitus, hypothyreoïdie, panhypopituïtarisme, zwangerschap, somatostatinoom)
- uremie
- amyloïdose
- dermatomyositis
- paraneoplastisch

functioneel
- prikkelbaredarmsyndroom
- functionele obstipatie (gevoel vol te zitten/niet leeg te raken zonder aan definitie van obstipatie of prikkelbaredarmsyndroom te voldoen)

iatrogeen
- medicatiebijwerking (met name opiaten, maar zeer groot deel van beschikbare medicatie vermeldt obstipatie als bijwerking)

zijn op de foto duidt dit op 'slow transit'. Een CT-scan is van belang bij vermoeden van diverticulitis, en wordt bij coloncarcinoom ter stadiëring gebruikt. Met een defecografie kunnen bekkenbodemproblemen inzichtelijk gemaakt worden. In deze context is ook het anorectaal functieonderzoek (ARFO) waardevol.

De coloscopie is geïndiceerd ter uitsluiting van een obstruerende tumor, maar is, doordat alternatieve oorzaken veel algemener voor-

9.9 Diarree

9.9.1 Inleiding

Acute diarree komt aan bod in het hoofdstuk importziekten.

De definitie van chronische diarree varieert. De American Gastroenterological Association hanteert 'dunnere consistentie gedurende meer dan 4 weken', andere definities trekken de grens bij 2 weken. Een andere manier om naar chronische diarree te kijken is om het gewicht van de feces gedurende 24 uur te meten; bij vrouwen is 200 g en bij mannen is 250 g normaal. Meer dan 400 g bij vrouwen en 450–500 g bij mannen kan beschouwd worden als diarree. Dit laat een grijs gebied open tussen deze grenzen.

Naar de pathogenetische mechanismen die aan diarree ten grondslag liggen is diarree als volgt in te delen, namelijk osmotische diarree, secretoire diarree, diarree door een motiliteitsstoornis en diarree door exsudatieve oorzaken met beschadiging van het darmslijmvlies. Dikwijls zijn de diverse mechanismen echter ook naast elkaar aanwezig. In ◘ tab. 9.8 worden de oorzaken van diarree opgesomd.

Bij osmotische diarree is er sprake van een grote hoeveelheid niet-geabsorbeerde, osmotisch actieve stoffen in het darmlumen. Hierdoor neemt de osmolariteit van de feces die normaal vooral wordt bepaald door de elektrolyten in de ontlasting, toe. De osmolariteit van de feces kan zowel worden gemeten als globaal worden berekend door de Na^+- en K^+-concentratie in de feces met 2 te vermenigvuldigen. Dit is echter alleen bruikbaar bij verse feces omdat bij de vergisting osmotische stoffen ontstaan. Een lage osmolariteit in door patiënt aangeleverde feces duidt op kunstmatige fecesverdunning bij nagebootste stoornis. Osmotische diarree wordt gekarakteriseerd

Tabel 9.8 Differentiële diagnose van diarree, gerangschikt naar oorzaak.

osmotisch
- gebruik/misbruik osmotische laxantia
- koolhydraatmalabsorptie (lactose, disacharidose, coeliakie)

secretoir
- bacteriële enterotoxinen (E. coli, cholera)
- contactlaxantia (bisacodyl, senna bevattende preparaten)
- galzuren (na resectie terminale ileum)
- vetzuren (coeliakie, ziekte van Whipple, pancreasinsufficiëntie)
- endocriene tumoren (carcinoïd, zollinger-ellisonsyndroom, vipoom, hyperparathyreoïdie, medullair schildkliercarcinoom)
- microscopische colitis (collagene en lymfocytaire colitis)

motiliteitsstoornis
- postvagotomie, polyneuropathie
- hyperthyreoïdie
- galzuren (na darmresectie)
- sclerodermie
- bacteriële overgroei, al dan niet bij chronische idiopathische intestinale pseudo-obstructie (CIIP)

exsudatief
- inflammatoir darmlijden (ziekte van Crohn, colitis ulcerosa)
- infectieuze colitis
- ischemie

diversen
- stasediarree bij partiële darmobstructie door obstipatie, tumor of diverticulose (fausse diarrhée)
- voedselallergie
- nagebootste stoornis (factitia)
- prikkelbaredarmsyndroom (PDS)

door een osmol-gap, dat wil zeggen: de gemeten osmolariteit van de feces is groter (>60 mOsm/kg feces) dan die die is berekend uit de elektrolyten alleen. Deze vorm van diarree stopt indien men niet eet. Een voorbeeld van osmotische diarree is diarree veroorzaakt door het gebruik van bijvoorbeeld magnesiumsulfaat als laxans.

Secretoire diarree ontstaat als de totale hoeveelheid vocht en elektrolyten die in de darm wordt uitgescheiden, groter is dan de resorptie. Secretoire diarree staat derhalve los van voedselopname en persisteert ook bij vasten. Bij secretoire diarree is de berekende osmolariteit van de feces niet groter dan de gemeten osmolariteit (er is dus geen osmol-gap). Een indrukwekkend voorbeeld van secretoire diarree is die welke veroorzaakt wordt door de werking van het choleratoxine.

Motiliteitsstoornissen kunnen zowel door verminderde als door toegenomen motiliteit tot diarree leiden. In het eerste geval ontstaat bacteriële overgroei, met als gevolg een gestoorde vochtresorptie. Een toegenomen motiliteit zien we onder andere bij autonome neuropathie en hyperthyreoïdie.

Exsudatieve diarree kan (deels) bij een inflammatoire darmaandoening de oorzaak zijn van diarree.

9.9.2 Aanvullend onderzoek

Het onderzoek naar acute diarree wordt uitvoerig besproken in ▶ H. 15; in dit hoofdstuk zal het onderzoek naar chronische diarree worden uiteengezet.

Het onderzoek naar de oorzaken van chronische diarree volgt min of meer de indeling zoals deze hiervoor werd geschetst. Om overbodig onderzoek te beperken wordt dit in fasen uitgevoerd.

Bij een duidelijke anamnese van diarree wordt de feces gedurende langere tijd, meestal 72 uur, verzameld. Het wegen van de feces en bepalen wat er per etmaal geproduceerd wordt, is het belangrijkst. Indien er (relatief) weinig ontlasting in kleine beetjes wordt geproduceerd en er geen alarmsymptomen zijn, kan de diagnose diarree worden verworpen en de analyse worden gestaakt (bij ontstaan in relatief korte tijd bij een patiënt van 50 jaar of ouder of een positieve familieanamnese voor colorectaal carcinoom moet uiteraard een coloscopie worden verricht).

Wanneer wel sprake is van een toegenomen gewicht van de ontlasting wordt de feces bacteriologisch en parasitologisch onderzocht; dit geschiedt inmiddels vrijwel overal met een polymerase chain reaction (PCR) en zonder kweek, en kan snel bekend zijn. Let er bij PCR wel op dat alleen de uitslag is gegeven waarom ook is gevraagd. Dat geldt vooral bij parasieten. Je kunt dan verwekkers missen die niet in het standaard testpanel zitten en er wel uit zouden komen bij een concentratietechniek en microscopie. Verder is het van belang om een feces-calprotectinegehalte te bepalen, waarbij een negatieve uitslag ontsteking uitsluit. Al deze onderzoeken kunnen uit een kleine extra portie worden bepaald. Om kosten te besparen kunnen de fecestesten het best sequentieel worden verricht, maar patiënten vinden het meestal niet prettig meerdere keren feces in te leveren.

Vet kan in de eerste verzamelde hoeveelheid of in een apart verzameld monster worden bepaald, al dan niet na een 'vet-constant dieet' (vooraf afgesproken minimale inname van oliën en vetten). Veel vet (meer dan 10% van de feces of meer dan 10 g/etmaal) is bewijzend voor steatorroe, maar een laag vetgehalte zonder ruime inname tijdens verzamelen sluit het niet uit. Elastasebepaling in de feces kan worden verricht bij verdenking op pancreasinsufficiëntie, maar men moet rekening houden met matige sensitiviteit en specificiteit. Het op proef geven van pancreasenzymsuppletie kan ook diagnostisch zijn, maar verdient niet de voorkeur.

Eenvoudig bloedonderzoek kan de richting van het verdere onderzoek bepalen: ijzergebrekanemie kan wijzen op bloedverlies, zoals bij ontstekingen of een maligniteit; foliumzuurdeficiëntie wijst op malabsorptie; hypokaliëmie komt voor bij secretoire diarree of laxantiamisbruik. Coeliakie dient laagdrempelig overwogen te worden, antistoffen, zoals anti-endomysium (EMA) en anti-tissuetransglutaminase (tTG), dienen te worden bepaald om dit vast te stellen. Het hangt overigens van de te testen populatie af wat de kans op een juist-positieve uitslag is.

Duodenoscopie wordt verricht ter uitsluiting van coeliakie (duodenumbiopt voor beoordelen vlokken en tellen van intra-epitheliale lymfocyten), giardiasis (immuunhistochemie) en de ziekte van Whipple (periodic acid Schiff- (PAS-)kleuring voor uitsluiten PAS+macrofagen). Coloscopie wordt verricht om maligniteit en colitis uit te sluiten, wanneer geen afwijkingen worden gevonden, is het verstandig om toch biopten te nemen ter uitsluiting van microscopische colitis of mild inflammatoir darmlijden. Pseudomelanose van het colon duidt op laxantiagebruik, maar kan ook door andere oorzaken ontstaan. Endo-echografie van pancreas en galwegen is geïndiceerd bij aanwijzingen voor pancreasinsufficiëntie.

Indien na uitvoerig onderzoek geen oorzaak of verwekker van de diarree wordt vastgesteld, moet worden gedacht aan hormoonproducerende tumoren, zoals carcinoïd, vipoma of het zollinger-ellison-syndroom, of medullair schildkliercarcinoom.

Voor radiologische onderzoeken is zelden een diagnostische rol weggelegd in geval van diarree. Bij stadiëring van tumoren, onderzoek naar uitgebreidheid van de ziekte van Crohn en vermoeden van diverticulitis kunnen CT en MRI wel worden gebruikt. Nucleaire onderzoeken zijn van belang bij aanwijzingen voor een (neuro-)endocriene tumor.

De scheiding tussen de ziekte van Crohn en colitis ulcerosa is de laatste jaren steeds minder scherp geworden. In zo'n 5–10 % van de gevallen is er geen definitieve diagnose te stellen anders dan idiopathisch inflammatoir darmlijden, ook komt het voor dat na jaren alsnog van diagnose wordt 'gewisseld'.

9.10 Buikpijn

9.10.1 Inleiding

Buikpijn is een van de meest voorkomende oorzaken van bezoek aan de huisarts, huisartsenpost, spoedeisende hulp en polikliniek maag-darm-leverziekten. Acute buikpijn is vaker te verklaren dan chronische, maar functionele klachten veroorzaken met afstand de meeste acute en chronische gevallen. Zeker bij chronische buikpijn is het belangrijk hier meteen over te spreken met de patiënt om te hoge verwachtingen in de kiem te smoren en de arts-patiëntrelatie zuiver te houden. Beloven dat chronische pijn opgehelderd gaat worden, is vragen om problemen.

◘ Tabel. 9.9 vat de oorzaken van buikpijn samen, ingedeeld naar betrokken organen. Een splitsing in acute en chronische pijn is niet

Tabel 9.9 Oorzaken van buikpijn.

oesofagus
- carcinoom
- oesofagitis

maag
- gastritis/ulcus ventriculi (infectieus, peptisch, medicamenteus)
- carcinoom
- beklemde hernia diaphragmatica

duodenum
- ulcus duodeni

dunne darm
- Meckels divertikel
- ziekte van Crohn
- carcinoom

colon
- obstipatie
- carcinoom
- ziekte Crohn en colitis ulcerosa
- diverticulair lijden (diverticulitis, segmentele colitis geassocieerd met diverticulose (SCAD))
- appendicitis

pancreas
- acute pancreatitis
- chronische pancreatitis
- auto-immuunpancreatitis
- carcinoom

lever
- leverabces
- bloeding in adenoom of carcinoom
- kapselrek bij levermetastasen
- perihepatitis
- hepatitis (viraal, auto-immuun, toxisch)

galblaas en galwegen
- galsteenlijden
- cholecystitis
- cholangitis

◘ **Tabel 9.9** Oorzaken van buikpijn (vervolg).

peritoneum
- peritonitis carcinomatosa
- peritonitis (bij transmurale ontsteking en perforaties, familiale mediterrane koorts (FMF), maar regelmatig ook onopgehelderd)
- abces
- mesothelioom
- lymfadenitis mesenterica
- tuberculose

retroperitoneum
- retroperitoneaal fibrose
- psoasbloeding
- psoasabces

nieren
- pyelonefritis
- nierstenen

blaas
- cystitis
- blaaskrampen
- blaasstenen

milt
- miltinfarct
- miltruptuur (kan langzaam progressief verlopen na stomp trauma)

vrouwelijke geslachtsorganen
- uterus myomatosus
- endometriose
- ovulatiebloeding
- menstruatiepijn
- steeldraai ovarium of ovariumcyste
- salpingitis

mannelijke geslachtsorganen en prostaat
- torsio testis
- prostaatcarcinoom
- prostatitis

vasculair
- mesenteriaal ischemie
- aneurysma aortae abdominalis
- migraine abdominale

endocrien, metabool
- addison-crisis
- porfyrie

Tabel 9.9 Oorzaken van buikpijn (vervolg).

cardiaal
- myocardischemie
- hartfalen

buikwand
- hernia (cicatricialis, umbilicalis, inguinalis, femoralis, epigastrica)
- anterior cutaneous nerve entrapment syndrome (ACNES)

diafragma
- hernia (hiatus, Bochdalek)
- mesothelioom
- pleuritis/pneumonie

functioneel
- prikkelbaredarmsyndroom
- functionele dyspepsie
- functionele abdominale pijn
- functionele buikwandpijn

iatrogeen
- medicatiebijwerking (zeer lange lijst)
- peritonitis bij peritoneaal dialyse

zinvol vanwege de vele definities van acuut en chronisch, tevens is er veel overlap; diverse aandoeningen kunnen zowel acuut als chronisch pijn geven. Tabel. 9.9 is niet compleet. De lijst is met gemak uit te breiden, vooral wat de organen buiten de MDL betreft. We kiezen echter voor een in de praktijk bruikbare differentiële diagnose.

9.10.2 Lichamelijk onderzoek

Bij het lichamelijk onderzoek zijn er verschillende klassieke tekenen die sterk naar bepaalde diagnosen wijzen. De klier van Virchow, links supraclaviculair, past bij het maagcarcinoom en soms het oesofaguscarcinoom. Hoog klinkende darmgeruisen, ook wel gootsteengeruisen genoemd, kunnen te horen zijn bij een darmafsluiting. Pijn en défense op het punt van McBurney duiden op appendicitis acuta. Het teken van Cullen (echymose periumbilicaal) en van Grey Turner (echymose in de dorsale flanken) passen bij een acute necrotiserende pancreatitis. Het teken van Murphy bij een acute cholecystitis is het stoppen van de inspiratie en/of pijn bij de onder de rechterribbenboog palperende hand wanneer het diafragma daalt bij de inademing. Hierbij past ook het teken van Courvoisier dat positief is als de galblaas pral gespannen te palperen is. De nodule van Sister Mary Joseph in de navel is een tumordepositie bij peritonitis carcinomatosa. Het psoasteken, pijn diep onder in de buik bij heffen van het been, kan voorkomen bij een hematoom of abces in de psoasregio. Slagpijn in de nierloge is klassiek voor pyelonefritis, maar is nogal eens negatief bij deze aandoening. Een pulserende weerstand in de buik kan duiden op een aneurysma van de aorta. Pijn die met een vinger is aan te wijzen en verhevigt bij de carnett-test (heffen van twee gestrekte benen en tegelijk de kin naar de borst brengen vanuit rugligging), past goed bij het anterior cutaneous nerve entrapment syndrome (ACNES). En zo zijn er nog vele andere eponiemen te noemen in ◘ tab. 9.9.

Hoe fraai, bevredigend en richtinggevend al deze tekenen ook zijn, er is erg veel 'ruis' en echt 'bewijzende' bevindingen bij lichamelijk onderzoek die verdere diagnostiek overbodig maken zijn er niet. Ze kunnen echter behulpzaam zijn bij het snel versmallen van de differentiële diagnose en het versnellen van het diagnostisch proces.

9.10.3 Aanvullend onderzoek

Laboratoriumonderzoek is van groot belang, het kan diverse diagnoses uitsluiten of aantonen. De diagnose acute pancreatitis kan met alleen een serumamylase- of -lipasegehalte dat drie keer hoger is dan de bovengrens van normaal worden gesteld. Tegelijkertijd moet men op de hoede zijn voor valse geruststelling vanuit het bloedonderzoek; cholecystitis kan zonder enige labafwijking bestaan en dat geldt eveneens voor appendicitis.

Fecesonderzoek, met name het calprotectinegehalte, is van belang bij het uitsluiten van inflammatoire aandoening van de darm. Wanneer wordt gedacht aan functionele pijn kan bij jonge patiënten met onverdachte anamnese en familiehistorie hiermee een coloscopie worden vermeden.

Microbiologisch onderzoek is uiteraard van belang bij het aantonen en uitsluiten van de diverse in ◘ tab. 9.9 genoemde infecties.

Beeldvormend onderzoek kan de differentiële diagnose versmallen. Met een buikecho kunnen de meeste buikorganen worden bekeken. De obesitasepidemie maakt de gemiddelde echogeniciteit echter steeds slechter en steeds vaker is een CT-scan vanwege overgewicht het radiologisch onderzoek van eerste keus. Met een conventionele buikoverzichtsfoto kan obstipatie worden vastgesteld; de overeenstemming tussen het radiologisch oordeel is echter meestal laag bij het beoordelen van conventioneel röntgenonderzoek van de buik. Een speciale plaats bestaat wel voor de laag ingeschoten staande thoraxfoto met het diafragma in het midden van het venster, de stralenbundel passeert evenwijdig aan de apices van het diafragma en kleine hoeveelheden vrij gas in de peritoneaalholte kunnen zo worden gezien. Met een CT-scan kan gas op alle locaties in de buik in beeld worden gebracht. In elk geval is de CT-scan het radiologisch onderzoek dat in één keer de meeste visuele informatie kan geven over de buikorganen en problemen daarmee. Een MRI-scan wordt zelden als eerste keus aangemerkt; wel is er een voorkeur voor een MRI wanneer stralingsbelasting onwenselijk is. Voor het aantonen van abcessen is de MRI minder gevoelig dan de CT, maar voor het beoordelen van focale afwijkingen van het pancreas en de galwegen en het karakteriseren van leverhaarden is de MRI, zeker sinds de invoering van diffusiegewogen opnamen, superieur geworden ten opzichte van de CT. Met de magnetische resonantie cholangiopancreaticografie- (MRCP-)sequentie kunnen de galwegen en de ductus van de pancreas fraai worden afgebeeld, evenals afwijkingen daarin. Het lange stil liggen in de scanner zorgt helaas nogal eens voor claustrofobie en het inhouden van de adem dat nodig is voor scherpe beelden lukt ook niet iedereen waardoor het onderzoek regelmatig technisch niet volmaakt is.

Endoscopie is eerder aan de orde geweest en is het enige onderzoek waarbij de mucosa van het maag-darmkanaal kan worden bekeken en bemonsterd voor pathologisch onderzoek (PA)

Genetisch onderzoek komt aan de orde wanneer aan zeldzame oorzaken als familiale mediterrane koorts (FMF) wordt gedacht (koorts, peritonitis, CRP-stijging zonder andere verklaring in meerdere episodes).

Bij buikpijn zonder afwijkingen bij basaal aanvullend onderzoek is de oorzaak meestal functioneel. In ▶ H. 20 worden somatisch onvoldoende verklaarde lichamelijke klachten (SOLK) behandeld. Het is van belang op tijd te stoppen met het zoeken naar een oorzaak, zowel voor de patiënt als voor de maatschappij (m.n. vanwege kosten). Een coloscopie vanwege buikpijn bij een patiënt onder de 50 jaar zonder verdachte familieanamnese en met laag calprotectine levert vrijwel nooit een verklaring op voor de pijn, terwijl bij 1 op de 2000 coloscopieën een perforatie ontstaat. Geruststelling is dus zelden te vinden in meer aanvullend onderzoek en uitleg en educatie zijn van groot belang.

9.11 Anale klachten

9.11.1 Inleiding

Anale klachten komen zeer veel voor, maar door schaamte ontstaat gemakkelijk een 'patient delay'. Het is voor een goede anamnese van belang patiënten direct op hun gemak te stellen. De oorzaken van anale klachten worden genoemd in ◘ tab. 9.10.

Zonder een obstetrische voorgeschiedenis is de anamnese bij de vrouw onvolledig, baringstrauma aan de sfincter(s) openbaart zich meestal pas na de menopauze als incontinentia alvi. Bij een moeizame defecatie ondersteunen veel patiënten het rectum van buitenaf,

9.11 · Anale klachten

Tabel 9.10 Anale klachten en hun proctologische oorzaken.

pijn
- fissuur
- perianale fistel/abces
- carcinoom (plaveiselcelcarcinoom, adenocarcinoom van anale klieren)
- functioneel (functionele anale pijn, proctalgia fugax, sfincterhypertonie)
- getromboseerd hemorroïd

jeuk
- mycose
- functioneel/dwangmatig krabben
- dyshydrotisch eczeem (o.a. bij overmatig wassen met zeep)
- hemorroïden

incontinentie (voor flatus, slijm en/of feces)
- lage sfinctertonus (sfincterbeschadiging, neurologisch, ouderdom/zwakte)
- prolaps (anaal slijmvlies, hemorroïd, rectumslijmvlies, condylomata acuminata)

onvolledige of moeizame defecatie
- bekkenbodemhypertonie (functioneel, neurologisch (ziekte van Parkinson), psychogeen)
- functionele tenesmus (solitair of bij prikkelbaredarmsyndroom)
- enterocele
- rectocele
- ziekte van Hirschsprung

pijnloze zwelling
- fibroom
- condylomata acuminata
- hemorroïd
- mariscus (geoblitereerd extern hemorroïd)
- maligniteit (meestal pijnlijk maar niet altijd)
- fistel
- anale klierretentie

bloedverlies
- fissuur
- hemorroïden
- carcinoom
- proctitis (bij ziekte van Crohn/colitis ulcerosa, infectieus)
- solitair rectumulcus

de manier waarop zij dit doen (perineaal, vaginaal) is veelzeggend over de oorzaak van de klachten.

Proctologische klachten kunnen een gevolg zijn van misbruik of mishandeling, vaak daterend van vele jaren voor aanvang van de klachten. Dit dient aan de orde te komen bij bekkenbodemhypertonie en onverklaarde pijn. Met de juiste neutrale inleiding hoeft dit niet te confronterend voor patiënten te zijn.

9.11.2 Lichamelijk onderzoek

Inspectie en toucher van de anus dient zorgvuldig te geschieden, geleid door de anamnese. De anus moet op ooghoogte van de onderzoeker zijn, en eerst in rust, daarna tijdens persen en ten slotte gespreid worden geïnspecteerd. Daarna wordt getoucheerd waarbij gelet wordt op sfincterspanning en ontspanning en palpabele afwijkingen, nadien wordt de toucherende vinger geïnspecteerd om te zien hoe de kleur van de feces is en of er bloed te zien is. Wanneer de patiënt vertelt dat alleen in zittende of staande houding 'iets naar buiten komt' spreekt het vanzelf dat alleen een inspectie met de patiënt liggend op de bank niet volstaat, laat zo nodig de patiënt de klacht in de genoemde houding zelf opwekken.

Geoefende onderzoekers kunnen de m. puborectalis palperen; deze moet voor de defecatie ontspannen tijdens persen. Het vaginaal toucher, al dan niet tegelijk met het rectaal toucher, is waardevol bij vermoeden van een rectocele of infiltratie.

9.11.3 Aanvullend onderzoek

Bij proctologische klachten kan een aantal gerichte onderzoeken worden ingezet, de meeste vergen oefening en ervaring van de uitvoerende.

Beeldvormend onderzoek van de anatomie van het anaalkanaal, de bekkenbodemspieren en het rectum kan het meest gedetailleerd met MRI. Fistels zijn hierop goed te zien. Dynamisch radiologisch onderzoek met een defecografie kan een enterocele (indalen van dunne darmlissen in de ruimte van Douglas) of rectocele (anterieure prolaps van septum rectovaginale) aan het licht brengen. MRI-defecografie is alleen in sommige ziekenhuizen beschikbaar. Wegens artefacten veroorzaakt door het dense bot van het bekken is een CT niet de eerste keus voor het afbeelden van het kleine bekken.

Rectale endo-echografie kan de sfincters en defecten daarin vanuit het anaalkanaal fraai in beeld brengen; ook fistels kunnen worden gezien, maar MRI is daarvoor gevoeliger en heeft een betere negatief voorspellende waarde.

Anorectaal functieonderzoek (ARFO) kan de sfincterfunctie en sensibiliteit van het rectum en de rectoanale inhibitiereflex in kaart brengen, en vormt een vertrekpunt voor bekkenfysiotherapie met biofeedback-ballontraining.

Proctoscopie brengt het anaalkanaal en het distale rectum in beeld, er kan worden gebiopteerd uit afwijkingen, bij kinderen met verdenking op Hirschsprung kunnen zuigbiopten worden verkregen. Met azijnzuur kan anale intra-epitheliale neoplasie (AIN) worden gevonden (dysplastisch weefsel kleurt anders na aanbrengen van azijnzuur dan normaal weefsel.

Endoscopie met een geïnverteerde endoscoop brengt het hele rectum in beeld maar is minder geschikt om het anale kanaal te beoordelen.

9.12 Acute buik

Hoewel het eigenlijk geen symptoom is maar een medische toestandsaanduiding, wijden we kort nog enkele woorden aan het fenomeen 'acute buik'. De best hanteerbare definitie is wat ons betreft: een buik die acuut chirurgische aandacht behoeft.

Wanneer bij de anamnese (vervoerspijn, pijn in de gehele buik) en lichamelijk onderzoek (afwezige darmgeruisen, pijn bij percussie, défense musculaire, contralaterale loslaatpijn, pijn bij stoten tegen het bed) tekenen van peritonitis bestaan, of er zijn tekenen van vrij lucht in de buik (bolle buik met opgeheven leverdemping bij percussie) is er voldoende reden om de chirurg de patiënt mede te laten beoordelen. Ook het acute aneurysma van de abdominale aorta (AAAA) valt onder de noemer acute buik.

Literatuur

Sleisenger and Fordtran's Gastrointestinal and Liver Disease. 10th edition. Feldman M, Friedman LS, Brandt LJ. 2015, Elsevier Saunders Philadelphia, ISBN 978-1-4557-4692-7

Websites
richtlijnendatabase.nl. Alle Nederlandse richtlijnen.
- www.MDL.nl. Richtlijnen en links naar externe bronnen.
- www.aga.org. Amerikaanse richtlijnen.
- www.romecriteria.org. Internationaal geaccepteerde criteria voor de functionele maagdarmstoornissen.
- www.stoet.nl. Website van de stichting opsporing erfelijke tumoren, belangrijk voor het herkennen van families met erfelijke kanker- en poliepsyndromen.
- www.nhg.org. NHG-Standaarden en links.

Apps
Coloscopie surveillance, App die de richtlijn samenvat, bevat ook informatie over erfelijkheid.
GIcalc. Berekenen van risicoscores bij verschillende aandoeningen, waardevol bij eerste presentatie en follow-up.

Leverziekten

R.A. de Man

10.1 Icterus en gestoorde serumleverenzymwaarden

Leverziekten kunnen zich op verschillende wijzen manifesteren. Klinisch waarneembare geelzucht (icterus) vestigt meteen de aandacht op een afwijking aan of rond de lever. Bij een niet onaanzienlijk deel van de patiënten wordt de aandacht op de lever gevestigd door het vinden van afwijkende leverenzymen die in het kader van routineonderzoek werden bepaald soms naar aanleiding van weinig specifieke klachten. Icterus dient altijd nader te worden onderzocht (◘ fig. 10.1). Bij toeval ontdekte afwijkingen in leverenzymen in het serum hoeven niet altijd tot uitgebreide nadere diagnostiek te leiden. De reden hiervan is dat bijvoorbeeld verhoogde waarden van aspartaataminotransferase (ASAT, SGOT (serum glutamaatoxalaattransaminase)) of alanineaminotransferase (ALAT, SGPT (serum glutaminepyrodruivenzuurtransaminase)) worden gevonden bij ongeveer 3% van de bevolking. Het blijkt zelfs dat 20–39% van de bevolking een of meer afwijkende resultaten heeft, indien verscheidene bepalingen worden verricht zoals ASAT, ALAT, alkalische fosfatase, gamma-glutamyltranspeptidase (γ-GT), bilirubine en albumine. Slechts 1% van de bevolking heeft echter een leverziekte van enige klinische betekenis.

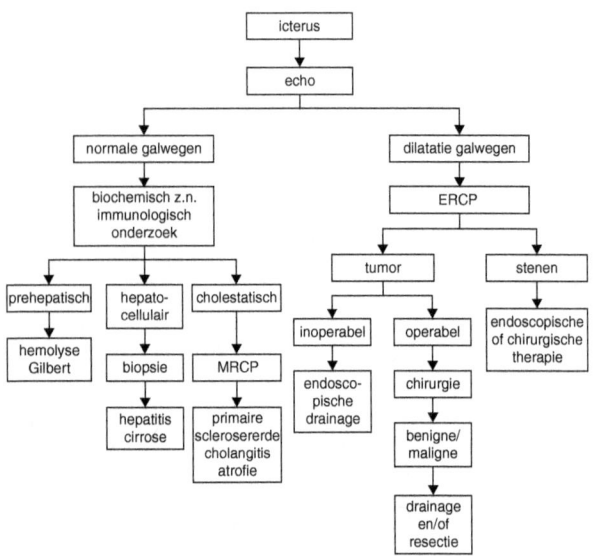

◘ **Figuur 10.1** Schema voor de analyse van icterus. z.n. = zo nodig; MRCP = Magnetic Resonance Cholangio Pancreaticography.

10.2 Hyperbilirubinemie

Hyperbilirubinemie (bilirubine >18 µmol/l) door ongeconjungeerd bilirubine ontstaat door elke stoornis in de conjugatie. De meest voorkomende oorzaken zijn hemolyse, bloedafbraak bij bloedtransfusies en het syndroom van Gilbert. Het syndroom van Gilbert komt voor bij 5% van de bevolking. Het ontstaat door het onvoldoende functioneren van het enzym uridine glucuronyltransferase (UGT1Al). De aandoening is onschuldig, echter in bijzondere gevallen zoals bij het chemotherapeuticum Ironetican kan het risico op toxiciteit verhoogd zijn. Klassiek neemt de mate van icterus toe bij vasten. Geruststelling over het af en toe optreden van een gele

10.2 · Hyperbilirubinemie

Tabel 10.1 Oorzaken van geïsoleerde hyperbilirubinemie.

niet geconjungeerd	geconjungeerd
– syndroom van Gilbert	– syndroom van Dubin-Johnson
– syndroom van Crigler-Najjar (type I en II)	– syndroom van Rotor
– geneesmiddelen (rifampicine)	– BRIC (benign recurrent intermittent cholestasis)
– hemolyse	

verkleuring van de conjunctivae is op zijn plaats en voorkomt onnodig onderzoek.

Hyperbilirubinemie kan pas klinisch worden aangemerkt als geelzucht bij een serumbilirubine van 35–50 μmol/l of hoger. Een geïsoleerde verhoging van het serumbilirubine zonder andere afwijkingen in de leverfuncties is een indicatie om ongeconjugeerd en geconjugeerd bilirubine te bepalen, naast haptoglobine en reticulocyten telling. Een verhoging van ongeconjugeerd bilirubine zonder reticulocytose of een verlaagd haptoglobine is vrijwel diagnostisch voor het syndroom van Gilbert, indien er verder geen afwijkingen zijn. Bij hepatocellulaire disfunctie en bij obstructie van de galwegen is meer dan 50% van het bilirubine geconjugeerd. In tab. 10.1 wordt een aantal oorzaken van geïsoleerde geconjugeerde of ongeconjugeerde hyperbilirubinemie vermeld.

10.2.1 Diagnostiek

Bij niet-icterische patiënten met gestoorde levertests moet men als clinicus bepalen of nader onderzoek wenselijk is. In het algemeen is diagnostiek afhankelijk van de aan- of afwezigheid van klachten en de mate van leverenzymverhoging. In dit geval moet verder onderzoek erop gericht zijn om uiteindelijk te komen tot een anatomische en etiologische verklaring van de leverfunctiestoornissen of een diagnose. Dan is het mogelijk een inschatting van de ernst van de leverafwijking en de prognose te maken. Omdat een aantal leverziekten gepaard gaat met spontane exacerbaties en remissies is het vervolgen in de tijd van patiënten met afwijkende leverenzymen bij wie niet een onmiddellijke diagnose gesteld kan worden, soms aangewezen.

10.2.2 De gele patiënt

In recente jaren zijn de diagnostische mogelijkheden bij lever- en galweg-aandoeningen sterk uitgebreid. Het is meestal mogelijk op basis van anamnese, lichamelijk onderzoek, eenvoudig laboratoriumonderzoek en echografisch onderzoek van de bovenbuik de ziekte van de patiënt in te delen in een van de volgende vier categorieën: acute niet-obstructieve icterus, chronische niet-obstructieve icterus, benigne obstructieve icterus en maligne obstructieve icterus (◘ tab. 10.2).

10.2.3 Anamnese

De volgende aspecten zijn van belang bij het afnemen van de anamnese: reizen, contacten met patiënten met leveraandoeningen, seksuele gewoonten (wisselende seksuele contacten, MSM- (men who have sex with men-)contacten), bloedtransfusie in het verleden (hepatitis-B en -C), buikpijn, koorts (vaker bij galstenen), anorexie, misselijkheid en braken, lichte temperatuurverhoging, afkeer van roken (hepatitis), diepe geelzucht, jeuk, ontkleurde ontlasting (obstructie-icterus). Daarnaast zijn de hoeveelheid en duur van alcoholgebruik (in verband met chronische alcoholische leverziekten), gebruik van geneesmiddelen (pijnstillers, antibiotica, anti-epileptica) van belang. Denk bij chronisch gebruik van paracetamol in de therapeutische dosering tot 4 g/dag ook aan chronisch leverlijden. De leeftijd speelt een rol: obstructie door stenen komt vaker voor op oudere leeftijd, naast de familieanamnese (gilbertsyndroom,

Tabel 10.2 Oorzaken van geelzucht.

acute niet-obstructieve icterus
- acute virale hepatitis
- geneesmiddelen/toxische hepatitis
- alcoholische hepatitis
- sepsis
- postoperatieve geelzucht
- decompensatio cordis
- hemolyse (kan ook bij de ziekte van Wilson)

chronische niet-obstructieve icterus
- alcoholische cirrose
- chronische hepatitis-B of -C
- primaire biliaire cirrose
- chronische auto-immuunhepatitis
- hepatitis E
- ziekte van Wilson

benigne obstructie-icterus
- choledocholithiasis
- pancreatitis
- cholangitis bij stenen, parasieten (*Ascaris, Fasciola, Opistordris*)
- cholangitis bij gevorderde hiv-infecties (*Mycobacterium avium, Opistorchis* spp., *Microsporidia* spp., cytomegalovirus)
- primaire en secundaire biliaire cirrose
- mechanische galgangbeschadiging (postoperatief, drains)

maligne obstructie-icterus
- pancreascarcinoom
- galgang- en papilcarcinoom
- metastasen

dubin-johnsonsyndroom, $α_1$-antitrypsine deficiëntie, hemochromatose, ziekte van Wilson). Een voorgeschiedenis van chronische decompensatio cordis, inflammatoire darmziekte, coeliakie of een maligniteit kan ook helpen bij het stellen van de diagnose. Een nauwkeurige diagnose is echter niet mogelijk op basis van klachten alleen.

10.2.4 Lichamelijk onderzoek

Bij lichamelijk onderzoek wordt gelet op symptomen van chronische leverziekte zoals spider naevi, erythema palmare, splenomegalie, ascites, sarcopenie (matige voedingstoestand met spieratrofie) en encefalopathie.

10.2.5 Laboratoriumonderzoek

Een verhoging van ASAT wordt niet alleen bij leverziekten gevonden, maar ook bij beschadiging van de hartspier of van dwarsgestreepte spieren. ALAT komt vrijwel uitsluitend in de lever voor en een verhoging van ALAT is een betere indicator van levercelbeschadiging dan ASAT. Het ASAT is lager dan het ALAT bij de meeste vormen van acute virale hepatitis. Bij alcoholische hepatitis is het ASAT sterker verhoogd dan het ALAT. Bij acute hepatocellulaire aandoeningen (acute niet-obstructieve leverziekte) worden meestal waarden van meer dan 10 × de bovengrens van normaal gevonden.

Een verhoogde alkalische fosfatase wordt niet alleen bij leverziekten gezien. Omdat alkalische fosfatase niet alleen door galgangcellen maar ook door bot, darmcellen, nier, placenta en sommige tumoren wordt gemaakt, moet ook aan niet-hepatische aandoeningen worden gedacht bij een geïsoleerde verhoging van het alkalische fosfatase. Een gelijktijdige bepaling van gammaglutamyltranspeptidase (γ-GT) geeft vaak de goede richting aan voor verdere diagnostiek.
◘ Tabel 10.3 vermeldt enkele niet-hepatische oorzaken van abnormale leverfunctietests.

Indien ook het γ-GT verhoogd is, wijst dit op een (cholestatische) leveraandoening. Een sterk verhoogd alkalisch fosfatase in combinatie met slechts licht verhoogde overige leverenzymen en een normaal is vaak een gevolg van een infiltratieve aandoening zoals granulomateuze hepatitis (◘ tab. 10.4).

10.2 · Hyperbilirubinemie

Tabel 10.3 Niet-hepatische oorzaken van abnormale leverfunctietests.

abnormale test	oorzaak	aanbevolen onderzoek
alkalische fosfatase	– botziekte – thyreotoxicose – zwangerschap – maligniteit – puberteit	– γ-GT, Calcium, fosfaat, P – TSH – alkalische fosfatase elektroforese
ASAT	– myocardinfarct – spierziekte	– creatinekinase, CK-MB-fractie, – troponine
gammaglutamyl- transpeptidase	– alcohol – geneesmiddelen – obesitas	– anamnese en onderzoek, MCV, alcoholspiegel
bilirubine	– hemolyse – sepsis	– reticulocyten, haptoglobine, kliniek
albumine	– nefrotisch syndroom – eiwitverlies in tractus digestivus – ondervoeding	– urine-eiwit – $α_1$-antitrypsine klaring – kliniek

γ-GT = gammaglutamyltranspeptidase; TSH = thyroïdstimulerend hormoon; CK-MB = uit het myocard afkomstige fractie van creatinefosfokinase; MCV = mean corpuscular volume.

Tabel 10.4 Diffuse infiltratieve aandoeningen van de lever.

infectieuze oorzaken	niet-infectieuze oorzaken
– brucellose – histoplasmose – lepra – syfilis (stadium 2) – tuberculose – tularemie – Q-koorts – toxoplasmose	– idiopathische granulomateuze hepatitis – hypogammaglobulinemie – maligne lymfomen – sarcoïdose – amyloïdose

10.2.6 Verdere diagnostiek

Nadat men een patiënt op grond van een eerste oriënterend onderzoek heeft ingedeeld in een van de vier genoemde categorieën (◘ tab. 10.2), dient verder onderzoek plaats te vinden. Bij acute niet-obstructieve aandoeningen zal in eerste instantie een virale hepatitis worden overwogen (zie verder, bij acute hepatitis). Bij chronische niet-obstructieve oorzaken is het vervolgonderzoek gericht op chronische hepatitis en cirrose en zal, naast onderzoek naar hepatitis-B en -C, ijzer- en koperstapeling, alcoholmisbruik en auto-immuunziekten, gekeken moeten worden of de patiënt portale hypertensie heeft of een van de vele andere complicaties van chronische leverziekte. Voor de verdere diagnostiek moet onderscheid gemaakt worden in diagnostiek gericht op het vaststellen van het stadium leverziekten (cirrose versus geen cirrose) dit kan veelal niet invasief met fibroscan. Voor aanvullende diagnostische vragen (acuut, versus chronisch, etiologie) zal vrijwel altijd een leverbiopt nodig zijn. Als, op basis van anamnese, lichamelijk onderzoek, enzymwaarden en echo-onderzoek met verwijde galgangen echter blijkt dat de patiënt waarschijnlijk een obstructie-icterus heeft, zal in de meeste gevallen een diagnostische MRI/MRCP (magnetische resonantiecholangiopancreatografie) gemaakt worden die afhankelijk van de bevindingen gevolgd kan worden door een therapeutische ERCP (endoscopische retrograde cholangiopancreatografie) met direct opspuiten van de galwegen. Bij hoge verdenking op galsteenlijden zal dit vaak in dezelfde sessie gebeuren waarbij de MRI vervangen wordt door echo-endografie door de endoscopist om de stenen aan te tonen.

10.3 Acute hepatitis

Patiënten met acute hepatitis zijn meestal moe, hebben een verminderde eetlust, zijn misselijk en hebben geelzucht met donkere urine. De oorzaken van acute hepatitis zijn samengevat in ◘ tab. 10.5.

Tabel 10.5 Oorzaken van acute hepatitis.

virale oorzaken

- hepatitisvirussen
  - hepatitis-A
  - hepatitis-B
  - hepatitis-C
  - hepatitis-D (steeds samen met hepatitis-B)
  - hepatitis-E
- overige virussen
  - cytomegalovirus (CMV)
  - epstein-barrvirus
  - herpessimplexvirus

circulatoire oorzaken

- stuwing, bij rechts decompensatio cordis
- langdurige hypotensie en shock

geneesmiddelen

- toxische reactie (dosisafhankelijk):
  - paracetamol
  - isoniazide (INH)
  - amoxicilline-clavulaanzuur
- allergische reactie (dosisonafhankelijk):
  - NSAID's
  - alfamethyldopa
  - nitrofurantoïne
  - INH

▫ tabel 10.6 en specifieke tekstboeken

Diversen

- auto-immuunhepatitis
- tijdens de zwangerschap:
  - acute gele leveratrofie
  - HELLP-syndroom
- reye-syndroom (kinderen en adolescenten)
- ziekte van Wilson
- genotsmiddelen (ecstasy, cocaïne)

HELLP = hemolysis, elevated-liver enzymes, low platelet count.

Belangrijke anamnestische gegevens voor de bepaling van de verwekker zijn contact met patiënten met geelzucht, recent verblijf in het buitenland, contact met kinderen op een crèche of basisschool of het eten van rauwe schelpdieren gedurende de afgelopen 2–8 weken

Tabel 10.6 Differentiële diagnose van leverafwijkingen ten gevolge van geneesmiddelen.

acute hepatitis
- INH
- alfamethyldopa
- paracetamol
- nitrofurantoïne
- azathioprine

chronische hepatitis of cirrose
- INH
- halothaan
- alfamethyldopa
- methotrexaat

cholestatische hepatitis
- (flu)cloxacilline
- chloorpromazine
- azathioprine

steatose
- tetracyclines
- corticosteroïden
- methotrexaat

veno-occlusive disease
- cytostatica o.a. azathioprine

vaattumoren
- orale contraceptiva
- vinylchloride-expositie

(hepatitis-A); injecties, parenteraal druggebruik, seksuele gewoonten of bezoek aan een (sub)tropisch gebied gedurende de afgelopen 2-6 maanden (hepatitis-B); gebruik van geneesmiddelen of alcohol, denk bij geneesmiddelen ook aan kruiden, vitaminen, afslankmiddelen en andere middelen in de vrije verkoop.

Geneesmiddelenhepatitis wordt gediagnosticeerd op basis van gebruik van een geneesmiddel, het ontbreken van andere oorzaken en een verbetering na het staken van het middel. In principe kan elk geneesmiddel leverschade veroorzaken. Bekend zijn een direct toxische reactie die dosisafhankelijk is en voorspelbaar verloopt, en een overgevoeligheidsreactie die dosisonafhankelijk is en bij een zeer klein percentage van de gebruikers optreedt. Hoewel een recidief van de hepatitis na een nieuwe blootstelling aan het middel min of meer bewijzend is, is een bewuste 'rechallenge' af te raden omdat dit tot een ernstige of zelfs fatale hepatitis kan leiden.

Hepatitis-A is inmiddels zeldzaam in Nederland en wordt veelal gezien na een reis naar het Middellandse Zeegebied. Jonge kinderen die dit gebied bezoeken maken het relatief symptoomarm door, scheiden het virus uit en kunnen vatbare volwassen besmetten waarna een klein cluster van infecties ontstaat.

Hepatitis-C was altijd een vrij zeldzame oorzaak van acute symptomatische hepatitis, en wordt door expositie aan bloedproducten in het verleden, voor invoer van de donorscreening op hepatitis-C-virus (HCV), overgebracht. Bij mannen die wisselende onveilige seksuele contacten met mannen hebben, wordt de diagnose acute hepatitis-C relatief vaak gesteld. Verdenking op chronische HBV moet vooral hoog zijn bij mannen die wisselende onveilige seksuele contacten met mannen hebben, en niet in Nederland geboren patiënten. De algemene populatieprevalentie is ca. 0,2% oplopend tot 10% bij bijvoorbeeld mensen geboren in China woonachtig in de grote steden. Hepatitis-E is ook in Nederland endemisch. Klinisch kan het zich voordoen als een acute spontaan genezende hepatitis die op hepatitis A-virus (HAV) lijkt, als een acuut op chronische infectie bij voornamelijk oudere mannen die zeer ernstig kan verlopen en als een chronische infectie bij immuun gecompromitteerde patiënten (transplantatie, gebruikers van anti-TNF-alfa-blokkerende geneesmiddelen) en zwangere vrouwen.

Bij lichamelijk onderzoek ontbreken de kenmerken van een chronische leveraandoening zoals spider naevi of ascites.

Bij het laboratoriumonderzoek vallen vooral de sterk verhoogde transaminases op (>10× de bovengrens van normaal). De ernst van de hepatitis kan met een eenvoudige bepaling van leverafhankelijke stollingsfactoren worden vastgesteld, bijvoorbeeld een protrombinetijd (PTT). Een verlengde PTT is een teken van ernstige hepatitis en daarmee een reden voor klinische observatie. Dit geldt ook als er ernstige misselijkheid met braken of sufheid bestaat.

De laboratoriumdiagnostiek bij een patiënt met acute hepatitis dient in eerste instantie het volgende te omvatten: ASAT, ALAT, alkalische fosfatase, bilirubine en PTT (of vergelijkbare stollingstest), IgM antihepatitis-A-virus, HBsAg, IgM anti-HBc, anti-HCV, anti-HEV. Acute hepatitis-C kan in de vroege fase alleen met moleculair biologisch onderzoek (HCV RNA PCR) worden vastgesteld.

Als de virologische tests negatief zijn, kan men verder zoeken met serologische tests voor cytomegalovirus, epstein-barrvirus en herpesvirus. Bij een acute alcoholische hepatitis is het serum-ASAT meestal hoger dan het serum-ALAT en ook het serum-γ-GT is dikwijls sterk verhoogd. Bij virale vormen van hepatitis is dit omgekeerd en is het γ-GT niet zo sterk verhoogd. Indien aan de ziekte van Wilson gedacht wordt, leidt een combinatie van serumceruloplasmine, 24-uurskoperuitscheiding in urine, oogheelkundig onderzoek (kayser-fleischerringen) en eventueel genetisch onderzoek tot de diagnose. In ◘ tab. 10.5 worden de oorzaken van acute hepatitis samengevat, in ◘ tab. 10.6 de leverafwijkingen ten gevolge van geneesmiddelen. Bij verdenking op auto-immuunziekten of met een familieanamnese hiervoor (bijvoorbeeld reumatoïde artritis, ziekte van Hashimoto, coeliakie en vitiligo) dient men gericht naar het serum IgG-gehalte en de auto-immuunserologie te kijken (ANA, antistoffen glad spierweefsel, AMA, RA-factoren, EMA enz.). Overlapsyndromen met primaire biliaire cirrose komen voor.

10.4 Chronische hepatitis

Men spreekt van een chronische hepatitis wanneer de leverenzymen langer dan 6 maanden na de acute fase verhoogd blijven. Vaak ontbreken symptomen, soms staat moeheid op de voorgrond.

Differentieeldiagnostisch is de belangrijkste uitdaging uit te maken of er hier inderdaad een nieuw gevonden chronische hepatitis speelt of dat er een 'acuut op chronisch' moment is geweest waarbij

10.4 · Chronische hepatitis

een patiënt met een langer bestaande leverziekte een acute opvlamming of superinfectie heeft. In de differentiële diagnostiek kan het laboratoriumonderzoek een belangrijke rol spelen (ASAT, ALAT, alkalische fosfatase en γ-GT). Virale parameters van hepatitis-B, -C, -D en -E zijn belangrijk bij patiënten die tot de groepen behoren die een verhoogd risico hebben op een infectie met deze vorm van hepatitis. Ook bij chronische alcoholische hepatitis is de γ-GT meestal sterk verhoogd en is het ASAT meestal hoger dan het ALAT.

Primaire biliaire cirrose is een ziekte die vooral bij vrouwen op middelbare leeftijd voorkomt. Het is een auto-immuunziekte waarbij antistoffen tegen mitochondriën positief zijn. De leverenzymen laten een typisch cholestatisch patroon zien, waarbij vooral de alkalische fosfatase, γ-GT en ook het IgM verhoogd zijn. Pas in een later stadium is bij deze ziekte ook het serumbilirubinegehalte verhoogd, hetgeen prognostisch vaak een omineus teken is.

Een chronische virale hepatitis (veroorzaakt door hepatitis-B, -C en -D) komt vooral voor bij immigranten uit landen met een hoge prevalentie, bij MSM-mannen, na intraveneus druggebruik, na multipele bloedtransfusies vóór de invoering van de screening van bloedproducten op HBV en HCV (cardiochirurgie, hemofiliepatiënten), bij zuigelingen van geïnfecteerde moeders. Ook niet-gevaccineerde expatriates en reizigers lopen een verhoogd risico op chronische virale hepatitis.

Laboratoriumonderzoek wordt gericht op de oorzaken zoals aangegeven in ◘ tab. 10.7. Het maken van onderscheid tussen de verschillende ziektebeelden is in het algemeen mogelijk op grond van het klinische beloop en de uitslag van leverfunctietests. Auto-immuunserologie zoals ANA, AMA, EMA dient standaard bepaald te worden. Gezien het frequent voorkomen van hemochromatose dient de ijzerstatus (ferritine, transferrine saturatie) bekend te zijn. De leverbiopsie heeft in hoge mate bijgedragen aan de huidige diagnostiek en classificatie van leverziekten. Gaandeweg wordt deze vroeger zeer frequent toegepaste techniek verdrongen door serologisch onderzoek en beeldvormende technieken (zoals echografie, fibroscan, MRI/MRCP en ERCP). Een standaard percutane

Tabel 10.7 Oorzaken van chronische hepatitis en levercirrose.

toxische beschadiging
- alcohol
- geneesmiddelen
- antibiotica

metabole oorzaken
- ziekte van Wilson
- $α_1$-antitrypsinedeficiëntie
- vetstapeling (NASH)[a]
- hemochromatose

virale oorzaken
- hepatitis-B, -C, -D (-E)

cholestatische leverziekten
- primaire biliaire cirrose
- secundaire biliaire cirrose

vasculaire leverziekten
- budd-chiarisyndroom
- vena porta trombose/portale biliopathie

[a] NASH = niet-alcoholische steatosis hepatis.

leverbiopsie mag alleen worden verricht indien de uitslag duidelijke consequenties heeft voor het beleid en er geen evidente contra-indictaties zijn (ascites, gestuwde galwegen, gestoorde stolling). Aan de hand van een leverbiopt kan een uitspraak worden gedaan over het stadium en de activiteit van een chronisch actieve hepatitis en over de prognose. Soms is het mogelijk specifiek aanvullende bepalingen op het leverbiopt te doen (weefsel-ijzer, weefsel-koper).

10.5 Levercirrose

Levercirrose is het eindstadium van chronisch actieve hepatitis. De normale architectuur van de lever, met haar indeling in lobuli met centrale venen en portale driehoekjes, is bij levercirrose verdwenen.

In plaats daarvan ontstaat een nodulaire opbouw, waarbij groepjes hepatocyten worden omsloten door bindweefselstrengen. Daarbij ontstaat altijd portale hypertensie, die zich kan uiten in splenomegalie, slokdarmvarices en vorming van andere collateralen en/of ascites.

Levercirrose komt vaak voor zonder bijzondere symptomen. Toch kunnen bij anamnese en lichamelijk onderzoek moeheid en andere tekenen van chronische leverziekten op de voorgrond staan. Men dient te letten op voedingstoestand, icterus, spider naevi, erythema palmare, gynecomastie, een vergrote lever en/of milt.

Laboratoriumonderzoek maakt een verantwoorde differentiële diagnostiek van levercirrose mogelijk (◘ tab. 10.7). Indien cirrose wordt vermoed, zal beeldvorming worden verricht waarbij met een combinatie van echografie en fibroscan in de regel een diagnose te stellen is. Leverbiopsie wordt verricht als de overige technieken geen uitsluitsel geven. Aan de hand van een leverbiopt kan ook een uitspraak worden gedaan over de prognose en eventuele therapie.

10.6 Een ruimte-innemend proces in de lever

Ruimte-innemende processen in de lever worden relatief vaak gevonden, soms na gericht onderzoek, maar tegenwoordig vaker als toevalsbevinding tijdens echo- of CT-onderzoek van de buik. Anamnese, lichamelijk onderzoek en eenvoudige levertests (transaminases, alkalische fosfatase en bilirubine) zijn van groot belang bij het opstellen van een differentiële diagnose: patiënten met afwijkende leverfunctietests of tekenen van een chronische leverziekte hebben een grotere kans op een maligniteit. Een hepatocellulair carcinoom komt weinig voor bij Europeanen, maar frequent in Zuidoost-Azië en Afrika. Men moet dit overwegen bij hepatitis-B en -C, stofwisselingsziekten zoals hemochromatose en $α_1$-antitrypsinedeficiëntie. Cholangiocarcinoom wordt gezien bij primair scleroserende cholangitis (PSC), bij patiënten die in de jaren 50 en 60 neuroradiolo-

◘ **Tabel 10.8** Ruimte-innemende processen in de lever: indeling op basis van echo-onderzoek.

cysteuze afwijkingen
- simpele cysten (vaak congenitaal)
- atypische of inhomogene cysten
  - pyogeen abces
  - amoebenabces
  - echinokokkencyste
  - cystadenoom
  - cystadenocarcinoom
  - necrose in een primair levercelcarcinoom

hypodense en isodense afwijkingen
- primair levercelcarcinoom
- metastasen
- cholangiocarcinoom
- focaal nodulaire hyperplasie
- adenoom

hyperdense tumoren
- caverneus hemangioom
- focale leververvetting
- angiomyolipoom
- levercelcarcinoom
- endocriene tumoren
- sommige metastasen van rectumcarcinomen

gisch onderzocht zijn met thorotrast en bij een *Clonorchis sinensis*-infestatie, een in Zuidoost-Azië voorkomende leverbot. Bij jonge vrouwen die orale contraceptie gebruiken, dient een adenoom overwogen te worden. Een anamnese van een doorgemaakte maligniteit moet doen denken aan metastasen. Van nog groter belang is het aspect bij echo-onderzoek. Een ruimte-innemend proces kan geclassificeerd worden als cysteus of solide, en de solide tumoren kunnen verder worden verdeeld in hyperdens of hypo- of isodens ten opzichte van de omgeving (◘ tab. 10.8). Echografie is ook nuttig om multipele afwijkingen op te sporen en de anatomische relaties van de tumor ten opzichte van vaten en galwegen te verduidelijken.

Cysteuze afwijkingen worden verdeeld in enkelvoudige cysten en inhomogene of atypische cysten. Buikpijn, koorts, nachtzweten en moeheid pleiten voor een leverabces. Na een bezoek aan een gebied waar amoebiasis of echinokokkose endemisch is hoe lang geleden ook, maakt een van deze diagnoses mogelijk. Atypische of inhomogene cysten zonder systemische symptomen zijn vaak maligne: metastasen, cystadenocarcinoom of een necrotisch levercelcarcinoom.

Hyperdense afwijkingen zijn in de meeste gevallen caverneuze hemangiomen, die bij circa 4% van de bevolking gevonden kunnen worden. De leverfunctietests zijn vrijwel altijd normaal. De diagnose kan worden bevestigd door middel van CT-onderzoek. Gebleken is dat bij twijfel dunnenaaldbiopsie veilig en behulpzaam kan zijn. Hypodense of isodense afwijkingen zijn vaak metastasen of primaire maligniteiten in de lever. Een uitzondering vormt onder andere focale nodulaire hyperplasie (FNH). Deze laesie bestaat uit hepatocyten en galwegen georganiseerd rondom een centraal stervormig litteken in de laesie waarin grote radiair georiënteerde bloedvaten te zien zijn. Onderscheid tussen een FNH en een adenoom wordt gemaakt door middel van MRI met lever specifiek contrastmiddel te gebruiken.

Bij verdenking op een levercelcarcinoom in een cirrotische lever is beeldvorming met contrast (CT of MRI) in principe diagnostisch en is een leverbiopt uit de tumor gecontra-indiceerd.

Tumoren kunnen worden onderverdeeld in primair en secundair (◘ tab. 10.9).

10.7 Vochtophoping in de peritoneale holte

Bij vochtophoping in de peritoneale holte zonder evidente ontstekingsverschijnselen spreekt men van ascites. Wanneer dit gepaard gaat met ontstekingsverschijnselen (peritoneale prikkeling) spreekt men van peritonitis. De oorzaken voor de verschillende vormen van ascites zijn samengevat in ◘ tab. 10.10.

Tabel 10.9 Tumoren ingedeeld in primair en secundair.

primaire tumoren

maligne
- hepatocellulair carcinoom
- cholangiocarcinoom
- angiosarcoom
- hepatoblastoom (kinderen)
- fibrosarcoom leiomyosarcoom

benigne
- hemangioom
- focale nodulaire hyperplasie
- leveradenoom
- angiomyolipoom
- lipoom

secundaire tumoren

vrouwen
- borst
- colon
- maag
- baarmoeder/ovarium melanoom

mannen
- long
- colon
- maag
- pancreas

Ascites manifesteert zich door een opgezette buik die geleidelijk in omvang toeneemt. Fysisch-diagnostisch kan men ascites herkennen aan het verschuiven van de percussiegrenzen bij houdingsveranderingen (shifting dulness) en het fenomeen van de undulatie. Behalve dat de buik in omvang toeneemt, neemt ook het gewicht van de patiënt toe. Met behulp van echografie kunnen tegenwoordig zelfs kleine hoeveelheden vocht zeer nauwkeurig worden vastgesteld.

In de regel zal men ter nadere diagnostiek een ascitespunctie verrichten. Kernvragen richten zich op de etiologie van de ascites (wel/niet in verband met portale hypertensie) en de aan of afwezigheid van infectie. Voor de eerste vraag bepaalt men albumine in bloed en ascites en berekent de SAAG (serum ascites albumine gradiënt). Een SAAG >11 g/l voorspelt de aanwezigheid van portale hypertensie. Voor de diagnostiek naar infectie bepaalt men het absoluut aantal granulocyten naast een kweek van ten minste 10 ml ascites in bloedkweekflesjes, onmiddellijk te inoculeren na afname. Aanvullend onderzoek hangt mede af van de omstandigheden bij de patiënt

Tabel 10.10 Differentiële diagnose van ascites.

posthepatische oorzaak
- rechtsdecompensatie
- constrictieve pericarditis
- supradiafragmatische occlusie van de v. cava inferior syndroom van Budd-Chiari
- veno-occlusieve aandoeningen

hepatische oorzaak
- levercirrose
- levertumoren (zeldzaam)

chyleuze ascites
- trauma
- tuberculose
- levercirrose
- chronische ontsteking
- tumoren die de afvloed van de lymfebanen beïnvloeden (o.a. maligne lymfomen)

exsudatieve ascites
- peritonitis
- gallige peritonitis
- pancreatitis
- tuberculose
- tumoren
- metastasen naar lever en/of peritoneum

overige oorzaken van ascites
- syndroom van Meigs
- myxoedeem
- endometriose
- pseudomyxoma peritonei
- collageenziekten
- chronische pancreatitis (vooral gebarsten pseudocyste)

en omvat amylase, glucose, cytologie, immunologisch onderzoek bij lymfomen. Bij melkachtige ascites bepaalt men triglyceriden en cholesterol om chyleuze ascites aan te tonen. Bij patiënten met levercirrose en ascites dient men altijd bedacht te zijn op het ontstaan van een 'spontane' bacteriële peritonitis (SBP). In een dergelijke situatie ziet men peritoneale prikkelingsverschijnselen ontstaan en bij laboratoriumonderzoek worden leukocytose en een linksverschuiving gezien. Het door punctie verkregen vocht is troebel geel en granulocytenrijk (> 250/mm^3), de granulocytose is voldoende voor de diagnose SBP, soms kan er ook een bacteriële verwekker worden gekweekt. Indien meerdere verwekkers gekweekt worden moet men bedacht zijn op een perforatie in de tractus digestivus. Bij een pancreatitis of een pancreascyste als oorzaak van ascites kan het amylase- en/of het lipasegehalte in het ascitesvocht sterk verhoogd zijn (meer dan 1000 U/l).

Een belangrijke oorzaak van ascites is een in de peritoneale holte gemetastaseerde tumor. Cytologisch onderzoek van het ascites punctaat dient dan ook altijd te worden uitgevoerd. De opbrengst van cytologisch onderzoek kan in belangrijke mate worden verhoogd door veel vocht (bijvoorbeeld 1 liter) naar het pathologisch laboratorium te verzenden en dit te laten concentreren voordat de cytologische preparaten worden gemaakt. Overigens wordt voor het opsporen van micrometastasen en de diagnose tuberculose op het peritoneum laparoscopisch onderzoek aanbevolen.

Ten slotte kan chyleuze ascites worden onderscheiden, waarbij de witte troebele kleur zeer karakteristiek is. Bij deze vorm kan men het triglyceridegehalte van het vocht bepalen, waarbij als maatstaf geldt dat dit hoger moet zijn dan het triglyceridegehalte in het bloed.

Literatuur

Cohen EB, Afdhal NH. Ultrasound-based hepatic elastography: origins, limitations, and applications. J Clin Gastroenterol. 2010;44:637–45.

Dooley JS, Lok ASF, Burroughs AK, Heathcote EJ (red.). Sherlock's diseases of the liver and biliary system. 12e druk. Londen: Blackwell; 2011.

Feldman M, Friedman LS, Brandt LJ (red.). Sleisenger and Fordtran's gastrointestinal and liver disease: pathophysiology, diagnosis, management. 9e druk. Philadelphia, PA: Elsevier-Health Science Division; 2010.

IKNL richtlijn Hepatocellulair carcinoom. 2013; ▶ www.oncoline.nl/hepatocellulair-carcinoom.

Lanschot JJB van, Gouma DJ, Jansen PLM, et al. (red.). Integrated medical and surgical gastroenterology. 2e druk. Houten: Thieme Publishing Group; 2005.

Marcellin P, Gane E, Buti M, et al. Regression of cirrhosis during treatment with tenofovir disoproxil fumarate for chronic hepatitis B: a 5-year open-label follow-up study. Lancet. 2013;381(9865):468–75.

Richtlijn Galsteenlijden. Nederlandse Vereniging voor Heelkunde. ► www.heelkunde.nl/uploads/_6/re/_6reZZkgrYUAuCG6uvcN-A/richtlijn_galsteen.pdf.

Stadhouders PH, Kuiper JJ, Buuren HR van, Man RA de. Spontane bacteriële peritonitis, een ernstige complicatie van levercirrose. Ned Tijdschr Geneeskd. 2007;151:509–13.

Hematologische aandoeningen

M.H.H. Kramer

11.1 Bleek, moe en anemie

11.1.1 Inleiding

Een stoornis in de aanmaak van erytrocyten manifesteert zich als bloedarmoede of anemie. Dit houdt in dat de hemoglobineconcentratie in het perifere bloed lager is dan de referentiewaarden die voor leeftijd en geslacht gelden. In de praktijk betekent dit dat bij mannen het hemoglobinegehalte lager is dan 8,0 mmol/l en bij vrouwen lager is dan 7,0 mmol/l (◘ tab. 11.1).

Patiënten met bloedarmoede, ongeacht de oorzaak, hebben veelal algemene klachten, zoals bleekheid, moeheid, slaptegevoel, lusteloosheid, verminderde inspanningscapaciteit, hartkloppingen, dyspnoe d'effort, hoofdpijn, vlekken voor de ogen, oorsuizen, duizeligheid en collapsneiging. Bij jonge mensen ontstaan bovengenoemde klachten meestal pas bij een Hb van ongeveer 5 mmol/l. Wanneer bij een jonge vrouw met moeheid en algemene malaiseklachten een hemoglobinegehalte van 6,5–7 mmol/l wordt gevonden, is het daarom zeer de vraag of het gevonden Hb de oorzaak is van de klachten. Bij oudere mensen treden vaak cardiale klachten op: angina pectoris, atriumfibrilleren en decompensatio cordis. Daarnaast zijn er meer specifieke verschijnselen die afhankelijk zijn van de aard van de bloedarmoede. Icterus, urobilinurie en soms hemoglobinurie

◻ **Tabel 11.1** Referentiewaarden die van belang zijn bij analyse van een anemie.

	mannen	vrouwen
hemoglobine	8–11 mmol/l (128–175 g/l)	7–9,7 mmol/l (115–155 g/l)
erytrocyten	4-5 x 10^{e}12/L	4-5 x 10^{e}12/L
hematocriet	40–52 %	36–48 %
MCV	80–100 fl	80–100 fl
MCH	1800–2000 amol (30–32 pg)	1800–2000 amol (30–32 pg)
MCHC	20–22 mmol/l (320–350 g/l)	20–22 mmol/l (320–350 g/l)
reticulocyten	2–20‰	2–20‰
serum-Fe	14–28 µmol/l	10–25 µmol/l
totale Fe-bindingscapaciteit	40–75 µmol/l	40–75 µmol/l
serumferritine	40–340 µg/l	15–150 µg/l
serumvitamine B_{12}	160–750 pmol/l	160–750 pmol/l
serumfoliumzuur	7–35 nmol/l	7–35 nmol/l

MCV *mean corpusculair volume*, MCH *mean corpuscular hemoglobin*, MCHC *mean corpuscular hemoglobin concentration*. fl *femtoliter*; amol *attomol*.

bestaan bij een versnelde afbraak (hemolyse) van de erytrocyten, terwijl huid- en slijmvliesbloedingen onder meer worden waargenomen bij een gestoorde aanmaak of een verdringing van de hematopoëse ten gevolge van een maligniteit in het beenmerg. Koilonychie (lepeltjesnagels) past bij ijzerdeficiëntie. Bij megaloblastaire anemie heeft de huid vaak een gelige tint door de hemolytische component van de ineffectieve hematopoëse. De tong kan daarbij rood, glad en pijnlijk zijn. Ulcera aan de benen komen voor bij sikkelcelanemie, botafwijkingen kunnen aanwezig zijn bij thalassaemia major en andere ernstige congenitale hemolytische anemieën. Bij fysisch

> **Tabel 11.2** Morfologische classificatie van anemie.

normochrome normocytaire anemieën
- acuut bloedverlies
- aplastische en hypoplastische anemie
- 'pure red cell'-aplasie
- beenmerginfiltratie (leukemieën, lymfoproliferatieve ziekten, metastasen van solide tumoren)
- myelodysplasieën
- chronische ziekten (infecties, reumatoïde artritis, systemische lupus erythematodes (SLE), nierinsufficiëntie, myxoedeem)
- hemolytische anemieën (soms macrocytair)

hypochrome microcytaire anemieën
- ijzergebrekanemie
- hemoglobinopathieën
- thalassemieën
- sideroachrestische anemieën

macrocytaire anemieën
- megaloblastaire anemieën (vitamine-B_{12}- en foliumzuurdeficiëntie)
- myelodysplasie, aplastische anemie
- multipel myeloom
- hemolytische anemieën (auto-immuunhemolytische anemie)
- alcoholisme
- myxoedeem

onderzoek zijn veelal een bleke klamme huid, bleke slijmvliezen, een hoge polsdruk, een snelle pols, ejectiegeruisen aan het hart en soms een lichte miltvergroting aanwezig. De verschillende anemieën worden ingedeeld volgens morfologische bevindingen en naar oorzaak (pathofysiologie) (tab. 11.2 en 11.3). Naar oorzaak kunnen anemieën worden onderverdeeld in een gestoorde aanmaak van erytrocyten, een verhoogde afbraak van erytrocyten en een toegenomen bloedverlies. Deze indeling is van belang in verband met de therapie. De morfologische classificatie is van grote waarde bij het stellen van de diagnose. Men onderscheidt normochrome normocytaire anemieën, hypochrome microcytaire anemieën en macrocytaire anemieën. Bij de beoordeling wordt primair uitgegaan van het mean corpusculair volume (MCV) en het aantal reticulocyten (tab. 11.4). In tab. 11.2 wordt een morfologische classificatie van anemie gegeven,

◘ **Tabel 11.3** Pathofysiologische classificatie van anemie.

aanmaakstoornissen
- stamcelstoornis: aplastische anemie, 'pure red cell'-aplasie
- beenmergverdringing: acute en chronische leukemieën, myelofibrose, maligne lymfoproliferatieve ziekten
- ziekten: CLL, NHL, hairy cell-leukemie, multipel myeloom, ziekte van Waldenström, metastasen van solide tumoren
- bouwstoffentekort: ijzer, vitamine B_{12}, foliumzuur
- 'hormonale' stoornis: erytropoëtine (nierinsufficiëntie, bilaterale nefrectomie), schildklierhormoon (myxoedeem)
- functiestoornis: congenitale dyserytropoëtische anemie, sideroachrestische anemie, myelodysplasie, chronische infecties, leverziekten

verhoogde afbraak
- intracorpusculair: membraanafwijkingen (sferocytose, elliptocytose, paroxismale nachtelijke hemoglobinurie), enzymdeficiënties (G6PD, pyruvaatkinase, glutathionreductase), hemoglobinopathieën (thalassemie, sikkelcelanemie)
- extracorpusculair: auto-immuunhemolytische anemie, incompatibele bloedtransfusies, immuunhemolytische anemie ten gevolge van geneesmiddelengebruik, mechanische destructie, chemische agentia, hypersplenisme

bloedverlies
- acuut en chronisch bloedverlies

CLL = chronische lymfatische leukemie; NHL = non-hodgkinlymfoom; G6PD = glucose-6-fosfaat-dehydrogenase.

terwijl in ◘ tab. 11.3 een pathofysiologische indeling wordt gevolgd. In ◘ tab. 11.5 wordt de frequentie van voorkomen van de verschillende vormen van anemie vermeld.

11.1.2 Anamnese en lichamelijk onderzoek

Bij een geringe anemie, vooral wanneer deze geleidelijk is ontstaan, zal de patiënt veelal geen klachten hebben. Een bleke huid en bleke slijmvliezen zijn meestal de enige symptomen. Indien de anemie toeneemt, zullen vooral bij inspanning, en later ook in rust, de bovengenoemde algemene klachten en symptomen ontstaan.

Tabel 11.4 Karakteristieke laboratoriumbevindingen bij verschillende vormen van anemie.

MCV (mean corpuscular volume)
- microcytaire anemie (MCV < 80 fl)
- normocytaire anemie (80 < MCV < 100 fl)
- macrocytaire anemie (MCV > 100 fl)

reticulocyten
- een verhoogd aantal reticulocyten wijst op een toename van de erytropoëse, veelal ten gevolge van anemie door bloedverlies of hemolyse
- een verlaagd aantal reticulocyten wordt gezien bij beenmergaplasie, ijzergebrekanemie, vitaminetekort (vitamine B_{12} en foliumzuur) en na gebruik van geneesmiddelen (o.a. cytostatica)

haptoglobine
- verlaagde waarden wijzen op intravasculaire hemolyse

ferritine
- ferritinewaarden lager dan 10 µg/l wijzen op een tekort van het opgeslagen ijzer

lactaatdehydrogenase (LDH)
- verhoging van LDH en de iso-enzymen LDH-1 en -2 wijzen op hemolyse

Tabel 11.5 Verschillende vormen van anemie: frequentie van voorkomen in de huisartspraktijk.

ijzerdeficiëntie	25%
acute bloeding	25%
ontsteking – chronische ziekte	25%
macrocytair	10%
hemolytisch	<10%
aplastisch	<10%

Bloedverlies

Acuut bloedverlies heeft een vermindering van het bloedvolume tot gevolg. Daardoor ontstaan circulatoire problemen, zoals een forward failure of een hypovolemische shock. Zodra deze problemen zich herstellen als gevolg van water- en zoutretentie, treden bloedverdunning en anemie op. Bij laboratoriumonderzoek is sprake van een normochrome normocytaire anemie. Het aantal reticulocyten is veelal verhoogd en dikwijls wordt een passagère stijging van het aantal leukocyten en het aantal bloedplaatjes waargenomen.

Chronisch bloedverlies leidt meestal tot een hypochrome microcytaire anemie doordat de ijzervoorraad uitgeput raakt. De ontstane ijzergebrekanemie is de meest voorkomende vorm van anemie. Zij komt, vooral in de vruchtbare leeftijd, vaker voor bij vrouwen dan bij mannen. Het bloedverlies is bijna altijd het gevolg van profuse menses of van zwangerschap, en op latere leeftijd van occult bloedverlies uit de tractus digestivus.

Naast de algemene klachten van bloedarmoede klaagt de patiënt over concentratiestoornissen en zwakte in de benen. Bij een langer bestaand ernstig ijzertekort ontstaan specifiekere afwijkingen ten gevolge van epitheel- en slijmvliesbeschadiging. Door atrofie van het slijmvlies van mond, farynx en slokdarm ontstaan slikklachten, ragaden van de mond en een gladde tong. Dit klinische beeld staat bekend als het syndroom van Plummer-Vinson en wordt voornamelijk bij vrouwen vastgesteld. Ook kan de patiënt klagen over een droge huid, haaruitval en spierzwakte.

Meno- en metrorragieën kunnen een ernstig ijzertekort veroorzaken. Ze treden veelvuldig op bij vrouwen in de vruchtbare leeftijd. Wijziging van het defecatiepatroon of de aanwezigheid van bloed bij de feces wijst op aandoeningen in de darm. Maligniteiten, diverticulose, poliepen, colitis en hemorroïden kunnen de oorzaak zijn van chronisch bloedverlies. Vermagering, verminderde eetlust, pijn in de bovenbuik, slikstoornissen, zuurbranden, misselijkheid en braken wijzen op oorzaken hoog in de tractus digestivus. Daarvoor kan een goedaardig ulcus, een poliep, een divertikel, een maligniteit of een hiatushernia verantwoordelijk zijn. Chronisch bloedverlies kan ook worden veroorzaakt door regelmatig en veelvuldig gebruik van geneesmiddelen, bijvoorbeeld aspirine en andere NSAID's. Resorptiestoornissen en een deficiënte voeding zijn zelden de oorzaak van ijzertekort. Gedurende de zwangerschap en tijdens de lactatieperiode is de behoefte aan ijzer toegenomen. Een positieve familieanamnese is aanwezig bij de ziekte van Rendu-Osler-Weber (hereditaire hemorragische teleangiëctasieën), die gepaard gaat met neus- en gastro-intestinale bloedingen.

Bij lichamelijk onderzoek zijn niet alleen de algemene symptomen van bloedarmoede te vinden. Vooral bij langdurig ijzertekort zijn de nagels afgeplat en soms hol (lepeltjesnagels), en tevens zijn ze brokkelig en overlangs gegroefd.

Bij laboratoriumonderzoek vindt men een hypochrome microcytaire anemie. Het MCV en de mean corpuscular hemoglobin concentration (MCHC) zijn verlaagd. Het perifere bloedbeeld toont hypochrome microcyten. Een geringe daling van het aantal leukocyten en een toename van het aantal trombocyten zijn vaak aanwezig. Het serumijzer is verlaagd bij een manifeste ijzergebrekanemie, terwijl het serumferritinegehalte (<10 µg/l) al laag is bij een latent ijzertekort (◘ tab. 11.4). Bij een ijzergebrekanemie ten gevolge van bloedverlies, bijvoorbeeld bij een tumor van de tractus digestivus, kan het serumferritine echter normaal of zelfs verhoogd zijn als uiting van een acute fasereactie. Bij sterke verdenking op het bestaan van een ijzergebrekanemie bij een normaal of een verhoogd ferritinegehalte is het daarom zinvol beenmergonderzoek op aanwezigheid van ijzer te doen. Bij ijzergebrek ontbreekt kleurbaar ijzer in het beenmerg, zowel intra- als extracellulair.

Belangrijke aanvullende diagnostiek is radiologisch en endoscopisch onderzoek van de tractus digestivus.

Andere vormen van bloedarmoede waarbij een hypochroom microcytair bloedbeeld wordt waargenomen zijn hemoglobinopathieën (in het bijzonder de thalassemieën) en anemie bij loodintoxicatie. Bij al deze vormen bestaat geen ijzertekort. Ook bij chronische infecties, chronische reumatoïde artritis en gemetastaseerde carcinomen wordt soms een hypochroom bloedbeeld gezien. Het serumijzergehalte is dan meestal laag, terwijl het serumferritinegehalte daarentegen normaal of verhoogd is. Hoe ver de diagnostiek wordt uitgebreid bij een patiënt met een hypochrome microcytaire ijzergebrekanemie is afhankelijk van leeftijd, geslacht en anamnese. Bij een jonge menstruerende vrouw zal, tenzij de anamnese aanwijzingen geeft voor andere pathologie, worden volstaan met gericht onderzoek en ijzersuppletie. Bij oudere vrouwen en bij mannen is de meest voorkomende oorzaak van microcytaire anemie bloedverlies in het maag-darmkanaal. Nadere diagnostiek richt zich dan vooral op de tractus digestivus.

Anemie van de chronische ziekte
Bloedarmoede komt vaak voor bij patiënten met een chronische ziekte, zoals bij kanker, infecties en auto-immuunziekten. Het bloedbeeld is vaak normocytair, maar soms ook licht microcytair. Het kan lastig zijn om een goed onderscheid te maken tussen een anemie door chronisch bloedverlies of één van bovengenoemde oorzaken. Er kan sprake zijn van een mengbeeld, waarbij het laboratoriumonderzoek mogelijk verwarring schept. Bij chronische ziektes is er veelal sprake van een acute fase reactie, waarbij het ferritinegehalte normaal of verhoogd is. Het eiwit hepcidine speelt een cruciale rol in de pathofysiologie van de anemie van de chronische ziekte. Dit eiwit wordt in de lever geproduceerd als gevolg van ontstekingsmediatoren (IL6, TNF-alfa, LPS) die vrijkomen bij een ontstekingsreactie en infectie. Hepcidine breekt ferroportinekanalen af, waardoor ijzer niet meer door de celwand kan worden getransporteerd. Ferroportinekanalen bevinden zich in enterocyten van het duodenum (opname van ijzer uit tractus digestivus), macrofagen (recycling van ijzer bij afbraak van senescente erytrocyten) en de lever (in de lever opgeslagen ijzer, gebonden aan ferritine). Bij verhoogde hepcidinespiegels, als gevolg van chronische ontsteking, zullen deze kanalen worden afgebroken, waardoor ijzer niet meer vrij kan worden gemaakt voor de erytropoëse. Er ontstaat een anemie op basis van een

aanmaakstoornis (ijzer kan niet worden gebruikt), vaak normocytair, met een verlaagd reticulocytengetal, een verlaagd serumijzer en een normaal of verhoogd ferritinegehalte.

Hepcidine ontbreekt als het hepcidinegen (HAMP-gen) door mutaties in het activerende receptorcomplex of het gen zelf niet afgelezen kan worden. Hierdoor ontstaat ijzerstapeling (hemochromatose) door ongebreidelde ijzer opname omdat de ferroportine kanalen niet kunnen worden afgebroken en in het menselijk lichaam ijzer niet actief kan worden uitscheiden.

Macrocytaire anemie

Macrocytaire anemieën kunnen worden veroorzaakt door een tekort aan vitamine B_{12}, een tekort aan foliumzuur, door afwijkingen in de stofwisseling van vitamine B_{12} (bijv. bij transcobalaminedeficiëntie) of van foliumzuur (bijv. bij gebruik van foliumzuurantagonisten), door andere stoornissen van de DNA-synthese door congenitale enzymdeficiëntie, verkregen door alcoholabusus of behandeling met hydroxyureum, azathioprine of cytosinearabinoside. Een vitamine-B_{12}-tekort kan ontstaan door afwijkingen in de maag, zoals het geval is bij pernicieuze anemie of na gastrectomie, of door afwijkingen in het laatste deel van de dunne darm, waardoor de resorptie wordt geremd. Ten slotte komt vitamine-B_{12}-tekort voor bij een infectie met de worm *Diphyllobothrium latum* en zelden als voedingsdeficiëntie bij vegetariërs. Aangezien de voorraad vitamine B_{12} in de lever relatief hoog is en de dagelijkse behoefte zeer gering (1–2 μg), duurt het bijvoorbeeld na een maagresectie soms 2 tot 4 jaar alvorens de ziekte manifest wordt. Een verhoogd MCV kan voorts optreden bij reticulocytose als gevolg van de toename van jonge erytrocyten en bij aggregatie van erytrocyten door antistoffen. Op oudere leeftijd, in het bijzonder bij patiënten ouder dan 70 jaar, is een myelodysplastisch syndroom nogal eens de oorzaak van een refractaire anemie, die zich vaak presenteert met een verhoogd MCV.

Pernicieuze anemie is de meest voorkomende oorzaak van vitamine-B_{12}-deficiëntie bij volwassenen. De anemie wordt veroorzaakt door een atrofie van het maagslijmvlies, hetgeen leidt tot achloorhydrie en een onvoldoende of afwezige productie van intrinsic factor in de pariëtale cellen van de maag. Vitamine B_{12} bindt zich normaal aan intrinsic factor om zo een complex te vormen dat na binding aan specifieke oppervlaktereceptoren wordt opgenomen in het distale ileum. Intrinsic factor bindt ook vitamine B_{12} afkomstig uit de gal en vormt zo een enterohepatische cyclus.

Pernicieuze anemie is een auto-immuunziekte. Bij 90% van de patiënten komen in het serum antistoffen tegen pariëtale cellen voor, terwijl bij 75% een antistof tegen intrinsic factor kan worden aangetoond. Pernicieuze anemie komt 1,6 × zo vaak bij vrouwen als bij mannen voor, meestal boven het 50e levensjaar. De ziekte kan voorkomen in combinatie met andere auto-immuunziekten zoals hypothyreoïdie ten gevolge van de ziekte van Hashimoto, hyperthyreoïdie bij de ziekte van Graves, de ziekte van Addison, vitiligo en hypoparathyreoïdie. Er is een verhoogd risico op het ontstaan van maagcarcinoom. Pernicieuze anemie kent een duidelijk familiair voorkomen. De ziekte komt vaker voor bij blonde, vroeg grijze mensen en bij mensen met bloedgroep A. Vooral in Noord-Europa is de prevalentie het hoogst.

Andere oorzaken van vitamine-B_{12}-tekort zijn bacteriële overgroei in het duodenum en jejunum, zoals vaak wordt gezien bij het blinde-lis-syndroom en bij een verstoorde ileumfunctie (regionale enteritis, bestralingileitis en ileumresectie). Geringe inneming of een aangeboren deficiëntie komen zelden voor.

Het tekort aan vitamine B_{12} veroorzaakt een stoornis in de DNA- en RNA-synthese. Klinisch vindt men de afwijkingen dan ook vaak in de zich snel delende weefsels, wat leidt tot afwijkingen in de hematopoëse, het epitheel van de tractus digestivus en de huid. Daarnaast treden ook afwijkingen op in het centraal zenuwstelsel.

Naast de algemene klachten en symptomen ten gevolge van anemie, klagen de patiënten over slikstoornissen en pijn in de tong. Dit zijn gevolgen van oesofagitis en glossitis. De pijn is vooral hevig bij het gebruik van zure dranken. Voorts kunnen misselijkheid en verminderde eetlust aanwezig zijn als gevolg van een atrofische gastritis, en pijn en branderigheid bij de mictie ten gevolge van een cystitis.

Neurologische stoornissen worden bij ongeveer de helft van de patiënten waargenomen. Er zijn vaak tekenen van neuropathie zoals hyperesthesie, paresthesie, areflexie en krachtverlies. Ook kunnen er klachten zijn van potentieverlies en van incontinentie. Daarnaast kunnen er afwijkingen bestaan als gevolg van een gecombineerde strengaandoening. De afwijkingen in de achterstrengen veroorzaken gnostische sensibiliteitsstoornissen en bij onderzoek is de proef van Romberg positief. Stoornissen in de voorstrengen (piramidebanen) uiten zich in verhoogde reflexen, pathologische reflexen (Babinski) en spastische parese. Indien deze afwijkingen langer blijven bestaan en zich uitbreiden, wordt de kans op herstel kleiner. Vooral bij oudere mensen zijn psychische stoornissen niet ongewoon. De verschijnselen variëren van prikkelbaarheid tot psychiatrische syndromen (psychose). Door de versterkte afbraak van de erytrocyten en hun voorlopercellen ziet men veelal icterische sclerae en toont de huid een typische strogele kleur.

Bij laboratoriumonderzoek wordt vaak een zeer laag hemoglobinegehalte gevonden. Het MCV is bijna altijd toegenomen (>100 fl en in ernstige gevallen vaak 120–160 fl) en de MCHC is meestal normaal. Er zijn weinig of geen reticulocyten in het bloed aanwezig. Het aantal leukocyten en bloedplaatjes is meestal verlaagd. De bezinking is verhoogd en de grens tussen plasma en erytrocyten is onscherp. Het perifere bloedbeeld toont typische megalocyten. Er zijn grote granulocyten met hypersegmentatie van de kern aanwezig. Soms vindt men een beperkt aantal normoblasten. Een enkele keer worden ringvormige structuren in de erytrocyten gezien (ringen van Cabot).

Als gevolg van hemolyse is in het bloed het indirecte bilirubine verhoogd, het serumlactaatdehydrogenase (serum-LDH) sterk gestegen en het serumhaptoglobinegehalte verlaagd (◘ tab. 11.4) en is in de urine het urobilinegehalte verhoogd. Het serumijzergehalte is normaal of verhoogd, tenzij er gelijktijdig een ijzertekort bestaat. Het serumvitamine-B_{12}-gehalte is verlaagd, maar kan ook normaal lijken. Bij een laagnormale vitamine-B_{12}-uitslag dient ook methylmalonzuur bepaald te worden. Bij pernicieuze anemie kunnen in het serum van de patiënt meestal antistoffen tegen pariëtale cellen en/of circulerende antistoffen tegen intrinsic factor worden aangetoond.

Beenmergonderzoek toont een karakteristiek beeld. De erytroblasten hebben een megaloblastair uiterlijk: ze zijn te groot en hebben een fijnkorrelig, scherp gestructureerde kern die relatief te groot is. De myelopoëse toont reuzenvormen, in het bijzonder reuzen met myelocyten en reuzenstaafkernige granulocyten.

Een andere vorm van megaloblastaire anemie ontstaat bij een *tekort aan foliumzuur*. Bij anamnese, lichamelijk en laboratoriumonderzoek ziet men veel overeenkomsten met een anemie ten gevolge van een vitamine-B_{12}-deficiëntie. Een groot verschil is dat er nooit klachten van een gecombineerde strengziekte worden gevonden. Ook de oorzaak is meestal verschillend. Een tekort aan foliumzuur treedt vaak op bij oude, alleenwonende mensen en alcohol- en drugsverslaafden en wordt veroorzaakt door een deficiënt dieet. Ook bij patiënten met een chronische hemolytische anemie en bij zwangeren ontstaat een relatief tekort als gevolg van een toegenomen behoefte. Verschillende geneesmiddelen zoals anticonvulsiva, tuberculostatica, orale contraceptiva en foliumzuurantagonisten veroorzaken stoornissen in het foliumzuurmetabolisme. Darmziekten, zoals een glutengevoelige spruw, tropische spruw en regionale enteritis, veroorzaken een geringe opname van foliumzuur. Bij laboratoriumonderzoek is het foliumzuurgehalte in het serum verlaagd.

Hemolytische anemie

Bij hemolytische anemieën komen niet alleen de algemene klachten en symptomen van bloedarmoede voor, maar ook verschijnselen als gevolg van hemolyse. Huid en sclerae tonen een gelige kleur, vooral bij ernstige hemolyse. Door een versnelde afbraak van de erytrocyten ontstaat een verhoogd aanbod van hemoglobine aan het reticulo-endotheliale systeem van de lever. De afbraak van hemoglobine veroorzaakt een verhoogd gehalte aan indirect reagerend bilirubine, dat in de lever wordt geconjugeerd (direct reagerend bilirubine). Een deel van het indirect reagerend bilirubine komt in het bloed terecht. De patiënt klaagt ook vaak over donkere urine (urobilinurie) en soms bestaat bij zeer ernstige hemolyse hemoglobinurie.

In het algemeen begint een onderzoek naar hemolyse naar aanleiding van het constateren van een verhoogd aantal reticulocyten bij een anemische patiënt. Bij een lage hematocriet dient het reticulocyten% gecorrigeerd te worden en kan van de reticulocytenindex gebruikgemaakt worden. Aangezien een reticulocytose ook kan voorkomen bij bloedverlies en bij miltsekwestratie wordt vervolgens gekeken naar andere bevindingen die wijzen op het bestaan van hemolyse. Hemolyse is gedefinieerd als een verkorting van de overleving van erytrocyten. Als gevolg van deze verkorte overleving vindt men een vergrote milt en in het serum een verhoogd indirect reagerend bilirubinegehalte en een stijging van het LDH. Het serumhaptoglobinegehalte is ten gevolge van een verhoogd gebruik verlaagd of afwezig. De hoeveelheid urobiline in de urine is toegenomen. Bij een ernstige acute hemolyse wordt zelfs hemoglobine in de urine vastgesteld. Het aantal reticulocyten is vaak verhoogd door een toegenomen activiteit van de erytropoëse. De erytrocyten in het bloedbeeld tonen anisocytose, poikilocytose, polychromasie en basofiele punctering. Soms zijn er normoblasten waarneembaar. Het aantal leukocyten en trombocyten kan verhoogd zijn als gevolg van een versterkte activiteit van de hematopoëse. Vaak zijn bovengenoemde bevindingen voldoende voor het stellen van de diagnose en is het niet nodig een overlevingsonderzoek van de erytrocyten te verrichten. Het ontbreken van splenomegalie bij een normaal aantal reticulocyten en normale serumgehalte aan bilirubine, LDH en haptoglobine sluit echter hemolyse niet uit. De reticulocytose is afhankelijk van de activiteit van het beenmerg, terwijl het haptoglobinegehalte bijvoorbeeld normaal of zelfs verhoogd kan zijn als gevolg van een acute fasereactie. Voor de nadere diagnostiek van hemolytische anemie zijn van belang de familieanamnese, het ras waartoe de patiënt behoort en typische kenmerken in de bloeddifferentiatie zoals aanwezigheid van sferocyten bij congenitale sferocytose of fragmentocyten bij microangiopathie, kunstkleppen in het hart of arteriële grafts.

Sikkelcelanemie komt vooral voor bij het negroïde ras, terwijl thalassemie wordt gezien in het Middellandse Zeegebied, het Midden-Oosten en Zuidoost-Azië. Hemolytische anemie als gevolg van microangiopathie komt voor bij trombotische trombocytopenische purpura, het hemolytisch-uremisch syndroom en diffuus intravasale stolling.

Hemolytische anemieën kunnen worden verdeeld in intracorpusculaire defecten en extracorpusculaire afwijkingen (❏ tab. 11.6). De afwijkingen bij de hereditaire vormen omvatten membraandefecten, metabole stoornissen van de erytrocyten of stoornissen in de hemoglobinesynthese. Een positieve familieanamnese is meestal aanwezig.

Bij de *hereditaire sferocytose* en *hereditaire elliptocytose* is er sprake van een membraandefect. Soms ontbreken klinische verschijnselen van bloedarmoede. Ernstige anemie treedt vaak op in aansluiting op een infectie. Men herkent de patiënt meestal aan de icterische sclerae. Bij lichamelijk onderzoek is de milt vrijwel altijd vergroot. Bij laboratoriumonderzoek zijn de karakteristieke bevindingen van hemolyse aanwezig. In het perifere bloedbeeld worden tevens de typische afwijkingen aan de rode cellen waargenomen; sferocyten respectievelijk elliptocyten (ovalocyten). De microsferocyten en ovalocyten hebben een verminderde osmotische resistentie, dat wil zeggen een geringere weerstand tegen hypotone NaCl-oplossingen.

Erytrocytaire enzymdeficiënties leiden tot metabole stoornissen, maar meestal niet tot hemolyse. Matige tot ernstige hemolyse treedt pas enkele dagen na het gebruik van bepaalde geneesmiddelen op (o.a. sulfapreparaten, nitrofurantoïne en antimalariamiddelen zoals primaquine), of na het nuttigen van tuinbonen (favisme). De meest voorkomende erytrocytaire enzymdeficiënties betreffen glucose-6-fosfaat-dehydrogenase (G6PD) en pyruvaatkinase (PK). G6PD-deficiëntie komt frequent voor bij negroïde bevolkingsgroepen en bij bevolkingsgroepen afkomstig uit landen rondom de Middellandse Zee. De hemolyse gaat gepaard met een normochrome normocytai-

◘ **Tabel 11.6** Indeling van hemolytische anemie.

intracorpusculaire defecten

hereditair
- membraanafwijkingen (hereditaire sferocytose, hereditaire elliptocytose)
- enzymdeficiënties (G6PD, pyruvaatkinase, glutathionreductase)
- hemoglobinopathieën (sikkelcelanemie, instabiele hemoglobine)
- thalassemieën
- erytropoëtische porfyrie

verworven
- paroxismale nachtelijke hemoglobinurie
- megaloblastaire anemie (vitamine-B_{12}- en folium- zuurtekort)
- geneesmiddelen (fenothiazinen, fenacetine, antimalariamiddelen)
- bestraling en intoxicaties (lood, alcohol)

extracorpusculaire afwijkingen

immunologisch
- auto-immuunhemolytische anemie
- incompatibele bloedtransfusies
- immuunhemolytische anemie ten gevolge van geneesmiddelengebruik (alfamethyldopa, antibiotica, e.d.), bloedgroepantagonisme (resus, ABO) van de pasgeborene, allograft-transplantaties

mechanische destructie
- hartklepprothese
- vaatprothese
- microangiopathie (TTP, HUS, meningokokkensepsis, pre-eclampsie, gedissemineerde intravasale stolling, marshemoglobinurie)

infecties
- malaria
- *Clostridium welchii*
- *Mycoplasma pneumoniae*

symptomatisch
- neoplasmata
- leverziekten

sekwestratie
- hypersplenisme (sepsis lenta, lymfoproliferatieve ziekten)
- splenomegalie (myelofibrose, portale hypertensie)

G6PD = glucose-6-fosfaat-dehydrogenase; TTP = trombotische trombocytopenische purpura; HUS = hemolytisch-uremisch syndroom.

re anemie, icterus en soms met hemoglobinurie. Bij de reticulocyten telling treft men gedurende de hemolytische fase Heinz-lichaampjes in de erytrocyten aan. Dit zijn denaturatieproducten van hemoglobine. Bij pyruvaatkinase deficiëntie is meestal al vanaf de geboorte hemolyse aanwezig. PK is de meest voorkomende erytrocytaire enzymdeficiëntie in West-Europa en Noord-Europa. De mate van anemie, icterus en miltvergroting is zeer wisselend. Tijdens infecties kan de hemolyse ernstiger worden. Enzymdeficiënties kunnen met behulp van specifieke enzym-assays worden opgespoord.

Bij *hemoglobinopathieën* kunnen de klinische verschijnselen sterk variëren. Zo zijn er bij sikkelcelanemie niet alleen verschijnselen van bloedarmoede en hemolyse, maar ook klachten als gevolg van de afwijkende hemoglobinestructuur (hemoglobine S). Hemoglobine S is onoplosbaar en vormt kristallen. Daardoor zijn de erytrocyten rigide en verstoren ze de circulatie. Als gevolg hiervan hebben de patiënten vaak klachten over een vasculaire obstructie (intravasculaire agglutinaties van sikkelcellen). De ontstane weefselischemie en lokale thrombi veroorzaken botpijnen (aseptische botnecrose), miltinfarcten, longinfarcten, hematurie (nierpapilnecrose), soms hevige buikpijn en ulceraties aan de onderste extremiteiten. Ook cerebrovasculaire accidenten kunnen voorkomen. Pigmentgalstenen (bilirubine) komen frequent voor. De ziekte komt vrijwel uitsluitend voor bij het negroïde ras. Een miltvergroting is zelden aanwezig. In het perifere bloedbeeld kan men bijna altijd sikkelcellen vinden. De afwijkende hemoglobinestructuur HbS kan elektroforetisch worden aangetoond.

Bij *thalassemieën* is er sprake van een productiestoornis van de alfa- of bètaketen van hemoglobine. Er worden onvoldoende hemoglobineketens gevormd. De ziekte komt vooral voor bij bevolkingsgroepen afkomstig uit gebieden rond de Middellandse Zee, in het Midden-Oosten en Zuid- en Zuidoost-Azië. Men onderscheidt een alfa- en een bèta-thalassemie. Alfathalassemie berust meestal op deleties van genen. Bij de ernstigste vormen bestaan deleties van vier genen, waardoor de synthese van alfaketens geheel is onderdrukt. Dit is niet met het leven verenigbaar omdat dit ook de synthese van foetaal hemoglo-

11.1 · Bleek, moe en anemie

bine treft, hetgeen leidt tot hydrops foetalis. Bèta-thalassemie is ook bekend als mediterrane of Cooley-anemie. Bèta-thalassemia major ontstaat bij een op de vier nakomelingen als beide ouders drager zijn van bèta-thalassemie (de heterozygote vorm). De ouders hebben dan zelf weinig klachten. Patiënten met de homozygote vormen tonen een geringe tot soms ernstige hemolytische anemie die in de vroege jeugd al aanwezig is. Bilirubinemie en splenomegalie zijn dan bijna altijd aanwezig. Bij patiënten met de heterozygote vorm is meestal een geringe anemie aanwezig. Opvallend is dat het aantal erytrocyten vaak normaal of zelfs verhoogd is. Het perifere bloedbeeld toont hypochrome en microcytaire cellen. De aanwezigheid van targetcellen (schietschijfcellen) en basofiele stippeling van de erytrocyten past bij het ziektebeeld. Een enkele keer zijn er normoblasten te vinden. Het aantal reticulocyten is normaal. De osmotische resistentie van de erytrocyten is verhoogd. Het serumijzergehalte is normaal of verhoogd. De hemoglobinefracties kunnen elektroforetisch worden aangetoond.

Verworven hemolytische anemieën zijn het gevolg van extracellulaire afwijkingen. De voornaamste oorzaken zijn auto- en allo-immuunhemolytische anemieën, infectieuze micro-organismen en traumatische factoren. De klachten van bloedarmoede en verschijnselen van een verhoogde bloedafbraak kunnen variëren van gering tot zeer ernstig. Verworven hemolytische anemieën kunnen acuut of sluipend beginnen. Het gebruik van geneesmiddelen is van belang. Zo veroorzaakt alfamethyldopa de vorming van autoantistoffen tegen erytrocyten. Andere geneesmiddelen, bijvoorbeeld penicilline, hechten zich samen met antistoffen gericht tegen het geneesmiddel aan de erytrocyten en kunnen op deze wijze hemolyse veroorzaken. Autoantistoffen tegen erytrocyten kunnen primair voorkomen of als secundair verschijnsel bij virale infecties, *Mycoplasma pneumoniae*, gegeneraliseerde auto-immuunziekten (systemische lupus erythematodes (SLE)) en maligne lymfoproliferatieve ziekten. Behalve hemolyse bestaan er dan ook specifieke klachten van de primaire aandoening. Mechanische beschadiging van de erytrocyten kan leiden tot hemolyse, vooral bij hartklepprothesen en vasculitiden. Malariaparasieten veroorzaken een directe beschadiging van de

| **Tabel 11.7** | Oorzaken van aplastische anemie. |

primaire vorm
- idiopathisch
- congenitaal (type Fanconi)

secundaire vorm
- geneesmiddelen (cytostatica, chlooramfenicol, fenylbutazon, goud, penicillamine, thyreostatica)
- fysische en chemische stoffen (bestraling, benzeen, tolueen, insecticiden, DDT)
- virale infecties (hepatitis infectiosa, parvovirus, dengue, mononucleosis infectiosa)
- immunologisch (thymoom)

erytrocyt. Onderzoek van het perifere bloed is belangrijk voor de differentiële diagnose. De aanwezigheid van sferocyten wijst op een immunologische oorzaak. Schistocyten (fragmenten van erytrocyten) zijn kenmerkend voor een verworven hemolytische anemie door mechanische beschadiging. Autoagglutinaties van erytrocyten zijn specifiek voor een auto-immuun hemolytische anemie. Bij deze vorm van anemie is de directe coombs-test positief.

Aplastische anemie
Aplastische anemie is een pancytopenie in combinatie met een leeg beenmerg. Daarbij is er niet alleen een tekort aan erytrocyten, maar ook het aantal granulocyten en trombocyten is sterk afgenomen of afwezig. Het begin van de ziekte is sluipend. Klachten van bloedarmoede ontwikkelen zich geleidelijk. Huid-, neus- en tandvleesbloedingen zijn zelden het eerste symptoom. Veel eerder klagen de patiënten over infecties van de mond- en keelholte, die gepaard gaan met temperatuurverhoging. Voor het vaststellen van de oorzaak (tab. 11.7) zijn het gebruik van geneesmiddelen, expositie aan chemische en fysische stoffen en een doorgemaakte virale infectie van belang. Een positieve familieanamnese wijst op een hereditaire vorm. Bij lichamelijk onderzoek vindt men bijna altijd een bleke huid en bleke slijmvliezen. Soms zijn er hematomen en tekenen van hemorragische diathese. Er zijn geen vergrote lymfeklieren palpabel en er is geen sprake van lever- en miltvergroting. Bloedonderzoek toont een macrocytaire of normocy-

> **Tabel 11.8** Oorzaken van lymfekliervergroting.

lokaal
- (pyogene) bacteriële infecties: faryngitis, tonsillitis, kaakabces, otitis media, huidinfecties, tuberculose en lues
- virale infecties: kattenkrabziekte, lymphogranuloma venereum
- schimmelinfecties: actinomycose
- maligniteiten: maligne proliferaties van lymfeklieren (ziekte van Hodgkin, non-hodgkinlymfoom), metastase van solide tumoren (nasofarynx-, schildklier-, mamma-, long- en gastro-intestinale tumoren)

gegeneraliseerd
- bacteriële infecties: brucellose, endocarditis, tuberculose en lues
- virale infecties: mononucleosis infectiosa, hepatitis, cytomegalie, mazelen, rubeola, hiv, schimmelinfecties zoals histoplasmose
- protozoale infecties: toxoplasmose
- auto-immuunziekten: SLE, reumatoïde artritis
- hematologische maligniteiten: acute en chronische leukemieën, lymfoproliferatieve ziekten (CLL, ziekte van Hodgkin en non-hodgkinlymfoom)
- reacties op geneesmiddelen: hydantoïnederivaten (fenytoïne)

taire anemie, granulocytopenie, trombocytopenie en veelal ook een lymfocytopenie. Het reticulocyten aantal is verlaagd. Het serum-LDH is soms licht verhoogd. Voor het stellen van de definitieve diagnose is histologisch onderzoek van het beenmerg absoluut noodzakelijk. Andere aandoeningen waarbij een pancytopenie bestaat, zijn hypoplastische leukemieën, myelodysplasieën, megaloblastaire anemieën, sommige lymfoproliferatieve ziekten (m.n. hairycel leukemie) en hypersplenisme. Door beenmergonderzoek kunnen deze aandoeningen goed van elkaar worden onderscheiden.

11.2 Lymfadenopathie

11.2.1 Inleiding

Een vergroting van één of meer lymfeklieren kan zowel van reactieve goedaardige aard als van kwaadaardige aard zijn (tab. 11.8). Het proces kan beperkt blijven tot een enkele of meer lymfeklieren van één station. De aandoening kan ook meer lymfeklieren van verschillende lymfeklierregio's omvatten. Opgezette lymfklieren bij een ontsteking of infectie voelen vaak weker aan en kunnen pijnlijk bij palpatie zijn. Vaste lymfklieren of lymfeklierpakketten zijn daarentegen verdacht voor een maligniteit, vooral bij lokalisaties laag cervicaal, supraclaviculair, axillair of in de femoralisregio. Bij een metastase van een carcinoom zijn de lymfeklieren meestal vast aanvoelend, soms onderling verkleefd en vergroeid met het omliggende weefsel. Bij maligne lymfoproliferatieve ziekten, zoals de ziekte van Hodgkin en het non-hodgkinlymfoom (NHL), zijn de lymfeklieren vast van consistentie, voelen rubberachtig aan en zijn zelden onderling of met de omgeving vergroeid. Belangrijk is dat elke persisterende lymfkliervergroting nader onderzoek vereist. Cytologisch, histologisch, immunologisch, microbiologisch en moleculair-biologisch onderzoek is dan aangewezen.

11.2.2 Anamnese en onderzoek

Lymfkliervergrotingen komen op alle leeftijden voor. *Goedaardige proliferaties van lymfeklieren* zijn het gevolg van een lokale ontsteking en/of een gegeneraliseerde infectie. De lymfeklieren zijn meestal week, pijnlijk en soms onderling verkleefd. Veelal zijn verschillende symptomen aanwezig als gevolg van de onderliggende aandoening.

Het laboratoriumonderzoek richt zich allereerst op het aantal leukocyten, de verdeling van de bloedcellen in het perifere bloed, de bezinkingssnelheid en het C-reactieve proteïne. Bij virale infecties kan het aantal leukocyten verminderd zijn. Bacteriële infecties en maligniteiten gaan veelal gepaard met een leukocytose. De aanwezigheid van atypische lymfocyten in het perifere bloed wijst op virale infecties en/of op toxoplasmose. Aanvullende tests zijn de reactie van Paul-Bunnell, bepaling van antistoftiters tegen toxoplasmose, cytomegalovirus en hiv, en de mantouxtest.

Geneesmiddelengebruik, in het bijzonder hydantoïnederivaten (fenytoïne) en para-aminosalicylzuur, kan een uitgebreide lymfoproliferatieve reactie van de klieren tot gevolg hebben, die frequent gepaard gaat met een jeukend urticarieel exantheem. Het klinische beeld is soms moeilijk te onderscheiden van maligne lymfoproliferatieve ziekten.

Bij het vinden van een vergrote lymfeklier in de hals dient allereerst de vraag te worden gesteld: hoe groot is de kans op maligniteit? Tot de risicofactoren voor een toegenomen kans op maligniteit worden gerekend: vroegere bestraling van de hals (vaak meer dan 10-20 jaar geleden), oudere leeftijd en een voorgeschiedenis van veel roken en alcoholgebruik. Bij mensen afkomstig uit Zuidoost-Azië komt nasofarynxcarcinoom veelvuldig voor; een vergrote halslymfeklier kan daarvan de eerste klinische uiting zijn. Verdacht voor maligniteit zijn verder lymfeklieren die langzaam toenemen in grootte, vast aanvoelen, verminderd beweeglijk en niet pijnlijk zijn bij palpatie.

Het onderzoek is primair gericht op het aantonen van een primaire tumor (elders lymfomen, splenomegalie, röntgenonderzoek van de thorax, KNO-onderzoek). Aanvullend volgt een cytologische of histologische punctie. Het verkregen materiaal wordt behalve met routinetechnieken ook immunohistochemisch en moleculair-biologisch onderzocht. Het verdere beleid hangt af van de resultaten en kan bestaan uit een herhaling van de punctie bij negatieve bevindingen, of uit het verwijderen van de lymfeklier voor nader histologisch onderzoek bij verdenking op een maligne lymfoom. Bij verdenking op een metastase wordt nader onderzoek ingesteld naar een primaire tumor. Bij een supraclaviculaire klier wordt daarbij allereerst gedacht aan een long-, maag-, mamma-, ovarium- of prostaatcarcinoom.

Tot de maligne proliferatieve aandoeningen van de lymfeklieren worden de ziekte van Hodgkin en het non-hodgkinlymfoom gerekend.

Hodgkinlymfoom

Het hodgkinlymfoom (HL) kent een bimodale leeftijdsverdeling met een hoogste piek tussen 15 en 30 jaar en een tweede piek boven de 50 jaar, maar de ziekte kan op alle leeftijden voorkomen. De man-vrouwverhouding is 2:1. Meestal bestaat er aanvankelijk een vergrote, niet-pijnlijke lymfeklier die supraclaviculair of cervicaal gelegen is. Lokalisaties in andere lymfeklierregio's kunnen voorkomen. Ongeveer de helft van de patiënten heeft symptomen van algemene aard, zoals koorts, nachtzweten, vermagering, algemeen malaisegevoel, moeheid en soms jeuk aan onderbenen en armen. Bij progressie van de ziekte breidt de jeuk zich uit over het gehele lichaam. Het koortsbeloop is vaak karakteristiek: dagenlange perioden van hoge lichaamstemperatuur, afgewisseld door perioden van normale temperatuur (type Pel-Ebstein). Ook 'alcoholpijn' kan aanwezig zijn: pijn in de aangedane gebieden kort na het drinken van alcohol. Koorts, nachtzweten en gewichtsverlies (meer dan 10% van het oorspronkelijke lichaamsgewicht) maken de prognose minder gunstig. Er kunnen klachten ontstaan ten gevolge van extranodale uitbreiding in parenchymateuze organen, zoals hoesten door infiltratie in de longen en rugpijn door wervelaantasting.

Bij lichamelijk onderzoek kunnen een of meer lymfekliervergrotingen aanwezig zijn. De lymfeklieren zijn meestal niet pijnlijk, ze voelen vast en rubberachtig aan en zijn zelden vergroeid met de omgeving. De slijmvliezen zijn vaak bleek en lever- en miltvergroting kunnen aanwezig zijn.

Bij laboratoriumonderzoek vindt men veelal een verhoogde bezinking. Ook worden een lichte normochrome normocytaire anemie en een geringe leukocytose gevonden. Vaak bestaat er een monocytose. Bij een beperkt aantal patiënten komt eosinofilie voor. In het bloed wijst een verhoogde BSE en LDH op een toegenomen activiteit van HL (◘ tab. 11.9).

De diagnose wordt gesteld door een histologisch biopt of extirpatie van een vergrote lymfeklier. Na het stellen van de diagnose is stageringsonderzoek nodig. Het onderzoek bestaat uit X-thorax en PET-CT-scan van de hals, thorax, en abdomen en cristabiopsie (◘ tab. 11.10).

Tabel 11.9 Klassiek HL: risicofactoren en prognose.

risicofactoren volgens EORTC voor stadium I/II

– leeftijd	≥ 50
– B-symptomen + BSE	A en BSE ≥ 50 B en BSE ≥ 30
– aantal lymfeklierstations	> 3
– hart-thorax-ratio op X-thorax	≥ 0,35

– favourable: geen factor aanwezig
– unfavourable: een of meerdere factoren aanwezig

risicofactoren volgens IPS voor stadium III/IV

– serumalbumine < 40 g/l

– Hb < 6,5 mmol/l

– mannelijk geslacht

– stadium IV

– leeftijd ≥ 45 jaar

– WBC 15×10^9/l of meer

– totaal lymfocyten < 0.6 ≠ 10^9/l of < 8 % van WBC

Hb = hemoglobine; WBC = white bloodcell count.

Non-hodgkinlymfoom

Het non-hodgkinlymfoom (NHL) komt voor op alle leeftijden. De aandoening wordt vaker gezien naarmate de leeftijd toeneemt en is bij mannen tweemaal zo frequent aanwezig als bij vrouwen. Men onderscheidt zeer verschillende vormen die onderling sterk kunnen verschillen wat betreft de prognose. In tegenstelling tot de ziekte van Hodgkin manifesteert het NHL zich veel vaker in extranodale

> **Tabel 11.10** Stadiumindeling (volgens Ann Arbor met Cotswolds aanbeveling) voor hodgkinlymfoom en non-hodgkinlymfoom.
>
> – *klinische stadiëring (CS)*, gebaseerd op anamnese, lichamelijk onderzoek, beeldvormend onderzoek, bloed- en urineonderzoek en (de initiële) biopsieën
> – *pathologische stadiëring (PS)*, gebaseerd op onderzoek van chirurgisch verwijderd weefsel. Een stadiëringslaparatomie wordt niet standaard uitgevoerd. Als enige indicatie resteert: hodgkinlymfoom klinisch stadium I en II subdiafragmaal; hodgkinlymfoom dubieus stadium III
>
> I: aandoening van 1 lymfklier of
> IE:* begrensde aandoening van één extralymfatisch orgaan of gebied
> II: aandoening van twee of meer lymfklierstations (eventueel aan te geven als II2 of II3 enz.) aan dezelfde zijde van het diafragma of
> IIE: van twee of meer lymfklierstations en een begrensde aandoening van een extralymfatisch orgaan of gebied aan dezelfde zijde van het diafragma
> III: aandoening van lymfklierstations aan beide zijden van het diafragma, eventueel vergezeld van:
> – IIIE: een begrensde aandoening van een extralymfatisch orgaan of
> – IIIS:** aandoening van de milt of
> – IIIES: beide
> IV: diffuse/gedissemineerde aandoening van een of meerdere extralymfatische organen of gebieden (te specificeren door een symbool) met of zonder aandoening van lymfklieren
>
> *Onderverdeling van alle stadia in A en B (aan te geven als suffix):*
> A. geen klachten
> B. onverklaarde vermagering (> 10 % van het lichaamsgewicht) binnen 6 maanden en/of onverklaarde koorts > 38°C langer dan 1 week en/of profuus nachtzweten
>
> * E = extranodaal; ** S = spleen = milt

gebieden (beenmerg, ring van Waldeyer, gastro-intestinale weefsels, vooral maag, huid, testis, hersenen en schildklier). Klinisch presenteert de aandoening zich veelal met een niet-pijnlijke lymfekliervergroting of verscheidene lymfekliervergrotingen in verschillende regio's. Vaak zijn er geen begeleidende klachten. De aanwezigheid van koorts, nachtzweten en gewichtsverlies wijst op een agressiever karakter van de ziekte. Slikklachten en prikkelhoest zijn het gevolg van extranodale lokalisaties in het farynxgebied of in de longen. Buikpijn, verminderde eetlust, misselijkheid en/of braken treden vooral op bij lokalisaties in de maag.

Bij lichamelijk onderzoek zijn de vergrote lymfeklieren niet pijnlijk. Ze voelen vast aan en liggen los van elkaar. Lever- en miltvergroting kunnen aanwezig zijn. Abdominaal gelokaliseerde lymfekliervergrotingen zijn moeilijk palpabel. Soms worden ze in de diepte als vaste, weinig beweeglijke massa's gepalpeerd, die moeilijk afgrensbaar zijn. Enkele vormen van het non-hodgkinlymfoom komen vooral in de huid voor. Ze kunnen zich manifesteren als ulcererende abcessen (mycosis fungoides) of als een jeukende erytrodermie (sézarysyndroom), en gaan al of niet met lymfekliervergrotingen gepaard.

Bij laboratoriumonderzoek is de bezinking wisselend verhoogd. Veelal bestaat er een normochrome normocytaire anemie. De aanwezigheid van een neutropenie en/of trombocytopenie is het gevolg van beenmerginfiltratie en/of een forse lever- en miltvergroting. Een histologisch biopt of extirpatie van een lymfklier is nodig voor een definitieve diagnose en voor classificatie van het type NHL (◻ tab. 11.11). Immunologisch en genetisch onderzoek van de afwijkende lymfklier is van belang voor fenotypering van de maligne prolifererende cellen (T- en/of B-cellen). Stageringsonderzoek, vergelijkbaar met de ziekte van Hodgkin, is nodig om de uitgebreidheid van de afwijking vast te stellen (◻ tab. 11.9). Het non-hodgkinlymfoom heeft een veelal grillig verspreidingspatroon. Ook bij deze aandoening spelen klinische factoren zoals leeftijd, serum-LDH-gehalteverhoging, WHO-performance-status, classificatiestadium en extranodale lokalisaties een belangrijke rol voor de prognose (◻ tab. 11.12). Er zijn inmiddels meerdere prognostische systemen ontwikkeld voor een deel van de NHL's. De meest bekende is de klassieke IPI, die is gevalideerd voor het grootcellig B-cel NHL.

Tabel 11.11 Lymfoomcategorieën gedefinieerd volgens de WHO-classificatie.

B-cellymfomen:

1. B CLL/small lymphocytic lymphoma

2. B cell prolymphocytic leukemia (PLL)

3. lymphoplasmacytic lymphoma

4. splenic B cell marginal zone lymphoma

5. hairy cell leukemia (HCL)

6. splenic B cell lymphoma/leukemia, unclassifiable

7. hairy cell leukemia variant

8. plasma cell dyscrasias
    a. plasma cell myeloma & monoclonal gammopathy of undetermined significance (MGUS)
    b. solitary plasmacytoma of bone
    c. extraosseous plasmacytoma
    d. heavy chain diseases (alpha, gamma and mu chain diseases)
    e. (AL amyloidosis and many localized amyloid tumours)

9. nodal marginal zone lymphoma

10. follicular lymphoma (grades 1–3b)

11. primary cutaneous follicle centre lymphoma (PCFCL)

12. mantle cell lymphoma

13. extranodal marginal zone (mucosa-associated limphoid tissue (MALT)) lymphoma including primary cutaneous marginal zone B cell lymphoma

14. diffuse large B cell lymphoma (DLBCL)
    a. diffuse large B cell lymphoma not otherwise specified (NOS)
    b. T-cell / histiocyte rich large B cell lymphoma (TCRBCL)
    c. intravascular large B cell lymphoma
    d. primary mediastinal large B cell lymphoma (PMBCL)
    e. primary DLBCL of the central nervous system (CNS)
    f. primary cutaneous DLBCL, leg type
    g. anaplastic lymphona kinase (ALK) positive large B cell lymphoma

> **Tabel 11.11** Lymfoomcategorieën gedefinieerd volgens de WHO-classificatie (vervolg).

15. Burkitt lymphoma/leukaemia (minority Epstein Barr virus+ (EBV+))

16. B cell lymphoma, unclassifiable, with features intermediate between DLBCL and Burkitt lymphoma

17. B cell lymphoma, unclassifiable, with features intermediate between DLBCL and classical Hodgkin lymphoma

EBV geassocieerde B-cellymfomen:

18. plasmablastic lymphoma (usually EBV+)

19. EBV positive DLBCL of the elderly (always EBV+)

20. DLBCL associated with chronic inflammation (always EBV+)

21. large B cell lymphoma arising in human herpesvirus (HHV8) associated multicentric Castleman disease (usually EBV+)

22. primary effusion lymphoma (usually HHV8 and EBV+)

23. lymphomatoid granulomatosis (always EBV+)

T-cellymfomen:

24. T cell prolymphocytic leukemia

25. T cell large granular lymphocytic leukemia

26. chronic lymphoproliferative disorder of natural killer (NK-)cells

27. aggressive NK cell leukemia (EBV+)

28. adult T cell leukemia/lymphoma

29. angioimmunoblastic T cell lymphoma (AITL)

30. peripheral T cell lymphoma NOS (PTCL-NOS)

31. anaplastic large cell lymphoma (ALCL), ALK positive

32. anaplastic large cell lymphoma (ALCL), ALK negative

33. enteropathy associated T cell lymphoma (EATL)

● **Tabel 11.11** Lymfoomcategorieën gedefinieerd volgens de WHO-classificatie (vervolg).

34. hepatosplenic T cell lymphoma

35. extranodal NK/T cell lymphoma, nasal type (EBV+)

36. mycosis Fungoides (with variants, most important folliculotropic)

37. sézarysyndroom

38. primary cutaneous CD^{30+} T cell lymphoproliferative disorders
    a. primary cutaneous anaplastic large cell lymphoma
    b. lymphomatoid papulosis

39. subcutaneous panniculitis-like T cell lymphoma

40. primary cutaneous gamma/delta T cell lymphoma

41. primary cutaneous CD^{4+} small/medium T cell lymphoma

42. primary cutaneous aggressive CD^{8+} T cell lymphoma

43. pystemic EBV positive T cell lymphoproliferative disease of childhood (EBV+)

44. hydroa vacciniforme-like lymphoma (EBV+)

hodgkinlymfomen:

45. nodular lymphocyte predominant Hodgkin lymphoma (NLPHL)/nodular pragranuloma

46. noular sclerosis classical Hodgkin lymphoma

47. lymphocyte rich classical Hodgkin lymphoma

48. mixed cellularity classical Hodgkin lymphoma

49. lymphocyte depleted classical Hodgkin lymphoma

immunodeficiëntie geassocieerde lymfoproliferatieve aandoeningen (meeste maar niet allemaal EBV+):

50. lymphoproliferative diseases associated with primary immune disorders

Tabel 11.11 Lymfoomcategorieën gedefinieerd volgens de WHO-classificatie (vervolg).

51. lymphomas associated with HIV infection

52. posttransplant lymphoproliferative disorders
    a. plasmacytic hyperplasia & infectious miononucleosis like post-transplant lymphoproliferative disorder (PTLD)
    b. polymorphic PTLD
    c. monomorphic PTLD
    d. classical Hodgkin lymphoma type PTLD

53. other iatrogenic immunodefeciency-associated lymphoproliferative disorders (methotrexate, tumor necrosis factor (TNF) antagonists, fludarabin etc.)

Tabel 11.12 Risicofactoren NHL. (Bron: IPI internationale prognostische factor index.)

voor elke factor 1 punt:
- leeftijd > 60 jaar;
- stadium III of IV;
- meer dan 1 extranodale lokalisatie;
- performancestatus 2 of meer;
- LDH hoger dan (de bovenwaarde van) normaal.

low risk:	0 of 1 punt
low intermediate (L-I):	2 punten
high intermediate (H-I):	3 punten
high:	4 of 5 punten

De age-adjusted IPI wordt voor < 60 jaar en voor > 60 jaar gebruikt, neemt geen extranodale lokalisatie mee, en heeft een schaal gebaseerd op basis van stadium III of IV, performancestatus 2 of meer en LDH boven de norm: low = 0; L-I = 1; H-I = 2; high = 3 punten.

11.3 Splenomegalie

11.3.1 Inleiding

Bij splenomegalie (miltgrootte > 12 cm) is er sprake van een vergrote milt. Uit onderzoeken blijkt dat bij 2 tot 5% van willekeurig onderzochte patiënten en vrijwilligers een geringe splenomegalie bestaat. In ruim 40% van deze gevallen wordt geen pathologie aangetoond. Anderzijds is splenomegalie vaak het eerste of enige symptoom van een onderliggende ziekte. Het is dus belangrijk een vergrote milt nader te analyseren. Om de miltgrootte nader te beschouwen kunnen verschillende methoden worden benut: echografie, CT-scanning en MRI (magnetic resonance imaging). Niet alleen de grootte van de milt kan worden bepaald, maar ook eventuele functiestoornissen, ruimte-innemende processen (infarcten, bloedingen, tumoren en cysten) en de aanwezigheid van een bijmilt. Bij een palpabele weerstand in de linkerbovenbuik moeten differentieeldiagnostisch tumoren en/of cysten van maag, nieren, alvleesklier, ovarium, of de aanwezigheid van darmlissen worden overwogen. Fysisch-diagnostisch kan een vergroting van de milt aan de bovenzijde worden vastgesteld door percussie. De patiënt ligt half op de rechterzijde met de linkerarm gestrekt over het hoofd. Bij diepe inspiratie blijft de gedempte percussietoon ter hoogte van de negende rib bestaan. Naar de onderzijde is de milt herkenbaar door een duidelijk voelbare stompe rand, even onder de linkerribbenboog. Bij miltvergroting wordt deze rand lager in de buik vastgesteld. Bij inspiratie verplaatst de milt zich naar mediaan, richting navel. Het lukt ook niet met de vingertoppen tussen de vergrote milt en de ribbenboog te komen. Splenomegalie kan worden veroorzaakt door infectieziekten (acuut en chronisch), stuwing in de v. lienalis, hematologische ziekten, auto-immuunziekten, stapelingsziekten, cysten en tumoren (◘ tab. 11.13).

Tabel 11.13 Oorzaken van splenomegalie.

infecties
- acuut: sepsis, bacteriële endocarditis, tyfus, mononucleosis infectiosa, hepatitis
- chronisch: brucellose, tuberculose, lues, malaria, leishmaniasis (kala-azar), schistosomiasis

stuwing in de v. lienalis
- v. lienalis-trombose
- portale hypertensie (levercirrose, v. portae-trombose)

hematologische ziekten
- acute en chronische leukemieën
- lymfo- en myeloproliferatieve ziekten
- hemoglobinopathieën (thalassemieën)
- hemolytische anemieën
- megaloblastaire anemieën

auto-immuunziekten
- syndroom van Felty bij reumatoïde artritis
- SLE

stapelingsziekten
- hemochromatose
- amyloïdose
- ziekte van Gaucher
- ziekte van Niemann-Pick

diversen
- sarcoïdose
- tumoren en cysten
- metastasen van solide tumoren (zeldzaam)

11.3.2 Anamnese en onderzoek

Patiënten met een licht vergrote milt kunnen asymptomatisch zijn. Forse miltvergroting veroorzaakt mechanische klachten: een vol gevoel in de bovenbuik, en soms pijnsensaties, al of niet veroorzaakt door miltinfarcten en perisplenitis. Bij toename van de miltgrootte ontstaat een functionele hyperactiviteit (hypersplenisme, d.w.z. versterkte afbraak van bloedcellen). De patiënten klagen over moeheid, slapte, verminderde inspanningscapaciteit, oorsuizen en tonen bleekheid en dyspnoe d'effort als gevolg van de opgetreden anemie. Trombocytopenie kan leiden tot neusbloedingen en huid- en slijmvliesbloedingen. Koorts, hyperhydrose en vermagering, al of niet in combinatie met lymfkliervergrotingen en hepatomegalie, zijn vooral uitingen van acute en chronische infecties (o.a. mononucleosis infectiosa, cytomegalie, hepatitis, (para)tyfus, subacute bacteriele endocarditis, tuberculose, malaria, abces en sepsis) en hematologische maligniteiten (hodgkinlymfoom, lymfoproliferatieve ziekten, myeloproliferatieve ziekten, leukemie). Bij verdenking op infecties is niet alleen microbiologisch onderzoek geïndiceerd, maar is ook aanvullend serologisch onderzoek noodzakelijk.

Ondersteunende diagnostische bevindingen zijn de reactie van Paul-Bunnell en antistoffen tegen epstein-barrvirus (mononucleosis infectiosa), hepatitis-B- en -C-virusantigenen en -antilichamen, antistoffen tegen brucellose en *Treponema pallidum* (lues), reactie van Mantoux bij tuberculose en dikkedruppelonderzoek bij malaria. Icterus wordt vaak waargenomen bij benigne hematologische ziekten als gevolg van een verhoogde afbraak van de rode cellen. Belangrijke voorbeelden zijn: verworven auto-immuunhemolytische anemie, congenitale sferocytose, hemoglobinopathieën en megaloblastaire anemieën (vitamine-B_{12}- en foliumzuurdeficiëntie).

Het perifere bloed toont microsferocyten (auto-immuunhemolytische anemieën, sferocytose), targetcellen (thalassemie) of megalocyten (megaloblastaire anemieën). Het serum-LDH en het aantal reticulocyten zijn meestal verhoogd, het haptoglobinegehalte is verlaagd. Bij megaloblastaire anemieën is het aantal reticulocyten verlaagd of afwezig. De directe coombs-test is positief bij auto-immuunhemolytische anemie.

Stapelingsziekten veroorzaken eveneens een vergrote milt. Het merendeel van deze aandoeningen is familiair bepaald. De voornaamste vormen zijn de ziekte van Gaucher, de ziekte van Niemann-Pick en amyloïdose. Bij deze laatste aandoening is vaak een verhoogde bloedingsneiging aanwezig als gevolg van stollingsfactor-X-deficiëntie. Deze ziekten gaan bijna altijd samen met een hepatomegalie. De diagnose wordt meestal bevestigd via een leverbiopsie.

Alcoholmisbruik kan aanleiding geven tot splenomegalie (levercirrose met portale hypertensie). Bij patiënten met gewrichtsklachten bij chronische reumatoïde artritis komt soms ook het syndroom van Felty voor (leukopenie, reumatoïde artritis en splenomegalie). Sarcoïdose veroorzaakt niet alleen een splenomegalie, maar vaak ook lymfekliervergrotingen. Aanvullend röntgenonderzoek van de thorax, en eventueel een CT-scan van thorax en abdomen, is noodzakelijk. Onderzoek van materiaal verkregen met bronchoalveolaire lavage (BAL) naar de verdeling en de activiteit van de verschillende lymfocyten kan de diagnose meestal bevestigen.

11.4 Afwijkingen van de witte bloedcellen, myelodysplasie en leukemie

11.4.1 Inleiding

Het aantal witte bloedcellen of leukocyten in het perifere bloed van volwassenen varieert van 4 tot 10×10^9/l. De leukocyten worden onderverdeeld in typen met verschillende functies. Het is dan ook beter aan te geven welke celsoort is toegenomen of verminderd. In ◘ tab. 11.14 worden de referentiewaarden van de verschillende leukocyten weergegeven. Men moet zich realiseren dat het totale aantal leukocyten van één type in het perifere bloed wordt bepaald door de toestroom vanuit het beenmerg en/of het lymfatische weefsel, de verblijfsduur in de circulatie en het verdwijnen in de weefsels. Tevens is het tijdstip van bloedafname van belang, gezien de soms snelle veranderingen die in de verschillende celtypen kunnen ontstaan, bijvoorbeeld bij acute ontstekingen. Bij de beoordeling van de afwijkingen van de leukocyten moet niet uitsluitend op het aantal cellen worden gelet, maar ook de mate van celrijping en de cytomorfologische kenmerken moeten daarbij worden betrokken.

◘ **Tabel 11.14** Leukocyten: referentiewaarden in het bloed bij volwassenen.

	uitgedrukt in eenheid × 10^9/l
leukocyten	4–10
neutrofiele granulocyten	1,8–7,5
staafkernige granulocyten	0,0–0,5
eosinofielen	0,0–0,4
basofielen	0,0–0,15
monocyten	0,2–0,9
lymfocyten	1,5–4,0

Een vermindering van het aantal leukocyten tot minder dan 4×10^9/l wordt leukopenie genoemd. Indien de granulocyten vrijwel zijn verdwenen, spreekt men van een agranulocytose. Bij een vermeerdering van het aantal leukocyten tot meer dan 10×10^9/l is er sprake van leukocytose.

11.4.2 Anamnese en onderzoek

Leukopenie

Neutropenie of neutrofiele granulocytopenie is de meest voorkomende vorm van leukopenie. Daarbij is het absolute aantal granulocyten verminderd tot minder dan $1,8 \times 10^9$/l. Het klachtenpatroon van de patiënt is afhankelijk van de oorzaak van de verlaging van het absolute aantal granulocyten (◘ tab. 11.15). Acute intercurrente infecties, vooral van bacteriële en virale aard, zijn de meest voorkomende oorzaken van klachten. De patiënten klagen over moeheid, slapte, verminderde eetlust, misselijkheid, braken, spierpijn, transpireren, koorts en soms koude rillingen. Ook klachten over

Tabel 11.15 Oorzaken van neutropenie.

fysische en chemische agentia, geneesmiddelen
- bestraling
- cytostatica
- antibiotica
- analgetica
- anti-inflammatoire middelen
- anticonvulsiva
- psychofarmaca
- sulfonamiden
- thyreostatica
- met Levimazol versneden cocaïne

(auto-)immuunziekten
- SLE
- syndroom van Felty bij reumatoïde artritis
- auto-immuunneutropenie
- T-gamma-lymfocytose met neutropenie

infectieziekten
- viraal: parvovirussen, hepatitis infectiosa, mononucleosis infectiosa, hiv, dengue
- bacterieel: tyfus, paratyfus, buiktyfus, brucellose, dysenterie
- rickettsiae: psittacosis, vlektyfus
- protozoa: malaria, leishmaniasis (kala-azar)

overweldigende infecties
- sepsis
- miliaire tuberculose

hematologische ziekten met aanmaakstoornis
- aplastische anemie
- megaloblastaire anemie (vitamine-B_{12}- en foliumzuurdeficiëntie)

kwaadaardige hematologische ziekten en solide tumoren
- aleukemische vorm van acute leukemie
- myelofibrose
- maligne lymfoproliferatieve ziekten (CLL, non-hodgkinlymfoom, lymfoplasmocytair lymfoom)
- hairy-cell-leukemie
- multipele myeloom
- myelodysplasieën
- beenmerginfiltratie door metastasen van solide tumoren

> **Tabel 11.15** Oorzaken van neutropenie (vervolg).

splenomegalie
- levercirrose
- stapelingsziekten (ziekte van Gaucher)
- sarcoïdose
- syndroom van Felty
- non-hodgkinlymfoom
- hodgkinlymfoom
- tuberculose
- malaria
- leishmaniasis (kala-azar)
- schistosomiasis

congenitale, familiaire en hereditaire ziekten
- cyclische neutropenie
- familiaire benigne neutropenie
- chronische hypoplastische neutropenie

idiopathische verworven neutropenieën
- chronische idiopathische neutropenie
- T-gamma-killer-cellsyndroom

diversen
- hemodialyse
- extracorporele circulatie
- leukaferese

diarree, bijvoorbeeld bij salmonellose, en geelzucht, bij hepatitis en mononucleosis infectiosa, kunnen aanwezig zijn. Pijnlijke en vergrote lymfeklieren worden vaak bij acute virale infecties gevonden. Het gebruik van geneesmiddelen is van belang. Neutropenie is immers de meest frequente hematologische complicatie van geneesmiddelengebruik.

De afwijkingen die men vindt bij lichamelijk onderzoek zijn, mede afhankelijk van de oorzaak. Zo ziet men lokale of gegeneraliseerde lymfekliervergrotingen bij de meeste virale infecties en maligne hematologische ziekten. Huidverschijnselen wijzen op virale infecties, bijvoorbeeld mazelen en rodehond. Een lever- en/of miltvergroting is aanwezig bij virale infecties, infecties met protozoa en hematologische maligniteiten. Bij het syndroom van Felty bestaan gewrichtsklachten en is er sprake van een miltvergroting. Tekenen van hemorragische diathese kunnen aanwezig zijn bij infecties, hematologische ziekten en aandoeningen die gepaard gaan met splenomegalie.

Bij laboratoriumonderzoek is er een verminderd aantal neutrofiele granulocyten. De aanwezigheid van atypische lymfocyten wijst op het bestaan van een virale infectie. Beenmergonderzoek is pas geïndiceerd bij persisteren van de neutropenie en/of onduidelijkheid omtrent de etiologie. Anamnese, lichamelijk en laboratoriumonderzoek bepalen verder het aanvullend onderzoek zoals bacteriologisch, serologisch en röntgenologisch onderzoek.

Agranulocytose als idiosyncratische reactie op geneesmiddelen heeft vaak karakteristieke symptomen. De ziekte komt meestal op middelbare of oudere leeftijd voor. De patiënt heeft acute klachten over koude rillingen, hoge koorts, hoofdpijn en een extreem malaisegevoel. Er bestaat een pijnlijke mond- en keelholte. Soms klagen de patiënten over pijn rond de anus of over branderigheid en pijn bij de vulva tijdens de mictie. Het vragen naar gebruik van geneesmiddelen is van belang.

Bij lichamelijk onderzoek maakt de patiënt een ernstig zieke en soms verwarde indruk. De slijmvliezen van mond- en keelholte tonen gangreneuze ulceraties. Ulcera kunnen ook worden vastgesteld in de huid en rondom de anus of vagina.

Bij bloedonderzoek is er sprake van een sterk gedaald aantal leukocyten. De granulocyten zijn meestal afwezig. Het hemoglobinegehalte en het aantal bloedplaatjes zijn normaal. De BSE en het C-reactieve proteïne zijn sterk verhoogd. Cytomorfologisch onderzoek van het beenmerg toont een afwezige uitrijping van de myeloïde cellen. Vaak zijn er nog wel myeloblasten en promyelocyten aanwezig, en ook monocyten worden nog waargenomen. De erytropoëse en de megakaryopoëse zijn normaal vertegenwoordigd. Het aantal plasmacellen en lymfocyten is meestal toegenomen. Bacteriologisch onderzoek van bloed en ulcera is absoluut noodzakelijk. De ziekte moet worden onderscheiden van een aleukemische leukemie. Daarbij is meestal een anemie en/of een trombocytopenie aanwezig. Ook het beenmergonderzoek geeft andere uitslagen.

Myelodysplastisch syndroom

Myelodysplastisch syndroom (MDS) is gekenmerkt door cytopenie en dysplasie van een of meerdere cellijnen in het bloed:
- anemie van het macrocytaire type met anisocytose, poikilocytose en andere morfologische afwijkingen van de erytrocyten;
- granulocytopenie met hypogranulatie, pseudopelgervormen, soms reuzenstaven, hypergranulatie;
- trombocytopenie met reuzentrombo's (i.e. ter grootte van erytrocyt of in meerderheid meer dan halve grootte van erytrocyt) en ontkorreling.

In tegenstelling tot de cytopenie in het bloed is het beenmerg meestal te celrijk. Fibrosering kan optreden. Bijkomende moeilijkheid is dat vele morfologische kenmerken van dysplasie kunnen voorkomen bij andere aandoeningen of door gebruik van medicamenten, met name cytostatica. Voor het stellen van de diagnose is dus nodig dat er geen aanwijsbare andere pathologie is. De tegenstelling tussen de cytopenie van het bloed en de celrijkdom van het beenmerg is een uiting van inefficiënte hematopoëse en toegenomen geprogrammeerde celdood in het beenmerg. In het bloed treedt echter normaliter bij MDS geen verhoogde afbraak van cellen op.

MDS heeft een heterogene presentatie en beloop. Soms is het beloop zeer chronisch met weinig klachten maar meestal zijn er klachten van anemie of van recidiverende infecties, een gevolg van functionele stoornissen van de granulocyten. Vele patiënten zijn transfusieafhankelijk. MDS komt vooral voor op hogere leeftijd maar kan ook bij jongeren optreden.

MDS bestaat uit een aantal klonale ziekten (of diverse stadia van één ziekte), vaak met typische chromosomale afwijkingen, te beschouwen als (pre-)maligne aandoening(en) met risico op evolutie naar acute myeloïde leukemie (AML). Behalve evolutie naar AML is de verhoogde infectievatbaarheid een frequente oorzaak van verkorte overleving. Formeel dient men te proberen onderscheid te maken tussen een 'echte' MDS en een vroeg stadium van AML, omdat dit implicaties kan hebben voor de behandeling. Enigszins arbitrair kan men stellen dat een MDS die in minder dan 6 maanden evolueert naar AML, klaarblijkelijk van het begin af een AML was.

Diagnose en classificatie

Volgens de oude richtlijnen (French-American-British- (FAB-)classificatie) wordt de diagnose gesteld bij (niet anderszins te verklaren) cytopenie van ten minste 1 cellijn, met dysplasie in beenmerg of bloed in ten minste 2 cellijnen en minder dan 30% blasten in beenmerg of bloed. Volgens de nieuwe WHO-indeling 2001 is sprake van AML bij >20% blasten, waardoor de entiteit RAEB-t in de WHO-classificatie vervalt. Een andere zinvolle verandering in de WHO-indeling is de afsplitsing van de chronische myelomonocytaire leukemie (CMML), die nu ondergebracht wordt in de 'nieuwe' groep van myelodysplastische/myeloproliferatieve syndromen. Inmiddels is de WHO 2001-indeling vervangen door de WHO 2008-indeling (◘ tab. 11.16)

Leukocytose

De meest voorkomende oorzaak van leukocytose is de vermeerdering van het aantal neutrofiele granulocyten. Het aantal neutrofiele granulocyten is meer dan $7,5 \times 10^9$/l. Men spreekt dan van een granulocytose. De oorzaken staan vermeld in ◘ tab. 11.17.

De meest voorkomende oorzaak is een acute pyogene bacteriële infectie. Perifeer bloedonderzoek toont meestal een sterke linksverschuiving, dat wil zeggen een toename van staafkernige granulocyten, metamyelocyten en myelocyten. Dit fenomeen wordt overigens ook waargenomen bij weefselverval. Granulocytose, linksverschuiving en de aanwezigheid van normoblasten en/of erytroblasten worden vooral gezien bij metastasering van solide tumoren in het beenmerg. Bij ernstige bacteriële infecties kan ook kwalitatieve verandering van de neutrofiele granulocyten worden aangetoond, zoals

Tabel 11.16 Minimale diagnostische criteria voor myelodysplastisch syndroom (MDS) volgens de nieuwe WHO 2008-indeling.

type	bloedbeeld	beenmerg
RCUD		
refractaire cytopenie(ën) met unilineaire dysplasie RA = refractaire anemie RT = refractaire trombopenie RN = refractaire neutropenie	– cytopenie (1–2 reeksen) – geen of slechts enkele blasten (<1%)	– dysplasie (≥ 10%) in één reeks – <5% blasten – <15% ringsideroblasten
RARS		
refractaire anemie met ringsideroblasten	– anemie, geen blasten (<1%)	– ≥ 15% ringsideroblasten – dysplasie alleen in rode reeks – <5% blasten
RCMD		
refractaire cytopenie met multilineage dysplasie RCMD met ringsideroblasten	cytopenie(ën) in 1–3 reeksen geen of slechts enkele blasten geen auer-staven $<1 \times 10^9$/l monocyten	dysplasie (≥ 10%) in >1 reeks <5% blasten geen auer-staven en ≥ 15% ringsideroblasten
RAEB-1		
refractaire anemie met excess blasten-1	cytopenie(ën) in 1–3 reeksen <5% blasten, geen auer-staven, $<1 \times 10^9$/l monocyten	dysplasie (1–3 reeksen), 5–9% blasten, geen auer-staven
RAEB-2		
refractaire anemie met excess blasten-2	cytopenie(ën) in 1–3 reeksen 5–19% blasten, en/of auer-staven $<1 \times 10^9$/l monocyten	dysplasie (1–3 reeksen) 10–19% blasten en/of auer-staven

Tabel 11.16 Minimale diagnostische criteria voor myelodysplastisch syndroom (MDS) volgens de nieuwe WHO 2008-indeling (vervolg).

type	bloedbeeld	beenmerg
MDS-U		
myelodysplastisch syndroom – unclassified	cytopenieën geen of enkele blasten ($\leq 1\%$) geen auer-staven	cytopenie(en) met <10% dysplasie in een of meer cellijnen met een cytogenetische afwijking passend bij MDS <5% blasten
MDS-geassocieerd met een geïsoleerde del(5q)		
5q-syndroom	anemie, meestal met normaal of verhoogd aantal trombocyten geen of enkele blasten ($\leq 1\%$)	dysmegakaryopoëse (hypolobulaire megakaryocyten) <5% blasten geen auer-staven geïsoleerde del(5q) cytogenetische afwijking
ICUS (voorlopige entiteit)		
idiopathic cytopenia of undetermined significance	aanhoudende cytopenie (>6 maanden) in een of meer reeksen, voldoet niet aan minimale diagnostische criteria voor MDS, kan niet verklaard worden door een andere hematologische aandoening	
myelodysplastisch/myeloproliferatief syndroom		
chronische myelomonocytaire leukemie (CMML)	aanhoudende monocytose in bloed $>1 \times 10^9$/l <20% blasten in bloed (betreft: myeloblasten, monoblasten, promonocyten)	geen philadelphia-chromosoom of *BCR/ABL* geen translocatie met *PDGFRA* of *PDGFRB* <20% blasten dysplasie in een of meer reeksen (bij onvoldoende dysplasie kan klonale cytogenetische afwijking of monocytose >3 maanden volstaan)

◘ **Tabel 11.16** Minimale diagnostische criteria voor myelodysplastisch syndroom (MDS) volgens de nieuwe WHO 2008-indeling (vervolg).

type	bloedbeeld	beenmerg
atypische chronische myeloïde leukemie (aCML)	leukocytose ($\geq 13 \times 10^9$/l) met toegenomen aantal (>10%) myeloïde voorlopers geen basofilie (<2%) geen monocytose (<10%) <20% blasten	prominente disgranulopoëse geen philadelphia-chromosoom of *BCR/ABL* geen translocatie met *PDGFRA* of *PDGFRB* hypercellulair beenmerg met granulocytaire proliferatie en granulocytaire dysplasie, eventueel met dysplasie in erytroïde en megakaryocytaire reeksen <20% blasten
juveniele myelomonocytaire leukemie	monocytose >1×10^9/l, blasten <20%, twee of meer van volgende criteria: – HbF verhoogd voor leeftijd – myeloïde voorstadia – leukocyten >10×10^9/l – klonale chromosoomafwijking – GM-CSF* overgevoeligheid van myeloïde progenitor cellen in vitro	<20% blasten geen philadelphia-chromosoom of *BCR/ABL*

myelodysplastic/myeloproliferative neoplasm, unclassifiable

A-criteria: beide aanwezig:
aanhoudende cytopenie in een of meer lijn(en) (anemie, neutropenie en/of trombopenie);
uitsluiten van andere (niet-)hematopoëtische ziekte als primaire oorzaak cytopenie/dysplasie.
B-criteria: minstens één aanwezig:
dyserytropoëse en/of disgranulopoëse en/of dismegakaryopoëse in ten minste 10% van de cellen van een cellijn en/of >15% ringsideroblasten (ijzerkleuring);
5–19% blasten in het beenmerg of 2–19% blasten in het bloed;
karakteristieke chromosomale afwijkingen.
*GM-CSF = *granulocyte-macrophage colony-stimulating factor*.

Tabel 11.17 Oorzaken van neutrofiele granulocytose.

acute infecties
- lokaal of gegeneraliseerd: vooral bacteriële infecties met pyogene kokken, mycobacteriën

ontstekingen en weefselnecrose
- reumatoïde artritis
- SLE
- vasculitis
- inflammatoire darmziekten
- pancreatitis
- overgevoeligheidsreacties
- trauma
- verbranding
- hartinfarct
- longinfarct
- operatie

metabole stoornissen
- uremie
- diabetische ketoacidose
- eclampsie
- ziekte van Cushing

acuut bloedverlies
- in- en uitwendige bloedingen
- ernstige hemolyse

maligniteiten
- myeloproliferatieve ziekten (polycythaemia vera, chronische myeloïde leukemie en myelofibrose)
- myelodysplasieën
- hodgkinlymfoom
- solide tumoren

benigne hematologische aandoeningen
- reconvalescentie van megaloblastaire anemie en agranulocytose

fysische of emotionele prikkels
- zware lichamelijke inspanning
- zwangerschap
- partus
- pijn
- convulsies
- angst

> **Tabel 11.17** Oorzaken van neutrofiele granulocytose (vervolg).

intoxicaties
- geneesmiddelen (adrenaline, corticosteroïden en lithium)
- vergiftigingen (lood, kwik, benzeen en -derivaten, insectengiffen en endotoxine)

behandeling met groeifactoren
- G-CSF
- GM-CSF

diversen
- status na splenectomie
- zeldzame aandoeningen (chronische idiopathische neutrofilie, hereditaire neutrofilie)

G-CSF = granulocyte colony-stimulating factor; GM-CSF = granulocyte-macrophage colony-stimulating factor.

toxische korreling, vacuolisatie en de aanwezigheid van lichaampjes van Döhle in het cytoplasma. Lichaampjes van Döhle bestaan uit aggregaten van endoplasmatisch reticulum.

Chronische myeloïde leukemie

Chronisch myeloïde leukemie (CML) is een myeloproliferatieve aandoening die ontstaat uit een abnormale pluripotente beenmergstamcel en consequent geassocieerd is met het philadelphiachromosoom en/of *BCR/ABL*-fusiegen. Het ziektebeloop is bi- of trifasisch, zich initieel meestal presenterend met een indolente chronische fase, gevolgd door een geaccelereerde fase of blastencrisis. Vanzelfsprekend is dit beloop sterk veranderd sinds de komst van de tyrosinekinaseremmers. Zonder deze cytogenetische afwijking is er geen sprake van CML. Als gevolg van de translocatie is er een zeer sterke toename van het aantal granulocyten en onrijpe voorlopercellen. De ziekte treedt meestal op tussen het 30e en 50e levensjaar. Er is geen voorkeur voor een bepaald geslacht. Zolang de ziekte in een rustige, stabiele fase verkeert, hebben de patiënten weinig klachten. Soms klagen ze over moeheid, slaptegevoel, nachtzweten en vermagering. Huidbloedingen worden sporadisch waargenomen. Ook kunnen de patiënten weleens klagen over misselijkheid, een verminderde eetlust en een zwaar gevoel in de buik ten gevolge van een miltvergroting. Bij progressie van de ziekte ontstaan klachten over extreme moeheid, verminderde inspanningscapaciteit, dyspnoe d'effort, koorts, botpijnen en soms pijnaanvallen links in de bovenbuik als gevolg van miltinfarcten. Bij lichamelijk onderzoek vindt men een bleke huid en bleke slijmvliezen. Een miltvergroting is bijna altijd aanwezig, soms is er ook sprake van een vergrote lever.

Onderzoek van het bloed toont een sterke toename van het aantal leukocyten. Het perifere bloedbeeld toont niet alleen zeer veel granulocyten, maar ook een toename van staafkernige granulocyten, metamyelocyten, myelocyten, promyelocyten en zelfs myeloblasten. Een normochrome normocytaire anemie kan aanwezig zijn. Het aantal bloedplaatjes is normaal, verlaagd of verhoogd. Bij beenmergonderzoek wordt een sterke toename van de myelopoëse met een duidelijke linksverschuiving gevonden. Het aantal eosinofielen en basofielen is vaak toegenomen. Cytogenetisch en moleculair biologisch onderzoek van bloed en/of beenmerg dient positief te zijn en toont de aanwezigheid van het philadelphia-chromosoom en/of het *BCR/ABL*-fusiegen aan (◘ tab. 11.18).

Primaire myelofibrose

Primaire myelofibrose (PMF) is een klonale stamcelaandoening die gekenmerkt wordt door een progressieve anemie, leuko-erytroblastair bloedbeeld, splenomegalie, progressie naar leukemie en voortijdige dood. Een klonale proliferatie van met name megakaryocyten leidt via een abnormale cytokinerelease (TGF-bèta, bFGF, platelet-derived growth factor (PDGF)) tot een beenmergstromareactie. Secundair hieraan ontstaat een polyklonale proliferatie van fibroblasten en osteoblasten met respectievelijk fibrose en botnieuwvorming. Naast PMF wordt onderscheid gemaakt in postpolycytemia vera myelofibrose en postessentiële trombocytose myelofibrose. De ziekte komt vooral boven het 50e levensjaar voor. De patiënten klagen over moeheid, botpijnen, temperatuurverhoging, verminderde eetlust en gewichtsverlies. Jichtaanvallen kunnen aanwezig zijn. Veelal geeft de patiënt een zwaar gevoel in de bovenbuik aan als ge-

> **Tabel 11.18** Klinische en laboratoriumkenmerken van chronische myeloïde leukemie (CML).

klinisch
- moeheid
- slaptegevoel
- nachtzweten
- vermagering
- verminderde eetlust
- zwaar gevoel in de buik ten gevolge van een miltvergroting
- koorts
- botpijnen
- soms pijnaanvallen links in de bovenbuik als gevolg van miltinfarcten
- soms leververgroting

laboratorium
- zeer sterke toename van het aantal granulocyten en onrijpe voorlopercellen (het percentage myeloblasten is veelal laag: < 10)
- toename van het aantal basofiele cellen
- anemie
- trombocytose, soms trombocytopenie
- beenmerg toont een sterke toename van de myelopoëse met linksverschuiving
- leukocyten-alkalische fosfatase-gehalte (LAP-score) is laag
- serumvitamine-B_{12}-gehalte is meestal sterk verhoogd
- serumurinezuurgehalte is verhoogd
- t(9;22)(q34;q11) of variant translocatie met BCR/ABL1-betrokkenheid
- positieve PCR voor BCR/ABL-transcript

volg van een vergroting van de milt. Huid- en slijmvliesbloedingen zijn soms aanwezig, evenals pijnsensaties aan de distale uiteinden van de extremiteiten als gevolg van vaatocclusies.

Bij lichamelijk onderzoek is vooral de sterk vergrote milt opvallend; ook de lever kan vergroot zijn.

De diagnose wordt gesteld op basis van de WHO-criteria (tab. 11.19).

Acute leukemie

Bij acute leukemie is sprake van aanwezigheid van blasten in het bloed en beenmerg. Het aantal cellen kan extreem hoog zijn. Soms

> **Tabel 11.19** Diagnose primaire myelofibrose (PMF): gereviseerde WHO-classificatie.

major criteria
1. beenmerghistologie: megakaryocytaire hyperplasie en atypie, meestal gepaard gaande met reticuline en/of collageenfibrose; *of* in afwezigheid van fibrose toegenomen beenmergcellulariteit, met name granulocytaire proliferatie en vaak afgenomen erytropoëse (pre-fibrotische celrijke fase)
2. volgens de criteria zijn polycythaemia vera, chronische myeloïde leukemie, myelodysplasie en andere myeloïde maligniteiten uitgesloten
3. aanwezigheid klonale marker: 60% van patiënten met primaire myelofibrose hebben een Janus kinase 2- (*JAK-2*)-mutatie, en 5–10% een activerende mutatie in het trombopoëtine receptorgen MPL. Bij afwezigheid van de *JAK-2*- of MPL-mutatie wordt bij 90% van een somatische mutatie in het calreticulinegen gevonden, met vaak een meer indolent beloop. Bij afwezigheid van een klonale marker moet een secundaire oorzaak van fibrose worden uitgesloten: auto-immuunziekte, chronische ontsteking, hairy cel leukemie of andere lymfoïde maligniteit, gemetastaseerde maligniteit, toxische beenmergbeschadiging (bestraling; benzeen)

minor criteria
1. leuko-erytroblastose
2. verhoogd serum-LDH
3. anemie
4. palpabele splenomegalie

De diagnose PMF kan gesteld worden als aan alle drie major criteria en twee van de vier minor criteria is voldaan.
De diagnose PMF wordt voornamelijk gesteld door uitsluiting van andere myeloproliferatieve aandoeningen en secundaire fibrose. Bij aanwezigheid van de *JAK-2*-mutatie (bij 50% van de patiënten met PMF) kan dit laatste achterwege gelaten worden.

zijn er slechts zeer weinig leukocyten in het perifere bloed aanwezig; deze vorm wordt aangeduid als aleukemische acute leukemie.

De voornaamste klinische verschijnselen manifesteren zich meestal acuut. Een enkele keer heeft de ziekte een sluipender begin. Aanvankelijk zijn er klachten over algemene malaise, moeheid en nachtzweten. De klachten worden verder bepaald door de mate van cytopenie (anemie, trombopenie en granulocytopenie). Dit kan aanleiding geven tot bloedarmoede, gemakkelijk optredende huid- en slijmvliesbloedingen en infecties. De infecties zijn vaak gelokaliseerd in de mond- en keelholte, luchtwegen en urinewegen. Andere klachten zijn progressieve dyspnoe, angina pectoris, ritme-

> **Tabel 11.20** Klinische symptomatologie van acute leukemie.

- koorts
- moeheid
- algehele malaise
- nachtzweten
- infectieneiging, in het bijzonder in de mond- en keelholte (gingivitis, tonsillitis, stomatitis), de luchtwegen en urinewegen
- huid- en slijmvliesbloedingen
- bleke huid en slijmvliezen
- soms gewrichts- en botpijnen
- vaak lymfeklier-, lever- en miltvergroting
- sporadisch huidinfiltraten

stoornissen, visusstoornissen, sufheid en verschijnselen van cerebrovasculaire accidenten. Ook neurologische uitvalsverschijnselen, als gevolg van extramedullaire lokalisaties van de leukemie, kunnen aanwezig zijn. Soms gewrichts- en botpijnen (tab. 11.20).

Bij lichamelijk onderzoek vallen vooral de bleke huid en slijmvliezen op. Het slijmvlies van de mond- en keelholte toont tekenen van ontstekingen. Soms bestaat er een forse angina tonsillaris. De gingivaslijmvliezen kunnen gezwollen zijn. Vaak zijn de lever en/of de milt licht vergroot. De aanwezigheid van hematomen en purpura is het gevolg van een verlaagd aantal bloedplaatjes.

Diagnose acute leukemie

De diagnose wordt gesteld op basis van de beenmergcytologie en cytochemische kleuringen, in combinatie met bloedbeeld, beenmerghistologie (m.n. bij dry tap), immunofenotypering en chromosomaal onderzoek

Voor subtypering van acute myeloïde leukemie (AML) wordt de WHO-classificatie gebruikt. De FAB-indeling wordt als verouderd beschouwd (tab. 11.21). Voor de acute lymfatische leukemie (ALL) is de immunofenotypering van groot belang. De oude indeling in L1 tot L3 op basis van het morfologisch aspect van de blasten wordt niet meer gebruikt. De WHO-indeling beperkt de immunologische indeling echter tot (precursor) B- en T-celfenotype; verdere subtype-

> **Tabel 11.21** WHO-classificatie van acute myeloïde leukemie (AML).

– AML met cytogenetische afwijkingen:
AML met t(8;21)(q22;q22), met t(15;17)(q22;q11–12), met inv(16)
of t(16;16)(p13;q22), of met breukpunt in het MLL-gen op chrom 11q23

– AML met dysplasie in minimaal twee cellijnen:
met of zonder (bekende) voorafgaande MDS

– AML/MDS t.g.v. eerdere chemotherapie:
  - na eerdere alkyleerders, leidt meestal tot 3q–, –5, –7, +8, +21, e.a.
  - na eerdere epipodofyllotoxines en anthracyclines, leidend tot vnl. breekpunten in 11q23, soms tot t(8;21), t(15;17) of inv(16)
  - overige (bijv. na cisplatinum)

– *overige:*
  - M0 of AML met minimale differentiatie
  - M1 of AML zonder uitrijping
  - M2 of AML met uitrijping
  - M4 of acute myelomonocytenleukemie
  - M5 of acute monocytenleukemie
  - M6 of acute erytroïde leukemie
  - M7 of acute megakaryocytenleukemie
  - acute basofiele leukemie
  - acute panmyelose met myelofibrose
  - acute bifenotypische leukemie: blasten met co-expressie van zowel myeloïde als lymfatische merkers

Voor de diagnose AML zijn 20 % blasten in bloed of beenmerg voldoende; voor subtypering wordt rekening gehouden met de bekende prognostische parameters, in de eerste plaats chromosoomafwijkingen, en vervolgens tekenen van dysplasie en eerder cytostaticagebruik; voor de resterende AML's blijft een soort French-American-British-(FAB-)classificatie over.

ring wordt niet toegepast. In deze indeling zijn er dus (slechts) twee subtypen van ALL (tab. 11.22). De prognose van acute leukemie wordt sterk bepaald door het genetisch profiel, dat als basis dient voor de keuze van het behandelprotocol.

Eosinofilie

Van een eosinofilie wordt gesproken wanneer het aantal eosinofiele granulocyten in de absolute telling hoger is dan $0,4 \times 10^9$/l, ofwel wanneer het percentage eosinofiele granulocyten in de differentiële

> **Tabel 11.22** WHO-classificatie acute lymfatische leukemie (ALL)

– B-ALL en
– T-ALL

op basis van immunofenotypering kan ALL verder onderverdeeld worden volgens het rijpingsstadium dat in een aantal studies prognostische betekenis heeft (ongunstiger naarmate onrijper):
- B-lineage ALL: $CD19^+CD22^{+/-}CD34^{+/-}CD117^-TdT^+HLA-DR^+$
  - pro-B-cel ALL: geen bijkomende B-celmarkers aanwezig
  - common ALL (cALL): $CD10^+$ (vroeger 'CALLA', common ALL-antigen), $CD20^{+/-}$
  - pre-B ALL: $CD20^+$, cytoplasmatische μ^+

- T-lineage ALL: $CD2^+CD7^+cCD3^+CD34^{+/-}CD117^-TdT^+$
  - pro-T ALL: $HLA-DR^+$
  - immature thymocyt: $CD5^+$
  - common thymocyt: $CD5^+CD1^+CD4^+CD8^+$
  - mature thymocyt: $CD3^+CD5^+$ en $CD4^+$ of $CD8^+$

telling van het perifere bloed meer is dan 5. Toename van het aantal eosinofielen is meestal een begeleidend verschijnsel bij verschillende aandoeningen (◘ tab. 11.23).

Monocytose

Bij monocytose zijn er meer dan $1,0 \times 10^9$/l monocytaire cellen aanwezig in het perifere bloed. In ◘ tab. 11.24 zijn de voornaamste oorzaken opgesomd. Vermeerdering van het aantal monocyten wijst meestal op een acute of chronische ontsteking. Veelal zijn symptomen aanwezig als gevolg van de specifieke oorzaak. De belangrijkste hematologische oorzaken zijn acute en chronische leukemieën.

Toename van het aantal *basofielen* is een belangrijk symptoom bij chronische myeloproliferatieve ziekten, zoals polycythaemia vera, chronische myeloïde leukemie en myelofibrose. Basofilie wordt ook waargenomen bij myxoedeem, virusinfecties, colitis ulcerosa en hodgkinlymfoom.

Lymfocytose

Er is sprake van een *lymfocytose* wanneer het aantal lymfocyten in het perifere bloed hoger is dan $4,0 \times 10^9$/l. De belangrijkste oorza-

Tabel 11.23 Oorzaken van eosinofilie.

allergie
- hooikoorts
- urticaria
- asthma bronchiale
- geneesmiddelenovergevoeligheid

worminfecties
- ascariasis, mijnworminfecties
- strongyloidiasis
- filariasis
- schistosomiasis

bacterieel
- roodvonk
- reconvalescentieperiode na acute infectie

huidziekten
- eczeem
- psoriasis
- dermatitis herpetiformis
- pemphigus

maligne hematologische ziekten
- hypereosinofiel syndroom
- chronische eosinofiele leukemie
- andere chronische myeloproliferatieve ziekten (chronische myeloïde leukemie, polycythaemia vera en myelofibrose)
- ziekte van Hodgkin

maligne solide tumoren
- vooral wanneer er sprake is van metastasen en dientengevolge necrose

diversen
- eosinofiel granuloom
- erythema multiforme
- polyarteriitis nodosa
- sarcoïdose
- luchtwegaandoeningen (o.a. syndroom van Loeffler en PIE-syndroom (pulmonary infiltration with eosinophilia), allergische granulomatose, churg-strausssyndroom, gastro-intestinale aandoeningen (colitis ulcerosa), behandeling met GM-CSF

Tabel 11.24 Oorzaken van monocytose.

infecties
- viraal: mononucleosis infectiosa, herpes
- bacterieel: endocarditis lenta, brucellose, tuberculose, lues
- protozoa: malaria, leishmaniasis (kala-azar)
- rickettsiae: vlektyfus

herstelfase acute infecties en agranulocytose

chronische inflammatoire darmziekten
- colitis ulcerosa
- ziekte van Crohn

auto-immuunziekten
- reumatoïde artritis
- SLE

maligniteiten
- acute en chronische leukemieën
- hodgkinlymfoom
- carcinomen van de tractus digestivus
- ovariumcarcinoom
- chronische myelomonocytenleukemie

stapelingsziekten
- ziekte van Gaucher
- ziekte van Niemann-Pick

diversen
- corticosteroïdentherapie
- BCG-therapie
- geneesmiddelen (tetrachloorethaan)
- behandeling met GM-CSF en M-CSF

ken zijn acute en chronische infecties en maligne, hematologische ziekten (tab. 11.25).

Goedaardige ziekten met een toename van lymfocyten zijn vooral *mononucleosis infectiosa*, *cytomegalie* en *toxoplasmose*. Bij deze aandoeningen treft men regelmatig koorts, lymfeklierzwellingen en miltvergroting aan. Huid- en slijmvliesbloedingen komen weinig voor. Karakteristieke bevindingen in het perifere bloed zijn vooral de atypische lymfocyten. Het bloedbeeld, dat gekenmerkt wordt

Tabel 11.25 Oorzaken van lymfocytose.

acute infecties
- mononucleosis infectiosa
- cytomegalie
- hepatitis infectiosa
- kinkhoest
- toxoplasmose

chronische infecties
- brucellose
- tuberculose en lues

maligne hematologische ziekten
- acute leukemie
- lymfoproliferatieve ziekten (chronische lymfatische leukemie, non-hodgkinlymfoom, hairy-cell leukemie, prolymfocytenleukemie)
- hodgkinlymfoom

door een toename van atypische lymfocyten, toont bij deze aandoeningen grote gelijkenis en ook klinisch is er enige gelijkenis. Patiënten klagen over moeheid, algemene malaise, hoofdpijn, spierpijn en gewrichtspijn. Ook kan er sprake zijn van misselijkheid, braken en een verminderde eetlust. Keelpijn als gevolg van angina tonsillaris en faryngitis wordt vooral waargenomen bij mononucleosis infectiosa.

Bij lichamelijk onderzoek bestaat er meestal een gegeneraliseerde lymfeklierzwelling. De vergrote lymfeklieren zijn niet pijnlijk en zijn vooral in het cervicale gebied gelokaliseerd. Bij cytomegalie staan deze lymfekliervergrotingen veel minder op de voorgrond. Een vergrote milt en/of lever kan bij ongeveer de helft van de patiënten worden waargenomen. Ook geelzucht kan aanwezig zijn. Huid- en slijmvliesbloedingen komen weinig voor.

Bloedonderzoek laat meestal een lichte tot matige verhoging van het aantal leukocyten zien. Bij mononucleosis infectiosa is het aantal leukocyten in het begin van de ziekte verlaagd of normaal. Karakteristieke bevindingen in het perifere bloed zijn vooral de atypische lymfocyten. De cellen zijn meestal groot en moeten worden onderscheiden van onrijpe of blastaire cellen. De kern is gelobd, het cytoplasma is schuimig en toont vacuolen. Het cytoplasma breidt zich soms met uitlopers uit tussen aangrenzende erytrocyten. Daling van het hemoglobinegehalte en het aantal trombocyten komt zelden voor. Het merendeel van de patiënten toont een licht gestoorde leverfunctie.

Er is een stijging van de serumtransaminases en van het serum-LDH-gehalte. Het bilirubinegehalte is minder vaak verhoogd. Specifieke antistoffen tegen het epstein-barrvirus zijn aanwezig in het serum van een patiënt met mononucleosis infectiosa. Deze antistoffen kan men aantonen met behulp van ELISA-technieken of immunofluorescentietechnieken. Ook bij toxoplasmose en cytomegalie zijn antistoffen in het serum aantoonbaar met behulp van vergelijkbaar serologisch onderzoek.

Chronische lymfatische leukemie

Bij een chronische lymfatische leukemie (CLL) valt de toename van het aantal lymfocyten op, die uit een monoklonale populatie van meestal B-lymfocyten bestaan. De ziekte komt voornamelijk na het 50e levensjaar voor, tweemaal zo vaak bij mannen als bij vrouwen. Het is de meest voorkomende vorm van leukemie bij oudere mensen. De afwijkingen van het bloed worden nogal eens ontdekt bij routineonderzoek, zonder dat de patiënt klachten heeft (◘ tab. 11.26). De voornaamste klacht is een gegeneraliseerde vergroting van de lymfeklieren. Soms klaagt de patiënt over algemene malaise, moeheid en nachtzweten. Vaak is er een verhoogde infectieneiging, die vooral manifest is aan de luchtwegen. Huidinfecties, in het bijzonder herpes zoster, komen nogal eens voor. Een zwaar gevoel in de bovenbuik en een verminderde eetlust ten gevolge van lever- en/of miltvergroting worden bij verergering van de ziekte gemeld.

De diagnose CLL wordt vermoed op basis van lymfocytose van $>10 \times 10^9$/l, waarbij de lymfocyten een typische kernstructuur vertonen (grumelé-patroon); ook lymfadenopathie en splenomegalie zijn mogelijk.

De diagnose wordt bevestigd door flowcytometrie van het bloed, waarbij $>5 \times 10^9$/l monoklonale $CD5^+$ B-cellen met specifiek fenotype

> **Tabel 11.26** Klinische en laboratoriumkenmerken van chronische lymfatische leukemie (CLL).
>
> *klinisch*
> - ongeveer 30% van de patiënten heeft geen klachten
> - moeheid
> - algehele malaise
> - nachtzweten
> - verhoogde infectieneiging, vooral van de bovenste luchtwegen
> - verminderde eetlust
> - zwaar gevoel in de bovenbuik als gevolg van lever- en/of miltvergroting
> - gegeneraliseerde lymfekliervergroting
> - soms (hepato)splenomegalie
>
> *laboratorium*
> - verhoogd aantal rijpe lymfocyten ($>10 \times 10^9$/l) met Gumprechtse schollen in de bloeduitstrijk
> - anemie
> - trombocytopenie
> - serumimmunoglobulinen IgA, IgM en IgG zijn veelal verlaagd
> - immunofenotypering van de lymfocyten toont een monoklonale populatie (SIgM$^+$, SIgD$^{+/-}$, CD19/5$^+$, CD23$^+$)

worden gevonden. Op basis van stadium, chromosomenonderzoek en mutatiestatus kunnen twee subgroepen onderscheiden worden, een met indolent beloop (mediane overleving >15 jaar) en een met ongunstige prognose (mediane overleving ± 6 jaar) (tab. 11.27). CLL wordt ingedeeld in stadia die correleren met prognose.

11.5 Polycytemia, polyglobulie en trombocytose

11.5.1 Polycytemie en polyglobulie

Een verhoogd hemoglobinegehalte van het bloed met een toename van het aantal rode bloedcellen en een gestegen hematocrietwaarde berust op een polycytemie of polyglobulie, tenzij er een plasmatekort bestaat of er sprake is van uitdroging. Bij polycytemie is het aantal leukocyten en trombocyten vaak toegenomen, terwijl

Tabel 11.27 Stadiumindeling CLL.

		med. overleving (maanden)
I indeling volgens Rai		
stadium 0	alleen lymfocytose (>10×10^9/l)*	>120
stadium I	lymfocytose + lymfadenopathie	60–100
stadium II	lymfocytose + hepato-/splenomegalie	44–72
stadium III	lymfocytose + anemie (Hb<7 mmol/l)	22–54
stadium IV	lymfocytose + trombocytopenie <100×10^9/l	15–36
II indeling volgens Binet		
stadium A	geen anemie (Hb >6,4 mmol/l), geen trombocytopenie <3 regio's lymfoïde ophoping	>120
stadium B	geen anemie of trombocytopenie ≥3 regio's van lymfoïde ophoping	48–96
stadium C	anemie en/of trombocytopenie (<100×10^9/l) onafhankelijk van lymfoïde ophopingen	15–36

*≥5×10^9/l voldoende indien monoklonaliteit in flowcytometrie.

dat bij polyglobulie niet het geval is. De secundaire vormen, waarbij meestal sprake is van uitsluitend polyglobulie, worden veroorzaakt door toegenomen erytropoëse in het beenmerg als gevolg van een compensatie, bijvoorbeeld bij hypoxie of door toegenomen erytropoëtineproductie. Bij relatieve polyglobulie bestaat er een plasmatekort en is er geen sprake van een toegenomen erytrocytenvolume.

11.5 · Polycytemia, polyglobulie en trombocytose

> **Tabel 11.28** Herziene WHO-criteria voor polycythaemia vera (PV).
>
> *major criteria*
>
> 1. Hb >11,5 mmol/l (m) of Hb >10,2 (v) of ander bewijs voor toegenomen rode celvolume:
>   - Hb of Ht >99e percentiel van een bepaling die gecorrigeerd is voor leeftijd, geslacht en hoogte waarop de bepaling is uitgevoerd *of*
>   - Hb >10,6 mmol/l (m) of >9,3 mmol/l (v) als deze waarde bij herhaling minstens 1,2 mmol/l hoger is dan wat voor patiënt gebruikelijk was en dit niet te verklaren is door correctie van Fe-deficiëntie *of*
>   - een rodecelmassa die meer dan 25 % is toegenomen vergeleken met het verwachte rodecelvolume voor deze patiënt
> 2. aanwezigheid van *JAK-2*-mutatie
>
> *minor criteria*
>
> 1. bij histologisch onderzoek van het beenmerg: trilineaire hypercellulariteit met duidelijke erytroïde, myeloïde en megakaryocytaire proliferatie
> 2. serumerytropoëtine onder de ondergrens van normaal
> 3. spontane erytroïde koloniegroei bij beenmergkweek
>
> Diagnose indien beide major criteria en één minor criterium of eerste major criterium en twee minor criteria.

Polycythaemia vera (PV) is een chronische myeloproliferatieve aandoening als gevolg van een defect in de pluripotente stamcel. Tijdens de proliferatieve fase is er in het beenmerg een overproductie van cellen afkomstig van alle drie cellijnen. Er is een verhoogd Hb en eventueel ook leukocytose en trombocytose. In het beenmerg en in het bloed zijn twee populaties van erytroïde voorlopercellen aanwezig. De waarschijnlijk normale populatie is afhankelijk van erytropoëtine voor zijn proliferatie en differentiatie, de andere is daar niet van afhankelijk (spontane koloniegroei). Bij 65-97 % van de patiënten met PV komt een mutatie van het Janus kinase 2- (*JAK-2-*)gen voor. Deze mutatie maakt de rode voorlopercel gevoeliger voor groeifactoren en is verantwoordelijk voor de spontane koloniegroei. In mindere mate komt de *JAK-2*-mutatie voor bij essentiële trombocytose en myelofibrose. De aanwezigheid van deze mutatie pleit sterk voor het bestaan van een myeloproliferatieve aandoening. De diagnose wordt gesteld op basis van herziene WHO-criteria (tab. 11.28).

◘ **Tabel 11.29** Oorzaken van secundaire vormen van polyglobulie.

- leven in het hooggebergte
- congenitale hartaandoeningen met cyanose
- chronische longaandoeningen
- excessief roken
- methemoglobinemie
- niercarcinoom, niercysten, hydronefrose
- levercarcinoom, bijniercarcinoom
- cerebellair hemangioblastoom
- (overmatig) gebruik van androgenen

Symptomen en beloop

Hoofdpijn, visusdaling, angina pectoris, claudicatio intermittens, huid- en slijmvliesbloedingen, maar ook bloedingen in de tractus digestivus bij ulcus pepticum of varicesbloedingen bij vena-portatrombose, jeuk na douchen, erytromelalgie, trombose. Het beloop wordt na een proliferatieve fase van 10–15 jaar gekenmerkt door een stabiele fase waarin de patiënten geen therapie meer nodig hebben. Circa 10–30 % van de patiënten ontwikkelt een postpolycytemische myeloïde metaplasie/spentfase, gekenmerkt door progressieve splenomegalie en fibrose van het beenmerg. Er is anemie, trombocytopenie, pijn door miltinfarcten en varicesbloedingen. Na de spentfase komt overgang naar AML voor bij 23 % van de patiënten.

Secundaire vormen van polyglobulie moeten uiteraard worden uitgesloten. De voornaamste oorzaken staan vermeld in ◘ tab. 11.29.

11.5.2 Trombocytose

De oorzaak van een onbekende trombocytose moet in de meerderheid (>80 %) van de gevallen gezocht worden in de reactieve/secundaire oorzaken. In hooguit 15 % zal het een trombocytose in het kader van een myeloproliferatieve aandoening betreffen, zoals essentiële trombocytose, PV, chronisch myeloïde leukemie of

> **Tabel 11.30** WHO-criteria voor de diagnose essentiële trombocytose (ET): alle vier de criteria moeten aanwezig zijn.
>
> 1. aanhoudende trombocytose > 450×10^9/liter
>
> 2. beenmerghistologie: proliferatie van hoofdzakelijk megakaryocytaire cellijn, met toegenomen aantal vergrote rijpe megakaryocyten
>
> 3. geen aanwijzingen voor PV, CML, PMF, MDS
>
> 4. aanwezigheid van de *JAK-2* V617F-mutatie of andere klonale merker, of wanneer de *JAK-2*-mutatie ontbreekt, geen aanwijzingen voor reactieve trombocytose t.g.v.:
>   - ontsteking of infectie
>   - maligniteit
>   - voorafgaande splenectomie

idiopathische myelofibrose. Bij reactieve trombocytose moeten de volgende opties overwogen worden: stress (fysiek of na adrenaline, stijging is kortdurend), infecties, ontstekingsprocessen, ijzergebrek, maligniteiten, regeneratie na bloedingen/hemolytische anemie en hyposplenisme/asplenie.

Essentiële trombocytose (ET) is een klonale afwijking van de pluripotente stamcel, zich voornamelijk uitend in een toename van het aantal trombocyten. In het beenmerg wordt een duidelijke toename van het aantal megakaryocyten gezien. Splenomegalie komt bij 40-50% van de patiënten voor. 50% van de patiënten heeft geen klachten, bij de anderen is er een grote kans op trombose of bloeding. Het risico van trombose is significant toegenomen bij reeds eerder opgetreden trombose, leeftijd boven 60 jaar en aanwezigheid van cardiovasculaire risicofactoren. De kans op bloedingen blijft laag, maar neemt toe bij trombocyten > 1500×10^9/l. Het stellen van de diagnose ET is grotendeels gebaseerd op het uitsluiten van andere myeloproliferatieve aandoeningen, myelodysplasie en reactieve trombocytose; daarbij wordt gebruikgemaakt van de WHO-criteria (◘ tab. 11.30). In aanwezigheid van een *JAK-2*-mutatie (te verwachten bij ca. 50% van de patiënten met ET) kan het uitsluiten van een reactieve trombocytose achterwege gelaten worden.

11.6 Ziekten die gepaard gaan met abnormale bloedeiwitten

11.6.1 Inleiding

Ziekten die gepaard gaan met de productie van abnormale eiwitten (paraproteïnen), behoren tot de groep van monoklonale gammopathieën. In het serum of in de urine van de patiënt komen al dan niet volledige immunoglobulinen voor. In zeldzame situaties komen deze eiwitten ook voor in andere lichaamsvloeistoffen; liquor, pleuravocht en ascites. Voor de productie van deze eiwitten zijn cellen van één enkele prolifererende B-lymfocytaire of plasmacellulaire kloon verantwoordelijk. De monoklonale immunoglobulinen worden aangetoond met behulp van serumelektroforese als een specifieke band of door middel van immuno-elektroforese of immunofixatie van serum, urine en andere lichaamsvloeistoffen. Met deze immunotechnieken wordt tevens het specifieke eiwit nader gekarakteriseerd (IgM, IgG, IgA, IgE, IgD, kappa en lambda). Indien het eiwit bij koude neerslaat spreken we van een cryoglobuline, dat eveneens monoklonale eigenschappen kan hebben.

Een ander specifiek eiwit is amyloïd, dat in weefsels en organen compacte neerslagen met een fibrillaire structuur vormt. Men onderscheidt een primaire (immunoglobulinegerelateerd), secundaire (niet-immunoglobulinegerelateerd) en familiaire (prealbumine) vorm. Alleen bij de primaire vorm toont het eiwit overeenkomsten met een immunoglobuline (lichte keten). Deze eiwitten worden eveneens geproduceerd door een monoklonale proliferatie van B-lymfoplasmacellulaire cellen of plasmacellen. ◘ Tabel 11.31 toont de differentiële diagnose bij de aanwezigheid van abnormale eiwitten.

De monoklonale gammopathieën worden verdeeld in twee groepen: een maligne en een benigne groep. Tot de maligne groep behoren macroglobulinemie (ziekte van Waldenström), multipel myeloom (ziekte van Kahler), (primaire) amyloïdose, 'heavy chain

> **Tabel 11.31** Differentiële diagnose bij de aanwezigheid van abnormale bloedeiwitten (paraproteïnen).

paraproteïnen
- benigne groep
- acute en chronische infecties
- auto-immuunziekten
- niet-hematologische maligne tumoren
- monoclonal gammopathy of undetermined significance (MGUS)
- maligne groep
- multipel myeloom (ziekte van Kahler), ◘ tab. 11.33, 11.34 en 11.35
- lymfoplasmocytair lymfoom met macroglobulinemie (ziekte van Waldenström), ◘ tab. 11.32
- 'heavy chain-disease'
- B-cellymfoproliferatieve ziekten gepaard gaande met een monoklonale gammopathie (NHL, CLL)

amyloïd
- primaire amyloïdose (immunoglobulinegerelateerd)
- amyloïdose, gecorreleerd met multipel myeloom
- secundaire amyloïdose, in combinatie met andere ziekten (reumatoïde artritis, chronische infecties) (niet immunoglobulinegerelateerd)
- hereditair familiair amyloïdosesyndroom (familiale mediterrane koorts (FMF), hereditaire neuropathische en cardiovasculaire syndromen en hereditaire nefropathiesyndromen) (niet immunoglobulinegerelateerd)
- lokale amyloïdose (aantasting van een enkel orgaan) (immunoglobulinegerelateerd)

disease' en B-cellymfoproliferatieve ziekten die gepaard gaan met een monoklonale gammopathie (NHL, CLL e.d.). Bij de benigne groep is het paraproteïne slechts een begeleidend verschijnsel, zonder dat een evidente maligne klonale populatie van B-cellen aantoonbaar is. Het abnormale eiwit kan zowel continu als intermitterend worden aangetoond. Tot deze groep behoren acute en chronische infecties, auto-immuunziekten, niet-hematologische maligne tumoren en 'monoclonal gammopathy of undetermined significance' (MGUS). Bij MGUS is het onderscheid tussen kwaadaardig en goedaardig niet altijd duidelijk. De concentratie van het paraproteïne is meestal jarenlang constant en vaak kan in het beenmerg een klein percentage monoklonale plasmacellen worden aangetoond. Het klinische beloop (progressie) zal de aard van de ziekte bepalen.

11.6.2 Anamnese en onderzoek

Patiënten met een paraproteïnemie kunnen jarenlang asymptomatisch blijven. Bij toeval wordt een verhoogde bezinking of een abnormale band in het eiwitspectrum vastgesteld. Belangrijke klachten, in het bijzonder bij de maligne aandoeningen, zijn moeheid, rugpijn, verhoogde bloedingsneiging, persisterende koorts en infecties, vooral van de bovenste luchtwegen. Door een toename van maligne cellen in het beenmerg ontstaat verdringing van de normale hematopoëse, hetgeen zich uit in een normochrome normocytaire anemie, meestal in combinatie met trombocytopenie en soms met leukopenie.

Sterke toename van de hoeveelheid paraproteïne leidt tot het hyperviscositeitssyndroom, in het bijzonder bij de ziekte van Waldenström en slechts sporadisch bij het multipele myeloom. Patiënten klagen over zwakte, anorexie, hoofdpijn, duizeligheid, doofheid, visusstoornissen, neus- en huidbloedingen, perifere neuropathie, of krijgen decompensatio cordis en/of een cerebrovasculair accident. Heeft het paraproteïne eigenschappen van een cryoglobuline, dan kunnen door blootstelling aan koude het raynaudfenomeen en vaatafsluitingen ontstaan. De paraproteïnen kunnen ook interacties aangaan met stollingseiwitten en trombocyten, hetgeen coagulopathie veroorzaakt.

11.6.3 Lymfoplasmocytair lymfoom (ziekte van Waldenström)

Lymfoplasmocytair lymfoom werd vroeger de ziekte van Waldenström genoemd, een NHL dat IgM produceert (vandaar de term macroglobulinemie). Het komt meer voor bij mannen dan bij vrouwen, meestal na het 50e levensjaar. Het verloop van de ziekte strekt zich uit over een lange periode en is weinig progressief. Naast de klachten door een toegenomen viscositeit van het bloed kunnen geringe lymfklierzwellingen en een vergrote milt aanwezig zijn, en vooral bij progressie van de ziekte soms een vergrote lever. Klachten die passen bij het hyperviscositeitssyndroom (moeheid, anorexie,

> **Tabel 11.32** Diagnostische criteria voor lymfoplasmacytair lymfoom met macroglobulinemie (ziekte van Waldenström).
>
> – serum-IgM-paraproteïne (macroglobuline)
> – infiltratie van lymfoïde cellen met een overwegend lymfoplasmacellulair karakter in het beenmerg
> – aanwezigheid van een monoklonale B-lymfocytenpopulatie met de immunofenotypische kenmerken SmIgM+, CyIgM+, CD^{19+}, CD^{22+}

visusstoornissen, bloedingen, hoofdpijn, duizeligheid, insulten, parese, perifere neuropathie), raynaudfenomeen of vaatafsluitingen treden vooral op bij stijgende serum-IgM-concentraties, vaak van meer dan 30 g/l. Bij cytomorfologisch en histologisch onderzoek toont het beenmerg een diffuse woekering van lymfocytaire of lymfoplasmacellulaire cellen. Soms ziet men een zogenoemde 'dry tap' van het beenmerg, dat wil zeggen dat bij beenmergpunctie het aspiraat ontbreekt. Aanvullend immunologisch onderzoek kan het monoklonale B-celkarakter van de aanwezige lymfocytaire en lymfoplasmacellulaire cellen bevestigen (tab. 11.32). Naast een hoge bezinking ten gevolge van paraproteïne worden vaak een anemie, een trombocytopenie en bij progressie van de ziekte een lymfocytose vastgesteld. In de urine van de patiënten wordt in 10 % van de gevallen bence-joneseiwit gevonden.

11.6.4 Multipel myeloom

Het multipel myeloom (ziekte van Kahler, MM) komt tweemaal zo veel voor bij mannen als bij vrouwen, meestal boven het 40e levensjaar. Tabel 11.33 toont de belangrijkste klinische kenmerken. Botpijnen zijn een frequent voorkomend symptoom. De oorzaak is een focale aantasting (lysis) van de botstructuur, soms diffuus, als gevolg van een verhoogde osteoclastische activiteit door maligne plasmacelen. Voorkeurslokalisatie is het axiale skelet (wervelkolom, schedel, bekken), maar ook ribben en lange pijpbenderen kunnen in het proces betrokken zijn. De afwijkingen geven aanleiding tot

> **Tabel 11.33** Klinische kenmerken van multipel myeloom (MM).

- botpijnen ten gevolge van skeletaantasting, veelal gelokaliseerd in de wervelkolom of in het bekken
- pathologische fracturen en inzakkingen van de wervels
- moeheid
- vermagering
- neurologische klachten door compressie van de wortels, zoals radiculaire prikkelingen, gordelpijn en uitstralende pijnen in de onderste extremiteiten, compressie van het ruggenmerg veroorzaakt paraplegieën met parese, hyperreflexie en hypertonie
- hypercalciëmie waardoor klachten ontstaan van anorexie, misselijkheid, braken, dorst, uitdroging, verwardheid en soms coma
- nierfunctiestoornissen
- bloedingsneiging als gevolg van trombocytopathie en stollingsfactorenstoornissen
- infecties, vooral in de luchtwegen

pathologische fracturen, inzakkingen van de wervels en misvormingen van het skelet. Soms bestaat er een hypercalciëmie, waardoor anorexie, misselijkheid, braken, dorst, uitdroging, verwardheid en coma kunnen voorkomen. De hypercalciëmie kan het eerste symptoom zijn of kan wijzen op progressie van de ziekte.

Recentelijk zijn er door een internationale 'Myeloma Working Group' criteria vastgelegd voor het stellen van de diagnose MGUS, solitair plasmocytoom, extramedullair plasmocytoom, multipel solitair plasmocytoom, non-secretoir multipel myeloom, asymptomatische MM en symptomatische MM (tab. 11.34).

De prognose van MM hangt af het stadium van de ziekte (tab. 11.35) en het cytogenetisch profiel van de maligne plasmacelkloon.

11.6.5 Amyloïdose

Amyloïdose komt voor bij immuunglobuline producerende tumoren, zoals multipel myeloom, lymfoplasmocytair lymfoom (Waldenström) en 'heavy chain disease', en wordt dan veroorzaakt door neerslagen van de monoklonale lichte keten van het paraproteïne (AL-type). Daarnaast komt reactieve amyloïdose voor bij chroni-

Tabel 11.34 Diagnostische criteria.

MGUS
- M-proteïne in serum <30 g/l
- <10 % klonale plasmacellen in het beenmerg
- geen aanwijzingen voor andere B-cel klonale afwijkingen
- geen aanwijzingen voor orgaan- of beenmergdisfunctie

solitair plasmocytoom van het beenmerg
- enkelvoudige laesie bestaande uit klonale plasmacellen
- geen aanwijzingen voor klonale plasmacellen elders in het beenmerg
- overige skeletopnames niet afwijkend
- geen aanwijzingen voor orgaan- of beenmergdisfunctie
- kleine hoeveelheid M-proteïne, vrije lichte ketens (VLK) of Bence Jones kan aanwezig zijn

extramedullair plasmocytoom
- extramedullaire laesie met klonale plasmacellen
- normaal beenmergonderzoek
- normaal X-skelet
- geen aanwijzingen voor orgaan- of beenmergdisfunctie
- kleine hoeveelheid M-proteïne, VLK of Bence Jones kan aanwezig zijn.

multipel solitair plasmocytoom
- meer dan één aangedaan gebied met botdestructie of extramedullaire tumor met klonale plasmacellen
- normaal beenmergonderzoek
- geen orgaan- of beemergdisfunctie

non-secretoir multipel myeloom (MM)
- geen M-proteïne in serum of urine
- klonale plasmacelexpansie in beenmerg of plasmocytoom
- aanwezigheid van orgaan- of beenmergdisfunctie

asymptomatisch MM (smouldering myeloma)
- M-proteïne in serum >30 g/l en/of
- >10 % klonale plasmacellen in het beenmerg
- geen orgaan- of beenmergdisfunctie

symptomatisch MM
- M-proteïne in serum of urine
- klonale plasmacellen in het beenmerg
- orgaan- of beenmergdisfunctie

◘ **Tabel 11.34** Diagnostische criteria (vervolg).

orgaan of beenmergdisfunctie samenhangend met activiteit MM
- voor orgaan of beenmergdisfunctie samenhangend met activiteit van het MM zijn de volgende criteria opgesteld, deze worden ook wel de CRAB-criteria (calcium, renale insufficiëntie, anemie en botlaesie) genoemd:
  - serumcalcium > 2,75 mmol/l
  - nierinsufficiëntie met een serumcreatinine > 173 µmol/l
  - Hb-daling ≥ 1,5 mmol/l of Hb < 6,3 mmol/l
  - botlaesies: lytische laesies of osteoporose met compressiefracturen
  - overige symptomatologie: hyperviscositeit, amyloïdose, recidiverende bacteriële infecties (> 2 episodes in 12 maanden)

◘ **Tabel 11.35** De stadiëring volgens de 'International staging system for MM'.

stadium	Beta2-microglubine (mg/l)	albumine (g/l)
I	< 3,5	≥ 35
II	geen stadium I of III	
III	≥ 5,5	

sche ontstekingsprocessen zoals reumatoïde artritis, chronische osteomyelitis en tuberculose, waarbij proteïne A neerslaat (AA-type). Tot de erfelijke vormen behoren de familiale mediterrane koorts (FMF) en de nefropathie door amyloïd die in Portugal voorkomt (eveneens AA-type).

Bij amyloïdose kunnen uiteenlopende klachten en symptomen ontstaan. De patiënten klagen over verminderde inspanningscapaciteit, dyspnoe, gewichtsverlies, paresthesieën, heesheid, enkeloedeem en wegrakingen ten gevolge van ritmestoornissen. In de helft van de gevallen ziet men bij lichamelijk onderzoek een hepatomegalie, soms in combinatie met een splenomegalie. Oedeem kan ontstaan als gevolg van een restrictieve cardiomyopathie of een nefrotisch syndroom. Andere klinische symptomen kunnen zijn:

orthostatische hypotensie, decompensatio cordis, perifere neuropathie, carpaletunnelsyndroom, macroglossie, purpura van de oogleden en/of nek, bloedingen als gevolg van trombocytopenie en/of trombocytopathie of stollingsfactor-X-deficiëntie, malabsorptie en obstipatie.

Bij laboratoriumonderzoek is meestal sprake van een normochrome normocytaire anemie, die zelden gepaard gaat met leukopenie of trombocytopenie. Levertestafwijkingen komen vaak voor, net zoals hypoalbuminemie en een verlaagde stollingsfactor X ten gevolge van binding aan het amyloïd. Een ernstige nierinsufficiëntie is vaker aanwezig bij het AA-type dan bij het AL-type. Macroglossie en cardiale complicaties komen vooral voor bij het AL-type. Hypercalciëmie vindt men meestal in associatie met multipel myeloom. Paraproteïnen zijn dan bijna altijd aantoonbaar.

Literatuur

Bain BJ. Blood cells, practical guide. 4e druk. Oxford: Blackwell Science; 2006.
Greer JP, Arber DA, Glader B, et al. Wintrobe's clinical haematology. 13e druk. Philadelphia, PA: Lippincott Williams and Wilkins; 2013.
Hoffbrand AV, Moss PAH. Essential haematology. 6e druk. Oxford: Blackwell Science; 2011.
Swerdlow SH, Campo E, Harris NL, et al. WHO Classification of tumours of haematopoietic and lymphoid tissues. 4e druk. Lyon: IARC WHO; 2008.

Websites
- www.hovon.nl, HOVON Hematologie voor Volwassenen Nederland.
- www.hematologienederland.nl, Nederlandse Vereniging voor Hematologie.
- www.hematology.org, American Society of Hematology.
- www.ehaweb.org, European Society of Hematology.
- www.hematologie.nl, Hematologieklapper VUmc.
- www.hematologiegroningen.nl, Hematologieklapper UMCG.
- www.hematologieklapper.nl, Hematologieklapper LUMC.

Hemostase en trombose

V.E.A. Gerdes

12.1 De pathologische bloeding

De oorzaken van een verhoogde bloedingsneiging kunnen worden verdeeld in de volgende hoofdgroepen:
- afwijkingen in stollingsfactoren;
- afwijkingen in trombocyten;
- afwijkingen in de vaatwand;
- combinaties van deze drie.

Bij de anamnese is het van belang na te gaan of zich eerder bloedingen hebben voorgedaan, hoe lang deze duurden en onder welke omstandigheden ze optraden (operaties, tandextracties). Als de bloedingen al eerder zijn voorgekomen is dat suggestief voor een aangeboren stollingsstoornis, zeker als het begonnen is op de kinderleeftijd. Ook een positieve familieanamnese wijst in die richting. Voorts moet in de anamnese aandacht worden besteed aan het eventuele medicijngebruik (met name acetylsalicylzuur en andere trombocytenaggregatieremmers, niet-steroïde anti-inflammatoire geneesmiddelen, cumarinen, directe anticoagulantia, antidepressiva en antibiotica) en aan het bestaan van een onderliggende ziekte zoals levercirrose of nierziekten met uremie.

Bij het lichamelijk onderzoek moet worden gelet op de soort, plaats en uitgebreidheid van de bloedingen. Kijk altijd naar mondslijmvlies, huid (vooral drukplaatsen), lippen, oogfundi en gewrichten.

Petechiën, vaak op drukplaatsen en aan onderste extremiteiten, maken de diagnose trombocytopenie zeer waarschijnlijk; ecchymosen (grote bloedingen met lokale extravasatie in de weke delen) passen daarentegen meer bij een stollingsfactordeficiëntie. Scherp begrensde, licht verheven bloeduitstortingen (palpabele purpura) wijzen eerder in de richting van een vasculitis; bloedingen in gewrichten worden vrijwel uitsluitend gezien bij een ernstige hemofilie A of B en bij ernstige vormen van de ziekte van Von Willebrand.

Naast anamnese en lichamelijk onderzoek is laboratoriumonderzoek vrijwel altijd noodzakelijk om de oorzaak van een pathologische bloeding vast te stellen. Het oriënterende onderzoek omvat:

- tests waarmee het functioneren van de stollingsfactoren wordt vastgesteld (◘ fig. 12.1); dit gebeurt door middel van de bepaling van de protrombinetijd (PTT; dit geeft een indruk over de factoren VII, X, trombine en fibrine) en de geactiveerde partiële tromboplastinetijd (APTT; geeft een indruk over alle factoren behalve factor VII en XIII);
- tests waarmee aantal en functie van trombocyten worden bepaald. De bloedingstijd geeft een indruk van de interactie tussen trombocyten, vonwillebrandfactor (vWF) en de vaatwand. Hierbij wordt met een gestandaardiseerde procedure een kleine snee op de onderarm gemaakt en bepaald hoeveel minuten het duurt om de bloeding te stelpen. De platelet function analysis (PFA) is een methode om in vitro globaal de functie van trombocyten en vWF te testen. Deze test geeft geen indruk over een eventueel probleem van de vaatwand.

De rol van de vaatwand is belangrijk voor een normale bloedstelping; naast enkele typische bevindingen bij lichamelijk onderzoek (zoals teleangiëctasieën of een dunne kwetsbare huid in combinatie met hypermobiliteit van gewrichten) kan de bloedingstijd verlengd zijn bij vaatwandproblemen. Er bestaat echter geen specifieke test voor de vaatwandfunctie.

Bij diffuse intravasale stolling (DIS) zijn doorgaans tegelijkertijd afwijkingen aanwezig in de drie bovengenoemde onderdelen. Uiter-

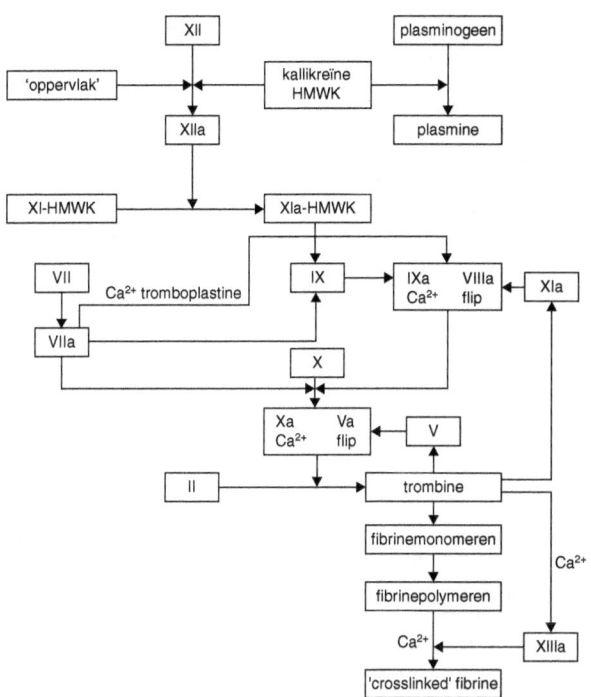

Figuur 12.1 Het stollingsschema. *HMWK* high molecular weight kininogen (= hoogmoleculair kininogeen); *flip* fosfolipiden. De factoren XII, HMWK en prekallikreïne zijn alleen in vitro van belang: deficiënties veroorzaken een verlengde geactiveerde partiële tromboplastinetijd (APTT), maar gaan niet gepaard met een hemorragische diathese.

aard bestaan er meer (gespecialiseerde) stollingstests, zoals onder andere bepaling van de trombinetijd (voor het vaststellen van een adequate omzetting van fibrinogeen in fibrine); de concentratie van fibrinedegradatieproducten of d-dimeren (voor het vaststellen van fibrineafbraak) en bepalingen van de concentratie of activiteit van

> **◘ Tabel 12.1** Oorzaken van zowel verlengde protrombinetijd (PTT) als verlengde geactiveerde partiële tromboplastinetijd (APTT).
>
> – vitamine-K-deficiëntie of gebruik vitamine-K-antagonist
> – leversynthesestoornis
> – dilutie door transfusie met plasmavervangmiddelen
> – geïsoleerde deficiënties van factoren II, X of V
> – fibrinogeendeficiëntie of afwijkend fibrinogeen (dysfibrinogenemie)
> – lupus anticoagulans
> – diffuse intravasale stolling
> – (te) hoge dosis orale trombineremmer of orale Xa-remmer

afzonderlijke stollingsfactoren en remmers van stolling en fibrinolyse. Deze tests worden uitgevoerd wanneer bij oriënterend stollingsonderzoek afwijkingen worden gevonden, of een verhoogde bloedingsneiging nog onverklaard is.

De referentiewaarden van stollingstests en bloedingstijd variëren per laboratorium en/of gebruikte reagentia en methoden. Daarom moet voor iedere test de lokaal geldende referentiewaarde bekend zijn. Bij een patiënt met een onbegrepen bloedingsneiging kan de uitslag van een of meer oriënterende laboratoriumtests afwijkend zijn. Hieronder worden de te overwegen aandoeningen besproken.

12.1.1 Verlengde protrombinetijd (PTT) en verlengde geactiveerde partiële tromboplastinetijd (APTT)
(◘ tab. 12.1)

De stollingsfactoren II, VII, IX en X worden in de lever gesynthetiseerd. Bij de synthese van deze factoren is vitamine K nodig voor het verkrijgen van een volwaardige biologische activiteit. Vitamine K wordt door darmbacteriën gemaakt of opgenomen via de voeding (voornamelijk bladgroente). Een vitamine-K-deficiëntie kan ontstaan bij cholestase, malabsorptie (bijv. coeliakie), antibiotica, slechte voeding of inname van vitamine-K-antagonisten. In de regel zal bij een vitamine-K-deficiëntie eerst de PTT verlengd zijn, maar bij een ernstig tekort is de APTT ook verlengd. Bij een leversynthesestoornis (hepatitis; levercirrose) daalt de plasmaconcentratie van nagenoeg alle stollingsfactoren. Uiteraard gaat een synthesestoornis van de lever ook gepaard met lage concentraties van andere door de lever gemaakte eiwitten zoals albumine. Verworven tekorten van diverse stollingsfactoren worden ook bij DIS gezien (▶ par. 12.1.6). Plasmaverdunning door transfusie van grote hoeveelheden (non-)colloïdale vloeistoffen komt frequent voor bij grote operaties en kan snel worden opgespoord door controle door zorgvuldige beoordeling van het infuusbeleid. Deficiënties van de stollingsfactoren II, X of V zijn zeer zeldzaam, maar komen zowel familiair als verworven voor. Een verworven factor-X-deficiëntie wordt weleens waargenomen bij amyloïdose. Congenitale hypo- of dysfibrinogenemie is eveneens zeer zeldzaam. Bij 5–10% van de patiënten met SLE wordt een lupus anticoagulans gevonden. Het merendeel van de patiënten met een lupus anticoagulans heeft echter geen SLE maar een andere aandoening (bijv. een maligniteit, infectie of andere auto-immuunziekte). Lupus anticoagulans komt ook tijdelijk voor postpartum of na medicijngebruik (o.a. penicilline) en bij gezonde personen. De APTT is vaak duidelijker verlengd dan de PTT. Niet alle APTT-testen zijn even gevoelig voor de aanwezigheid van lupus anticoagulans. Voor het aantonen van een lupus anticoagulans zijn gespecialiseerde tests nodig. Het is interessant dat slechts een klein deel van de patiënten met een lupus anticoagulans een bloedingsneiging heeft en bij de meeste patiënten juist een trombo-embolische aandoening op de voorgrond staat. De directe anticoagulantia hebben ook invloed op de APTT en PTT. Bij een therapeutische spiegel van trombineremmers (dabigatran) is de APTT verlengd, de PTT meestal niet. Bij een therapeutische spiegel van orale Xa-remmers (rivaroxaban, apixaban, edoxaban) is de PTT verlengd en juist de APTT meestal niet. Bij een te hoge dosis van

> **Tabel 12.2** Oorzaken van verlengde geactiveerde partiële tromboplastinetijd (APTT).
>
> – hemofilie A (factor VIII)
> – ziekte van Von Willebrand
> – hemofilie B (factor IX)
> – lupus anticoagulans
> – gebruik van heparine of trombineremmer
> – geïsoleerde deficiënties van factoren XI, XII, prekallikreïne en HMWK
>
> HMWK = hoogmoleculair kininogeen.

trombineremmers of orale Xa-remmers, bijvoorbeeld door een doseerfout of onverwachte verslechtering van nierfunctie, zijn zowel de APTT als de PTT verlengd.

12.1.2 Verlengde geactiveerde partiële tromboplastinetijd (tab. 12.2)

Hemofilie A, factor-VIII-deficiëntie, heeft een prevalentie van 1 op 10.000. Tweederde van de patiënten heeft de erfelijke X-chromosoom-recessief-gebonden vorm, die daarom vrijwel uitsluitend bij mannen voorkomt; vrouwen zijn zogenoemde draagsters. Ook draagsters kunnen een verlaagde factor-VIII-concentratie hebben. Een spontane mutatie en derhalve een niet-familiaire vorm wordt gezien bij het resterende één derde deel van de hemofiliepatiënten. Daarnaast komt een enkele keer een verworven factor-VIII-deficiëntie voor als gevolg van de aanwezigheid van een antistof tegen factor VIII, zoals wordt gezien bij auto-immuunziekten, na zwangerschap of na penicillinebehandeling. De ernst van de bloedingsneiging is afhankelijk van de mate van deficiëntie:
- deficiëntie van factor VIII <1%, multipele spontane bloedingsepisoden, vooral in gewrichten en spieren;
- deficiëntie van factor VIII 1–5%, minder frequente spontane bloedingen;

12.1 · De pathologische bloeding

- deficiëntie van factor VIII 5–40%, meestal alleen bloedingen na operaties en ernstige trauma's.

vWF is een multimeer eiwit met verschillende functies. Naast zijn functie bij de adhesie en aggregatie van trombocyten is het ook het dragereiwit van factor VIII. Bij verschillende vormen van de ziekte van Von Willebrand zal daarom zowel een verlengde APTT (door factor-VIII-tekort) als een gestoorde trombocytenfunctie (verlengde bloedingstijd) bestaan. De ziekte van Von Willebrand is autosomaal dominant en komt derhalve bij mannen en vrouwen voor. Naast hematomen van huid- en slijmvliezen komen bij vrouwen frequent meno- en metrorragieën voor. Bij laboratoriumonderzoek worden bij verdenking op deze ziekte vervolgens vWF-activiteit, vWF-antigeen, het multimerenpatroon en factor VIII bepaald. Er wordt onderscheid gemaakt tussen:
- type 1: verminderde activiteit en antigeen, normale multimeren;
- type 2: activiteit meer verlaagd dan antigeen, eventueel afwijkende multimeren (verschillende subtypes);
- type 3: afwezigheid van vWF.

Hemofilie B is een erfelijke deficiëntie van factor IX die, net als hemofilie A, vrijwel uitsluitend mannen treft. De prevalentie is 1 op 40.000. De klinische presentatie is vergelijkbaar met hemofilie A. De diagnose wordt gesteld door bepaling van de factor-IX-concentratie in plasma. Ook bij hemofilie B is de bloedingsneiging afhankelijk van de mate van deficiëntie van factor IX.

In samenwerking met de natuurlijke stollingsremmer antitrombine remt heparine verschillende geactiveerde stollingsfactoren in plasma, zoals IXa, Xa en trombine (IIa). Zelfs kleine hoeveelheden heparine (bijv. door contaminatie in de afnamenaald of infuussysteem) veroorzaken verlenging van vooral de APTT. Slechts bij hoge doses heparine intraveneus wordt ook de PTT verlengd. In het laboratorium kan een eventueel heparine-effect worden uitgesloten door neutralisatie met protaminesulfaat. Heparines met een laag

> **Tabel 12.3** Oorzaken van verlengde protrombinetijd (PTT).

– vitamine-K-deficiëntie of gebruik vitamine-K-antagonist
– leversynthesestoornis
– geïsoleerde deficiëntie van factor VII
– gebruik van orale Xa-remmer

moleculair gewicht geven in principe geen verlenging van de APTT; alleen bij overdosering wordt dit waargenomen. De trombineremmer dabigatran veroorzaakt verlenging van de APTT en alleen bij een te hoge dosis ook verlenging van de PTT. Een lupus anticoagulans kan een geïsoleerd verlengde APTT veroorzaken, maar dit gaat zoals eerder gemeld meestal niet gepaard met een bloedingsneiging. Geïsoleerde deficiënties van de factoren XI, XII, prekallikreïne of hoogmoleculair kininogeen zijn zeldzaam.

12.1.3 Verlengde protrombinetijd (> tab. 12.3)

Vitamine K is noodzakelijk voor de synthese van de stollingsfactoren II, VII, IX en X (▶ par. 12.1.1); afhankelijk van de halveringstijd zal bij een tekort aan vitamine K in principe eerst factor VII en zullen daarna de factoren IX, X en II dalen. Zo kan bij een beginnende of matige vitamine-K-deficiëntie vooral een verlengde PTT bestaan. Een aangeboren tekort van factor VII is buitengewoon zeldzaam en vereist eveneens een individuele factorbepaling. De orale Xa-remmers (rivaroxaban, apixaban, edoxaban) veroorzaken verlenging van de PTT en alleen bij een te hoge dosis ook verlenging van de APTT.

12.1.4 Bloedingsneiging bij normale APTT en PTT (> tab. 12.4)

Bij onbegrepen hematomen met normaal oriënterend laboratoriumonderzoek moet rekening worden gehouden met een traumatische oorzaak, hetzij onbewust (arbeid, sport), hetzij bewust

> **Tabel 12.4** Oorzaken van een bloedingsneiging bij een normale PTT en APTT alsmede normaal trombocytenaantal en normale trombocytenfunctie.
>
> – na trauma of chirurgie
> – alfa-2-antiplasminedeficiëntie
> – factor-XIII-deficiëntie
> – varianten van de ziekte van Von Willebrand
> – milde hereditaire factorendeficiënties
> – vaatwandafwijkingen

(mishandeling, automutilatie). Bij intra- en postoperatieve bloedingen moet er zekerheid over bestaan dat de bloedingsneiging niet het gevolg is van een beschadigd vat.

Een aangeboren of verworven tekort van de remmer van de fibrinolyse, alfa-2-antiplasmine, geeft aanleiding tot een bloedingsneiging, maar is zeer zeldzaam. Opvallend is een aanvankelijk normale hemostase, terwijl later opnieuw bloedingen ontstaan. Een tekort aan factor XIII, dat fibrinemonomeren stabiliseert tot stevig cross-linked fibrine, is eveneens een zeldzame oorzaak van een bloedingsneiging. Voorts kunnen bepaalde varianten van de ziekte van Von Willebrand, maar ook mildere aangeboren tekorten van de meeste stollingsfactoren zoals bij dragers (concentratie > 30%), onopgemerkt blijven doordat de oriënterende laboratoriumtests (APTT en PTT) normaal zijn. Deze afwijkingen zijn bijzonder zeldzaam en kunnen slechts met het meten van de individuele stollingsfactor worden vastgesteld.

Enkele vaatwandafwijkingen zijn geassocieerd met een bloedingsneiging. Bij het syndroom van Henoch-Schönlein bestaat een verworven bloedingsneiging ten gevolge van een onbegrepen systemische vasculitis. Het komt vaker voor bij kinderen met 'allergische purpura' over het gehele lichaam. Hierbij doen zich vaak koorts, artritis en nierfunctiestoornissen voor. Hereditaire hemorragische teleangiëctasie (ziekte van Rendu-Osler-Weber) is een dominant erfelijke aandoening, waarbij vooral de veneuze vaatwand afwijkend is. Er bestaan kenmerkende teleangiëctatische laesies (felrode 1–4 mm grote wegdrukbare vaatkluwens) in gelaat, mond, lippen, neus, handen en maagdarmkanaal. Bloedingen ontstaan doorgaans pas na het dertigste levensjaar. Bij de ziekte van Ehlers-Danlos bestaat er een collageendefect waardoor vWF niet kan binden en de adhesie van trombocyten aan subendotheliaal weefsel van de defecte vaatwand gestoord is.

12.1.5 Verlengde bloedingstijd en platelet function analysis (PFA)

Trombocyten hebben na hun synthese in het beenmerg een overlevingsduur van ongeveer 10 dagen. Het normale aantal trombocyten is $150-350 \times 10^9/l$. Zij spelen een essentiële rol bij de bloedstelping door achtereenvolgens adhesie aan subendotheliale structuren bij een defecte vaatwand, aggregatie en release van factoren die andere trombocyten activeren. Verlenging van de bloedingstijd en PFA en een bloedingsneiging kunnen optreden bij een trombopenie (doorgaans bij een trombocytengetal van minder dan $50 \times 10^9/l$, ◘ tab. 12.5) of trombocytose, maar kunnen ook voorkomen bij een normaal aantal trombocyten. Er is dan sprake van trombopathie.

De meest voorkomende oorzaak van trombopathie is het gebruik van trombocytenaggregatieremmers, zoals acetylsalicylzuur (ASA). Een eenmalige inname van 100-500 mg ASA kan tot 1 week de bloedingstijd en PFA verlengen. Hoge doses penicilline, maar ook andere antibiotica, kunnen een trombopathie veroorzaken. Bij uremie, macroglobulinemie en enkele myeloproliferatieve aandoeningen circuleren (abnormale) eiwitten die de interactie tussen trombocyten onderling en trombocyten met de beschadigde vaatwand tegengaan. Ook bij anemie kunnen de bloedingstijd en PFA verlengd zijn, wat meestal herstelt na het corrigeren van de lage hematocriet. Bij de ziekte van Von Willebrand is de interactie van trombocyten met subendotheliale structuren gestoord. De afwijking is dus geen trombopathie, maar veroorzaakt wel een verlengde bloedingstijd

> **Tabel 12.5** Oorzaken van trombopenie.
>
> - pseudo-trombopenie (EDTA-effect)
> - bacteriëmie (gramnegatieve en grampositieve micro-organismen)
> - andere infecties (parasitair, schimmels, virussen en malaria)
> - geneesmiddelen (o.a. heparine, kinine, sulfa)
> - diffuse intravasale stolling
> - hypersplenisme
> - trombotische trombocytopenische purpura
> - alcoholmisbruik
> - myelodysplastische syndromen en leukemie
> - idiopathische trombopenie
> - pre-eclampsie en HELPP-syndroom
>
> EDTA = ethyleendiaminotetra-azijnzuur; HELLP = hemolysis, elevated-liver enzymes, low platelet count.

(zie onder verlengde APTT). Overigens zijn de bloedingstijd en de PFA geen betrouwbare voorspellers van de kans op bloedingen. Zowel de bloedingstijd als de PFA dienen alleen gebruikt te worden bij de analyse van een geconstateerde verhoogde bloedingsneiging, niet om de kans op bloeding bij operatie in te schatten.

De erfelijke trombopathieën zijn alle zeer zeldzaam en kunnen worden onderscheiden met specifiek aanvullend (aggregatie)onderzoek (tab. 12.6).

12.1.6 Diffuse intravasale stolling (tab. 12.7)

Diffuse intravasale stolling (DIS) wordt gekarakteriseerd door enerzijds microtrombose in verschillende organen (lever, nier, huid, longen, hersenen) en anderzijds een eveneens diffuse bloedingsneiging met vorming van hematomen, slijmvliesbloedingen en doorbloeden uit wonden en punctieplaatsen. Het ziektebeeld DIS kan zowel klinisch als wat betreft laboratoriumonderzoek variëren van een acuut

Tabel 12.6 Oorzaken van verlengde bloedingstijd of platelet function analysis (PFA).

bij medicijngebruik
- acetylsalicylzuur, andere trombocytenaggregatieremmers, NSAID's
- penicilline
- serotonine heropnameremmers

bij ziekten
- uremie
- macroglobulinemie
- myeloproliferatieve aandoeningen
- anemie

erfelijk
- syndroom van Bernard-Soulier
- ziekte van Glanzmann
- storage pool disease

ziekte van Von Willebrand

trombocytopenie/trombocytose

vaatwandafwijkingen

Tabel 12.7 Oorzaken van diffuse intravasale stolling.

- infectieuze aandoeningen (gramnegatieve bacteriën, grampositieve bacteriën, rickettsiose)
- obstetrische aandoeningen ((pre)eclampsie, solutio placentae, missed abortion, vruchtwaterembolie)
- maligniteiten (o.a. long, pancreas, ovarium, mamma en maag)
- shock
- hemolytisch (uremisch) syndroom
- brandwonden
- incompatibele bloedtransfusies
- aneurysma dissecans
- multitrauma
- slangenbeten

fulminant beeld met diffuse orgaanschade, bloedingen en ernstig gestoorde laboratoriumtests, tot een chronische 'low grade'-DIS met alleen discrete laboratoriumafwijkingen. DIS is geen opzichzelfstaande entiteit, maar kan zich voordoen bij vrijwel iedere ernstige ziekte en moet worden beschouwd als een secundair fenomeen bij de onderliggende ziekte. DIS met microtrombose heeft verbruik van stollingsfactoren en trombocyten tot gevolg. De lever en het beenmerg zullen door een verhoogde aanmaak van respectievelijk stollingsfactoren en trombocyten trachten de plasmaconcentraties op een normaal niveau te houden. Bij chronische low grade-DIS, die onder andere wordt gezien bij maligne aandoeningen, zal het oriënterend laboratoriumonderzoek daarom normaal zijn. Het verhoogde verbruik kan uitsluitend worden aangetoond met tests waarmee halveringstijden van stollingsfactoren en stollingsremmers worden bepaald. Bij hevigere of acute stollingsactivatie, zoals bij sepsis, solutio placentae en incompatibele bloedtransfusies, worden alle stollingstests abnormaal. Er is vaak discussie over criteria en het aantal laboratoriumtests dat abnormaal moet zijn, voordat van DIS kan worden gesproken. Het is zelden mogelijk om door eenmalig onderzoek de diagnose DIS te stellen of te verwerpen. Een combinatie van een bestaande ziekte met progressieve stollingsstoornissen en eventueel diffuse bloedingen rechtvaardigt in de meeste gevallen de diagnose. Naast de bekende stollingstests PTT en APTT, alsmede bepaling van het aantal trombocyten, kan aanvullend laboratoriumonderzoek bestaan uit de volgende tests: concentratie van stollingsremmers (o.a. antitrombine), concentratie van fibrinogeen, aanwezigheid van fibrinedegradatieproducten (d-dimeren).

12.2 Trombosebeen

Het dikke, pijnlijke been is een veelvoorkomend diagnostisch probleem. Een diepe veneuze trombose is een partiële of gehele afsluiting van de diep tussen de spieren gelegen veneuze vaten van het been. Meestal bestaat er een zwelling van de kuit (of van het

> **Tabel 12.8** Oorzaken van een opgezet pijnlijk been.

- diepe veneuze trombose
- oppervlakkige veneuze trombose ((oppervlakkige) tromboflebitis)
- erysipelas
- lymfangitis
- lymfoedeem
- spierscheur, bloeding of ontsteking
- baker-cyste (geruptureerd)
- chronische veneuze insufficiëntie
- gewrichtsafwijkingen
- bij decompensatio cordis of chronische nierziekten
- arteriële afsluiting

gehele been) met roodheid, pijn en een strak gevoel van de huid. Vaak bestaat er een lichte temperatuurstijging en is de kuit pijnlijk wanneer erin geknepen wordt. Hoewel deze klachten en onderzoeksbevindingen het vermoeden van diepe veneuze trombose rechtvaardigen, zijn ze zeker niet voldoende voor het stellen van de diagnose. Bij objectief onderzoek (met behulp van de gouden standaard röntgencontrastflebografie) blijkt slechts 20–30 % van deze patiënten inderdaad een diepe veneuze trombose te hebben en heeft de meerderheid een van de andere aandoeningen die worden genoemd in ● tab. 12.8. Ook blijkt er geen relatie te bestaan tussen de uitgebreidheid van de klachten en de lokalisatie van de veneuze trombose. Daarom moet bij iedere patiënt met een klinische verdenking op diepe veneuze trombose aanvullend onderzoek worden uitgevoerd.

Bij een klinische verdenking op diepe veneuze trombose wordt eerst de kans geschat dat er sprake kan zijn van trombose. Hiervoor wordt meestal de klinische beslisregel van Wells gebruikt. Met een aantal items wordt bepaald of trombose onwaarschijnlijk (≤ 1 punt) of waarschijnlijk (≥ 2 punten) is (● tab. 12.9). Als de beslisregel aangeeft dat trombose niet waarschijnlijk is, wordt een d-dimeertest

Tabel 12.9 Klinische beslisregel van Wells voor diepe veneuze trombose (DVT).

diepe veneuze trombose	punten
maligniteit (behandeling nog gaande of in laatste 6 maanden of palliatief)	1
paralyse, parese, of recentelijk been in het gips	1
immobilisatie ≥ 3 dagen of operatie in de laatste 4 weken	1
pijn in het beloop van de diepe veneuze vaten	1
zwelling van het gehele been	1
verschil kuitomvang symptomatische been ≥ 3 cm dan andere been	1
pitting oedeem van het symptomatische been	1
gedilateerde (niet-variceuze) oppervlakkige aderen	1
andere diagnose is even waarschijnlijk of waarschijnlijker dan DVT	−2

≥ 2: diepe veneuze trombose waarschijnlijk.
≤ 1: diepe veneuze trombose onwaarschijnlijk.

gedaan. Als deze normaal blijkt te zijn kan de diagnose trombose worden verworpen zonder beeldvormend onderzoek. Als de beslisregel aangeeft dat trombose waarschijnlijk is, of de d-dimeertest is abnormaal moet beeldvormend onderzoek verricht worden.

In bijna alle gevallen wordt tegenwoordig echografie gebruikt om diepe veneuze trombose te bewijzen. Het is een non-invasieve methode die wat betreft precisie de gouden standaard röntgencontrastflebografie zeer dicht benadert, en die minder belastend voor de patiënt is. Als de eerste echo geen trombose laat zien, moet het onderzoek wel na een week herhaald worden om de diagnose diepe veneuze trombose te kunnen verwerpen.

Er zijn verschillende risicofactoren die de kans op diepe veneuze trombose verhogen (tab. 12.10). Bij een trauma, denk hierbij aan een fractuur door een val of een ongeval of een stomp trauma, is het

> **Tabel 12.10** Risicofactoren voor het optreden van veneuze trombose.

- trauma
- chirurgie
- veneuze stase
- immobiliteit (bedrust, lange reizen met auto, trein of vliegtuig)
- compressie (lymfeklieren, maligniteiten, zwangerschap)
- verhoogde tromboseneiging door stollingsveranderingen (congenitaal of verworven)
- pilgebruik

risico verhoogd. Bij grotere chirurgische ingrepen zoals knie, heup en abdominale operaties, is er niet alleen sprake van weefselbeschadiging maar vaak ook een periode van immobiliteit. Er zijn tegenwoordig aanwijzingen dat ook lange reizen met de auto, trein of het vliegtuig met trombose en longembolie zijn geassocieerd. Stase van veneus bloed kan voorkomen bij decompensatio cordis, bedrust en compressie van veneuze bloedvaten van buitenaf (lymfeklieren, maligniteiten en zwangerschap). Stollingsveranderingen waardoor een tromboseneiging ontstaat kunnen aangeboren of verworven zijn. Congenitale deficiënties van de stollingsremmers antitrombine, proteïne C en S, alsook de factor V Leiden en protrombinemutaties, zijn geassocieerd met veneuze trombose; ze komen vaak bij meer personen in één familie voor. Ook een hoge factor-VIII-concentratie is geassocieerd met trombose. Milde hyperhomocysteïnemie is weliswaar geassocieerd maar behandeling ervan verbetert de kans op trombose niet. Een verworven verhoogde tromboseneiging komt voor bij het antifosfolipiden syndroom, trombocytose, polycytemie en sommige maligniteiten (long, pancreas en ovarium), en bij het gebruik van orale anticonceptiva (tab. 12.10).

Ook verschillende andere aandoeningen kunnen een opgezet pijnlijk been veroorzaken (tab. 12.8). Een trombose van een oppervlakkige normale vene of varix gaat gepaard met zwelling, jeuk, pijn en roodheid rond het aangedane vat. Meestal begint de aandoening als een pijnlijke rode streng ter plaatse van de vene, maar als de oppervlakkige trombose zich verder uitbreidt, is zij klinisch niet te onderscheiden van een diepe veneuze trombose. Erysipelas is een ontsteking van de huid die meestal wordt veroorzaakt door groep-A-streptokokken. Behalve pijn, roodheid en oedeem zijn er vaak ook algemene klachten zoals misselijkheid, hoofdpijn en anorexie en bestaat er koorts. Het duidelijk begrensde erytheem is verheven en pijnlijk bij aanraking. Het laboratoriumonderzoek toont vaak een verhoogde bezinking of C-reactieve proteïne (CRP), leukocytose en linksverschuiving.

Een lymfangitis is een ontsteking van een lymfevat, doorgaans veroorzaakt door hemolytische streptokokken. In het verloop van het vat is een (soms vage) rode streep zichtbaar naar het regionale lymfeklierstation. Ook komen algemene malaise en koorts voor. Bij lymfoedeem bestaat er een afvloedbelemmering van de lymfevaten uit het been, hetzij door obstructie (zoals ontsteking, ruimte-innemende processen, bestraling of filariasis), hetzij door dilatatie van de lymfevaten met insufficiëntie van de kleppen. De zwelling gaat gepaard met roodheid, maar is meestal niet pijnlijk.

Een spierscheur, bloeding of ontsteking kan verraderlijk veel lijken op een diepe veneuze trombose. De aangedane spier (meestal de m. gastrocnemius) is pijnlijk, gezwollen en rood. Vooral lopen en passief bewegen is pijnlijk. Vaak zijn de klachten het gevolg van een (onbekend) trauma. Nader objectief onderzoek kan bestaan uit een echografie, waarop soms bloedingen of abcessen gezien kunnen worden. Er dient altijd zekerheid te bestaan dat de diepe veneuze vaten doorgankelijk zijn. Tot deze groep van oorzaken van een pijnlijk opgezet been moet ook een gehele of gedeeltelijke scheur van de achillespees worden gerekend.

Een posterieure herniatie van het kniekapsel kan de veneuze afvloed uit de kuit verstoren. Wanneer een dergelijke bakercyste ruptureert en de synoviale inhoud in en tussen de spierloges terechtkomt, geeft dit aanleiding tot pijn, zwelling en stijfheid van het been. Een bakercyste kan worden aangetoond met echografie of MRI.

Chronische veneuze insufficiëntie ontstaat meestal als gevolg van eerder doorgemaakte diepe veneuze trombose, maar kan ook zonder deze voorgeschiedenis optreden. Tijdens het lopen wordt het bloed door de spierpomp en sufficiënte kleppen in de diepe venen, de vv. comitantes en de oppervlakkige venen naar proximaal gepompt. Bij defecten van de kleppen (ongeacht het niveau) ontstaat stase van het bloed met als gevolg drukverhoging, uittreden van vocht en induratie van het weefsel. Dit veroorzaakt chronische veneuze insufficiëntie met karakteristieke verschijnselen zoals een dunne glanzende huid met oedeem, pigmentatie, varices en later ulcera. Een tijdelijke toename van de zwelling en pijn kan doen denken aan een acute diepe veneuze trombose. Daarom moet altijd onderzoek worden verricht naar een normale diepe veneuze afvloed. Soms kunnen artritis of intra-articulaire afwijkingen in de knie (meniscus) en enkel door zwelling en pijn aanleiding geven tot een verdenking op veneuze trombose. Bij rechtszijdige decompensatio cordis en chronische nierziekten kan (doorgaans aan beide zijden) oedeem aan de benen optreden.

Ten slotte zal bij elk pijnlijk been moeten worden overwogen of er geen sprake is van een arteriële afsluiting in het been. Doorgaans is (een deel van) de extremiteit bleek en zijn de perifere pulsaties afwezig. De zwelling is vaak afwezig en de pijn staat op de voorgrond. Aanvullend onderzoek met bijvoorbeeld dopplerregistratie moet snel plaatsvinden.

12.3 Longembolie

Bij een patiënt bij wie plotseling pleurale pijn en dyspnoe ontstaan, moet snel een diagnose worden gesteld. De oorzaak is een afwijking van de longen, het hart, de aorta of de thoraxwand (huid, spieren en ribben) (◘ tab. 12.11).

De klachten van een longembolie kunnen variëren van matige dyspnoe met pijn bij diep zuchten tot acute hevige dyspnoe met thoracale pijn, cyanose en shock. Daarnaast kunnen er klachten bestaan van hoesten met soms hemoptoë. Het merendeel (70–80%) van de patiënten die later een longembolie blijkt te hebben, heeft klachten van dyspnoe of pleurale pijn met een snelle ademhaling.

> **◘ Tabel 12.11** Oorzaken van plotselinge kortademigheid of pijn op de borst.

- longembolie
- pneumothorax
- pleuritis (viraal, bacterieel of bij systeemziekte)
- pleuravocht
- myocardinfarct
- dissectie van de aorta
- aandoeningen van huid, spier of ribben

Helaas heeft meer dan de helft van de mensen die later geen longembolie blijkt te hebben, ook deze klachten. Andere bevindingen zoals tachycardie en pleurawrijven zijn eveneens niet specifiek voor longembolie. Door toepassing van de gouden standaard voor de diagnose longembolie (invasieve pulmonalisangiografie) en andere studies is komen vast te staan dat slechts 15–30 % van de patiënten met een klinische verdenking op longembolie werkelijk een stolsel in de longvaten heeft.

De diagnostische aanpak van een patiënt met een klinische verdenking op longembolie moet daarom gericht zijn op enerzijds het aantonen van een van de andere aandoeningen, of anderzijds het definitief vaststellen van een trombo-embolie. Zo zullen in eerste instantie een thoraxfoto (voor uitsluiten van een pneumothorax, pleuravocht of infiltraat) en een ecg (voor uitsluiten van een myocardinfarct) worden gemaakt. Het verrichten van een arteriële bloedgasanalyse ter verbetering van de diagnostiek is niet nuttig, maar zal in de meeste gevallen nodig zijn voor het beoordelen van de hypoxemie en de mate van shunting. Bij longembolieën zijn afwijkingen op de thoraxfoto (in het begin) vaak afwezig en niet karakteristiek. De bekende ecg-afwijkingen (rechterbundeltakblok, diepe S in afleiding I en een Q in afleiding III) komen slechts bij een zeer klein deel van de patiënten met longembolie voor en zijn niet specifiek. Net als bij de diagnostiek bij verdenking trombosebeen wordt gebruikgemaakt van een beslisregel om de kans op longembolie in te schatten (◘ tab. 12.12). Bij patiënten waarbij de beslisregel

■ Tabel 12.12 Klinische beslisregel van Wells voor longembolie.

longembolie	punten
andere diagnose minder waarschijnlijk dan longembolie	3
hartfrequentie > 100 slagen/min	1,5
immobilisatie ≥ 3 dagen of operatie in de laatste 4 weken	1,5
DVT of longembolie in het verleden	1,5
hemoptoë	1
maligniteit	1

> 4: longembolie waarschijnlijk.
≤ 4: longembolie onwaarschijnlijk.

aangeeft dat longembolie onwaarschijnlijk is, kan op grond van een normale d-dimeeruitslag de diagnose longembolie veilig worden verworpen. Een CT-angiogram van de longen of een perfusiescan is noodzakelijk bij de overige patiënten. Een normale CT-angiografie of perfusiescan sluit de diagnose longembolie uit. Bij CT-angiografie van de longen kan bij een aantal patiënten ook de alternatieve diagnose gevonden worden, bij een aanzienlijk deel is deze echter al bekend op grond van eerdere uitslagen. Tegenwoordig wordt CT-angiografie veel vaker gebruikt dan de ventilatie-perfusiescan omdat hiermee bij bijna alle patiënten een longembolie direct aangetoond dan wel uitgesloten kan worden en zelden vervolgonderzoek nodig is. Echter, bij ernstige nierinsufficiëntie heeft een perfusiescan, eventueel in combinatie met een ventilatiescan, de voorkeur omdat daarbij geen röntgencontrast gegeven hoeft te worden. Een nadeel van een ventilatie-perfusiescan is dat daarbij relatief vaak geen uitsluitsel gegeven kan worden. Dan kan overwogen worden alsnog een CT-angiografie te verrichten. Bij een klein percentage van de patiënten is CT-angiografie niet goed evalueerbaar en moet een invasieve pulmonalisangiografie worden verricht om de diagnose definitief te stellen.

Een pneumothorax geeft meestal aanleiding tot klachten van dyspnoe en pleurale pijn. Behoudens de bevindingen bij lichamelijk onderzoek (hyperresonantie en verminderd ademgeruis) is een thoraxfoto, en soms een CT-scan ter bevestiging, noodzakelijk voor het stellen van de diagnose. Pleuraprikkeling met pijn, bijvoorbeeld door virussen (o.a. coxsackie-B-virus, ziekte van Bornholm), bacteriële infecties of systeemziekten (o.a. systemische lupus erythematosus, antineutrofiele cytoplasmatische antistoffen- (ANCA-) geassocieerde vasculitis, systemische sclerose) kan – ook wanneer er dyspnoe bestaat – lijken op een longembolie.

Bij een dissectie van de aorta is er meestal sprake van een scherpe pijn die afhankelijk van de locatie aan de voorzijde of tussen de schouderbladen gevoeld kan worden. Ten slotte kunnen aandoeningen van de huid (herpes zoster), spieren, peesaanhechtingen of ribben (fractuur of metastase) gepaard gaan met pijn bij diep ademhalen en secundair met een gevoel van dyspnoe.

Literatuur

Marder VJ, Aird WC, Bennett JS, et al., editors. Hemostasis and thrombosis. Basic principles and clinical practice. 6e druk. Philadelphia: Lippincott Williams & Wilkins; 2012.

Peyvandi F, Menegatti M, Palla R. Rare bleeding disorders: worldwide efforts for classification, diagnosis, and management. Semin Thromb Hemost. 2013;39:579–84.

Simone N De, Sarode R. Diagnosis and management of common acquired bleeding disorders. Semin Thromb Hemost. 2013;39:172–81.

Somarouthu B, Abbara S, Kalva SP. Diagnosing deep vein thrombosis. Postgrad Med. 2010;122:66–73.

Tapson VF. Acute pulmonary embolism. N Engl J Med. 2008;358:1037–52.

Gemetastaseerde maligniteit bij onbekende primaire tumor

K.P.M. Suijkerbuijk, E. van der Wall

13.1 Definitie en epidemiologie

13.1.1 Definitie

Er is sprake van een onbekende primaire tumor of 'unknown primary' wanneer aan de volgende drie voorwaarden wordt voldaan:
- het vaststellen van een tumor die klinische kenmerken heeft van een metastase;
- de bevestiging van maligniteit door middel van een biopt uit deze tumor;
- het niet kunnen aantonen van een primaire tumor door volledige anamnese, zorgvuldig lichamelijk onderzoek, pathologisch onderzoek (immunohistochemisch en moleculair onderzoek), serumonderzoek en beeldvormend onderzoek.

Soms is er sprake van een lymfoom, sarcoom of melanoom, maar bij de overgrote meerderheid van de patiënten betreft het een carcinoom. Indien sprake blijkt van een lymfoom, dient stagering en behandeling conform de daarvoor geldende richtlijnen plaats te vinden; de lymfoproliferatieve aandoeningen vallen verder buiten het bestek van dit hoofdstuk. De heterogeniteit van de groep tumoren van onbekende origine is een complicerende factor in zowel diagnostiek naar als behandeling van deze entiteit.

13.1.2 Incidentie

Tumoren van onbekende origine vormen 3–5% van alle maligniteiten. In tegenstelling tot de algemene trend in Nederland is de incidentie van tumoren van onbekende origine de afgelopen jaren afgenomen van 2770 in 2002 tot 1829 in 2012. Waarschijnlijk liggen de uitgebreidere diagnostische mogelijkheden hieraan ten grondslag. De man-vrouwverdeling in incidentie is ongeveer gelijk. Op jonge leeftijd komen maligniteiten met onbekende primaire tumor zelden voor. Er is een duidelijke stijging waarneembaar vanaf de leeftijd van 60 jaar met een piek in incidentie rond het 75e jaar.

Bij obductie wordt bij 75% van de patiënten de primaire tumor alsnog gevonden, met als meest voorkomende locaties longen, pancreas en het hepatobiliaire systeem.

13.1.3 Prognose

Een op de vijf patiënten met een tumor van onbekende origine is in te delen in een behandelbare subgroep (◘ tab. 13.1). Het gaat hier om de volgende subgroepen:
- halskliermetastasen van carcinomen (vooral plaveiselcelcarcinoom, incidenteel adenocarcinoom);
- metastasen van een carcinoom met neuro-endocriene kenmerken;
- geïsoleerde oksellymfekliermetastasen van een adenocarcinoom (met name bij vrouwen);
- peritonitis carcinomatosa bij vrouwen met verhoogd cancer antigen 125 (CA-125);

13.1 · Definitie en epidemiologie

Tabel 13.1 Behandelbare subgroepen.

- halslymfekliermetastasen van carcinomen (vooral plaveiselcelcarcinoom, incidenteel adenocarcinoom)
- metastasen van een carcinoom met neuro-endocriene kenmerken
- geïsoleerde okselymfekliermetastasen van een adenocarcinoom (met name bij vrouwen)
- peritonitis carcinomatosa bij vrouwen met verhoogd cancer antigen 125 (CA-125)
- mannen met verhoogd prostaatspecifiek antigeen (PSA) en botmetastasen
- midline-distributie van metastasen, vooral bij mannen
- geïsoleerde lymfekliermetastasen in de lies van met name plaveiselcelcarcinoom
- overige solitaire metastasen

- mannen met verhoogd prostaatspecifiek antigeen (PSA) en botmetastasen;
- midline-distributie van metastasen, vooral bij mannen;
- geïsoleerde lymfekliermetastasen in de lies van met name plaveiselcelcarcinoom;
- overige solitaire metastasen.

Behandeling van deze groep conform behandelrichtlijnen (fig. 13.1) resulteert in langdurige ziektecontrole voor 30–60 % van de patiënten hetgeen beduidend beter is dan voor de overige 80 % van patiënten die niet behoort tot een van deze categorieën.

In tegenstelling tot eerdere studies waarin mediane overlevingsduren van slechts 3 tot 5 maanden werden gerapporteerd, laten recentere studies in behandelde patiënten een mediane overleving van 8 tot 12 maanden zien. Naast betere mogelijkheden voor systeemtherapie verklaart de selectie van patiënten (performance status en percentage patiënten in behandelbare subgroep) waarschijnlijk voor een belangrijk deel het waargenomen verschil. In Nederland is één jaar na diagnose 17 % van de patiënten nog in leven (website NKR).

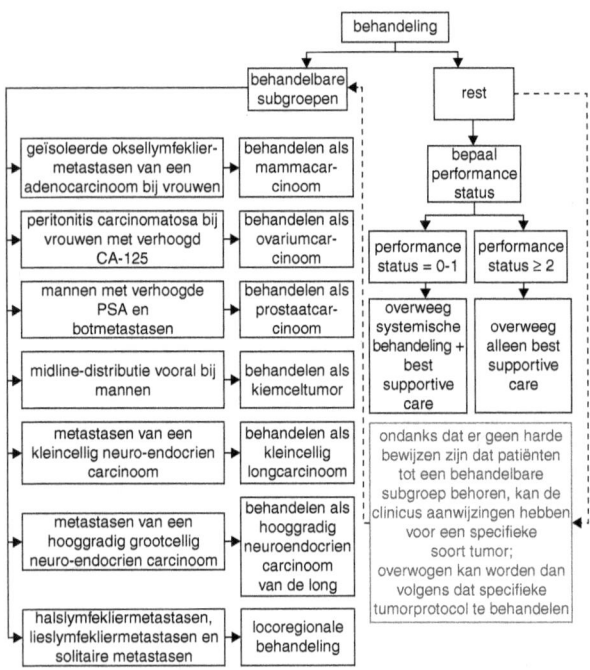

Figuur 13.1 Flowchart behandeling. (Bron: IKNL-richtlijn: ▶ www.oncoline.nl/primaire-tumor-onbekend.)

Een klinisch score gebaseerd op een combinatie van LDH en performance status blijkt een reproduceerbare voorspeller van overleving, variërend van 12 maanden in de prognostisch gunstige groep (normaal LDH en WHO performance status 0 of 1) tot 4-7 maanden in de prognostisch ongunstige groep (overige patiënten). Diverse andere modellen zijn ontwikkeld, waarbij ook de aanwezigheid van levermetastasen en een verlaagd serumalbumine negatief voorspellende waarde hadden, maar een goede performance status blijft in alle gevallen positief voorspellend.

13.2 Diagnostiek

Doel van de diagnostiek bij een onbekende primaire tumor is het identificeren van de 20 % van patiënten die in te delen zijn in een behandelbare subgroep (◘ tab. 13.1).

Metastasen van onbekende primaire tumoren hebben geen karakteristieke presentatie. De meest gebruikelijke presentaties zijn long- (inclusief pleura-), bot- en halskliermetastasen. Minder frequent komen leverlokalisatie, oksel- en lieslymfeklieren, hersen-, huid- en wekedelenmetastasen en ascites voor. Er is geen literatuur waaruit blijkt dat de plaats van metastasering bij presentatie een indicatie vormt voor de plaats van een mogelijk verborgen primaire tumor. Het is zelfs niet duidelijk of het metastaseringspatroon van de onbekende primaire tumor anders is dan bij een direct bekende tumor.

De standaarddiagnostiek bij tumoren van onbekende origine bestaat uit: anamnese, uitgebreid lichamelijk onderzoek, oriënterend laboratoriumonderzoek, beeldvormend onderzoek van de thorax (X-thorax of CT), biopt voor histologisch en immuunhistochemisch onderzoek. Overig onderzoek wordt geadviseerd op indicatie (◘ tab. 13.2) (IKNL-richtlijn Oncoline).

13.2.1 Anamnese en lichamelijk onderzoek

Het onderzoek van lymfeklieren, schildklier, huid, mammae, bekken (vrouw), prostaat (man) zijn essentiële onderdelen van het lichamelijk onderzoek in deze groep patiënten. Daarnaast is uitgebreid onderzoek van de status localis (bijv. inspectie van gelaat, hoofdhuid en KNO-gebied bij een halskliermetastase; inspectie genitalia bij lieskliermetastasen) geïndiceerd.

Tabel 13.2 Diagnostiek bij (verdenking) maligniteit van onbekende origine.

minimaal
- anamnese
- lichamelijk onderzoek
- oriënterend laboratoriumonderzoek
- radiologisch onderzoek van de thorax (X-thorax of CT)
- biopt voor histologisch en immuunhistochemisch onderzoek

te overwegen
- CT abdomen/bekken
- AFP, β-HCG en PSA bij mannen
- mammografie bij vrouwen

op indicatie
- PET-CT/MRI en endoscopisch onderzoek hoofd-halsgebied bij halskliermetastase carcinoom
- PET-CT bij solitaire metastase
- mammogram en MRI mammae bij okselkliermetastase adenocarcinoom (vrouwen)
- inwendige echo, CT en laparoscopie bij peritonitis carcinomatosa en een verhoogd CA-125 (vrouwen)
- coloscopie bij solitaire levermetastase
- echo van de testes bij metastasen met midline-distributie
- CT-thorax bij metastase hooggradig grootcellig neuro-endocrien carcinoom
- [88]Ga-DOTA-NOC PET-CT of [111]Indium-octreotide SPECT bij metastase neuro-endocrien carcinoom

13.2.2 Laboratoriumonderzoek

Oriënterend laboratoriumonderzoek bestaande uit een bloedbeeld, nierfunctie, leverenzymen, albumine en LDH is geïndiceerd. Daarnaast is een aantal tumormarkers in subgroepen van patiënten richtinggevend:
- CA-125 bij vrouwen die zich presenteren met een peritonitis carcinomatosa;
- PSA bij mannen ouder dan 65 jaar;
- alfa-foetoproteïne (AFP) en bèta-humaan choriongonadotrofine (β-HCG) bij mannen jonger dan 65 jaar en/of bij tumoren met

een midline-distributie (meestal mediastinale of retroperitoneale lymfadenopathie).

Het bepalen van andere markers zoals CA19.9 en CEA heeft geen toegevoegde waarde in het diagnostisch traject.

13.2.3 Radiologisch onderzoek

Standaard wordt bij alle patiënten beeldvormend onderzoek van de thorax (X-thorax of CT) geadviseerd. Op basis van de literatuur bestaat geen consensus over de toegevoegde waarde van een CT ten opzichte van een X-thorax, noch over het verrichten van een CT abdomen/bekken. Daarnaast is bij de volgende subgroepen nadere beeldvorming geïndiceerd:
- mammogram en MRI (achtereenvolgens) van de mammae bij vrouwen met okselkliermetastasen van een adenocarcinoom;
- inwendige echo en CT-abdomen bij vrouwen met een peritonitis carcinomatosa en een verhoogd CA-125;
- echo van de testes bij metastasen met een midline-distributie;
- PET-CT bij solitaire metastasen bij operabele patiënten;
- CT-thorax bij een metastase van een hooggradig grootcellig neuro-endocrien carcinoom;
- PET-CT of MRI van het hoofd-halsgebied bij halskliermetastase van een carcinoom afhankelijk van de lokalisatie (PET-CT bij onderste een derde deel van de hals en/of adenocarcinoom);
- ^{68}Ga-DOTA-NOC PET-CT of ^{111}Indium-octreotide SPECT bij metastase van neuro-endocrien carcinoom. De PET met ^{68}Ga-Dota-taat-tracer is iets gevoeliger dan de octreotidescan, maar in Nederland slechts beperkt beschikbaar. De octreotidescan geeft ook informatie over eventuele respons op lutetium-octreotaat-therapie.

13.2.4 Endoscopisch onderzoek

Endoscopisch onderzoek van het maag-darmkanaal kan op indicatie van toegevoegde waarde zijn, bijvoorbeeld op basis van kliniek (buikklachten) of laboratoriumonderzoek (zoals bij een ijzergebrekanemie). Daarnaast wordt coloscopie geadviseerd bij levermetastasen; ook als het immuunhistochemisch profiel van de metastase niet past bij een primair coloncarcinoom. Bronchoscopie is van toegevoegde waarde bij longmetastase van onbekende origine. Endoscopisch onderzoek van farynx, larynx en proximale oesofagus is geïndiceerd bij halsklierlokalisatie. Het buiten deze setting verrichten van endoscopieën lijkt niet van toegevoegde waarde.

13.2.5 Pathologie

Het verrichten van een biopt voor histologisch onderzoek is essentieel in het diagnostisch traject bij metastasen van onbekende origine. Uitzondering hierop vormt de halskliermetastase, waarbij gezien het risico op entmetastasen een cytologische punctie de voorkeur heeft boven een dikke naaldbiopt.

Op grond van routine hematoxyline- en eosinekleuringen is de volgende indeling bij een gemetastaseerde maligniteit met onbekende primaire tumor mogelijk: 60% van de patiënten heeft een goed of matig gedifferentieerd adenocarcinoom, 5–8% een plaveiselcelcarcinoom, 2–5% een ongedifferentieerde maligniteit en 30–50% heeft een slecht gedifferentieerd (adeno)carcinoom.

Immunohistochemisch onderzoek beslaat ten minste de bepaling van CK7, CK20, TTF1, ER en PSA en thyreoglobuline (afhankelijk van de morfologie). Aanvullende bepalingen zoals AFP, WT1 en CA-125 worden op indicatie gedaan. Immuunhistochemische bepaling van p16 en moleculaire analyse naar EBV- en HPV-positiviteit hebben prognostische waarde bij hoofdhalstumoren, maar geen waarde in de diagnostiek.

13.2.6 Moleculaire markers

Zoals ook bij patiënten met tumoren van bekende origine, lijkt in deze groep een predictieve en prognostische rol weggelegd voor genexpressieprofielen. Als RNA uit een tumor wordt geïsoleerd, kan door moleculaire bepalingen hiermee een 'handtekening' van de tumor worden gemaakt waarin te zien is welke genen 'uit-' of 'aanstaan' (tot expressie komen). Wanneer een profiel van 92 genen wordt gebruikt om de origine van de tumor te bepalen en hierop de behandeling wordt gericht resulteert dit in een gunstige mediane overleving van meer dan 1 jaar (Hainsworth et al. 2013). Bovendien kan door middel van een dergelijk profiel onderscheid gemaakt worden tussen prognostisch gunstiger tumoren (mediane overleving van 13,7 maanden) en een prognostisch ongunstiger subgroep (mediane overleving van 7,6 maanden). Tumoren met een mamma- of ovariumcarcinoomprofiel hadden in deze studie een overleving van meer dan 2 jaar.

13.3 Behandeling

De op basis van bovenbeschreven diagnostisch proces geïdentificeerde behandelbare subgroepen worden behandeld als de primaire tumor waar ze qua klinische presentatie op lijken (◘ Figuur 13.1). Voor de overige 80 % van de patiënten speelt de performance status van de patiënt een belangrijke rol in de beslissing om wel of geen chemotherapie te adviseren. In een meta-analyse naar de effectiviteit van frequent gebruikte (combinatie) chemotherapie regimes bij tumoren van onbekende origine, werd geen duidelijk overlevingsvoordeel voor een van de schema's gevonden. Opvallend is dat er geen studies zijn die chemotherapie met 'best supportive care' vergelijken. Het is daarom onduidelijk of chemotherapie een voordeel oplevert voor deze groep patiënten, met uitzondering van de eerder genoemde behandelbare subgroepen.

13.3.1 Targeted therapy

Hoewel voor moleculaire afwijkingen zoals *BRAF*-mutatie en HER-2neu-amplificatie bekend is dat ze een therapierespons voorspellen bij bekende primaire tumoren, is dit nog niet aangetoond bij onbekende primaire tumoren. Behandeling met targeted agents lijkt qua toxiciteit en effectiviteit niet onder te doen voor de huidige chemotherapieën en zal voor geselecteerde groepen in de toekomst mogelijk van toegevoegde waarde zijn.

Literatuur

Culine S, Kramar A, Saghatchian M, et al. Development and validation of a prognostic model to predict the length of survival in patients with carcinomas of an unknown primary site. J Clin Oncol. 2002;20:4679-83.

Fizazi K, Greco FA, Pavlidis N, Pentheroudakis G. Cancers of unknown primary site: ESMO Clinical Practice Guidelines for diagnosis, treatment and follow-up. Ann Oncol. 2010;21:v228-31.

Golfinopoulos V, Pentheroudakis G, Salanti G, et al. Comparative survival with diverse chemotherapy regimens for cancer of unknown primary site: multiple-treatments meta-analysis. Cancer Treat Rev. 2009;35:570-3.

Hainsworth JD, Spigel DR, Farley C, et al. Phase II Trial of bevacuzimab and erlotinib in carcinomas of unknown primary site: The Minnie Pearl Cancer Research Network. J Clin Oncol. 2007;25:1747-52.

Hainsworth JD, Rubin MS, Spigel DR, et al. Molecular gene expression profiling to predict the tissue of origin and direct site-specific therapy in patients with carcinoma of unknown primary site: a prospective trial of the Sarah Cannon research institute. J Clin Oncol. 2013;31:217-23.

Websites

IKNL-richtlijn primaire tumor onbekend (Oncoline): ▶ www.oncoline.nl/primaire-tumor-onbekend.

NICE guideline 2010. Diagnosis and management of metastatic malignant disease of unknown primary origin. ▶ http://www.nice.org.uk/nicemedia/live/13044/49864/49864.pdf.

Website Nederlandse Kanker Registratie (NKR): ▶ www.cijfersoverkanker.nl.

Infectieziekten

J.T. van Dissel, D. Overbosch

14.1 Inleiding: micro-organisme, gastheer en omgeving

Micro-organismen kunnen bacteriën, virussen, schimmels of gisten, of parasieten betreffen; soms rekent men ook prionen onder de micro-organismen. Het resultaat van de interactie tussen gastheer en micro-organismen kan uiterlijk waarneembaar worden in een klinisch ziektebeeld, de infectieziekte, maar veel infecties verlopen zonder symptomen of zichtbare afwijkingen. Dan is het doormaken van een infectie alleen indirect af te leiden uit de reactie van het afweersysteem, bijvoorbeeld de vorming van antilichamen of een uiting van cellulaire immuniteit. De essentie van infectieziekten is gelegen in de interactie tussen micro-organisme en gastheer, en de factoren die daarin bepalen of een infectie wel of niet uiterlijk waarneembaar wordt (zoals aanvalskracht van het micro-organisme en status van de gastheerweerstand). In dit hoofdstuk staat de herkenning van het klinisch ziektebeeld dat de patiënt hindert of zelfs bedreigt, centraal.

In de herkenning van een klinisch ziektebeeld is naast gastheerfactoren en karakteristieken van het micro-organisme ook beschouwing van de omgeving, de omstandigheden waaronder de infectie optreedt, essentieel. Immers, die bepaalt of micro-organismen zich in voldoende aantal kunnen vermenigvuldigen of de gastheer kunnen bereiken.

De samenhang tussen micro-organisme, gastheer en omgeving wordt in ◘ fig. 14.1 weergegeven.

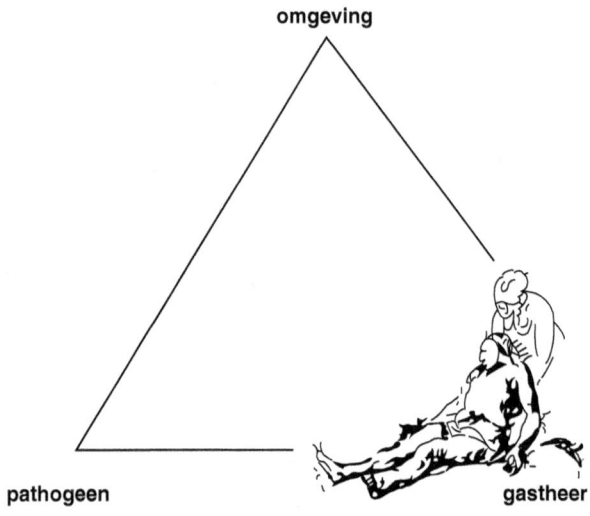

Figuur 14.1 Samenhang tussen micro-organisme, gastheer en omgeving.

De invasieve kracht van de pathogene of potentieel pathogene micro-organismen bepaalt dan of de natuurlijke weerstand van de gastheer overwonnen wordt en ziekte ontstaat.

Uit bovenstaande volgen direct de essentiële componenten die nodig zijn voor de differentiële diagnostiek van een infectieziekte: een gedetailleerd begrip van de driehoek gastheer/micro-organisme/omgeving. Wat de gastheer betreft, gaat het om condities die de algemene of lokale weerstand tegen een invaderend micro-organisme verminderen, zoals een algemene onderliggende aandoening zoals diabetes mellitus, ondervoeding, een aangeboren deficiëntie in het afweersysteem of gebruik van geneesmiddelen die de afweer ondermijnen. Lokale factoren betreffen meestal een verstoring van de normale fysiologie van het aangedane orgaan, zoals een afsluitende gal- of niersteen of afgesloten haarzakje, een neurologische slikstoornis, een operatiewond of urineresidu door prostaathypertrofie. De invloed van de omgeving doet zich gelden in een specifieke blootstelling, bijvoorbeeld een verblijf in de tropen of specifieke beroepskeuze of hobby, en ook de hygiënische omstandigheden die contact tussen micro-organisme en gastheer kunnen vermenigvuldigen, bijvoorbeeld door in nauwe ruimtes in groepen samen te wonen, tekortschietende reinheid in de keuken of ontbreken van schoon water en sanitaire voorzieningen. Ook culturele patronen zijn bepalend, zoals dramatisch tot uiting gebracht in de unieke wijze van overdracht van prionen die in Nieuw-Guinea de ziekte 'kuru' veroorzaakten, namelijk ritueel kannibalisme. Minder dramatisch maar van groter algemeen belang zijn de globalisering van handel en toerisme en de migratie waardoor reeds besmette personen in de incubatietijd van hun infectieziekte naar elke plaats op aarde kunnen reizen om pas na aankomst een klinische infectieziekte te krijgen en als bron van besmetting op te treden. Last but not least, de aanvalskracht inherent aan soort en type micro-organisme bepaalt of het – gegeven de status van de gastheerweerstand en omgevingsomstandigheden – daadwerkelijk tot een infectieziekte komt.

Het leeuwendeel van infectieziekten leidt maar zelden tot polikliniekbezoek of ziekenhuisopname. Immers, veel infecties van virale of bacteriële aard, zoals de acute ontsteking aan keel en luchtwegen, oppervlakkige huidinfecties en blaasontstekingen duren slechts kort en verlopen meestal zonder complicaties en zelfs dan vrijwel nooit ernstig. Zij kunnen echter lokaal purulente of immunologisch-gemedieerde complicaties oproepen of chronische ontstekingen met daarmee anatomische of functionele veranderingen. Aan elke infectieziekte ligt zo een uniek scenario ten grondslag. Het beloop hiervan wordt bepaald door gastheerweerstand, aanvalskracht van het micro-organisme en omgevingsfactoren. De arts moet nagaan of het scenario de klachten en afwijkingen van de patiënt afdoende verklaart, een antimicrobiële behandeling rechtvaardigt en voldoende richting geeft aan maatregelen bij de verzorging van de patiënt, zoals bronisolatie en noodzaak van contactonderzoek (◘ tab. 14.1).

◘ **Tabel 14.1** Vragen bij een patiënt met koorts.

vragen	achtergrond
is er sprake van een infectie?	– maak onderscheid tussen infectieuze en niet-infectieuze oorzaken van koorts – identificeer het meest waarschijnlijke focus (of porte d'entrée) van infectie
zo ja, wat zijn de mogelijke verwekkers?	– maak onderscheid tussen bacteriële, parasitaire en virale oorzaken van koorts – identificeer oorzakelijke verwekker(s)
is het mogelijk de infectie met antimicrobiële middelen te behandelen?	– is de gevoeligheid van mogelijke verwekker(s) bekend?
zo ja, is het ook zinvol de infectie met antimicrobiële middelen te behandelen?	– antibiotische therapie is lang niet altijd zinvol bij acute 'bacteriële' infecties (zoals acute otitis, acute sinusitis en bronchitis, gastro-enteritis, diverticulitis). – geen antibiotica bij meeste virale infecties. – soms is een operatieve interventie gewenst (abces, furunkel, bursitis, cholangitis met stenen enz.)
welk antimicrobiële middel kiest u (middel, toedieningsweg, dosering, follow-up)?	– op grond van kennis van Pk-farmacokinetiek/Pd-farmacodynamiek van antimicrobiële middelen en resistentiegegevens van micro-organisme
zijn er andere maatregelen in de behandeling en verzorging noodzakelijk?	– overweeg bron- of beschermende isolatiemaatregelen, noodzaak contactlijst enz.

Een en ander afhankelijk van gastheerfactoren zoals afweerstoornis, locus minoris resistentiae.

14.2 Infectie, ontsteking en koorts

Het pathologisch substraat van een infectie is de ontstekingsreactie van het lichaam op het invaderend micro-organisme. Een gedetailleerde bespreking van de componenten en afwikkeling van de ontstekingsreactie valt buiten het bestek van dit hoofdstuk, maar omvatten onder andere neutrofiele granulocyten, mononucleaire cellen, interactie tussen oppervlaktemoleculen en een scala aan signaalmoleculen, de cytokines en interferonen. Een acute ontstekingsreactie heeft de kenmerken zoals beschreven door Celsius en Virchow, te weten rubor, dolor, calor, tumor en functio laesa, die berusten op hyperemie, exsudatie en infiltratie door ontstekingscellen. Lokaal kan de ontstekingsreactie bij infectie een verstoring van een of meer orgaanfuncties geven, zoals bij middenoorontsteking of artritis. Systemisch kunnen microbiële producten indirect, door vrijkomen van signaalmoleculen, koorts en 'griepachtige' klachten zoals vermoeidheid, spierpijn en anorexie veroorzaken. Niet elke ontstekingsreactie berust overigens op infectie, terwijl sommige infecties zoals tetanus, zonder een ontstekingsreactie kunnen verlopen. Een verhoogde lichaamstemperatuur is een sensitief teken dat een patiënt iets mankeert, maar niet specifiek voor infectie. Naast infectie kunnen ook trombose, embolie, allergie, maligniteit (bijv. het pel-ebsteinkoortstype), hyperthyreoïdie, en ontstekingen (zoals vasculitis (arteriitis temporalis), thyreoïditis en de ziekte van Crohn) koorts veroorzaken. Bij een patiënt met acuut ontstane koorts zal de eerste gedachte van de arts echter uitgaan naar een infectie, en de arts zal door een anamnese en lichamelijk onderzoek nagaan of er lokaliserende klachten en bijkomende verschijnselen zijn en zo trachten de aard en ernst van de infectie vast te stellen.

14.3 Koorts en koude rillingen als diagnosticum

Bij een volwassene varieert de lichaamstemperatuur over de dag van 36,5 tot 37,8 °C (rectaal gemeten); de laagste waarde wordt rond 3 uur 's nachts en de hoogste waarde in de late namiddag bereikt. De waarden kunnen van persoon tot persoon verschillen: de gemiddelde, mediane lichaamstemperatuur bedraagt voor volwassenen 37 °C, de percentiel-99 bedraagt 37,6 °C. De oortemperatuur is, evenals de orale temperatuur, ongeveer 0,5 °C lager dan de rectale temperatuur.

Koorts is elke verhoging van de lichaamstemperatuur boven de norm. Vaak wordt de grenswaarde van 38,3 °C gehanteerd. Bij vrouwen in de reproductieve leeftijd is na de ovulatie de lichaamstemperatuur licht verhoogd. Bij een infectie geeft de mate van temperatuurverhoging zelden uitsluitsel over de ernst en aard van de aandoening. Ook het ontbreken van koorts (bij ouderen, uremie, na gebruik van antipyretica of immunosuppressiva) of onderkoeling sluit een ernstige infectie niet uit! Koorts moet worden onderscheiden van hyperthermie die vaak medicamenteus veroorzaakt is en waarbij sprake is van een falende thermoregulatie.

Een stijging van de lichaamstemperatuur ervaart de patiënt als rillerigheid. Soms gaan koude rillingen (ook wel aangeduid met 'klapperkoorts', waarbij de patiënt spiertrillingen en het klappertanden niet kan onderdrukken) vooraf aan een acute temperatuurstijging. Het optreden van koude rillingen wordt in leerboeken vaak toegeschreven aan aanwezigheid van bacteriën of hun producten (bijv. het endotoxine van gramnegatieve bacteriën) in de bloedbaan. Maar het verband blijkt minder specifiek dan wel gesuggereerd. In een cohort van 750 patiënten die wegens koorts door de huisarts verwezen werden naar de SEH van een perifeer en academisch ziekenhuis, werd bacteriemie vastgesteld bij een op de drie patiënten mét koude rillingen en een op de acht patiënten zonder koude rillingen. Van alle patiënten mét bacteriemie had ruim de helft koude rillingen gehad. Als alleen de koortsende patiënten die klachten hadden van de urinewegen, darm of galwegen worden beschouwd (lokaliserende klachten onder middenrif), blijkt de associatie tussen koude rillingen en bacteriemie sterker: bacteriemie werd gevonden bij meer dan de helft van de patiënten mét koude rillingen, terwijl van alle patiënten met bacteriemie driekwart koude rillingen had doorgemaakt. Echter, koude rillingen zijn niet specifiek voor bacteriële infecties, want ook patiënten met acute virale infecties (bijv. influenza of cytomegalovirus) rapporteren in een op de vijf gevallen koude rillingen. Bij elke patiënt met koorts moet naar koude rillingen worden gevraagd omdat dit gegeven in veel gevallen – en zeker wanneer de patiënt lokaliserende klachten heeft van een infectie onder het diafragma – duidt op de aanwezigheid van bacteriën in de bloedbaan, en indirect, prompte antibiotische therapie wenselijk maakt.

Er worden verschillende koortstypen onderscheiden (◘ fig. 14.2–14.5). Deze koortstypen kunnen helpen met de differentiële diagnose maar zijn niet bewijzend voor een bepaalde diagnose (◘ tab. 14.2). Voorbeelden van koortstypen zijn:

- febris continua: een dagen tot weken aanhoudende verhoging van de lichaamstemperatuur;
- febris intermittens: koorts met dagelijkse koortswisselingen van meer dan 1 °C met terugkeer naar normale of bijna normale temperatuur;
- febris remittens: koorts met dagelijkse koortswisselingen van meer dan 1 °C maar zonder terugkeer naar normale waarden;
- febris recurrens: een terugkerende koorts, na dagenlange koortsvrije perioden;
- febris undulans: een periode met geleidelijk stijgende temperatuur, afgewisseld met perioden met normale temperatuur, zoals gezien wordt bij lymfomen en de ziekte van Hodgkin (pel-ebsteinkoorts);
- subfebriele temperatuur: een verhoging van de lichaamstemperatuur die de 38,5 °C niet te boven gaat en het normale circadiane ritme volgt (m.a.w., 's avonds hoger is dan 's morgens).
- febris inversa: koorts waarbij de temperatuur het circadiane ritme niet volgt: de ochtendtemperatuur is hoger dan die later op de dag;
- zadelkoorts: koorts waarbij na een aanvankelijke daling van een of enkele dagen de temperatuur weer stijgt.

Bij de beoordeling van het temperatuurbeloop moet de polsversnelling betrokken worden. Een temperatuurverhoging van 1 °C geeft een versnelling van het metabolisme van het lichaam met ongeveer 10 %, wat onder andere tot uiting komt in een polsversnelling van 6–8 slagen/min. Als deze polsversnelling achterwege blijft, is sprake van relatieve bradycardie. Dit is beschreven bij onder andere buiktyfus, infecties met verhoogde hersendruk en psittacose.

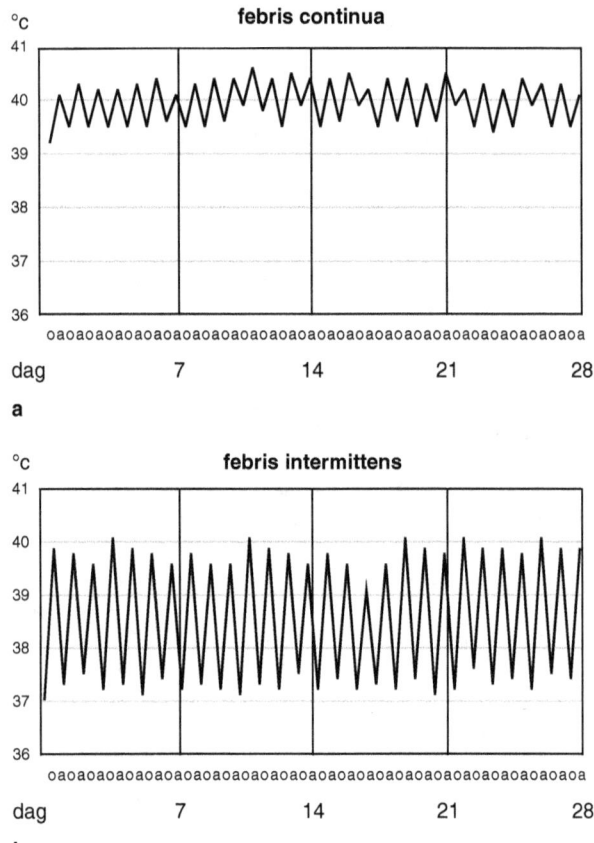

Figuur 14.2 Verschillende koortstypen. a Febris continua. b Febris intermittens. o = ochtend, a = avond.

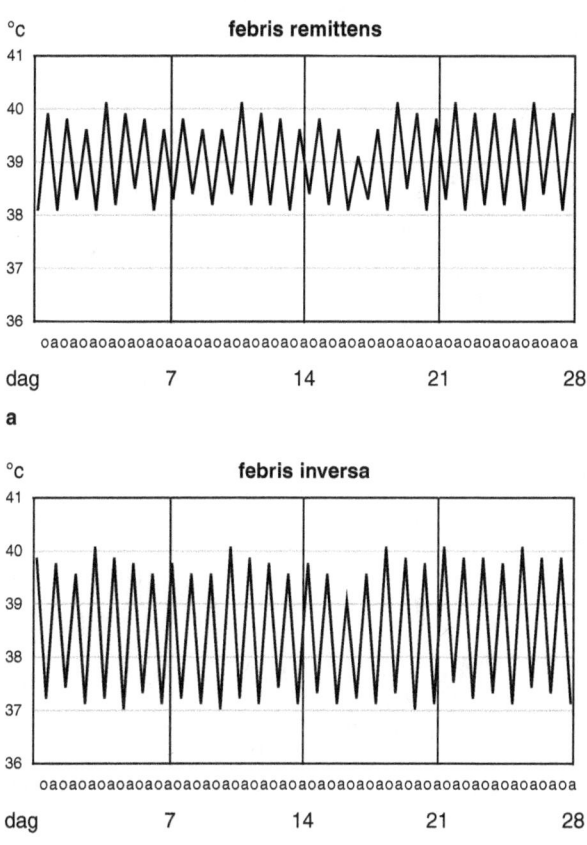

◘ **Figuur 14.3** Verschillende koortstypen. **a** Febris remittens. **b** Febris inversa. *o* = ochtend, *a* = avond.

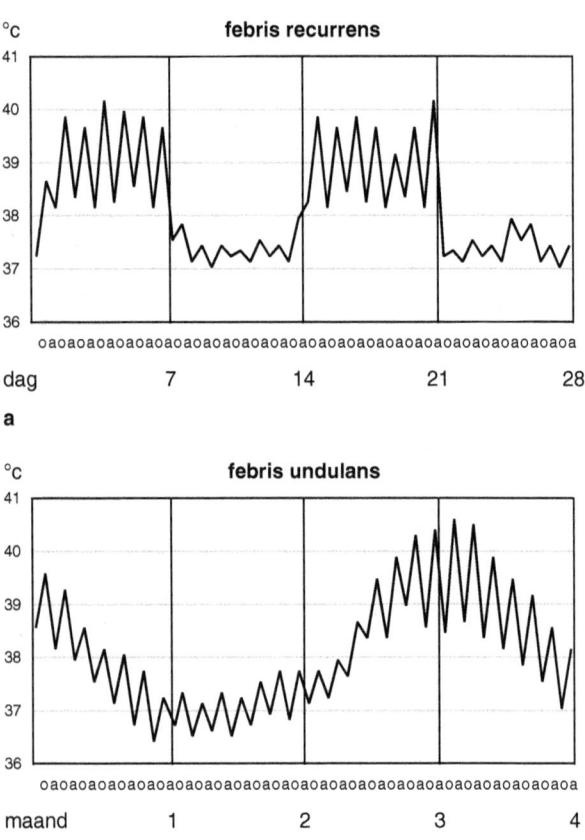

Figuur 14.4 Verschillende koortstypen. a Febris recurrens. b Febris undulans. *o = ochtend, a = avond.*

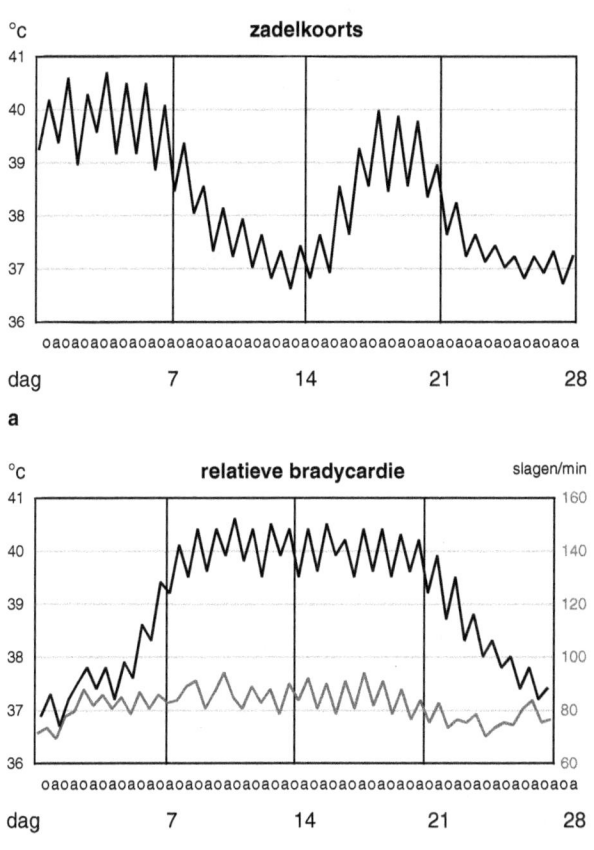

◘ **Figuur 14.5** Verschillende koortstypen. **a** 'Zadelkoorts'. **b** Relatieve bradycardie; bovenste lijn is temperatuur (°C); onderste lijn is pols (slagen/min). *o = ochtend, a = avond*.

Tabel 14.2 Enige belangrijke koortstypen en hun oorzaken.

febris continua
- brucellose
- infectieuze endocarditis
- buiktyfus
- psittacosis
- scarlatina
- meningitis

febris intermittens
- abces
- cholangitis
- miliaire tuberculose
- viscerale leishmaniasis
- geneesmiddelenkoorts (bijv. INH (isoniazide) koorts)
- lymfoom
- ziekte van Still (twee pieken op één dag)
- antipyreticagebruik

febris remittens
- tuberculose
- solide tumor
- lymfoom

febris recurrens
- malaria
- rickettsiose

febris undulans
- ziekte van Hodgkin (pel-ebsteinkoortstype)
- tumorkoorts
- auto-immuunziekten
- brucellose

febris inversa
- tuberculose (m.n. longtuberculose)
- glucocorticosteroïdgebruik
- antipyreticagebruik

☐ **Tabel 14.2** Enige belangrijke koortstypen en hun oorzaken (vervolg).

koorts met relatieve bradycardie
- buiktyfus
- meningitis/hersenabces
- psittacosis
- legionellose
- gebruik van bètablokkers
- manipulatie van de thermometer
- rickettsiose (vlektyfus)

zadelkoorts
- dengue
- leptospirose

14.3.1 'Verklikkertekenen' bij anamnese en lichamelijk onderzoek

Als de arts wordt geconfronteerd met een koortsende patiënt zal hij nagaan of er lokaliserende klachten of bijkomende verschijnselen zijn, 'verklikkertekenen', die de aard en ernst van de infectie duidelijk maken. Een eerste indruk van de patiënt levert belangrijke informatie over bewustzijn, pols, bloeddruk, huiddoorbloeding en ademhaling. Heeft de patiënt een verlaagd bewustzijn, een snelle pols, een lage bloeddruk, tachypnoe of een perifere doorbloedingsstoornis? Dan zal de diagnose sepsis of septische shock worden gesteld, en is prompte ziekenhuisopname en een empirische antimicrobiële behandeling aangewezen, ook al is het focus van infectie aanvankelijk niet altijd duidelijk. Bij een circulatoir stabiele patiënt geven lokaliserende klachten richting aan het lichamelijk onderzoek. De arts zal zich snel oriënteren over bijzondere omstandigheden, over hobby en beroep, en recente reizen, en factoren die de weerstand van de patiënt kunnen beïnvloeden, geneesmiddelengebruik inbegrepen. Meer in het algemeen kunnen gelijksoortige ziektegevallen binnen het gezin of op het werk een argument zijn voor een overdraagbare, veelal virale, oorzaak van de koorts. Nierkolieken, dysurie en slagpijn in de nierloge verwijzen naar een pyelonefritis, hoofdpijn, braken en meningeale prikkeling naar meningitis.

Een praktisch maar zeker niet uitputtend handvat wordt gegeven in ◘ tab. 14.3. De daarin vermelde anamnestische gegevens en bevindingen bij lichamelijk onderzoek worden systematisch nagegaan, en zijn in feite aanknopingspunten voor bepaalde verwekkers van koorts. Komen de klachten en bevindingen, en daarmee het waarschijnlijk focus van infectie en mogelijke verwekker, overeen met die aangegeven in de tabel, dan zal de arts in de keuze van de empirische antibiotische therapie rekening houden met de aangegeven verwekkers en wat er op grond van (regionale) epidemiologie bekend is over de antimicrobiële resistentie van de bacterie. Op grond van de waarschijnlijkheidsdiagnose en differentiële diagnose kan zo een prompte start van empirische behandeling volgen, die later op grond van de uitslagen van microbiologisch onderzoek wordt aangepast. Verwekkers van sepsis bij patiënten met een normale afweer worden weergegeven in ◘ tab. 14.4.

14.3.2 Bijzondere gastheer omstandigheden

Bij elke beoordeling van een patiënt met koorts moet worden nagaan of er bijzondere omstandigheden zijn die invloed hebben op de afweer van de patiënt (◘ tab. 14.5). Dit kan de systemische afweer betreffen, maar ook lokale factoren, de zogenoemde locus minoris resistentiae, zoals een gewrichtsprothese. Infecties bij patiënten met een algemeen gestoorde gastheerweerstand kunnen stormachtig en snel fataal verlopen en het type verwekker kan afwijkend zijn (▶ par. 14.3.6). Hoe lager de gastheerweerstand, hoe vaker infecties veroorzaakt worden door laag-pathogene micro-organismen die het lichaam koloniseren, zoals enterokokken of coagulase-negatieve stafylokokken (CNS).

Vaak zal uit medische gegevens of geneesmiddelengebruik al blijken dat de patiënt tot een specifieke risicogroep behoort. Gebruik van specifieke geneesmiddelen met immuunmodulerende werking

14.3 · Koorts en koude rillingen als diagnosticum

Tabel 14.3 'Verklikkertekenen' bij een patiënt met koorts.

anamnestische gegevens	lichamelijk onderzoek	focus	diagnose	bacteriële verwekker
rillingen en lokale rugpijn	initieel geen, later: kloppijn wervel, splinter- en huidbloedinkjes	–	sepsis	stafylokok
rillingen	shock en huidbloedinkje ecchymoses	–	sepsis	meningokok gonokok
rillingen en extreme pijn aan weke delen van extremiteit	initieel geen, later shock en necrose van dermis en subcutis	–	sepsis/ fasciitis necroticans	streptokok (TSS*) *Clostridium* spp. *Vibrio* spp.
hoofdpijn, braken en somnolentie	verlaagd bewustzijn en nekstijfheid	hersenen	meningitis	meningokok pneumokok
malaise, rillingen en nachtzweten	hartgeruis, vergrote milt en splinterbloedinkjes	hartklep	endocarditis	vergroenende streptokokken
koorts na tropen- reis, soms diarree	geen afwijkingen, soms vergrote milt	–	malaria amoebenabces buiktyfus	*Plasmodium falciparum Entamoeba histolytica Salmonella*
rillingen, dyspneu en pleurapijn, later: opgave van sputum	demping en crepitaties, later: bronchiaal ademen of pleurawrijven	luchtwegen	pneumonie	pneumokok *Legionella*
diarree, soms braken en darmkrampen	geen	maag/ darm	enterocolitis	*Salmonella* spp.
pijnlijke mictie, lendenpijn of nierkoliek, zadelpijn	slagpijn nierloge, pijnlijk rectaal toucher	nier of prostaat	urosepsis/ pyelonefritis/prostatitis	*Escherichia coli Proteus* spp.

◘ Tabel 14.3 'Verklikkertekenen' bij een patiënt met koorts (vervolg).

anamnestische gegevens	lichamelijk onderzoek	focus	diagnose	bacteriële verwekker
galkoliek, rillingen, later: stopverf feces en donkere urine	icterus, pijn rechterbovenkwadrant, evt. hydrops galblaas	galblaas en galwegen	cholecystitis/cholangitis	*Escherichia coli* *Proteus* spp. enterokok
huidafwijking en pijn	rode verkleuring, zwelling en warmte	huid	erysipelas cellulitis	streptokok stafylokok

*TSS = toxic shock-like syndrome.

zoals de TNF-alphablokkers veroorzaakt soms een specifiek defect in het afweersysteem, en de laatste middelen zijn daardoor aan specifieke intracellulaire gelokaliseerde bacteriële infecties geassocieerd, bijvoorbeeld tuberculose. In ◘ tab. 14.5 wordt een overzicht gegeven van dergelijke bijzondere omstandigheden, en de specifieke problemen die zich bij een infectie kunnen voordoen. Dergelijke gegevens worden meegewogen in de beoordeling van de patiënt: afwachten, observeren of handelen, type diagnostiek dat wordt ingezet, de keuze van een empirische antibiotische therapie. De keuze daarvan wordt bepaald door het te verwachten causale micro-organisme. Kennis van deze risico's is ook belangrijk bij advies over preventieve antibiotische therapie of gewenste vaccinaties, en de mogelijkheid om specifieke exposities te vermijden.

14.3.3 Febris e causa ignota: speuren naar sporen

Onder febris e causa ignota verstaat men een koortsende ziekte met een temperatuur die bij herhaling 38,3 °C of hoger is, langer dan 3 weken bestaat en waarvoor bij uitvoerig poliklinisch onderzoek (of klassiek: na een week observatie en onderzoek in het ziekenhuis)

Tabel 14.4 De belangrijkste verwekkers van sepsis bij patiënten met een normale afweer.

	primair focus of porte d'entrée	verwekker
patiënt thuis	huid	– *Staphylococcus aureus** – *Streptococcus haemolyticus** (voornamelijk groep A) – (*Proteus* ssp.) – *Clostridium perfringens*
	luchtwegen, farynx	– *Neisseria meningitides* – *Streptococcus pneumonia* (*Legionella pneumophila*) – *Haemophilus influenza* – *Fusobacterium necrophorum*
	darm	– *Escherichia coli* en andere Enterobacteriaceae – *Salmonella* spp. – *Streptococcus milleri* e.a. (*Streptococcus faecalis*) – *Bacteroides fragilis* e.a.
	galwegen	– *Escherichia coli* e.a. – *Streptococcus* spp. (*Streptococcus faecalis*) – *Clostridium perfringens*
	urinewegen genitalia interna (bij de vrouw)	– *Escherichia coli* e.a. (*Streptococcus faecalis*) – *Escherichia coli* e.a. (*Streptococcus haemolyticus* groep B) (*Streptococcus faecalis*) – *Clostridium perfringens* en andere anaeroben
patiënt in het ziekenhuis of na eerder antibioticagebruik	huid (centrale lijn), niet opgenomen op de intensive care	– *Staphylococcus aureus* – *Staphylococcus epidermidis* – resistente *Enterobacteriaceae*

◘ **Tabel 14.4** De belangrijkste verwekkers van sepsis bij patiënten met een normale afweer (vervolg).

primair focus of porte d'entrée	verwekker
huid (centrale lijn), opgenomen op de intensive care	– *Staphylococcus aureus* – multiresistente *Staphylococcus epidermidis* – *Enterobacteriaceae*
luchtwegen	– *Streptococcus pneumoniae* – *Klebsiella* spp. – *Enterobacteriaceae* – *Pseudomonas aeruginosa* – *Legionella* spp. – schimmels en gisten
darmen en buik	– resistente Enterobacteriaceae – *Pseudomonas aeruginosa* – anaeroben – *Streptococcus faecalis* – *Bacteroides fragilis*
urinewegen	– resistente *Escherichia coli* – *Proteus* – *Klebsiella* ssp. – *Enterobacter* – *Pseudomonas aeruginosa*

*Cave toxic shock-syndroom.

nog geen verklaring gevonden is. Bij grofweg een kwart van dergelijke patiënten vindt men alsnog een infectie, bij een kwart een niet-infectieuze inflammatoire aandoening (zoals collageenziekte, vasculitis of granulomateuze ziekte), bij circa een achtste een maligniteit zoals lymfoom, bij een op de tien een andere classificerende diagnose, terwijl bij een vijfde geen oorzaak wordt gevonden (◘ tab. 14.6). Bij poliklinisch onderzoek dient een minimale hoeveelheid onderzoek verricht te zijn.

Tabel 14.5 Enkele risicofactoren en bijzondere omstandigheden bij infectie.

omstandigheid	risico	verwekkers	preventie
corpus alienum zoals hartklep-, vaat- en gewrichtsprothese dialyseshunt	infectie van corpus alienum	stafylokok *Salmonella* andere bacteriën	endocarditis profylaxe, behandel infecties snel en adequaat!
hartklepafwijking	endocarditis	vergroenende streptokokken stafylokok pneumokok	endocarditis profylaxe
splenectomie (ook functionele asplenie bij ziekte van Crohn, bloedziekte enz.)	foudroyante sepsis	pneumokok (*H. influenzae*) (*Plasm. falciparum*)	vaccinaties, preventieve therapie en reisadvies
ascites bij levercirrose en nefrotisch syndroom	peritonitis	pneumokok enterobacteriën	evt. preventieve therapie
ziekte van Kahler en CLL hypogammaglobulinemie	pneumonie, foudroyante sepsis	pneumokok	evt. preventieve therapie gammaglobulinesuppletie
hiv-infectie ziekte van Hodgkin gebruik van prednison/immunosuppressiva	gordelroos met generalisatie waterpokken pneumonie	herpes simplex herpes zoster	evt. preventieve therapie
	recidiverende sepsis met strooihaarden	*Salmonella*	
	pneumonie	*Pneumocystis jiroveci* *M. tuberculosis*	

◘ Tabel 14.5 Enkele risicofactoren en bijzondere omstandigheden bij infectie (vervolg).

omstandigheid	risico	verwekkers	preventie
	meningo-encefalitis	cryptokokken M. tuberculosis T. gondii Listeria spp. herpes simplex	
granulocytopenie t.g.v. cytostatica geneesmiddelen	foudroyante sepsis	enterobacteriën stafylokok streptokok schimmels	evt. preventieve therapie door specialist

De analyse van patiënten met febris e.c.i. verloopt in essentie niet anders dan die van andere patiënten met koorts. Als een patiënt overkomt vanuit een ander ziekenhuis begint de analyse als een 'cold-case', bij wijze van spreken van voren af aan, met herbeoordeling van alle informatie en afwegingen. Uiteraard krijgt het koortstype, geneesmiddelengebruik, begeleidende klachten en afwijkingen zoals huidverschijnselen nauwkeurig aandacht. De seksuele anamnese (promiscuïteit, aard van seksuele activiteiten), een geografische of etnische anamnese én familieanamnese (bijv. bij familiale mediterrane koorts en tumor necrosis factor receptor associated periodic syndrome (traps)) en omstandigheden in huis en beroep moeten aan de orde komen. Bij patiënten uit de (para)medische sector moet een febris factitia (ofwel 'frauduleuze' koorts) worden overwogen. Meestal is er dan een discrepantie tussen klachten en mate van ziekzijn, en is de relatie tussen pols en temperatuur afwijkend. De temperatuur moet uiteraard worden geobjectiveerd. Huidafwijkingen en afwijkingen aan de nagels kunnen leiden tot de opsporing van infectieuze endocarditis, gedissemineerde Neisseria-infecties en vasculitis. Vergrote lymfeklieren, hepato- of splenomegalie, souffles en bevindingen bij touchers kunnen een spoor vormen. Het lichamelijk onderzoek moet bij herhaling en volledig plaatsvinden om eventuele nieuwe afwijkingen tijdig op te sporen.

Tabel 14.6 Oorzaken van febris e causa ignota.

infectie (lokaal of gegeneraliseerd)
- virus
- *Chlamydia*
- *Rickettsia*
- mycoplasmabacterie (incl. *Tropheryma whipplei*)
- schimmel
- protozoön
- worm

maligniteit
- maligne lymfoom
- leukemie
- solide tumor

niet-infectueuze ontsteking
- sarcoïdose
- acuut reuma
- SLE
- reumatoïde artritis
- ziekte van Still
- mixed connective tissue disease
- vasculitis
- arteriitis temporalis
- polymyalgia rheumatica
- polymyositis
- ziekte van Crohn/colitis ulcerosa
- alcoholische hepatitis/cirrose
- periodieke koortssyndromen (familiale mediterrane koorts (FMF), TRAPS, HIDS)

trombo-embolische ziekte
- trombose
- longembolie
- myxoma cordis

endocriene ziekte
- hyperthyreoïdie
- feochromocytoom
- ziekte van Addison

> **Tabel 14.6** Oorzaken van febris e causa ignota (vervolg).

geneesmiddelenkoorts

extrinsieke (allergische?) koorts
- metaaldampkoorts
- plastickoorts
- 'humidifier fever' door verwarmde lucht

factitia/frauduleuze koorts
- toediening van exogene pyrogenen
- manipulatie van de thermometer

TRAPS = tnf-receptor associated periodic syndrome; HIDS = hyper IgD syndrome.

Het onderzoek is gericht op het vinden van aanknopingspunten voor de oorzaak van de febris e.c.i.. Microbiologisch onderzoek omvat altijd een drietal bloedkweken (aeroob en anaeroob), afgenomen in 2 dagen en minstens 1 week na het staken van eventuele antibiotica. Sommige verwekkers kunnen alleen door serologisch onderzoek of moleculaire diagnostiek aan biopten worden vastgesteld, gericht op afwijkingen bij beeldvorming. Wat dat betreft, is het speuren naar sporen ook vooral: 'go where the money is', en maak zo weinig mogelijk omtrekkende bewegingen.

Een (herhaalde) thoraxfoto (miliaire tuberculose) is essentieel bij de analyse van febris e.c.i.; sinusfoto's of een orthopantomogram (ter opsporing van verborgen kaakinfecties, zoals apicale infecties van tanden of kiezen) hebben geen hoge opbrengst. Een ct-scan van de thorax en abdomen kan focale infecties, lymfomen en verborgen tumoren zichtbaar maken, en is tegenwoordig een van de eerste beeldvormende onderzoeken die vaak al poliklinisch uitgevoerd worden. Een endoscopisch onderzoek kan soms aanwijzingen geven voor het bestaan van de ziekte van Crohn, de ziekte van Whipple of een lymfoom van de darm.

Soms worden infectiehaarden aangetoond met scintigrafie met Gallium-67- of Indium-111-gemerkte leukocyten en de Indium-IgG-scan. De waarde van positronemissietomografie (PET), gebruikmakend van radioactief 2-desoxyglucose bij de diagnose van febris e.c.i., is nog niet duidelijk. Deze techniek speurt ontstekingen (o.a. vasculitis) en tumoren op. Vaak bepaalt de lokale ervaring met scintigrafie en PET of en in welk stadium deze onderzoeken ingezet worden.

Bij ouderen is arteriitis temporalis een belangrijke oorzaak van febris e.c.i. en een diagnostische biopsie van de a. temporalis is bij ouderen in deze omstandigheden al snel geïndiceerd. Veel andere biopsieën 'in den blinde' (zoals huidspierfasciebiopsie) hebben een lage opbrengst.

14.3.4 Koorts bij cardiale aandoeningen

De infectieuze complicaties bij klepafwijkingen worden onderscheiden in infecties bij afwijkingen aan natuurlijke hartkleppen en die bij kunstkleppen of prosthetisch materiaal in het hart zoals pacemakerdraden. De meest voorkomende infectie is bacteriële endocarditis.

De acute vorm van infectieuze endocarditis heeft een fulminant verloop. In korte tijd – eerder binnen 1 dag dan over enkele dagen – kan een ernstige complicatie zoals destructie van de hartklep optreden, en secundair decompensatio cordis. Ook abcesvorming en hartritmestoornissen komen voor. De patiënten overlijden zonder vroegtijdig hartchirurgische interventie als onderdeel van de behandeling vrijwel altijd kort na het manifest worden van de infectie. *Staphylococcus aureus*, hemolytische streptokokken en *S. pneumoniae* zijn de meest voorkomende verwekkers van acute endocarditis.

De subacuut verlopende infectieuze endocarditis kan buitengewoon moeilijk vast te stellen zijn en is gebaseerd op klinische, microbiologische, echocardiografische en aanvullende onderzoeken.

Koorts komt in ongeveer 80% van de gevallen van endocarditis voor, dus een op de vijf patiënten heeft geen koorts, of in ieder geval geen aanhoudende koorts. Algemene malaise en gewichtsverlies komen elk bij ongeveer een kwart van de patiënten voor, maar dat is ook het geval bij niet-infectieuze aandoeningen zoals maligniteiten en systeemziekten. Huidafwijkingen worden in 20% der gevallen gezien, maar deze kunnen eveneens door vasculitis, lues, systeemziekten, allergie en hemorragische diathese worden veroorzaakt. Een cerebrovasculair accident als presentatie komt bij een vijfde van de endocarditispatiënten voor en moet worden onderscheiden van de overige vormen van cerebrale doorbloedingsstoornis. Een cva op jonge leeftijd is ongewoon en in de analyse moet endocarditis worden uitgesloten. Artralgieën kunnen een eerste uiting van een systeemziekte vormen, maar komen eveneens voor als reactieve uiting van diverse infectieziekten waaronder subacute endocarditis. Nierafwijkingen komen bij vrijwel alle gevallen van infectieuze endocarditis voor en berusten op immuuncomplexglomerulonefritis of een focale glomerulonefritis, die elk hun eigen differentiële diagnose hebben. Uit deze opsomming blijkt hoe pluriform het klinische beeld van infectieuze endocarditis kan zijn. Niet zelden zal het klinische beeld in eerste instantie door een complicatie worden bepaald.

Bij het lichamelijk onderzoek wordt gelet op een nieuw of veranderd geruis aan het hart, (sub)febriele temperatuur, splinterbloedingen onder de nagels, en huidafwijkingen zoals petechiën, oslernoduli (kleine pijnlijke erythemateuze palpabele noduli aan de vinger- of teentoppen), janewaylaesies (donker verkleurde subcutane hemorragische abcesjes), of rothspots (witte vlekjes in de oogfundus nabij de macula). Subconjunctivaal kunnen kleine bloedinkjes voorkomen en bij fundoscopie vallen bij 10% van de patiënten fundusbloedingen op. Splenomegalie komt bij 20-50% van de subacute endocarditis gevallen voor en trommelstokvingers bij een kwart van de chronische patiënten.

14.3.5 Aanvullend onderzoek

Een verhoogde bse, normocytaire anemie en circulerende immuuncomplexen worden in vrijwel alle gevallen van subacute endocarditis gezien. Bij langer bestaande endocarditis komen ook nierfunctiestoornissen en positieve klassieke reumareacties (fout-positief bij immuuncomplexen) voor. Het sluitstuk van de diagnose en de leidraad voor de therapie is uiteraard het aantonen van de bacterie in een bloedkweek (drie bloedkweken) of, bijvoorbeeld bij *Coxiella burnetii* en *Tropheryma whipplei*, een positieve PCR op bloed of klepweefsel.

Een aantal moeilijk te kweken micro-organismen die endocarditis kunnen veroorzaken, zijn: *Haemophilus aphrophilus* en *H. paraphrophilus*, *Actinobacillus actinomycetemcomitans*, *Cardiobacterium hominis*, *Eikenella corrodens* en *Kingella kingae* (HACEK). Endocarditis die is veroorzaakt door deze micro-organismen, wordt HACEK-endocarditis genoemd.

Bij kweeknegatieve endocarditis dient voorts infectie met *Bartonella henselae* en andere *Bartonella* spp., en de boven vermelde *Coxiella burnetii* te worden overwogen. *Chlamydia psittaci* lijkt geen oorzaak van kweeknegatieve endocarditis te zijn; het blijkt meestal om *Bartonella*-endocarditis te gaan (serologische kruisreactie).

Echocardiografie is een belangrijk hulpmiddel bij de opsporing van infectieuze endocarditis. Een negatieve uitkomst sluit de diagnose echter niet uit. Transoesofageale echocardiografie heeft een hoog resolutievermogen, zodat het mogelijk is klepveranderingen vast te stellen voordat ernstige destructie heeft plaatsgevonden. Thoraxfoto en ecg leveren geen wezenlijke bijdrage bij het stellen van de diagnose, maar het ecg draagt echter wel bij aan de risico-inschatting: een verlengd P-Q-interval wijst op een verhoogd risico van een totaal AV-blok en kan duiden op abcesvorming. Vlekkige afwijkingen op de thoraxfoto van een vaak in aanvallen hoestende patiënt met pacemaker kan de clinicus op het spoor zetten van een pacemakerdraadinfectie.

Omdat de diagnose bacteriële endocarditis berust op diverse beoordelingen, worden de zogenoemde dukescriteria toegepast. Deze zijn in het kort weergegeven in ◘ tab. 14.7.

Intraveneuze drugsgebruikers hebben een apart risico op infectieuze endocarditis en bij hen heeft meer dan de helft geen pre-existente klepaandoening. Hetzelfde geldt voor sommige patiënten die

◘ **Tabel 14.7** Dukescriteria voor de diagnose infectieuze endocarditis.

zekere infectieuze endocarditis
- pathologische criteria
  - micro-organismen in vegetatie, abces of septische embolus
  - histologische kenmerken van vegetatie of abces
- klinische criteria
  - 2 major criteria of 3 minor criteria, al of niet met 1 major criterium

geen infectieuze endocarditis
- andere bewezen oorzaak voor de verschijnselen lijkend op die van endocarditis
- verdwijnen van de verschijnselen van endocarditis na 4 dagen of minder antibiotica
- ontbreken van pathologische bevindingen passend bij endocarditis bij operatie of obductie na 4 dagen of minder antibiotica

mogelijke endocarditis
- indien de diagnose infectieuze endocarditis niet aan de criteria voor zekere endocarditis voldoet, maar evenmin kan worden verworpen op grond van de aldaar vermelde criteria

major criteria – positieve bloedkweken
- typische micro-organismen *S. viridans*, *S. bovis*, HACEK-groep, *S. aureus*, enterokokken, zonder primair focus
- persisterend positieve kweken met andere micro-organismen, tweemaal uit kweken met 12 uur tussenpoos of driemaal met 1 uur tussenpoos
- endocardbeschadiging (echocardiografie), vegetaties, abcessen, loslating van een kunstklep of een nieuw klepgeruis

minor criteria
- predisponerende hart(klep)afwijking of intraveneus druggebruik
- koorts > 38 C
- vasculaire verschijnselen:
  - embolie
  - infarcten
  - mycotisch aneurysma
  - conjunctivabloedingen
  - janewaylaesies
- immunologische verschijnselen:
  - oslernoduli
  - rothspots
  - glomerulonefritis
  - artralgie
  - artritis
  - positieve RA-factor

> **Tabel 14.7** Dukes-criteria voor de diagnose infectieuze endocarditis (vervolg).
>
> – positieve bloedkweken, maar niet met typische micro-organismen of serologische aanwijzingen voor typische verwekkers
> – echocardiografische bevindingen die bij endocarditis kunnen passen, maar niet typisch zijn, zoals onder de major criteria vermeld
>
> HACEK: *Haemophilus, Actinobacillus, Cardiobacterium, Eikenella, Kingella.*
> Zie ◘ tab. 2.15.

langdurig een centrale veneuze katheter hebben. Bij deze patiënten is vooral de rechterharthelft aangedaan (valvula tricuspidalis), al of niet in combinatie met aorta of mitralisklep. Het klinisch beeld doet denken aan een pneumonie of longembolie met vaak indrukwekkende afwijkingen op de thoraxfoto. Ook de verwekkers zijn andere dan in het algemeen worden gevonden: *Staphylococcus aureus* of coagulasenegatieve stafylokokken, *Pseudomonas aeruginosa* en *Candida* spp. maken de meerderheid van de verwekkers uit. Ze komen vaker voor dan enterokokken en *S. viridans*, die vooral bij de overige gevallen van infectieuze endocarditis voorkomen.

Endocarditis bij patiënten met kunstkleppen wordt onderscheiden in vroege kunstklependocarditis, optredend binnen 60 dagen na implantatie, en late kunstklependocarditis. Zij onderscheiden zich voornamelijk in de verwekkers, met vooral coagulasenegatieve stafylokokken als verwekker bij vroege kunstklependocarditis. Late kunstklependocarditis wordt in het algemeen veroorzaakt door dezelfde verwekkers als endocarditis bij natuurlijke kleppen. Het klinische beeld lijkt op dat van endocarditis met natuurlijke kleppen, maar bij kunstklependocarditis komen vaker en eerder embolische complicaties en huidverschijnselen voor. Een veranderd of nieuw ontstaan hartklepgeruis is een frequente bevinding en vrijwel alle patiënten hebben koorts. Het aanvullend onderzoek bij kunstklependocarditis is niet wezenlijk anders dan bij endocarditis bij natuurlijke kleppen. Met echografie kunnen dikwijls grote vegetaties op de kleppen of lekkage langs de klepring worden aangetoond en met transoesofageale echografie worden paravalvulaire abcessen opgespoord. Bloedkweken zijn in bijna alle gevallen positief, zij het dat voor minder voorkomende verwekkers, zoals *H. influenzae* en *Candida* spp. de bloedkweken ten minste 3 weken moeten instaan alvorens ze als negatief mogen worden afgegeven.

14.3.6 Koorts bij hiv-geïnfecteerde patiënten

Cruciaal bij het diagnosticeren van hiv-gerelateerde infecties is dat er in de eerste plaats aan de mogelijkheid van een onderliggende hiv-infectie gedacht wordt. In tegenstelling tot in de beginjaren van de hiv-epidemie, beperkt hiv-infectie zich niet langer tot de 'risicogroepen' zoals die aanvankelijk waren gekarakteriseerd (homoseksuele mannen, intraveneuze druggebruikers). Hiv-infecties worden ook vastgesteld als 'importziekte' bij allochtone immigranten, en bijvoorbeeld bij autochtone Nederlanders die de besmetting hebben opgelopen na onbeschermd seksueel contact in een hiv-endemisch gebied. Daarnaast heeft het beschikbaar komen van effectieve antiretrovirale therapie een dramatisch effect gehad op het voorkomen van hiv-gerelateerde infecties, de presentatie en het voorheen fatale beloop van hiv-infectie.

Klassiek werden patiënten met hiv-infectie ingedeeld volgens het Center for Disease Control and Prevention (CDC) in degenen met een asymptomatische infectie (A), en patiënten met hiv-gerelateerde ziekteverschijnselen (B en C). Patiënten horen tot C indien bij hen een of meer van de ziektebeelden zijn vastgesteld die volgens internationaal geldende afspraken horen bij de diagnose acquired immunodeficiency syndrome (aids). Patiënten in B hebben eveneens hiv-gerelateerde ziekteverschijnselen, maar die behoren niet (exclusief) tot de aids-definiërende beelden, zoals orofaryngeale candidiasis, hairy leukoplakia van de tong, idiopathische trombocytopenie. Voorbeelden van aids-definiërende aandoeningen zijn *Pneumocystis jiroveci*-pneumonie (pJp), cryptokokkenmeningitis en cerebrale toxoplasmose. Ook zijn er niet-infectieuze aids-definiërende aandoeningen zoals hiv-encefalopathie (= aids-dementiecomplex), kaposisarcoom, en het primair hersenlymfoom of andere non-hodgkinlymfomen, 'hiv-wasting syndrome', die worden gekenmerkt door gewichtsverlies met diarree, malaise en/of koorts, zonder dat daarvoor een andere verklaring wordt gevonden dan de hiv-infectie zelf. Een aantal van deze aandoeningen die met name in de eindstadia van hiv-infectie optraden zoals aids-dementie en CMV-retinitis, is na beschikbaar komen van effectieve antiretrovirale behandeling zeldzaam geworden. Het nut van de CDC-classificatie is afgenomen nu effectieve antiretrovirale therapie het beloop van de ziekte zo dramatisch beïnvloed heeft. Daarbij komt dat hiv-infectie in een steeds vroeger stadium van ziekte, en vaak al snel na vaststelling, behandeld wordt. Veel van de hieronder genoemde ziektebeelden treden tegenwoordig dan ook op als eerste presentatie van een vaak al langer bestaande hiv-infectie, en zelden als complicatie bij een juist behandelde hiv-patiënt.

Er is een relatie tussen het aantal cd^{4+}-T-lymfocyten in het perifere bloed, progressie van de hiv-infectie en de kans op opportunistische infecties (◘ fig. 14.6). Dit betreft een schematische weergave omdat opportunistische infecties ook wat eerder of later in het beloop van aids optreden, of in het geheel niet ontstaan. Toch valt af te leiden dat de a-priori-kans op een bepaalde opportunistische ziekte, althans bij hiv-seropositieve personen die (nog) niet met antiretrovirale therapie worden behandeld, in globale zin is af te meten aan het aantal cd^{4+}-lymfocyten. Als stelregel kan men hanteren dat de kans op een aids-definiërende opportunistische infectie (met uitzondering van tuberculose) relatief klein is zolang het cd^{4+}-lymfocytenaantal > 200/mm^3 bedraagt. Daarentegen kunnen, naast tuberculose, kaposisarcoom en maligne (EBV-gerelateerd) lymfoom als aids-definiërende opportunistische complicaties optreden bij hogere cd^{4+}-aantallen. Een bijzondere reden van koorts bij een hiv-geïnfecteerde is het 'immuunreconstitutie-syndroom' (irs), dat kan optreden bij hiv-seropositieve personen met doorgaans < 200 cd^{4+}-cellen, bij wie recentelijk behandeling

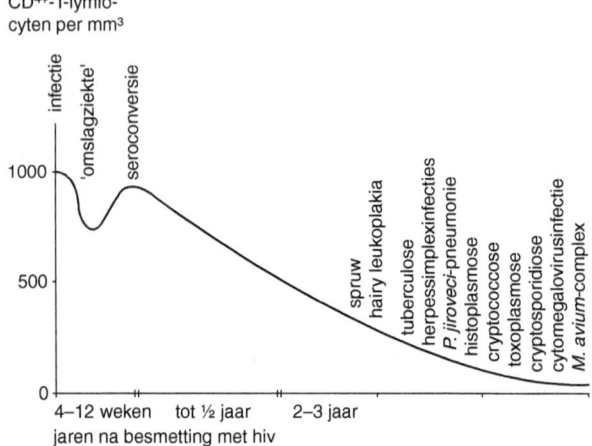

Figuur 14.6 CD^{4+}-T-lymfocyten versus infecties bij hiv. *P. jiroveci* Pneumocystis jiroveci, *M. avium* Mycobacterium avium.

met combinatie antiretrovirale therapie (cART) is gestart. Sluimerende, voorheen niet uiterlijk waarneembare, opportunistische infecties kunnen binnen weken tot enkele maanden na start van cART klinisch manifest worden en gediagnosticeerd worden. In zulke gevallen is het cd^{4+}-aantal onder invloed van effectieve antiretrovirale therapie in korte tijd tot waarden gestegen waarbij men tijdens het natuurlijk beloop van een hiv-infectie de betreffende infectie 'nog' niet zou hebben verwacht. Juist dit snelle herstel van cellulaire immuniteit leidt tot een lokale/systemische afweerreactie tegen de al langer aanwezige, subklinische infecties met bepaalde micro-organismen. De klinische uitingsvorm van deze infecties wijkt doorgaans af van die men kent in het natuurlijke beloop van een hiv-infectie (tab. 14.8).

◘ **Tabel 14.8** Verschil in presentatie van infecties tijdens natuurlijk beloop van hiv-infectie en als uiting van immuunreconstitutie (irs) na starten antiretrovirale therapie.

micro-organisme	gebruikelijke presentatie	presentatie in kader van een IRS
Mycobacterium avium-intracellulare (MAI)	gedissemineerde ziekte, gewichtsverlies, diarree, bacteriëmie	lymfadenopathie (vaak gelokaliseerd), granulomateuze massa, zelden bacteriëmie
Mycobacterium tuberculosis	gedissemineerde ziekte, pulmonaal interstitiële/alveolaire afwijkingen	lymfadenopathie (vaak gelokaliseerd), granulomateuze massa
hepatitis-B- en -C-virus	chronische ziekte, low-intermediate ALAT/ASAT↑, milde ontsteking	actieve hepatitis, hoge ALAT/ASAT, ernstige ontsteking
cytomegalovirus	retinitis	vitritis, retinitis niet op de voorgrond
Cryptococcus neoformans	indolente meningitis, relatief laag aantal leukocyten in liquor	evidente meningitis, sterke leukocytose in liquor
JC-virus (progressieve multifocale leuko-encefalopathie)	neurologische uitval, wittestofafwijkingen zonder randaankleuring op MRI	neurologische uitval, wittestofafwijkingen vaak met randaankleuring op MRI
varicellazostervirus	uitgebreide cutane zoster, vaak met systemische complicaties	milde cutane zoster, zelden complicaties

ALAT = alanineaminotransferase; ASAT = aspartaataminotransferase; *JC-virus* of John Cunningham virus (JCV) is een soort humaan polyomavirus.

14.3.7 Koorts bij een patiënt met, of verdacht van een hiv-infectie

Koorts kan het enige symptoom zijn van een of meer opportunistische infecties zoals die bij hiv kunnen voorkomen. Koorts kan ook een van de uitingen zijn van een symptomatisch verlopende besmetting met hiv, doorgaans aangeduid als primaire hiv-infectie. Andere meest frequent gerapporteerde verschijnselen die hierbij kunnen bestaan, zijn algemene malaise, moeheid, myalgie, maculopapuleus exantheem (dat kan lijken op dat van lues II, soms inclusief de laesies op handpalmen en voetzolen) en hoofdpijn. De verschillende diagnoses waaraan moet worden gedacht bij een bekend hiv-seropositieve patiënt met koorts, staan weergegeven in ◘ tab. 14.9. Belangrijk bij deze beoordeling is of een patiënt op effectieve antiretrovirale therapie is ingesteld en hoe trouw de geneesmiddelen worden gebruikt. Een falende therapie – door resistentie bij het hiv-virus en/of therapieontrouw – zal blijken uit een onbegrepen toename van de virale load onder therapie, vaak samengaand met daling van het cd^{4+}-getal. Lokaliserende klachten die wijzen op infectie van een bepaald orgaansysteem kunnen ontbreken of worden pas duidelijk bij het gericht uitdiepen van de anamnese. Het lichamelijk onderzoek levert in dergelijke situaties vaak geen verhelderende informatie op.

Een *Pneumocystis jiroveci*-pneumonie (PJP) wordt nog regelmatig gediagnosticeerd bij hiv-seropositieve personen, maar dan vaak als presenterende infectie bij patiënten van wie tevoren niet bekend was dat zij hiv-seropositief waren. Zelden is er een onvolledige bescherming van bepaalde vormen van medicamenteuze profylaxe (bijv. verneveling met pentamidine). Niet-productieve prikkelhoest, progressieve kortademigheid, koorts, algemene malaise en snelle vermagering horen tot de mogelijke symptomen van het ziektebeeld. Aan de longen zijn veelal weinig, enkele crackles, of geen afwijkingen te horen.

Bij de analyse van longafwijkingen bij patiënten met hiv kan men beschikken over röntgenologisch onderzoek en flexibele bronchoscopie met bronchoalveolaire lavage.

Röntgenologisch kunnen verschillende beelden worden onderscheiden: een lokaal infiltraat kan passen bij een bacteriële pneumonie, een schimmelinfectie of een kaposisarcoom van de long; pleuravocht (vaak bilateraal) kan wijzen op een kaposisarcoom van de long. Indien unilateraal, dan moet men denken aan een pleuritis tuberculosa; mediastinale lymfeklierzwelling wordt gezien bij pulmonale tuberculose. Hier ontbreken nogal eens infiltratieve afwij-

> **Tabel 14.9** Differentieeldiagnostische overwegingen bij koorts bij een reeds bekende hiv-seropositieve patiënt of een patiënt bij wie de mogelijkheid van een onderliggende hiv-infectie wordt overwogen.

koorts + pulmonale klachten
- *Pneumocystis jiroveci*-pneumonie
- tuberculose

koorts + hoofdpijn en/of neurologische verschijnselen
- cryptokokkenmeningitis
- cerebrale toxoplasmose
- sinusitis

koorts + slik- en/of passageklachten
- *Candida*-oesofagitis
- CMV/HSV-oesofagitis

koorts + diarree
- bacteriële darminfecties (*Salmonella, Shigella, Campylobacter ssp.*)
- virusinfecties (CMV-colitis, HSV)
- M. avium-infectie van de tractus digestivus
- parasitaire darminfectie

koorts en buikpijn
- CMV-colitis

koorts + visusklachten
- CMV-retinitis

koorts + exantheem
- geneesmiddelentoxiciteit
- primaire hiv-infectie (omslagziekte)

koorts zonder lokaliserende symptomen
- *Pneumocystis jiroveci*-pneumonie (PJP)
- cerebrale toxoplasmose
- mycobacteriële infectie (tuberculose, gegeneraliseerde *M. avium*-infectie)
- gegeneraliseerde CMV-infectie
- cryptokokkenmeningitis (eventueel gegeneraliseerd)
- maligne lymfoom
- geneesmiddelentoxiciteit

CMV = cytomegalovirus; HSV = herpessimplexvirus.

Tabel 14.10 Oorzaken van pulmonale complicaties bij aids.

protozoa
- Pneumocystis jiroveci

bacteriën
- Mycobacterium tuberculosis
- Mycobacterium avium-intracellulare
- Streptococcus pneumoniae
- Haemophilus influenzae
- Legionella pneumophila

fungi
- Cryptococcus neoformans
- Histoplasma capsulatum
- Coccidioides immitis

virussen
- cytomegalovirus
- hiv (lymfoïde interstitiële pneumonitis?)

tumoren
- kaposisarcoom
- non-hodgkinlymfoom

kingen. Interstitiële afwijkingen of een normale thoraxfoto zijn in eerste instantie verdacht voor PJP. Met sputuminductie kan in ongeveer 50 % van de gevallen van PJP, *Pneumocystis jiroveci* worden aangetoond. Bronchoscopie met bronchoalveolaire lavage heeft een beduidend hogere sensitiviteit als diagnostische ingreep. Een open longbiopsie is zelden nodig.

Een opsomming van mogelijke pulmonale complicaties bij hiv wordt gegeven in ◘ tab. 14.10.

Neurologische verschijnselen komen veelvuldig voor in het kader van een hiv-infectie (◘ tab. 14.11). Bij obductie werden vroeger bij tot wel 75 % van de patiënten afwijkingen van het centraal zenuwstelsel (czs) gevonden. Een oorzaak van meningitis bij hiv is de gist *Cryptococcus neoformans*. De meest frequente verschijnselen zijn

Tabel 14.11 Neurologische complicaties van hiv-infectie.

virale infecties
- hiv-meningo-encefalitis
- hiv-perifere neuropathie
- hiv-myelopathie
- CMV-encefalitis
- varicella-zoster-meningo-encefalitis
- progressieve multifocale leuko-encefalopathie (PML)

overige infecties
- bacterieel:
  - tuberculose
  - atypische mycobacteriose
  - pyogeen hersenabces
- mycose/gist:
  - cryptococcosis
  - candidiasis
  - aspergillose
- parasitair:
  - toxoplasmose

neoplasmata
- primair czs-lymfoom
- gegeneraliseerd lymfoom met czs-lokalisatie
- metastasen van tumor elders
- kaposisarcoom

hoofdpijn en koorts (voorkomend bij 80-90% van de patiënten). Misselijkheid en braken worden bij een minderheid van de patiënten gezien, evenals meningeale prikkeling en bewustzijnsstoornis. Insulten komen bij minder dan 10% van de patiënten voor. De gisten zijn in een Oost-Indische inktpreparaat van de liquor te zien, maar het cryptokokkenkapselantigeen kan met behulp van een agglutinatiereactie in de liquor beter worden aangetoond. De gisten kunnen ook uit de liquor worden gekweekt. Een verhoogd eiwitgehalte, een verlaagd glucosegehalte en mononucleaire pleiocytose in de liquor zijn minder specifieke bevindingen en kunnen ontbreken. Bij lumbale punctie is de liquordruk vaak verhoogd, en knapt de patiënt in eerste instantie snel op als de druk verlaagd wordt. Er zijn vele oorzaken van meningitis in het kader van een hiv-infectie, zoals acute aseptische meningitis rond de periode van besmetting met hiv (primaire hiv-infectie) en de chronische aseptische meningitis die later tijdens het beloop van de hiv-infectie kan voorkomen en waarschijnlijk ook door het hiv zelf wordt veroorzaakt. Een ruimte-innemend proces in cerebro kan door infectie (cerebrale toxoplasmose) maar ook tumoren (lymfoom) worden veroorzaakt. Serologisch onderzoek van serum en liquor is tot dusverre nog niet van betekenis gebleken bij het stellen van de diagnose. Wel maakt een negatieve toxoplasmoseserologie de diagnose onwaarschijnlijk. Laesies met ringvormige contrastaankleuring op de CT-scan kunnen naast toxoplasma-infectie ook berusten op een abces door andere verwekkers (bijv. *Mycobacterium tuberculosis*) of soms op een primair cerebraal maligne lymfoom. Al deze laatstgenoemde aandoeningen komen echter veel minder vaak voor als oorzaak van een cerebraal proces bij hiv dan cerebrale toxoplasmose. De diagnose cerebrale toxoplasmose wordt ook wel 'ex juvantibus' gesteld bij een gunstige reactie op gerichte therapie. Blijft een dergelijke reactie uit, dan moet aan de diagnose worden getwijfeld en een hersenbiopsie voor verdere diagnostiek worden overwogen.

In geval van pijn bij slikken en retrosternale pijn tijdens passage van voedsel door de slokdarm is er doorgaans sprake van een oesofagitis. Verwekkers hiervan bij patiënten met hiv zijn *Candida albicans* (soms andere *Candida* spp.), herpessimplexvirus en cytomegalovirus. De aandoeningen die deze drie verwekkers veroorzaken, kunnen met en zonder koorts voorkomen. *Candida*-oesofagitis komt het meest frequent voor. De patiënten hebben slik- en slok- of passageklachten, maar soms wordt de diagnose gesteld bij endoscopie voor een andere reden. Het ontbreken van zichtbare orofaryngeale laesies sluit een *Candida*-oesofagitis niet uit! De diagnose moet, vooral bij een patiënt die nog niet bekend is met aids, in principe met behulp van endoscopie worden bevestigd, waarbij biopten voor microscopie en kweek kunnen worden verkregen. In geval van een herpes- of CMV-oesofagitis worden vaak solitaire of multipele ul-

Tabel 14.12 Mogelijke oorzaken van diarree bij patiënten met hiv-infectie.

infecties

- bacterieel:
  - *Salmonella*
  - *Shigella*
  - *Campylobacter* spp.
  - *M. avium*
  - *M. tuberculosis*
  - *Clostridium difficile*
  - *Neisseria gonorrhoeae*
  - *Chlamydia trachomatis*
- parasitair:
  - *Cryptosporidium*
  - *Isospora belli*
  - *Microsporidia* (*Enterocytozoön bieneusi*)
  - *Entamoeba histolytica*
  - *Giardia intestinalis*
  - *Strongyloides stercoralis*
- viraal:
  - cytomegalovirus
  - herpessimplexvirus
  - adenovirus
  - hiv zelf

neoplasmata

- kaposisarcoom
- maligne lymfoom

idiopathische diarree

- in 20% van de gevallen blijft de oorzaak onbekend

---

cera in de slokdarm gezien; biopten daarvan tonen min of meer karakteristieke virale insluitsels. In een aantal gevallen kan ook HSV of CMV uit de biopten worden gekweekt.

Diarree bij een hiv-infectie kan diverse oorzaken tegelijk hebben, die alle gepaard kunnen gaan met buikpijn, bloedbijmenging bij de feces en koorts (tab. 14.12). Bij parasitaire oorzaken van diarree ontbreekt nogal eens koorts. De feces worden gekweekt en parasitologisch onderzocht, zo nodig aangevuld met endoscopie en biopsie. *Cryptosporidium*- en *Microsporidium*-infecties van de darm kunnen gepaard gaan met multipele lozingen van vaak volumineuze waterdunne diarree (soms meer dan 10 l vocht/24 uur!). Herpessimplexvirus (HSV) en cytomegalovirus (CMV) kunnen focaal of meer diffuus ulcera veroorzaken in de gehele tractus digestivus. Meestal veroorzaakt HSV ulcera aan het begin en einde van de tractus digestivus (orofarynx, oesofagus, anorectaal, perianaal). Het klinische beeld van een CMV-colitis kan lijken op dat van colitis ulcerosa, met buikpijn, bloederige diarree en koorts. De diagnose wordt gesteld door middel van sigmoïdoscopie of coloscopie, waarbij in biopten typische virale insluitsels worden gevonden en immunohistochemisch voor cmv specifieke antigenen kunnen worden aangetoond. Diarree ten gevolge van een mycobacteriële infectie berust meestal op infectie met *Mycobacterium avium-intracellulare* (mai). Vaak als onderdeel van een gegeneraliseerde infectie, waarbij de bacterie op verschillende plaatsen kan worden aangetoond. Een infectie met mai van de darm gaat ook vaak gepaard met vergrote lymfeklieren in de buik, hetgeen met behulp van echografie en/of ct-scan kan worden aangetoond. Intestinale infecties met *M. tuberculosis* komen in zeldzame gevallen voor. Bij patiënten afkomstig uit een voor hiv-endemisch gebied (Sub-Sahara Afrika) dient ook de mogelijkheid van infectie met *M. bovis* te worden overwogen.

Literatuur

Cohen J, Powderly WG, SM Opal, red. Infectious diseases. 3e druk. Toronto: Elsevier; 2010.
Gosling WRO. De kleine plagen van alle dag. Leiden: Leiden University Press; 1962.
Mandell GL, Bennett JE, Dolin R. Principles and practice of Infectious diseases. 7e druk. New York: Churchill Livingstone; 2010.
Schlossberg D, Shulman JA. Differential diagnosis of infectious diseases. Baltimore, MD: Williams & Wilkins; 1996.
Warrell DA, Cox, TM, Firth JD, red. Oxford textbook of medicine. 5e druk. Oxford: Oxford University Press; 2014.

Importziekten

D. Overbosch, P.J.J. van Genderen

15.1 Benadering van een patiënt uit de tropen

Bij de beoordeling van patiënten die met klachten uit de tropen terugkomen wordt tegenwoordig een consequent hiërarchisch systeem gehanteerd waarbij telkens dezelfde vragen naar voren komen.

1. Met wat voor patiënt hebben we te maken? Meer en meer reizen heel jonge en heel oude Nederlanders of Nederlanders met systemische aandoeningen naar landen die we nog steeds als zeer risicovol beschouwen. We noemen deze reizigers 'bijzondere reizigers'.
2. Waar is de patiënt geweest? Daarbij kan de epidemiologie van infectieziekten een belangrijke aanwijzing vormen naar een diagnose. Belangrijk is het verschil tussen een verblijf in een grote stad dan wel in de jungle of een verafgelegen gebied, waar de hygiënische omstandigheden minder kunnen zijn dan in een grote stad. Ook het traject met eventuele tussenstops is belangrijk voor de epidemiologie van import- en reizigersziekten.
3. Wat heeft de patiënt daar gedaan? Een strandvakantie of voorzichtige tochtjes kennen een ander risicoprofiel dan een trektocht of 'rafting'.

De samenhang tussen de drie bovengenoemde omstandigheden kunnen we weergeven in de zogenoemde risico- of TLA- (traveller-location-activity-)driehoek (◘ fig. 15.1).

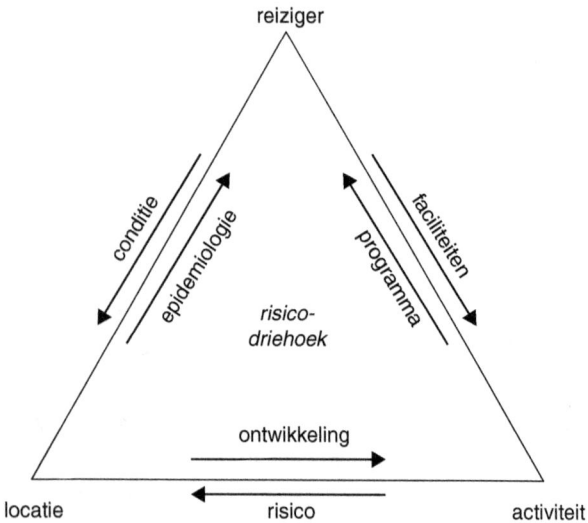

Figuur 15.1 De traveller-location-activity-driehoek.

Uit deze driehoek komt een risicoschatting voort die in tab. 15.1 wordt weergegeven.

15.1.1 Impact

Naast het risico op een infectieziekte is de impact die die infectie voor de patiënt heeft, van belang. De relatie tussen risico en impact wordt grafisch weergegeven in fig. 15.2.

Tabel 15.1 Relatief risico.

hoog	acute virale gastro-enteritis, *E. coli*-enteritis, bovenste luchtweginfectie
gemiddeld	*Salmonella, Shigella, Campylobacter, Giardia*, hepatitis A, gonorrhoea, chlamydia, herpes simplex, dengue, chikungunya, Epstein-Barr, malaria (zonder chemoprofylaxe)
laag	malaria (met chemoprofylaxe), amoebiasis, leptospirosis, buiktyfus, cholera, hiv, hepatitis B-virus (HBV), syfilis, chancroïd, Lyme, schistosomiasis, tuberculose, ascariasis, enterobiasis, strongyloidiasis, trichuriasis, rubella, rubeola, rickettsiosen, borreliosis, tropische spruw
zeer laag	gele koorts, rabies, antrax, pest, trypanosomiasis, virale hemorragische koorts, Japanse encefalitis, tick-bite-encefalitis, filariasis, toxocariasis, difterie, *Legionella*, tularemie, melioidosis, poliomyelitis, echinococcosis, trichinosis, anisakiasis, yaws, pinta, lymphogranuloma venereum (LGV)

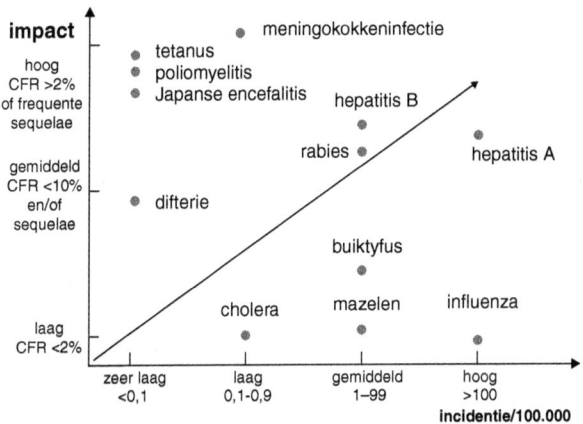

Figuur 15.2 Impact versus incidentie van infectieziekten. *CFR* case = fatality rate. (Naar Steffen R, J Travel Med., 2002; Steffen R, Connor BA, J Travel Med. 2004.)

Tabel 15.2 Relatie tussen activiteiten en de kans op infecties.

activiteiten	kans op infecties
eten van rauw, onvoldoende gekookt of exotisch voedsel	darminfecties, hepatitis, trichinosis, buiktyfus
drinken van onbehandeld(e) water of melkproducten	salmonellosis, shigellosis, hepatitis, brucellosis
zwemmen in zoet water/contact met zoet water	schistosomiasis, leptospirosis
seksueel contact	hiv, syfilis, chlamydia, hepatitis, gonorroe
insectenbeten	malaria, dengue, chikungunya, rickettsiosen, Crimean-Congo haemorrhagic fever, borreliosis, tularemie, Chagas disease, African trypanosomiasis, tick-borne Encephalitis (TBE), Japanse encefalitis
diercontact/-beten	rabiës, Q fever, tularemie, borreliosis, viral hemorrhagic fevers, plague
blootstelling aan geïnfecteerde personen	lassa, marburg- of ebolavirussen, hepatitis, buiktyfus, meningokokken infecties

15.1.2 Activiteiten

Voor de relatie tussen activiteiten en de kans op infecties zie tab. 15.2.

15.1.3 Reiziger

Diabeten hebben een grotere kans op uitdroging bij diarree (ze hebben overigens waarschijnlijk niet een veel grotere kans op diarree). Insulinespuitende diabeten zijn bij ziekte moeilijker te reguleren. Huidinfecties verlopen heftiger en met meer algemene ziekteverschijnselen.

Ouderen hebben een verminderde response op vaccinaties, malaria verloopt dodelijker, er is meer comorbiditeit.

Patiënten met verminderde immuunrespons (medicamenteus, hiv) hebben een grotere kans op ziekte door banale micro-organismen, verminderde response op diverse vaccinaties of contra-indicaties voor vaccinaties met verzwakt levende virussen of bacteriën.

Patiënten met inflammatoire darmziekten hebben een grotere kans op gecompliceerd verlopende darminfecties. Zij worden met immunosuppressieve geneesmiddelen behandeld.

15.2 Importziekten met koorts

Koorts is een belangrijk verschijnsel bij reizigers die na terugkeer uit de tropen ziek worden. Door de uiterst snelle wijze van verplaatsen per vliegtuig treden ziekten die zich in het verleden gedurende de terugreis openbaarden thans na terugkeer in eigen land op. Dit gebeurt nogal eens in streken waar men weinig of geen ervaring heeft met tropenziekten. Zo bestaat de kans dat een potentieel dodelijke ziekte niet of te laat wordt ontdekt. Bij de beoordeling van dergelijke patiënten dient naast het belang van de differentiële diagnose voor de patiënt ook het besmettingsgevaar van diverse ernstige ziekten te worden afgewogen. Bij patiënten met koorts en hemorragische diathese uit tropisch Afrika moet lassa- of ebolakoorts direct worden overwogen en moet vanaf de eerste beoordeling een strikte isolatie worden betracht. Ook de recentelijk ontdekte infectie met het MERS-Coronavirus, dat een ernstige longontsteking met een hoge mortaliteit veroorzaakt, moet bij patiënten afkomstig uit het Midden-Oosten worden overwogen. Vogelgriep uit Azië wettigt een beoordeling op besmettingskans voor de omgeving. Het is ten slotte belangrijk om bij opname van een patiënt met koorts uit de tropen ook algemene 'Nederlandse' infecties in de differentiële diagnose te overwegen. Immers steeds meer mensen in de extremen van het leven en met onderliggende aandoeningen maken risicovolle tochten naar alle uithoeken van de wereld.

15.2.1 Malaria

Malaria tropica, veroorzaakt door *Plasmodium falciparum*, kan zonder behandeling in enkele dagen tot de dood leiden. Daarom moet bij mensen met koorts die kortgeleden uit de tropen terugkeerden, in eerste instantie worden gedacht aan malaria. Het feit dat een patiënt malariaprofylaxe heeft toegepast, sluit de diagnose malaria tropica geenszins uit.

Het klinische beeld en het koortsbeloop van malaria tropica zijn aanvankelijk weinig kenmerkend. Bij malaria tropica vindt men zelfs aanvankelijk een grillig temperatuurbeloop. Bij ernstige malaria tropica kunnen door de snel toenemende parasitemie diverse complicaties het klinische beeld gaan beheersen: hevig braken en frequente diarree, hemolytische anemie met icterus, neurologische verschijnselen met verlammingen, meningisme, convulsies en coma. Ten slotte kunnen ook shock, oligurie en uremie optreden. Dikwijls bepaalt een van de talloze complicaties van malaria tropica het klinisch beeld en wordt zo de aandacht afgeleid van de onderliggende diagnose. In plaats van aan malaria wordt dan onder andere gedacht aan gastro-enteritis, hepatitis of meningitis.

Malaria tertiana (*P. vivax* of *P. ovale*) en malaria quartana (*P. malariae*) worden gekenmerkt door koortsaanvallen om de dag, respectievelijk om de 2 dagen. Men vergist zich daarbij zelden. Bovendien verlopen deze vormen meestal zonder complicaties. Een nieuwe malariasoort, de zogenoemde apenmalaria, komt voor in Zuid-Oost Azië (Borneo) en wordt veroorzaakt door *P. knowlesi*. Deze lijkt morfologisch op *P. malariae*, maar verloopt veel ernstiger. Alleen bij malaria tertiana kan een zogenoemde uitgestelde eerste aanval ontstaan die ook bij een adequate profylaxe kan voorkomen. Een uitgestelde eerste aanval ontstaat doordat in de lever parasieten blijven leven als hypnozoïeten, die na meer dan 1 jaar nog malaria kunnen veroorzaken.

Het enige onderzoek dat malaria met zekerheid kan aantonen of uitsluiten is een dikkedruppelpreparaat en een uitstrijkje van het perifere bloed. Er zijn echter tegenwoordig ook gevoelige snelle antigeen methoden waarbij op immunologische wijze kan worden nagegaan of er sprake is van malaria tropica (de zgn. rapid diagnostic tests). Deze tests die zelfs kunnen differentiëren tussen een infectie met *P. falciparum* en *P. vivax*, zijn nuttig in het laboratorium als analisten met specifieke ervaring in de diagnostiek buiten kantooruren niet aanwezig zijn. Een gevoelige fluorescentiemethode is de QBC®, die eveneens een snelle uitslag oplevert. Polymerasekettingreactie-(PCR-)bepaling op malaria is extreem gevoelig voor diagnose en speciestypering maar routinematig in diensten niet beschikbaar. Zij worden toenemend gebruikt om de diagnose malaria te confirmeren en/of negatieve monsters op fout-negativiteit te controleren.

15.2.2 Koorts bij een negatief dikkedruppelpreparaat

Indien het lege artis onderzochte dikkedruppelpreparaat (eventueel bij herhaling) negatief is, is malaria uitgesloten en kunnen andere acute koortsende ziekten worden overwogen. Bij deze overweging kunnen verscheidene indelingen worden gebruikt:
- indeling naar regio waar de infectie werd verkregen;
- indeling naar incubatietijd;
- indeling naar leukocytengetal.

Indeling naar regio
Het is duidelijk dat vooral tropische infecties een geografische verdeling kennen. De kans op bepaalde ziekten wordt onder andere bepaald door klimaat en ecologische omstandigheden, bevolkingsdichtheid en door de mate van ontwikkeling van het gezondheidssysteem in de betreffende regio. Dit geldt voor malaria, maar ook voor infecties zoals gele koorts, schistosomiasis en diverse virusziekten. Voor een beoordeling naar regio is een gedegen kennis van de verspreiding van diverse ziekten gewenst. In dit hoofdstuk wordt niet verder ingegaan op deze indeling en zij verwezen naar onder meer *Infectious diseases: a geographic guide* door Petersen, Chen en Schlagenhauf, naar diverse websites, waaronder die van Gideon

(► www.gideononline.com) en ► www.fevertravel.ch en naar de standaardtekstboeken over travel medicine.

Indeling naar incubatietijd
De incubatietijd van importziekten is uiterst belangrijk voor de differentiatie tussen de diverse koortsende ziekten waarmee patiënten in de acute fase van hun ziekte worden gezien. Een indeling van koortsende ziekten uit de tropen naar incubatietijd wordt gegeven in ◘ tab. 15.3 en ◘ fig. 15.3 en 15.4. Een interval tussen blootstelling en ziekte buiten deze periode maakt een bepaalde ziekte minder waarschijnlijk. Er zijn echter variaties in incubatietijd, zodat niet altijd op deze indeling kan worden gerekend.

Indeling naar leukocytengetal
Indien malaria is uitgesloten, kan de aan- of afwezigheid van leukocytose behulpzaam zijn bij de bepaling van de differentiële diagnose. ◘ Tabel 15.4 geeft een indeling van koortsende ziekten uit de tropen naar leukocytengetal en ◘ fig. 15.5 toont een stroomdiagram voor de benadering van patiënten met koorts. Het is verstandig bij een patiënt met koorts en een negatief dikkedruppelpreparaat eerst luchtweginfecties en diarree uit te sluiten alvorens de indeling naar leukocytengetal te maken.

15.2.3 Koorts en leukocytose

Bacteriële infecties, zoals meningitis en pyelonefritis, zijn door gericht onderzoek meestal goed op te sporen.

Bij *leptospirose* kunnen het koortstype, geelzucht, spierpijn, bloedkweken en serologische reacties behulpzaam zijn.

Borreliosen zijn zogenoemde 'relapsing fevers'. In 70% van de gevallen kunnen in het bloed van de patiënt spirocheten worden aangetoond. Ook serologische reacties kunnen hierbij behulpzaam zijn.

Een *amoeben leverabces* wordt gekenmerkt door koorts, pijnlijke hepatomegalie en schouderpijn, maar elk van deze verschijnselen

15.2 · Importziekten met koorts

◘ Tabel 15.3 Indeling van infecties die als importziekten worden gezien, naar incubatietijd in dagen. Zowel de algemeen voorkomende als de variaties worden weergegeven.

infectie	gemiddeld	range
	incubatietijd (in dagen)	incubatietijd (in dagen)
antrax	1–2	1–7
melioidosis	2–6	tot 2 jaar
pest	2–4	1–7
gele koorts	3–6	3–14
marburg-koorts	3–9	3–13
chikungunya	3–7	3–14
trypanosomiasis rhodesiense	3–21	5–365
Afrikaanse tekenkoorts	5–7	3–18
ebolakoorts	5–10	2–21
legionellose	5–6	2–10
Rocky Mountain spotted fever	5–7	2–14
buiktyfus	7–21	3–84
dengue	7–10	3–14
falciparum malaria	7–14	7–84
tekenencefalitis	7–14	4–20
lassakoorts	8–14	3–21
malaria vivax/ovale	8–14	8–280
relapsing fever	8–10	5–15
leptospirose	10–12	4–19
rickettsiose overige	10–12	7–14
scrubtyfus	10–12	6–21
amoebenleverabces	14–352	tot 7 jaar
malaria quartana	14–36	7–106

◘ **Tabel 15.3** Indeling van infecties die als importziekten worden gezien, naar incubatietijd in dagen. Zowel de algemeen voorkomende als de variaties worden weergegeven (vervolg).

infectie	gemiddeld	range
	incubatietijd (in dagen)	incubatietijd (in dagen)
Q-fever	14–21	4–39
trypanosomiasis gambiense	21–350	tot 5 jaar
cytomegalie	28–56	14–90
hepatitis A	28–30	15–49
ziekte van Pfeiffer	28–42	10–56
schistosomiasis	28–42	14–70
tuberculose	28–84	tot 28 jaar
brucellose	30–60	5–60
hepatitis C	42–63	14–168
hepatitis B	60–90	45–180
leishmaniasis	60–168	tot 10 jaar

kan ontbreken. De lokale verschijnselen worden bepaald door de plaats en de grootte van het abces. Bij een klein, centraal gelegen abces kunnen koorts, zweten en sterke algemene malaise en vermagering de enige verschijnselen zijn. Evenals bij malaria kan een complicatie de aandacht van het onderliggende lijden afleiden. Het klinische beeld kan worden overheerst door een perforatie naar de vrije buikholte, de pleuraholte of naar het pericard. Dan wordt gedacht aan een acute cholecystitis, appendicitis, pancreatitis, pleuritis of longabces en zelfs een harttamponnade door pericarditis. Het is van belang te beseffen dat het amoebenleverabces nog decennia na besmetting in de tropen kan optreden. Daardoor wordt de relatie tussen de verschijnselen bij de patiënt en het tropenbezoek minder gemakkelijk gelegd. De belangrijkste pijler van de diagnose is echter de gedachte dat er bij een patiënt met koorts die in de tropen is geweest, sprake zou kunnen zijn van een amoebenleverabces.

15.2 · Importziekten met koorts

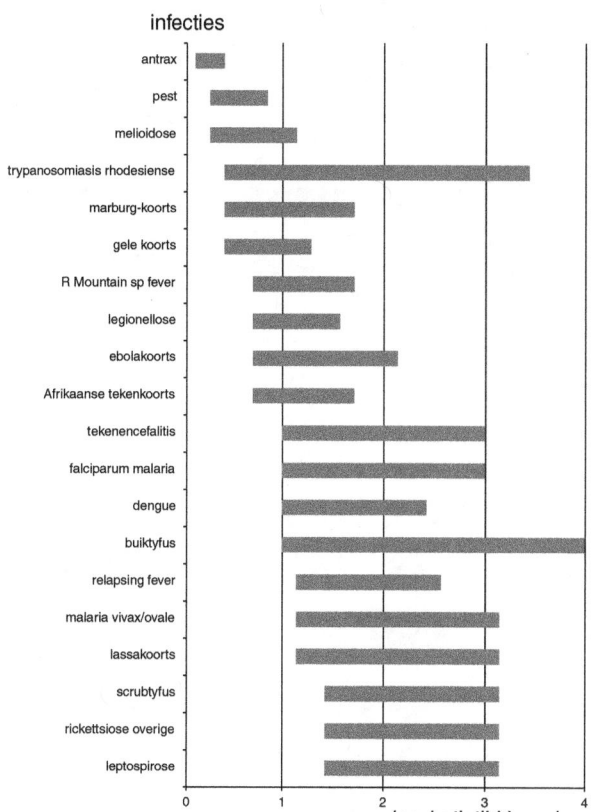

◘ **Figuur 15.3** Indeling infecties die als importziekten worden gezien, met een korte tot middellange incubatietijd in weken.

Bij laboratoriumonderzoek ziet men altijd een sterk verhoogde bezinking van meer dan 50 tot zelfs meer dan 100 mm en een verhoogde C-reactieve proteïne (CRP). Leukocytose, al dan niet met linksverschuiving, is mede afhankelijk van de snelheid van het ontstaan van

550 Hoofdstuk 15 · Importziekten

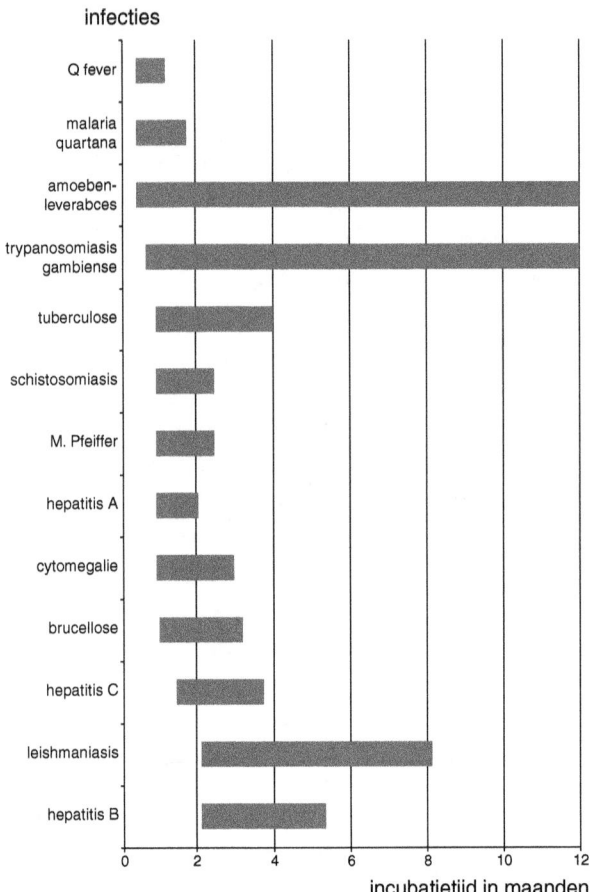

Figuur 15.4 Indeling infecties die als importziekten worden gezien, met een lange incubatietijd in maanden.

Tabel 15.4 Differentiële diagnose van koorts bij patiënten die terugkeren uit de tropen en bij wie malaria werd uitgesloten.

koorts en leukocytose	koorts zonder leukocytose
bacteriële infecties: pneumonie, meningitis, pyelonefritis, bacillaire dysenterie	buiktyfus
	virusinfecties: arbovirussen
leptospirose	(dengue), rickettsiosen, Q-fever
borreliose	dengue
amoebenabces van de lever	chikungunya
sepsis	brucellose

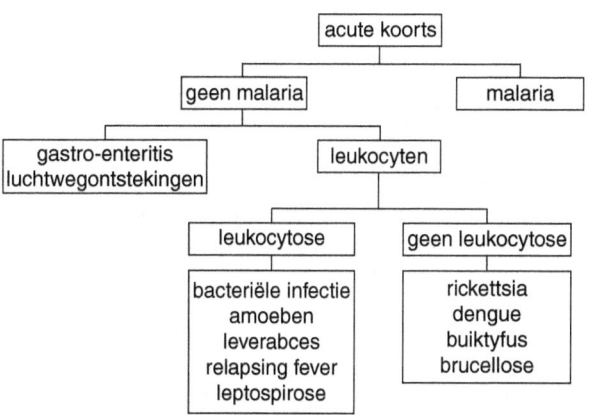

Figuur 15.5 Stroomdiagram: koorts uit de tropen, gemodificeerd naar Bell.

het abces. Indien het abces langer bestaat, is er tevens anemie. Cysten of trofozoïeten van *Entamoeba histolytica* worden slechts zelden in de feces aangetroffen, maar hun aanwezigheid steunt dan de diagnose. De diagnose wordt vooral gesteld door het aantonen van antistoffen in het bloed en door beeldvormende technieken zoals echografie of CT-scan. In het begin van een zeer acuut verlopend amoebenleverabces kunnen de serologische reacties echter nog negatief zijn.

Sepsis. Hier gelden dezelfde criteria als bij patiënten die niet buiten Nederland verbleven. Ook een reiziger naar een ver land kan een gewone 'Nederlandse' infectie hebben!

15.2.4 Koorts zonder leukocytose

Bij patiënten die terugkeren uit de tropen met koorts, kan het ontbreken van leukocytose bij een negatief dikkedruppelpreparaat een belangrijke aanwijzing voor de diagnose zijn. De belangrijkste veroorzakers van koorts zonder leukocytose zijn buiktyfus, (arbo)virusinfecties en rickettsiosen.

Buiktyfus is een septisch ziektebeeld, veroorzaakt door een infectie met *Salmonella typhi*. Het is dus, in tegenstelling tot wat dikwijls wordt gedacht, geen complicatie van een gastro-enteritis. De patiënten tonen aanvankelijk een griepachtig ziektebeeld, met spierpijn, bronchitis en vaak obstipatie. Naast de leukopenie, die zeer uitgesproken kan zijn, valt het ontbreken van eosinofiele granulocyten in het bloeduitstrijkje op. Bij gevaccineerde patiënten zijn de verschijnselen minder ernstig. Binnen enkele dagen wordt de patiënt zeer ziek, met een beneveld bewustzijn (tyfeus). Er bestaat een relatieve bradycardie; na ongeveer een week ontstaat splenomegalie en bij nauwkeurige inspectie zijn soms kleine roze vlekjes op de huid van de romp te zien (roseolen). Bij buiktyfus wordt de diagnose in de eerste plaats op basis van het klinische beeld gesteld. De kweken dienen als bevestiging van de diagnose en bepaling van het resistentiepatroon van *S. typhi*, die in verschillende stadia van de ziekte uit bloed, urine, feces en beenmerg kan worden gekweekt.

Van de virusinfecties zijn de arbovirussen (arthropod-borne) van belang. Dit zijn virussen die worden overgebracht door geleedpotige dieren zoals muggen en teken. Er is een groot aantal van dergelijke virussen bekend en vele kunnen niet goed serologisch worden getypeerd. De infecties gaan gepaard met hoge, acute koorts, spierpijn en artralgieën. Diverse virussen (o.a. dengue) veroorzaken een rash, die zelfs hemorragisch kan zijn. Er is geen specifieke therapie en de prognose is in het algemeen goed. De belangrijkste arbovirusinfectie is dengue, die vooral in epidemieën voorkomt in Zuidoost-Azië en in het Caraïbisch gebied. Het verspreidingsgebied van dengue heeft zich inmiddels uitgebreid tot India en diverse gebieden in Afrika. Chikungunya is tegenwoordig een frequenter geziene infectie niet alleen vanuit Oost-Afrika maar in toenemende mate ook vanuit landen rond de Indische Oceaan en recentelijk het Caraïbisch gebied. Ook in zuidelijk Europa worden kleine locale uitbraken van dengue en chikungunya gezien, meestal na import door een patiënt uit een endemisch gebied.

Andere verwekkers van koorts zonder leukocytose zijn de rickettsiosen. Hiertoe behoren de tyfussoorten, waaronder vlektyfus, 'spotted fevers' zoals fièvre boutonneuse, en andere, zoals Q-fever die door een verwante verwekker wordt veroorzaakt. Gezien de gunstige reactie op tetracyclinen wordt bij verdenking op rickettsiose al een behandeling ingesteld voordat de serologische reacties bekend zijn. Een gunstige reactie op therapie pleit dan voor de diagnose. Met uitzondering van Q-fever wordt bij deze infecties vrijwel altijd een exantheem gezien. Bij patiënten uit zuidelijk Afrika zijn exantheem en een zwarte zogenoemde eschar ter plaatse van de tekenbeet bewijzend voor fièvre boutonneuse, veroorzaakt door *Rickettsia conorii*, en Afrikaanse tekenkoorts, veroorzaakt door *R. africae*.

15.2.5 Chronische koortsende importziekten

Viscerale leishmaniasis of kala-azar is een chronische infectie met *Leishmania donovani* (in het Middellandse Zeegebied *L. infantum* en in Zuid-Amerika *L. chagasi*), die wordt overgebracht door zandvliegjes (*Phlebotomus*). De ziekte komt voor in landen rond de Middellandse Zee met inbegrip van Spanje, Italië en Zuid-Frankrijk. Zij manifesteert zich vaak pas maanden tot zelfs jaren na de besmetting en begint plotseling of geleidelijk met algemene malaise, koorts, nogal eens met twee koortspieken op één dag. De patiënten hebben splenomegalie en lymfadenopathie. De laboratoriumbevindingen omvatten een pancytopenie, een sterk verhoogde BSE en een verhoogd gammaglobulinegehalte. De diagnose wordt gesteld door de parasiet aan te tonen, hetzij direct, hetzij na PCR of kweek uit materiaal dat is verkregen door punctie uit milt, beenmerg of een lymfeklier. Tuberculose en hiv worden in Nederland frequenter dan tevoren bij reizigers naar de tropen gezien.

Bij onduidelijke ziektebeelden met koorts en neurologische verschijnselen bij patiënten uit tropisch Afrika moet men ook slaapziekte of Afrikaanse trypanosomiasis overwegen. Begin deze eeuw werden enkele patiënten die deze ziekte in Oost-Afrikaanse wildparken hadden verkregen, in Nederland gezien. Voor een uitvoerige beschrijving van deze ziektebeelden wordt verwezen naar specifieke leerboeken.

15.3 Importziekten met diarree

Een andere hinderlijke en potentieel gevaarlijke aandoening waarmee een reiziger uit de tropen in Nederland kan terugkeren, is diarree. Van diarree is sprake als de patiënt frequent ontlasting van te vloeibare consistentie produceert. Hieronder worden de diverse oorzaken van acute diarree na terugkeer uit de tropen besproken, alsmede de oorzaken van persisterende diarree (lang) na de reis. Daarnaast wordt een gestructureerde aanpak bij de diagnostiek van diarree na een tropenreis besproken. De oorzaken en diagnostiek worden in enkele tabellen verduidelijkt.

Tegenwoordig wordt bij de differentiële diagnostiek van acute diarree in het algemeen de indeling volgens Bell gevolgd. Deze indeling onderscheidt diarree naar het beloop: met en zonder koorts en met en zonder bloederige feces. Deze indeling vergemakkelijkt diagnostische en therapeutische keuzen. Chronische diarree kan het best worden ingedeeld naar de lokalisatie van de oorzaak; in de dikke of dunne darm. Daarbij vormt de aanwezigheid van malabsorptie een belangrijke aanwijzing voor een oorzaak in de dunne darm.

15.3.1 Acute diarree

De differentiële diagnose van acute diarree na terugkeer uit de tropen wordt gegeven in ◘ tab. 15.5.

Hierna volgt een wat meer gedetailleerde beschrijving van enkele oorzaken van acute diarree uit de tropen.

Salmonella-gastro-enteritis heeft een incubatietijd van 2 dagen en ontstaat acuut met braken en diarree die bloederig kan zijn. Er kan koorts bij optreden. De ziekte geneest spontaan en de diagnose wordt gesteld met behulp van een feceskweek.

Shigella-infecties zijn zeer besmettelijk, zodat dikwijls een groep mensen is geïnfecteerd. Het klinische beeld kan variëren van een milde gastro-enteritis, zoals bij een salmonellose, tot een fulminante dysenterie. Bij een klassiek beloop ontstaat de ziekte 1 tot 2 dagen na besmetting met acute, hoge koorts met koude rillingen en daarbij braken, buikkrampen en diarree. Bij shigellose kunnen ernstige complicaties optreden, zoals een hemolytisch-uremisch syndroom of acute respiratory distress syndrome (ARDS). De ontlasting is waterdun, soms gemengd met pus en dikwijls met rood bloed. Bij onderzoek is de patiënt ernstig ziek met hoge koorts en een drukpijnlijk abdomen. Het laboratoriumonderzoek bij shigellose toont een leukocytose met een sterke linksverschuiving. Bij microscopisch onderzoek van de ontlasting worden weinig bacteriën gezien, maar wel veel leukocyten. Dit veroorzaakt nogal eens verwarring in een laboratorium waar weinig ervaring bestaat met tropische darminfecties, omdat de leukocyten gemakkelijk worden verward met tro-

Tabel 15.5 Acute diarree na terugkeer uit de tropen, indeling naar symptomatologie.

koorts	bloederige ontlasting	verwekker
+	+	– Shigella spp. – Campylobacter spp. – Salmonella spp.
+	–	– Plasmodium falciparum – Shigella spp. – Campylobacter spp. – Salmonella spp. – Schistosoma spp.
–	+	– Entamoeba histolytica – Balantidium coli
–	–	– voedselvergiftiging – enteropathogene E. coli – Vibrio spp. – Giardia intestinalis – Cryptosporidium – virussen (Norwalk, rota-)

fozoïeten van *Entamoeba histolytica*. De diagnose wordt bevestigd met een feceskweek.

Infecties met *Campylobacter jejuni* zijn geassocieerd met het eten van kip en het drinken van ongepasteuriseerde melk. Bij deze infectie staat vaak hevige krampende buikpijn op de voorgrond die dikwijls gepaard gaat met bloederige diarree. Voor de kweek zijn speciale kweekmedia noodzakelijk.

Escherichia coli-infecties veroorzaken de zogenoemde reizigersdiarree. Gevreesd zijn infecties met *E. coli* OH 157, die, net als *Shigella* spp., ernstige complicaties zoals ARDS en hemolytisch uremisch syndroom (HUS), zelfs met dodelijke afloop kunnen geven.

Voedselvergiftiging kan via twee mechanismen diarree veroorzaken: ten eerste doordat een reiziger voedsel eet met daarin een toxine dat door bijvoorbeeld *S. aureus*, *Cl. perfringens* of *B. cereus* wordt geproduceerd. In dit geval treedt de diarree zeer snel, meestal binnen 6 uur, op en treft allen die het besmette voedsel aten. In de tweede plaats kan diarree ontstaan doordat een bacterie uit het voedsel een kortdurende gastro-enteritis veroorzaakt. Dit komt voor bij het eten van schaaldieren die *Vibrio parahaemolyticus* bevatten. In beide gevallen kan de diagnose worden vermoed door het type voedsel en het epidemisch voorkomen.

De incubatietijd en de anamnese kunnen eveneens helpen bij de differentiatie van de verschillende oorzaken van acute diarree. In ◘ tab. 15.6 worden deze differentieeldiagnostische overwegingen bij patiënten met diarree uit de tropen weergegeven.

15.3.2 Chronische diarree

Chronische diarree na terugkeer uit de tropen kan een frustrerende ervaring zijn voor zowel patiënt als arts. Chronische diarree is per definitie diarree die langer bestaat dan 3 weken. We kunnen spreken van chronisch persisterende diarree of van chronisch recidiverende diarree. De eerste vorm bestaat continu, de tweede heeft relatief symptoomvrije intervallen. Als de gebruikelijke en bovengenoemde verwekkers van diarree werden uitgesloten zijn er enkele richtlijnen voor de analyse van patiënten met persisterende diarree na terugkeer uit de tropen.

De anamnese maakt dikwijls al duidelijk of de oorzaak van chronische diarree in de dunne darm of in het colon gelegen is. Er kunnen ook aanwijzingen zijn voor malabsorptie. Waterdunne diarree met onverteerde resten suggereert een oorzaak in de dunne darm. Volumineuze, stinkende, vettige ontlasting die moeilijk door te spoelen is of 'remsporen' in de wc achterlaat, wijst op malabsorptie. Kleine hoeveelheden ontlasting, al of niet met bloed en/of tenesmi, wijzen op een oorzaak in het colon. In ◘ tab. 15.7 worden de anamnestische aanknopingspunten bij chronische diarree samengevat.

◘ Tabel 15.6 Differentieeldiagnostische overwegingen bij diarree na terugkeer uit de tropen naar incubatietijd en anamnese.

Bell-classificatie	verwekker	incubatie-tijd	duur	anamnese
met koorts en bloederige ontlasting	Salmonella spp.	8–48 u	5–7 dg	braken
	Shigella spp.	24–72 u	2–20 dg	epidemisch
	Campylobacter spp.	24–72 u	2–7 dg	kip-buikkramp
met koorts, zonder bloederige ontlasting	Salmonella spp.	8–48 u	5–7 dg	braken
	Shigella spp.	24–72 u	2–20 dg	epidemisch
	Campylobacter spp.	24–72 u	2–7 dg	kip-buikkramp
	Plasmodium falciparum	7–14 dg	5–7 dg	alle patiënten uit de tropen met koorts!
	Schistosoma spp.	4–6 wk	1–2 wk	contact met zoet water in endemisch gebied
zonder koorts, met bloederige ontlasting	Entamoeba histolytica	2 wk?	jaren	intermitterende diarree, vage buikklachten
	Balantidium coli	dg?	weken	ernstiger dan amoebiasis
zonder koorts of bloederige ontlasting	Staphylococcus aureus	1–6 u	24 u	braken
	Bacillus cereus	1–16 u	24 u	soms braken
	Vibrio parahaemolyticus	2–48 u	1–3 dg	schaaldieren
	E. coli	4–24 u	1–3 dg	'traveller's diarrhoea'
	Clostridium perfringens	8–24 u	7 dg	geen braken
	Vibrio cholerae	6 u-5 dg	1–7 dg	ernstige dehydratie, rijstwaterfeces

Tabel 15.6 Differentieeldiagnostische overwegingen bij diarree na terugkeer uit de tropen naar incubatietijd en anamnese (vervolg).

Bell-classificatie	verwekker	incubatietijd	duur	anamnese
	Giardia intestinalis	14 dg	3 dg-?	volumineuze, vettige ontlasting
	Cryptosporidium parvum	2–14 dg	7 dg-weken	wereldwijd, in derde wereld frequenter

Tabel 15.7 Anamnese bij patiënten met chronische diarree na terugkeer uit de tropen.

geografische anamnese	– reisroute – stops
geneesmiddelgebruik	– antibiotica – H_2-blokkers – protonpompremmers – steroïden
immuunstatus	– immunosuppressiva – ouderen – hiv (risicogroep)
oorsprong diarree dikke darm	– klein volume – verteerd bloederige feces – purulente mucus tenesmi
oorsprong diarree dunne darm	– volumineus – vettig, vloeibaar onverteerd, stinkende feces – gewichtsverlies

15.3.3 Dunnedarmdiarree en malabsorptie

Bij diarree die in de dunne darm ontstaat, wordt dikwijls malabsorptie gezien met volumineuze, vaak vettige of waterachtige ontlasting met dikwijls een opgeblazen gevoel en stinkende (nachtelijke) flatus. In tab. 15.8 worden de verwekkers van chronische diarree uit de tropen met een oorzaak in de dunne darm en malabsorptie samengevat. Er is zelden een bacteriële verwekker verantwoordelijk.

Tabel 15.8 Oorzaken van chronische diarree na terugkomst uit de tropen: dunne darm en malabsorptie (tussen haakjes de verwekkers die minder vaak voorkomen).

infectieuze oorzaken	oorzaken en verwekkers
bacteriën	– *Salmonella* spp.
	– (enteropathogene *E. coli*)
	– bacteriële overgroei
parasieten	– *Giardia intestinalis*
	– *Cryptosporidium parvum*
	– (*Isospora belli*)
	– (*Strongyloides stercoralis*)
	– (*Diphyllobothrium latum*, 'vissenlintworm')
niet-infectieuze oorzaken	
	– postinfectieuze darmaandoening
	– postinfectieuze tropische malabsorptie
	– secundaire lactose-intolerantie
	– inflammatoire darmaandoening
	– (ziekte van Crohn)

De meest voorkomende verwekker van dunnedarmdiarree is *Giardia intestinalis*. Giardiasis uit zich door vage buikklachten en wisselende diarree die kan variëren van volumineuze, stinkende, vettige ontlasting tot zeer frequente waterdunne diarree. De diarree kan intermitterend zijn. Niet zelden is er geen diarree en is de enige uiting van de aandoening voedingsdeficiëntie en gewichtsverlies. Minder vaak wordt de vissenlintworm, *Diphyllobothrium latum*, *Coccidium* spp., *Isospora belli* of een massale infestatie met *S. stercoralis* gevonden.

Een regelmatig vastgestelde verwekker is *Cryptosporidium parvum*. Deze komt wijdverbreid voor en is verantwoordelijk voor langdurige en ernstige diarree bij kinderen en veroorzaakt diarree bij patiënten met aids. Cryptosporidiose veroorzaakt echter ook een self-limiting diarree bij reizigers, die enkele weken kan aanhouden. De aandoening heeft een relatief lange incubatietijd en kan derhalve nog enige tijd na terugkeer uit de tropen optreden. De diagnose wordt gesteld door het aantonen van oöcyten in de ontlasting door middel van een gemodificeerde Ziehl-Neelsen-kleuring na concentratie.

Dikwijls blijft de oorzaak van dunnedarmdiarree of malabsorptie ondanks uitvoerig onderzoek duister. *Tropische spruw* of het *postinfectieus tropisch malabsorptiesyndroom* veroorzaakt waterige of vettige, volumineuze stinkende diarree. Het treedt op na een meestal langdurig verblijf in India, Zuidoost-Azië en, in mindere mate, Zuid-Afrika en Zuid-Amerika. De malabsorptie is dikwijls een oorzaak van foliumzuur- en uiteindelijk zelfs vitamine-B_{12}-deficiëntie, evenals van andere tekorten, zoals calcium met als gevolg botontkalking. De diagnose wordt gesteld door het aantonen van villusatrofie of verminderde villushoogte in een biopt van het slijmvlies van het duodenum. Anders dan in het verleden werd aangenomen, gaat het bij tropische spruw en 'postinfectieuze malabsorptie' om dezelfde aandoening. Het kan soms zeer moeilijk zijn om deze aandoening te differentiëren van coeliakie. Doxycycline, gecombineerd met foliumzuur, geneest tropische spruw in tegenstelling tot coeliakie, die slechts reageert op een glutenvrij dieet. Zo wordt de diagnose *ex juvantibus* gesteld.

Infectieuze diarree wordt nogal eens gevolgd door een *secundaire lactose-intolerantie*. Een lactosetolerantietest, bij voorkeur door middel van een H_2-ademtest, kan deze diagnose bevestigen. Niet alleen de biochemische bevindingen, maar ook een typische reactie op de test met een opgeblazen gevoel in de buik en diarree zijn argumenten voor de diagnose.

15.3.4 Dikkedarmdiarree

Chronische bloederige diarree ontstaat vrijwel altijd in het colon. Ook frequente ontlasting met kleine hoeveelheden, al of niet met tenesmi, wijst op een oorzaak in het colon. De oorzaken van dikkedarmdiarree worden samengevat in ◘ tab. 15.9.

De belangrijkste oorzaak van chronische bloederige diarree zonder koorts is amoebiasis. Darmamoebiasis veroorzaakt meestal een chronische colitis en verloopt dikwijls met exacerbaties en remissies. De ontlasting bevat niet altijd bloed. De diagnose kan worden gesteld door verse (binnen een halfuur onderzocht!) feces in een 2%

Tabel 15.9 Oorzaken van chronische diarree uit de tropen: dikke darm (tussen haakjes de verwekkers die minder vaak voorkomen).

infectieuze oorzaken	oorzaken en verwekkers
bacteriën	– *Campylobacter* spp.
	– *Yersinia enterocolitica*
	– (*Salmonella* spp.)
	– (*Mycobacterium tuberculosis*)
	– *Clostridium difficile* (na antibioticagebruik)
parasieten	– *Entamoeba histolytica*
	– (*Balantidium coli*)
	– *Schistosoma mansoni*(-*japonicum*)
	– (*Trichuris trichiura*)
niet-infectieuze oorzaken	
	– postinfectieus irritabel colonsyndroom
	– inflammatoire darmaandoening
	– (ziekte van Crohn, colitis ulcerosa)
	– diverticulitis
	– chronische idiopathische diarree
	– coloncarcinoom

eosineoplossing te onderzoeken bij geringe vergroting. Met het microscopisch onderzoek van de feces kan geen onderscheid worden gemaakt tussen de cysten van *Entamoeba dispar*, die apathogeen is, en *Entamoeba histolytica*, die klinische verschijnselen geeft. Door middel van een PCR-test kan dit onderscheid wel worden gemaakt. Ook een schraapsel uit een ulcus in rectum of sigmoïd heeft een hoge opbrengst. Serologisch onderzoek heeft bij intestinale amoebiasis door *E. histolytica* wellicht meer zin dan tevoren werd aangenomen. Ook chronische schistosomiasis door *S. mansoni* en *S. japonicum* alsmede een infestatie met *Trichuris trichiura* kunnen bloederige diarree veroorzaken; de laatste vooral bij kinderen. *Balantidium coli* komt minder vaak voor en balantidiasis lijkt klinisch op amoebiasis, maar kan ernstiger verlopen, met meer complicaties zoals perforatie of bloedingen.

Chronische bacteriële (entero)colitis kan soms weken duren, zoals bij *Campylobacter* spp., maar een beloop dat maanden duurt, is zeldzaam. Wellicht komt een infectie met *Yersinia enterocolitica* in de tropen vaker voor dan in het verleden werd aangenomen. Deze verwekker wordt wel gezien als een oorzaak van chronische diarree als importziekte bij kinderen.

15.3.5 Niet-infectieuze oorzaken van dikkedarmdiarree

Een belangrijke niet-infectieuze oorzaak van chronische bloederige diarree is de eerste uiting van een inflammatoire darmaandoening, zoals colitis ulcerosa of de ziekte van Crohn. Deze was wellicht al inactief aanwezig, maar werd mogelijk geluxeerd door een infectieuze diarree. Men moet zich realiseren dat diverse veel voorkomende parasitaire en bacteriële (entero)colitiden een endoscopisch beeld kunnen vertonen dat bedrieglijk veel op dat van een inflammatoire darmaandoening kan lijken en dat niet zelden ten onrechte de diagnose colitis ulcerosa, of zelfs de ziekte van Crohn wordt gesteld terwijl in feite sprake is van een infectieuze darmontsteking. Beruchte voorbeelden hiervan zijn infestaties met *Entamoeba histolytica*, *Strongyloides stercoralis*, *Salmonella* spp., *Yersinia* en *Campylobacter* spp., alsmede tuberculose. Indien in zulke gevallen glucocorticosteroïden worden voorgeschreven kan dit desastreuze gevolgen hebben, zelfs met dodelijke afloop.

Ten slotte kunnen klachten van diarree gedurende de reis of na terugkeer een gevolg zijn van een ziekte die al aanwezig was voordat de patiënt naar de tropen vertrok, zoals diverticulose, colitis of een coloncarcinoom. Vooral nu een toenemend aantal bejaarden reizen naar de tropen onderneemt, zullen deze oorzaken van diarree moeten worden overwogen.

Uiteraard is de lijst van aandoeningen bij reizigers uit de tropen met diarree niet compleet, maar deze dient als leidraad en illustratie bij het onderzoek van dergelijke patiënten. In ◘ tab. 15.10 wordt het

◘ Tabel 15.10 Laboratoriumonderzoek bij chronische diarree na een verblijf in de tropen.

dunne darm

– fecesonderzoek	kweek	*Campylobacter jejuni*
		Salmonella spp.
	larvenkweek	*Strongyloides stercoralis*
	microscopie	*Giardia intestinalis*-cysten
		Cryptosporidium parvum, wormeieren, larven, trofozoïeten
	immunologische methoden	*Giardia intestinalis*
	3 × 24-uursaspect, gewicht, vet	malabsorptie
– serologisch onderzoek		hiv
		Strongyloides stercoralis
– functietests:		
· H_2-ademtest	lactose	lactasedeficiëntie
· suikerabsorptietest	glucose	bacteriële overgroei, coeliakie
· duodenoscopie	kweek	*Salmonella* spp.
· (inclusief biopsie)	microscopie	*Giardia intestinalis*
		Cryptosporidium parvum
		villusatrofie
	(disacharidasebepaling)	disacharidasedeficiëntie

dikke darm

– fecesonderzoek	kweek	*Campylobacter jejuni*
		Salmonella spp.
	toxine	*Clostridium difficile*
	microscopie	*Entamoeba histolytica*-cysten, wormeieren, trofozoïeten

Tabel 15.10 Laboratoriumonderzoek bij chronische diarree na een verblijf in de tropen (vervolg).

	immunologische (EIA, PCR) methoden	*Entamoeba histolytica*
– sigmoïdoscopie	ulcusslijm	*Entamoeba histolytica*
	biopsie	*Entamoeba histolytica*
		Schistosoma spp.
– colonoscopie (colonfoto)		inflammatoire darmaandoening, diverticulitis, maligniteit
– serologisch onderzoek		*Schistosoma* spp.

EIA = enzymimmunoassay; PCR = polymerasekettingreactie.

aanvullend en laboratoriumonderzoek bij patiënten met chronische diarree na terugkeer uit de tropen vermeld.

De diagnostiek van tropische darminfecties is niet bijzonder ingewikkeld, maar evenals bij koorts blijft na terugkeer uit de tropen de belangrijkste pijler van de diagnostiek de koppeling van de klacht van de patiënt met een bezoek aan de tropen (hoe lang geleden ook).

15.4 Importziekten met jeuk en/of ulceratie

Frequenter nog dan koorts en diarree komen huidafwijkingen meegebracht uit de 'tropen' voor. Bij de meeste mensen geven deze slechts geringe klachten en gaan spontaan over, maar bij enkele mensen worden de afwijkingen hinderlijk en chronisch. De klachten centreren zich over het algemeen rond jeuk en ulceraties en kunnen het gevolg van infecties, insectenbeten en parasitaire infestaties zijn.

15.4.1 Jeuk

Jeuk kan zowel gegeneraliseerd als gelokaliseerd voorkomen. De gelokaliseerde jeuk is vaak het gevolg van een insectenbeet of een larveninfestatie. De insectenbeet wordt het meest gezien, maar ook myiasis een infestatie door vliegenlarven, tungiasis, een infestatie door de vlo *Tunga penetrans* en vooral 'creeping eruptions' komen steeds vaker voor.

Gegeneraliseerde jeuk kan veroorzaakt worden door insectenbeten, maar ook door parasieten, vlooien, luizen, scabiës en wormen. Urticaria kunnen geïnduceerd worden door intestinale parasieten, maar ook door bacteriële en virale infecties. Beginnende hepatitis kan met jeuk en urticaria gepaard gaan. Soms is er een gegeneraliseerde uitslag die zowel jeukend, brandend als pijnlijk kan zijn en zich kan manifesteren als een erythematopapuleuze eruptie, als een erythema multiforme of als een erythema nodosum met of zonder arthralgia. Veelvoorkomend is de branderige jeuk ten gevolge van ontvetting van de huid, door frequent douchen tijdens tropenbezoek (◘ fig. 15.6).

15.4.2 Ulceraties

Ulceraties kunnen het gevolg zijn van opengekrabde insectenbeten, die vervolgens zijn geïnfecteerd met streptokokken, stafylokokken en een enkele keer door fuso- of corynebacteriën. Zulke wondjes zijn over het algemeen pijnlijk.

De ulceraties kunnen ook het gevolg zijn van infecties met *Leishmania*, *Treponema* spp., mycobacteriën, rickettsia, of schimmels. Deze afwijkingen zijn over het algemeen niet erg pijnlijk. Ulceraties ten gevolge van seksueel overdraagbare aandoeningen, herpes, syfilis, ulcus molle, lymfogranulomen venereum of donovanosis worden hier niet besproken.

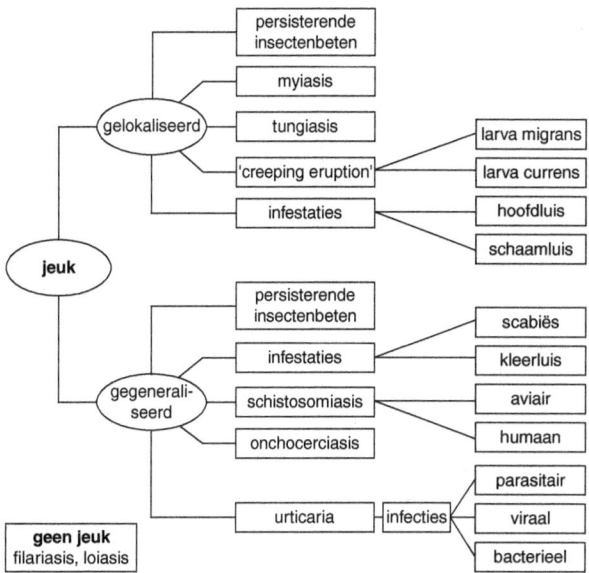

Figuur 15.6 Differentiële diagnostiek bij huidafwijkingen uit de tropen met jeuk.

15.4.3 Gelokaliseerde jeuk

Persisterende insectenbeet

De persisterende insectenbeet wordt als oorzaak van een gelokaliseerde jeuk het meest gezien, vooral op de onbedekte lichaamsdelen, het gelaat en de extremiteiten, en heeft meestal het aspect van een geëxcorieerde, soms licht ulcererende prurigopapel. Deze kan verdwijnen zonder terug te komen – het natuurlijke beloop – maar kan ook tijdelijk verdwijnen om dan weer terug te komen, schijnbaar zonder reden, soms maanden na de initiële beet. Een enkele keer kan een contact met een insect met soortgelijke antigene determinanten als die van het oorspronkelijk oorzakelijke insect de opvlamming veroorzaken.

De diagnose kan met een biopt worden ondersteund. De histopathologie van een persisterende insectenbeet is identiek aan die van een recente: een dicht inflammatoir infiltraat dat zich diep, soms zelfs tot in het subcutane vet uitbreidt. Het infiltraat bestaat uit mononucleaire cellen met verspreid eosinofiele leukocyten en plasmacellen.

Myiasis
Myiasis leidt vaak tot opschudding en paniek: 'Een bewegende steenpuist'. Myiasis wordt meestal veroorzaakt door larvae van insecten zoals *Dermatobia* en *Cordylobia*.

De aandoening ziet eruit als een furunkel, maar is niet zo pijnlijk, soms wel wat gevoelig en kan jeuken. Bewegingen van de larve worden soms gevoeld. Hij kan zichtbaar zijn onder de huid, waar de ademhalingsopeningen imponeren als 'ogen'. Door afsluiten van de opening in de huid, bijvoorbeeld door vaseline, komt de larve vaak naar buiten. De Zuid-Amerikaanse *Dermatobia* wordt meestal op het hoofd of op onbedekte huiddelen aangetroffen. De vlieg legt haar eitjes op de onderzijde van bladeren van bomen en struiken en op andere insecten. De Afrikaanse soorten hebben een voorkeur voor wasgoed dat te drogen hangt. De laesies bevinden zich dan ook onder de kleren. De *Dermatobia hominis* heeft een lijf bedekt met 'weerhaakjes', de Afrikaanse soorten zijn glad.

Tungiasis
Tungiasis of 'jiggers' wordt veroorzaakt door vrouwelijke zandvlooien (*Tunga penetrans*), die na te zijn bevrucht de zachte huid van de voet (hoger kunnen ze niet springen) penetreren om zich daar te nestelen en de eieren in hun achterlijf uit te broeden. De aandoening jeukt enorm, vooral als de eieren 'rijp' zijn. Op de huid tussen de tenen, tussen teen en voetzool of langs de nagelrand kan men dan een rood papeltje zien met centraal een zwart puntje (het met eitjes gevulde achterlijf van de vlo).

Larva migrans

Een 'creeping eruption', veroorzaakt door de mijnworm van honden en katten (*Ancylostoma caninum* en *brasiliense*), is in het begin slechts een urticariële laesie op de plaats van invasie, die als een muggenbeet imponeert en gemakkelijk over het hoofd kan worden gezien. Echter al snel na de penetratie begint de larve te migreren op zoek naar een bloedvat om binnen te dringen. Omdat de larve bij de verkeerde gastheer terechtgekomen is, heeft hij niet de juiste enzymen en adhesiemoleculen om in de dermis te geraken en is gedoemd om enkele dagen tot weken, zelfs maanden te zwerven. De larve kruipt zonder duidelijke richting en veroorzaakt een grillig patroon, een serpigineus wirwar van 'lineaire' urticariële laesies met secundair krabeffecten. De laesies bevinden zich gewoonlijk op de voeten, billen, genitaal gebied, onderbuik en borsten. Het zijn die plaatsen die met de ontlasting van de besmette honden en katten in contact zijn geweest, direct via de grond, of indirect via zwemkleding of (vochtige) badhanddoeken die op de grond hebben gelegen.

Larva currens

Larva currens wordt veroorzaakt door de larve van *Strongyloides* die, komend uit het rectum, de huid in de anale regio penetreert en dan migreert. Hij doet dit gewoonlijk in een min of meer rechte lijn tot hij een bloedvat vindt. De laesie is gewoonlijk korter en vluchtiger dan die van de larva migrans. De aandoening komt over het algemeen intermitterend voor en kan zelfs tientallen jaren na de initiële infectie nog optreden. De larven en eieren kunnen soms in de ontlasting worden aangetoond, maar vaak zijn concentratiemethoden nodig. Er kan eosinofilie gevonden worden; de serologie is vaak positief.

Infestaties

Geïsoleerde jeuk op het hoofd wordt nog weleens veroorzaakt door hoofdluis; in de oksels en het genitale gebied door schaamluis. De luizen kunnen met het blote oog of een loep gezien worden, soms niet de luis zelf maar wel de neten die aan de haren verkleefd zitten.

15.4.4 Gegeneraliseerde jeuk

Persisterende insectenbeten

Persisterende insectenbeten (papulaire urticaria, prurigo parasitaria) manifesteren zich ook als multipele geëxcorieerde papeltjes. De laesies kunnen geruime tijd blijven bestaan om dan in remissie te gaan en eventueel later weer plotseling de kop op te steken. Soms is de aandoening klinisch vrijwel niet de onderscheiden van prurigo nodularis. De histopathologie is echter specifiek en identiek aan die van een verse insectenbeet.

Infestaties

Scabies wordt helaas nog vaak gemist, omdat bij een goede lichaamshygiëne de aandoening atypisch kan zijn, maar vooral omdat er vaak niet aan gedacht wordt. Toch zijn op de voorkeurslokalisaties meestal wel afwijkingen te vinden, tussen de vingers, aan de binnenzijde van de polsen, in de navel, in de bilspleet en aan de geslachtsdelen, vooral bij de man. Ervaren onderzoekers kunnen in de gangetjes de mijt of eieren vinden. Dit is bewijzend voor de infestatie. Histopathologie is non-specifiek wanneer niet precies een gangetje met een mijt, een nymf of een ei wordt gebiopteerd, en toont dan slechts een inflammatoir infiltraat met plasmacellen en eosinofielen, bijna als bij een insectenbeet.

Schistosomiasis

Schistosomiasis wordt als zwemmersjeuk regelmatig gezien. De slachtoffers hebben een fijn papuleuze, jeukende uitslag die enkele uren tot dagen na het zwemmen in geïnfecteerd water kan optreden. Een enkele keer ontstaan speldenknopgrote hemorragische maculae (het aspect van petechiën), die kunnen ulcereren. De jeuk is over het algemeen na 3 dagen het ergste en verdwijnt binnen enkele weken.

De aandoening wordt meestal veroorzaakt door de cercariae (staartlarven) van vogelschistosomen en een enkele keer door het humane type. Bij het humane zoöfiele type kunnen na 3–4 weken urticaria en angio-oedeem voorkomen. Dit laatste kan een onderdeel zijn van het katayamasyndroom, dat bestaat uit koorts, hoofdpijn, hoesten, braken en lymfadenopathie. Lever- en miltvergroting komen voor. Er is vaak een forse eosinofilie van het perifere bloed. Dit komt vooral voor bij infecties met *S. japonicum*, maar ook bij de milder verlopende infecties met *S. mansoni* en *haematobium*. Serologie kan dan al positief zijn.

Onchocerciasis

Onchocerciasis wordt veroorzaakt door een worm (*Onchocerca volvulus*), een filariasoort die door een 'black fly' (*Simulium* spp.) wordt overgebracht. De incubatietijd is lang, minstens 6 maanden tot 2–3 jaar en soms zelfs langer. De patiënt klaagt over ernstige jeuk die het normale functioneren en de nachtrust belemmert. In het begin hoeft er op krabeffecten en enkele kleine papeltjes na niet veel te zien te zijn, later ontstaat ten gevolge van krabben lichenificatie. Dit kan vrij extreem zijn, de huid voelt stug en geïnfiltreerd aan, wordt daarbij droog en verliest later elasticiteit. Er kan zowel hypo-, hyper- als depigmentatie gezien worden, met en zonder erytheem. Deze pigmentverschuivingen treden meestal het eerst op aan de scheenbenen. De diagnose wordt gesteld door middel van een 'skin snip'. Een huidstukje wordt gedurende 30 min in een fysiologische zoutoplossing gelegd en daarna onder het microscoop bekeken. De test is positief wanneer microfilaria worden gezien (komend uit het huidstukje). Een enkele keer kan de volwassen worm in zogenoemde onchonoduli worden gevonden. Deze noduli zijn soms palpabel boven uitstekende beenderen (bekkenkam). Een laat verschijnsel van onchocerciasis, naast de 'luipaardhuid', is de afhangende liesplooi die optreedt ten gevolge van verlies van elasticiteit. Er is meestal eosinofilie. Serologische reacties zijn in ongeveer 75% der gevallen positief. Echter een positieve serologie betekent lang niet altijd een actief proces.

Urticaria

Urticaria, ontstaan na een bezoek aan de tropen, kan een groot aantal oorzaken hebben. Vaak worden die niet achterhaald en verloopt urticaria passagère. Ontlastingonderzoek kan nuttig zijn omdat intestinale parasieten maar ook bacteriële infecties (*Salmonella*, *Shigella*, *Yersinia*) de veroorzakers kunnen zijn. Intestinale parasieten worden als oorzaak vaak overschat. Ook virale infecties, in het bijzonder hepatitis, kunnen als een eerste symptoom urticaria geven. Soms gaan de urticaria in erythema exsudativum multiforme- (EEM-)achtige laesies over of treedt erythema nodosum met of zonder koorts en met of zonder arthritis en/of lymfadenitis op.

15.4.5 Belangrijke aandoeningen zonder jeuk

Filariasis en loiasis

Filariasis en loiasis zijn twee niet-jeukende maar toch belangrijke infestaties met huidverschijnselen. Filariasis wordt veroorzaakt door *Wuchereria bancrofti*. De incubatietijd is 5–15 maanden. Een vroege infectie wordt gekenmerkt door een lymfangitis en 'pitting' oedeem van genitaliën en extremiteit(en). Kenmerkend maar niet altijd opvallend, is dat het geen opstijgend maar een descenderend lymfoedeem is. Het begint proximaal, in het bovenbeen bij de lies. In het begin zijn er vaak 'aanvalletjes' die gepaard gaan met enige temperatuurverhoging en lichte malaise. Een enkeling heeft urticaria gedurende de incubatieperiode. Vaak wordt er eosinofilie gevonden. Serologisch onderzoek kan bij de diagnostiek behulpzaam zijn. Microfilaria kunnen soms 's nachts in het perifere bloed worden aangetroffen. Late effecten zijn extreem 'non pitting' lymfoedeem van de genitaliën en extremiteiten, elefantiasis genaamd.

Loiasis wordt veroorzaakt door de nematode *Loa loa*. De patiënt komt met de klacht dat hij boven gewrichten en oppervlakkige botdelen voorbijgaande, over het algemeen symptoomloze, zwellingen heeft, zo'n 10 cm in diameter (calabarzwelling). Men neemt aan dat deze zwelling door de migrerende worm wordt veroorzaakt, sommigen denken aan een soort angio-oedeem, maar het mechanisme is zeker niet duidelijk. Soms wordt er een oogpassage gezien die 10–30 min duurt; de worm kan dan in de conjunctiva worden ge-

15.4 · Importziekten met jeuk en/of ulceratie

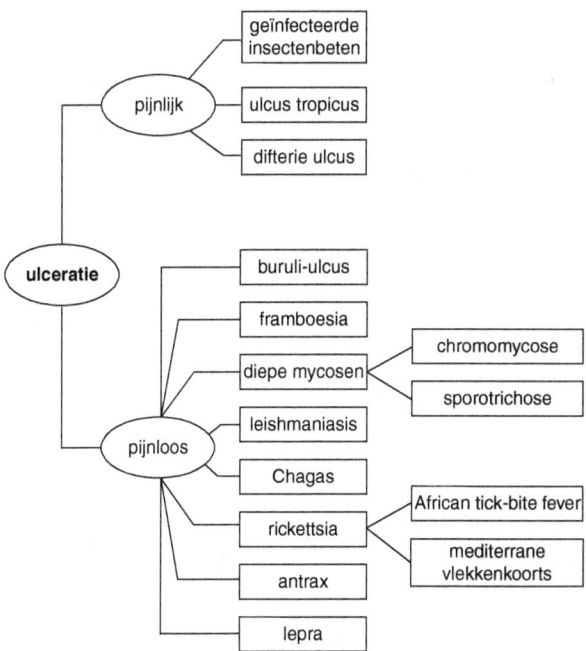

◘ **Figuur 15.7** Differentiële diagnostiek bij huidafwijkingen uit de tropen met ulceraties.

zien. Microfilaria kunnen in het bloed gevonden worden; hun vorm differentieert hen van andere microfilaria. Serologie kan positief zijn bij langer bestaande infecties. De aandoening wordt een enkele keer als toevalsbevinding gediagnosticeerd.

15.4.6 Ulceraties

Ulceraties kunnen indolent zijn, pijn doen of jeuken. ◘ Figuur 15.7 geeft een leidraad tot diagnose.

Pijnlijke ulceraties

Pijnlijke ulceraties zijn meestal geïnfecteerde insectenbeten of krabeffecten. De infectie wordt meestal veroorzaakt door stafylokokken of streptokokken. Onder vochtige, warme tropische omstandigheden worden wondjes gemakkelijk geïnfecteerd. Naast bovengenoemde bacteriën wordt vaak *Pseudomonas* aangetroffen, maar ook *Enterobacter*. De laesies zijn doorgaans gelokaliseerd op de extremiteiten, vooral onderbenen; een locus minoris resistentiae door de aanwezigheid van vaak subklinisch oedeem. De defecten zijn meestal ondiep met of zonder suppuratie, omgeven door een rode, pijnlijke zwelling. Soms ontstaan satellietlaesies. De verwekker kan met een kweek worden aangetoond, maar meestal wordt de diagnose *ex-iuvantibus* gesteld door een gunstige reactie op antibiotica.

Het ulcus tropicus is een fagedeen ulcus (destructief necrotisch), dat geïnitieerd en onderhouden wordt door een interactie tussen verschillende bacteriën, anaerobe fusobacteriën en *Treponema vincentii*. Mogelijk zijn bacteriële toxinen bij de vorming van het ulcus betrokken. Het geneest in het algemeen spontaan, maar kan plotseling groter worden. Een kweek kan de diagnose ondersteunen. Noma is ook een fagedeen ulcus.

Een enkele keer wordt een difterie-ulcus gezien. Dit is een rafelig ulcus met een ondermijnde rand, met het typische grijsbruine adherentie-'difteriemembraan' gelegen over het exsudaat. De regionale lymfeklieren zijn vergroot. Een kweek bevestigt de diagnose.

Pijnloze ulcera

Een buruli-ulcus (*Mycobacterium ulcerans*) mag niet gemist worden, omdat dit moeilijker behandelbaar wordt naarmate het langer bestaat. De enige therapie is namelijk excisie. Het is nu bij niet-hiv-geïnfecteerden in rangorde na tuberculose en lepra de derde mycobacteriële infectie. Na de inoculatie ontstaat 1–2 maanden later een papel of nodus, met slechts geringe tekenen van ontsteking. De laesie is meestal niet pijnlijk. Na een paar weken wordt fluctuatie voelbaar en begint de ulceratie. Het ulcus is dan necrotisch met een ondermijnde rand. Later krijgt de bodem een meer rood, granulerend aspect, maar geneest niet en de wond wordt gaandeweg groter. De diagnose wordt gesteld op het klinische aspect en op een biopsie net buiten het ulcus genomen, waar de bacteriën in kunnen worden gevonden. Een PCR op deze bacteriën is zeer gevoelig. Kweken kan ook.

Een andere pijnloze ulceratie die net als het buruli-ulcus en sommige diepe mycosen kan ontstaan na contact met een geïnfecteerde omgeving zoals rottend hout, takjes of doornen, is framboesia. De primaire laesie in framboesia (veroorzaakt door *T. pallidum* ssp. *pertenue*) is een makkelijk bloedende, op een framboos lijkende papel of nodulus, met gelig beslag. De laesie geneest in een paar weken spontaan met achterlating van een atrofisch litteken en een positieve luesserologie. Deze serologie kan niet van die van lues worden onderscheiden. Veel ex-framboesiapatiënten worden daarom als syfilispatiënten behandeld. Onbehandeld kan de primaire framboesia overgaan in secundaire, met uitgebreide ulceraties over het gehele lichaam die eruit kunnen zien als de primaire laesie maar ook als ronde geïmpetiginiseerde erosies. Condylomata lata kunnen in de plooien voorkomen en zijn niet van die van syfilis te onderscheiden. Tertiaire framboesia wordt als importziekte niet gezien.

Diepe mycosen

Diepe mycosen worden met de komst van hiv vaker gezien. De typisch opportunistische, aan hiv gelieerde mycosen, cryptokokkose en histoplasmose zullen hier niet worden besproken, evenmin als de vrijwel alleen in Zuid-Amerika voorkomende lobomycose veroorzaakt door *Lacazia loboi*.

Chromomycose, ook wel chromoblastomycose genoemd, is een diepe mycose die meestal aan de extremiteiten voorkomt; papels, noduli en plaques die een verruceus aspect kunnen hebben. De extremiteit kan oedeem vertonen. De diagnose wordt gesteld op het klinische aspect en biopten waar de verwekker, species van de gepigmenteerde *Fonsacecaea*-familie, in gezien kan worden. Kweken kunnen ook behulpzaam zijn bij de diagnose.

Sporotrichose geeft eerst een pijnloze rode zwelling, die later gaat ulcereren. De ulceratie bestaat uit granulatieweefsel met crypten en crustae. Het ulcus is bedekt met een kleverig beslag en wordt omgeven door een rode opgeworpen rand. Gewoonlijk worden er in het van het ulcus afgenomen materiaal geen schimmeldraden gevonden. Deze worden wel gezien in een biopsie van de rand. De verwekker is *Sporothrix schenckii*. De lymfeklieren langs de afvoerende lymfebanen zijn vergroot. Deze kunnen na enige tijd gaan fluctueren, suppureren en nieuwe ulceraties vormen. Zo'n verspreiding noemt men sporotrichoïd. Was dit vroeger vrijwel diagnostisch, nu kan dit ook gezien worden bij mycobacteriële infecties met *M. marinum* of *avium*, bij nocardiosis en bij leishmaniasis, vooral wanneer hiv in het spel is.

Leishmaniasis

Leishmaniasis is een aandoening die de laatste jaren steeds vaker als importziekte wordt gezien. De initiële laesie ontstaat na een beet van een zandvlieg (*Phlebotomus* in de Oude Wereld, *Lutzomyia* of *Psychodopygas* in de Nieuwe Wereld). Het oorzakelijke agens is een species van het geslacht *Leishmania*. Vier hoofdspecies worden onderscheiden in Eurazië en Afrika: *L. tropica*, *L. major*, *L. aethiopica* en *L. donovani* en twee in Latijns-Amerika: *Viannia brasiliensis* en *L. mexicana*. Deze laatste twee bestaan ieder weer uit ten minste vier subspecies.

Hoewel iedere species in principe alle klinische manifestaties van de ziekte kan geven, van het spontaan genezende 'tropical sore' tot kala-azar (viscerale leishmaniasis) of post-kala-azar-dermale leishmaniasis (PKDL), geven de meeste species toch één bepaalde klinische verschijningsvorm frequenter dan andere. Zo wordt espundia, mucocutane leishmaniasis waarbij de neus 'weggevreten' wordt, in Afrika alleen gezien na een infectie met *L. aethiopica*, terwijl het een probleem is in Zuid-Amerika. Kala-azar wordt vooral gezien in de Oude Wereld (Soedan, Kenia en India) en komt in de Amerika's weinig voor.

Over het algemeen worden in Nederland alleen de ulcererende vormen met of zonder lymfadenitis gezien. Na een incubatietijd van 2 weken tot 4 maanden ontstaat een erythemateuze papel die gaat ulcereren (vaak lopend in de huidlijnen). Omdat de zandvlieg bij voorkeur lijkt te bijten in enigszins vochtige plaatsen zijn de laesies vaak onder en naast de ogen, mond, neus en oren gelokaliseerd. Veel infecties genezen spontaan, vaak met achterlating van een lelijk litteken, andere gaan over in vegeterende plaques, ulcera of crusteuze laesies. Ook diffuse leishmaniasis en viscerale leishmaniasis (kala-azar) kunnen zich ontwikkelen.

De diagnose is gebaseerd op anamnese en klinisch aspect. Een uitstrijkje of aspiraat, eventueel een biopt kan leishman-donovan-lichaampjes te zien geven. Een PCR bevestigt de diagnose en is behulpzaam bij het diagnosticeren van de specifieke verwekker. Dit is belangrijk voor de therapie.

Ziekte van Chagas

De ziekte van Chagas komt in Zuid-Amerika voor en wordt veroorzaakt door *Trypanosoma cruzi*. Na een wantsenbeet (bedbug) ontwikkelt zich na ongeveer 5 dagen een huidlaesie met systemische symptomen. De huidlaesie is een rode macula die overgaat in een nodulus (chagoma) 1–2 cm groot. Deze wordt centraal necrotisch en gaat ulcereren. De laesie geneest in ongeveer 3 weken. Er kunnen ook secundaire chagoma's ontstaan die na 1–2 weken genezen. Het meest voorkomende andere symptoom is het teken van Romaña, oedeem van de oogleden na de beet, met afhangend ooglid, vaak asymmetrisch, veroorzaakt door conjunctivitis en ontsteking van de traanklieren. Dit blijft 1–2 maanden bestaan. Oogleden vormen in 80% van de gevallen de porte d'entrée. Algemene symptomen, vooral bij kinderen, zijn koorts met meningo-encefalitis en myocarditis. Hepatosplenomegalie en een morbiliforme huiduitslag worden soms gezien. De parasiet kan in een dikke druppel of QBC worden aangetroffen.

Rickettsiosen

Tache noire Er zijn twee aandoeningen die met een tache noire gepaard gaan en hier genoemd moeten worden. Beide worden veroorzaakt door een *Rickettsia* na een tekenbeet: de mediterrane vlekkenkoorts, ook wel fièvre boutonneuse genoemd, en de overige *African tick-bite fevers*.

De *African tick-bite fever* wordt door R. *africae* veroorzaakt. Na een tekenbeet ontstaat 2-3 dagen later een kleine pijnlijke papel, soms met een enkele vesikel op de top, soms lijkend op een herpessimplex-laesie. De blaartjes gaan stuk en laten een 5 mm grote laesie zien met centraal een zwarte eschar (korst) en eromheen een erythemateuze aureola. Er is lokale lymfadenopathie met griepachtige verschijnselen, waarbij vooral spierpijn in de nek naast hoofdpijn op de voorgrond staat. Er kan een morbiliforme uitslag te zien zijn. Het beeld is compleet wanneer er ook een afteuze stomatitis optreedt. De diagnose wordt op het klinisch beeld gesteld; de serologie is pas na 3-4 weken positief. Een PCR is ontwikkeld. De aandoening kan in heel sub-Sahara-Afrika worden geacquireerd, maar vooral in zuidelijk en Oost-Afrika, terwijl recentelijk ook patiënten in het Franssprekende gedeelte van West-Indië beschreven zijn.

De door R. *conorii* veroorzaakte mediterrane vlekkenkoorts verloopt meestal heftiger. De lymfeklieren zijn vergroot en pijnlijk. Na 3-4 dagen ontstaat een maculopapuleuze uitslag over het gehele lichaam, vooral aan de benen, soms met purpura. Er is koorts, malaise, hoofd-, buik- en gewrichtspijn, soms verwardheid. De aandoening kan worden opgelopen in het Middellandse Zeebekken, maar vooral in Noordwest-Afrika. Serologie is beschikbaar, echter pas na een week positief. Tegenwoordig is het ook mogelijk om de diagnose door middel van PCR op een huidbiopt of uitstrijk van een eschar te stellen.

Antrax

Antrax, miltvuur, was vóór de introductie van antibiotica een gevreesde aandoening waaraan 20 % van de geïnfecteerden overleed. Tegenwoordig is de cutane aandoening, veroorzaakt door *Bacillus anthracis*, goed te behandelen. Door de korte incubatietijd van 1-2 dagen wordt het als importziekte niet vaak gezien, maar de spore kan worden geïmporteerd met besmet materiaal, huiden, leer, borstels of kwasten uit endemische gebieden. De spore kan lang overleven. De laesies worden vooral gezien op de onbedekte lichaamsdelen, gelaat, onderarmen en hals.

Enkele uren na inoculatie ontstaat jeuk, uren tot enkele dagen later een vlakke erythemateuze papel met centraal een sanguinolent vesikel. De papel wordt groter, de vesikel of bulla gaat stuk en er vormt zich een zwarte eschar, mogelijk omgeven door een krans van blaartjes en pustels (pustula maligna) in een hemorragisch, livide, vast aanvoelend oedemateus gebied. Opvallend is dat de laesie niet pijnlijk is, maar jeukt. Koorts komt voor, maar is, in tegenstelling tot bij systemische antrax, geen voorwaarde voor de diagnose

Lepra

Lepra is een aandoening die niet onder de jeukende aandoeningen valt. Wanneer ulceratie optreedt, is de aandoening te laat gediagnosticeerd en is er hoogstwaarschijnlijk irreversibele zenuwbeschadiging opgetreden. De diagnose lepra wordt helaas vaak gemist. Door neurologen die een carpaletunnelsyndroom, een klapvoet of een Bell's palsy diagnosticeren en lepra niet in de differentiële diagnose opnemen; door internisten en reumatologen die de artritis, die bij een van de reactieve vormen van lepra (erythema nodosum leprosum (ENL)) kan optreden, diagnosticeren als seropositieve reuma of seronegatieve artritis; door aids-behandelaren die de ziekte niet herkennen als die als immuunreconstitutiesyndroom (IRS) optreedt; en zelfs door dermatologen die bij tuberculoïde of borderline lepra aan allerlei granulomateuze aandoeningen denken, of bij ENL aan een toxicodermie.

Lepra treedt het meest op bij immigranten uit endemische landen, maar kan ook voorkomen bij mensen die een langere of kortere tijd in een endemisch land hebben vertoefd. Lepra wordt zelfs bij toeristen waargenomen. De incubatietijd is over het algemeen lang – 3–5 jaar – maar is tot meer dan 25 jaar beschreven. Een vroege diagnose is belangrijk om blijvende zenuwbeschadiging te voorkomen, iets wat met de huidige effectieve therapieën, mits tijdig gestart, goed mogelijk is.

De door de WHO aangekondigde eliminatie van lepra kan alleen bereikt worden door verandering van definities en telmethoden. De afgelopen jaren zijn meer leprapatiënten gediagnosticeerd dan een decennium geleden. Een complicerende factor bij de diagnose is dat lepra een zogenoemde spectrale ziekte is en meerdere verschijningsvormen kan hebben.

De patiënt kan klagen over prikkelende sensaties in handen of voeten of in een huidlaesie. De huidlaesies zijn bij tuberculoïde lepra gehypopigmenteerd of licht erythemateus. Kenmerkend is dat er gevoelsverlies in de laesie aanwezig is. Dit kan met een watje door middel van aanraking (niet vegen) worden aangetoond. Bij lepromateuze lepra gaat het om papels, noduli en plaques. Soms is er een diffuse infiltratie. De lepromateuze patiënten tonen zuurvaste staafjes in de huidsmeer. Daartoe wordt weefselvocht uit een sneetje afgenomen en gekleurd. Perifere zenuwen zijn vaak palpabel en vergroot, n. auricularis magnus, n. ulnaris, n. medianus, n. radiocutaneus, n. popliteus lateralis en de n. tibialis posterior. Wanneer deze zenuwen pijnlijk dan wel gevoelig zijn, zou dat op een neuritis kunnen duiden, die tot zenuwbeschadiging kan leiden. Naast klinische symptomen en lichamelijk onderzoek kan een biopt genomen worden. Dit zal bij lepromateuze lepra (multibacillaire lepra) zuurvaste staafjes vertonen, bij tuberculoïde lepra (paucibacillaire lepra) zijn deze vaak afwezig en is een ontstekingsreactie in een zenuwtakje diagnostisch. Er is een serologische test (detecteert het lepraspecifieke fenolisch glycolipide-1), maar deze test is in tuberculoïde patiënten vaak negatief, terwijl die bij gezonde contacten positief kan zijn. Er bestaat ook een intracutane test, de leprominetest, die positief is bij tuberculoïde patiënten, maar negatief bij lepromateuze. De test kan ook positief zijn bij gezonde lepracontacten. PCR-testen zijn ook beschikbaar, maar deze zijn vaak negatief bij tuberculoïde patiënten.

15.5 Tot slot

In het bovenstaande werd de differentiële diagnostiek bij importziekten besproken. De drie meest voorkomende presentatievormen van importziekten zijn koorts, diarree en huidafwijkingen, alleen en in combinatie. Afweging van regio van verkrijging, incubatietijd en verschijningsvorm leidt in de meeste gevallen tot de diagnose.

Literatuur

Gompel AML van, Sonder GJB. Reizen en ziekte. Houten: Bohn Stafleu van Loghum; 2010.
Keystone JS, Kozarsky PE, Freedman DO, et al. Travel medicine. Maryland Heights: Mosby; 2004.
Petersen E, Chen LH, Schlagenhauf P. Infectious diseases: a geographic guide. Hoboken: Wiley-Blackwell; 2011.
Schwartz E. Tropical diseases in travelers. Hoboken: Wiley-Blackwell; 2009.
Zuckerman JN. Principles and practice of travel medicine. Hoboken: Wiley; 2001.

Websites
Gideon (▶ www.gideononline.com).
▶ www.fevertravel.ch.

Ziekten die gepaard gaan met gewrichtsklachten en vaatafwijkingen

P.J. Barendregt

16.1 Artralgie

Artralgie kan een symptoom zijn van inflammatoire, metabole en degeneratieve gewrichtsziekten, mechanische of traumatische gewrichtsaandoeningen, tumoren, aangeboren of verworven houdingsanomalieën, periarticulaire gewrichtsaandoeningen of aandoeningen waarbij psychogene factoren een belangrijke rol spelen. Door een zorgvuldig afgenomen anamnese en lichamelijk onderzoek is het vaak mogelijk te bepalen in welke categorie de klacht hoort.

Allereerst moet worden nagegaan of de pijn ontstaat in de gewrichten, in de periarticulaire weefsels of in de spieren. Bij primair intra-articulaire aandoeningen zal de pijn in de regel worden aangewezen ter hoogte van de gewrichtsspleet, maar de pijn kan ook uitstralen in het verzorgingsgebied van de sensibele zenuw die het gewricht innerveert. De beweeglijkheid van het gewricht is dan vaak beperkt. Pijn die ontstaat bij periarticulaire gewrichtsaandoeningen zoals tendinitis, bursitis of ligament beschadiging volgt de anatomische begrenzingen van deze structuren. Mede door het toepassen van provocatietests is het vaak mogelijk precies aan te geven welke structuur de pijn veroorzaakt. Psychogeen bepaalde gewrichtspij-

Tabel 16.1 Oorzaken van artralgie.

intra-articulaire oorzaak	peri-articulaire oorzaak
– artritis/artrose	– tendinogeen
– hemochromatose	– bursitis
– hemofilie	– ligament beschadiging
– hypo- of hyperthyreoïdie	– myogeen
– amyloïdose	

nen zijn meestal niet scherp afgrensbaar en zijn gelokaliseerd op verschillende, vaak wisselende plaatsen in het bewegingsapparaat.

Indien de pijn een articulaire oorsprong lijkt te hebben, wordt nagegaan of er sprake is van een inflammatoire of niet-inflammatoire klacht. Inflammatoire artralgieën worden gekenmerkt door pijn en stijfheid die maximaal is in de ochtenduren. Bij een artritis is het gewricht niet altijd rood, voelt het soms warm aan, en er is een hydrops of een zwelling van het gewrichtskapsel waarneembaar. De differentiële diagnose van artritis wordt in de volgende paragrafen uitgewerkt.

Artralgieën zonder ontstekingsverschijnselen komen voor bij hemochromatose, hemofilie, endocriene ziekten, neuropathie, amyloïdose en bij traumatische veranderingen. Echter, de meest voorkomende niet-inflammatoire gewrichtsziekte is artrose. Bij artrose is de pijn maximaal bij het begin van een beweging en na lange inspanningen. Vaak kunnen ter hoogte van de gewrichtsspleet benige zwellingen worden gevoeld.

Het lokalisatiepatroon van artralgieën kan eveneens een aanwijzing zijn voor de diagnose. Pijn in enkele distale interfalangeale gewrichten of in de carpometacarpale gewrichten aan de duimbasis komt veel voor bij artrose, terwijl symmetrische pijn van alle metacarpofalangeale, proximale interfalangeale en metatarsofalangeale gewrichten een inflammatoire artritis suggereert (tab. 16.1).

Tabel 16.2 Oorzaken van monoartritis.

- infectie (bacteriën, schimmels, tuberculose)
- secundair bij artrose
- kristalartropathie; jicht, pseudojicht
- vroege manifestatie van ontwikkelende polyartritis
- trauma, haemarthros, vreemd lichaam in gewricht
- aseptische botnecrose
- synovitis villonodularis pigmentosa
- osteochondritis dissecans
- tumor

16.2 Monoartritis

Iedere monoartritis moet worden beschouwd als een infectie tot het tegendeel bewezen is. Vertraagde herkenning van een septische artritis heeft permanente gewrichtsbeschadiging tot gevolg en kan bovendien leiden tot een algehele sepsis. De in tab. 16.2 genoemde ziekten, waarbij in de regel slechts artritis van één gewricht wordt gezien (monoartritis), kunnen zich soms ook presenteren in meerdere gewrichten.

16.2.1 Anamnese en lichamelijk onderzoek

Koorts en koude rillingen wekken de verdenking van een bacteriële oorzaak van de artritis. Het onderzoek zal zich tevens richten op het vinden van de porte d'entrée van de infectie en op het aantonen van eventuele andere infectiehaarden. Recidiverende ontstekingen van het eerste metatarsofalangeale gewricht en de aanwezigheid van tophi in bijvoorbeeld de huid of de oorschelp wijzen op jicht. Ook jicht artritis kan in sommige gevallen gepaard gaan met koorts.

Artritis door pseudojicht komt meer in grote gewrichten voor (bijv. in de pols) en wordt vaak geluxeerd door operaties en lichamelijke stress. Corticosteroïdgebruik verhoogt de kans op aseptische botnecrose. In ◘ tab. 16.2 wordt een opsomming gegeven van de mogelijke oorzaken van monoartritis.

16.2.2 Aanvullend onderzoek

- Analyse van synoviaal vocht: normaal synoviaal vocht is viskeus en helder. Het bevat ≤ 500/mm^3 leukocyten. Het aantal leukocyten kan behulpzaam zijn in de differentiatie tussen een inflammatoire of mechanische oorzaak van de gewrichtseffusie. Bij een mechanische oorzaak, zoals bij artrose, trauma of bandletsel is het aantal leukocyten vaak normaal. Een sterk verhoogd aantal leukocyten kan wijzen op een bacteriële artritis, maar kan ook voorkomen bij kristalartropathie. Bij traumatische gewrichtsaandoeningen kan het synoviale vocht hemorragisch zijn. Bij artritis is de synoviale vloeistof waterig en troebel en bevat zij > 3000/mm^3 leukocyten. Bij een septische artritis kan de leukocytenconcentratie zeer hoog zijn (> 40.000/mm^3), voornamelijk als gevolg van een influx van granulocyten. Het bewijs voor een bacteriële infectie wordt geleverd door het aantonen van micro-organismen door middel van gramkleuring en kweek van synoviaal vocht. De diagnose jicht wordt gesteld door het aantonen van urinezuurkristallen, kenmerkend voor pseudojicht zijn calciumpyrofosfaatkristallen. Onder de polarisatiemicroscoop zien jichtkristallen eruit als naalden, en calciumpyrofosfaatkristallen als rechthoekjes.
- Bloedonderzoek: een verhoogde bezinking of C-reactieve proteïne (CRP) suggereert artritis, maar differentieert vaak niet tussen een bacteriële artritis of jicht. Het serumurinezuurgehalte heeft voor de diagnose jicht in de acute fase slechts beperkte waarde. De meeste jichtpatiënten hebben weliswaar hyperurikemie, maar van alle mensen met hyperurikemie krijgt slechts een minderheid jicht. Bij verdenking op septische artritis worden ook bloedkweken afgenomen.

- Radiologisch onderzoek: om geringe afwijkingen te kunnen beoordelen wordt bij iedere monoartritis ook een conventionele röntgenopname gemaakt van het contralaterale gewricht. Zo kunnen ook geringe ossale afwijkingen worden herkend zoals kalkneerslagen (chondrocalcinose) in het kraakbeen van patiënten met pseudojicht. Een botscan kan in bepaalde gevallen nuttig zijn voor het herkennen van ontstekingen in gewrichten die voor lichamelijk onderzoek minder toegankelijk zijn, zoals heup- of intervertebrale gewrichten. Gewrichtsechografie kan worden gebruikt voor het aantonen van synovitis of beginnende kraakbeen en botveranderingen zoals erosies en osteofyten. Met MRI kunnen anatomische veranderingen zoals kraakbeenlaesies en botnecrose worden aangetoond.
- Artroscopie en synoviumbiopsie: dit onderzoek is slechts in een minderheid van de gevallen geïndiceerd indien het bovengenoemde onderzoek geen diagnose oplevert. Het gewricht wordt onderzocht op anatomische veranderingen en de aanwezigheid van vreemde lichamen of losse kraakbeen- of botfragmenten. Verkregen synoviaal weefsel moet worden aangeboden voor zowel histologisch als bacteriologisch onderzoek. Vooral bij infecties veroorzaakt door bijvoorbeeld tuberculose of schimmels zijn kweken van synoviaal weefsel vaker positief dan die van synoviaal vocht.

16.3 Polyartritis

16.3.1 Anamnese en lichamelijk onderzoek

Belangrijke aanwijzingen voor de differentiële diagnose van polyartritis (◘ tab. 16.3) zijn het lokalisatiepatroon van de artritis en het voorkomen van extra-articulaire symptomen. Een symmetrische ontsteking van de kleine hand- en voetgewrichten in combinatie met ochtendstijfheid is suggestief voor reumatoïde artritis (RA) (◘ tab. 16.10). Artritis in combinatie met klachten van het axiale

Tabel 16.3 Oorzaken van polyartritis.

bindweefselziekten/auto-immuunziekten
- reumatoïde artritis (RA)
- artritis psoriatica
- systemische lupus erythematosus (SLE)
- axiale spondylartropathie (spondylitis ankylopoetica)
- overige spondylartropathie
- mixed-connective-tissue disease (MCTD)
- recidiverende polychondritis
- systemische sclerose
- dermatomyositis
- polymyalgia rheumatica
- syndroom van Sjögren
- ziekte van Still

infectieziekten
- viraal (parvovirus, epstein-barrvirus (EBV), rubella, hepatitis B)
- bacteriële endocarditis
- gonokokkeninfectie
- lymeartritis

reactieve artritis
- (poststreptokokken) reactieve artritis
- syndroom van Reiter
- parasitaire infecties

artritis bij chronische inflammatoire darmaandoening

vasculitissyndromen

sarcoïdose

ziekten genoemd in tab. 16.2

skelet wijst op spondylartropathie en artritis met urethritis of enteritis op reactieve artritis. Artritis van de onderste extremiteiten na keelontsteking past bij een poststreptokokken reactieve artritis en een verspringende polyartritis met koorts en huiduitslag bij de ziekte van Still. Extra-articulaire symptomen bij polyartritis zijn belangrijke gegevens voor de differentiële diagnose (tab. 16.4).

Tabel 16.4 Extra-articulaire symptomen bij polyartritis en bijpassende diagnose.

	symptoom	diagnose
huid	noduli	RA
	tophi	jicht
	psoriasis	artritis psoriatica
	erythema nodosum	sarcoïdose
	pustels	gonokokkenbacteriëmie
	erythema chronicum migrans	lymeartritis
	exantheem	virusinfectie
	roodpaars verkleurde oogleden en huid over de kleine handgewrichten	dermatomyositis
	vlinderexantheem	SLE
	petechiën, urticaria, nailfold lesions	vasculitis
	keratoderma blenorrhagicum	syndroom van Reiter
	sclerodactylie	systemische sclerose, MCTD
oor/neus	ontsteking/misvorming	polychondritis, granulomatosis met polyangiitis
oog	conjunctivitis	polychondritis, syndroom van Reiter
	iridocyclitis	vasculitis, spondylartropathie
	droge ogen	sarcoïdose, syndroom van Sjögren, SLE, RA
long	pleuritis	SLE, RA, vasculitis
	fibrose	RA, SLE, dermatomyositis, systemische sclerose, sarcoïdose

Tabel 16.4 Extra-articulaire symptomen bij polyartritis en bijpassende diagnose (vervolg).

	symptoom	diagnose
luchtwegen	crico-arythenoiditis	RA
	tracheitis	RA, polychondritis
hart	pericarditis	SLE, RA, vasculitis
	cardiomyopathie	systemische sclerose, dermatomyositis
	klepafwijking, endocarditis	SLE, RA
urogenitaal	nefritis	SLE, vasculitis, polychondritis
	urethritis en balanitis	syndroom van Reiter
tractus digestivus	oesofagusatonie	systemische sclerose
	malabsorptiediarree	ziekte van Whipple, ziekte van Crohn, colitis ulcerosa, systemische sclerose

RA = reumatoïde artritis, SLE = systemische lupus erythematosus, MCTD = mixed-connective-tissue disease.

16.3.2 Aanvullend onderzoek

- Serumonderzoek op reumafactoren (RF): deze zijn aantoonbaar bij 75–85% van de patiënten met RA, in mindere mate ook bij patiënten met andere bindweefselziekten en vasculitissyndromen. Ze zijn ook aantoonbaar bij 1 à 5% van de gezonde personen; bij bejaarden iets vaker. Het aantonen van reumafactoren geeft alleen steun aan de diagnose RA indien er sprake is van een reële klinische verdenking. Dit betekent in het algemeen dat de test alleen nuttig is indien bij anamnese en lichamelijk onderzoek verdenking bestaat op een inflammatoire oorzaak van de gewrichtsklachten. De reumafactoren die worden aangetoond met de agglutinatietests (latex, Rose-Waaler), zijn voornamelijk van de IgM-klasse. De specificiteit van anti-CCP-antistoffen (antistoffen tegen cyclisch gecitrullineerd peptide) voor reumatoïde artritis is hoger dan van IgM-RF en daarmee ook de voorspellende waarde dat een patiënt met recent ontstane artritis uiteindelijk reumatoïde artritis zal ontwikkelen. Antinucleaire factoren (ANA) zijn bijna altijd aantoonbaar bij systemische lupus erythematosus (SLE) en mixed-connective-tissue disease (MCTD), maar ook frequent bij andere bindweefselziekten. Ook hier geldt dat het uitvoeren van de test alleen nuttig is indien meerdere klinische gegevens wijzen op een bindweefselziekte. Voorts ziet men antilichamen tegen dubbelstrengs DNA bij SLE, antilichamen tegen extraheerbaar kernantigeen (ENA) bij MCTD, antistreptolysinetiter bij poststreptokokken reactieve artritis, angiotensine-converting enzyme (ACE) bij sarcoïdose en een verhoogd CPK/aldolase bij dermatomyositis en vasculitis. Nadere diagnostiek kan op indicatie worden uitgevoerd naar virale infecties waarbij polyartritis voorkomt (hepatitis B, Epstein-Barr, parvo, rubella), en naar bacteriële infecties waarna reactieve artritis kan voorkomen (o.a. *Chlamydia*, *Salmonella*).

- Voorts worden op indicatie kweken van bloed (bacteriële endocarditis, gonokokkemie, septische artritis), van synoviaal vocht (septische artritis), en een urethra- (*Chlamydia*) en feceskweek uitgevoerd (*Yersinia*, *Shigella*, *Salmonella*, *Campylobacter*). Laatstgenoemde bepalingen kunnen steun geven aan de diagnose reactieve artritis. Voor het aantonen van lymeartritis is serologische diagnostiek nuttig.
- Röntgenonderzoek: bij axiale spondylartropathie (spondylitis ankylopoetica) worden radiologisch (conventionele of MRI-opnames) vrijwel altijd kenmerken van sacro-iliitis waargenomen; veel minder frequent zijn botbruggen tussen wervellichamen (syndesmofyten) aantoonbaar. Erosies rond kleine hand- en voetgewrichten zijn specifiek voor RA.
- HLA-B27 is aantoonbaar bij 90% van de patiënten met axiale spondylartropathie en bij 70% van de patiënten met de ziekte

van Reiter. Vooral in de beginfase van axiale spondylartropathie kan deze bepaling zinvol zijn.
- Bij nagenoeg alle bovengenoemde ziekten worden verhoogde concentraties van acute fase-eiwitten in het serum aangetroffen: C-reactief proteïne, fibrinogeen, ceruloplasmine, α_1-antitrypsine. Het vervolgen van C-reactieve proteïne (CRP) of bezinkingssnelheid erytrocyten (BSE) is nuttig, daar de hoogte van deze bepalingen de ziekteactiviteit reflecteert. Hier is het serum-CRP-gehalte superieur aan de BSE.

16.4 Lage rugpijn

16.4.1 Anamnese en lichamelijk onderzoek

De pijn bij idiopathische, aspecifieke rugpijn neemt in het algemeen toe na inspanning en af na een periode met rust. Pijn van een specifiek proces zoals een tumor of een infectie is ook in rust aanwezig. Rugpijn bij spondylartropathie treedt vooral laat in de nacht en 's ochtends op en vermindert bij bewegen. Pijn van wortelprikkeling straalt uit in de benen en neemt vaak toe bij persen. Belangrijke anamnestische gegevens zijn de aanwezigheid van koorts, koude rillingen, vermagering, buikklachten, krachtverlies, gevoelsstoornissen en mictie- of defecatiestoornissen. ◘ Tabel 16.5 geeft een overzicht van de oorzaken.

Het lichamelijk onderzoek omvat controle van vormafwijkingen, lokale drukpijn, bewegingsbeperking (flexie voor- en zijwaarts en rotatie), krachtverlies, sensibiliteitsstoornissen, reflexen, symptoom van Lasègue en onderzoek van het abdomen.

16.4.2 Laboratorium- en aanvullend onderzoek

- BSE, CRP en bloedbeeld worden bepaald ter beoordeling van ontstekingen. Het alkalische-fosfatasegehalte in serum kan

16.4 · Lage rugpijn

Tabel 16.5 Oorzaken van lage rugpijn.

- idiopathische vorm, discusdegeneratie, discitis, enthesopathie
- degeneratieve veranderingen van de intervertebrale gewrichten en disci, discusprolaps
- ziekte van Paget, osteoporose, multipel myeloom, tumoren
- fracturen door trauma, bij osteoporose, bij tumoren of bij metabole botziekten
- spondylolysis, spondylolisthesis
- infecties in disci en/of wervellichamen, herpes zoster
- viscerale ziekten met uitstralende pijn zoals carcinomen van uterus, nier, blaas, pancreas of darm, aneurysma aorta abdominalis, ulcus pepticum, retroperitoneale lymfomen, endometriose, menstruatiepijn, prostatitis
- axiale spondylartropathie (spondylitis ankylopoetica)
- overige spondylartropathie; bij psoriasis, colitis ulcerosa, ziekte van Crohn, syndroom van Reiter

---

verhoogd zijn bij de ziekte van Paget en bij bottumoren, prostaatspecifiek antigeen bij een gemetastaseerd prostaatcarcinoom, en calcium en fosfaat bij metabole en maligne botprocessen. Immuno-elektroforese wordt verricht ter uitsluiting van een multipel myeloom.

- Röntgenonderzoek van het bekken en van de lumbosacrale wervelkolom kan structurele defecten tonen waaronder sacro-iliitis.
- Botscan: een lokale ophoping van het radiofarmacon wijst op fracturen, tumoren, infecties of metabole botziekten.
- Een CT of MRI kan worden toegepast voor nadere visualisering van lokale pathologische processen zoals een geprolabeerde discus, een tumor of subluxaties. Een MRI van de sacro-iliacale (SI-)gewrichten is zinvol om een sacro-iliitis in een vroeg stadium aan te tonen.
- Punctie of biopsie: voor nadere analyse van een ziekteproces kan door middel van een naaldpunctie of een open biopsie materiaal worden verkregen van wervels of disci voor bacteriologisch, cytologisch en histologisch onderzoek.

Meer dan de helft van alle mensen heeft ooit lage rugpijn gehad. Over het algemeen verdwijnt de pijn binnen enkele dagen, maar re-

Tabel 16.6 Vormen van vasculitis (Chapel Hill Criteria 2012).

grote vaten	middelgrote vaten	kleine vaten
– reuscelarteriitis – ziekte van Takayasu	– polyarteriitis nodosa (PAN) – ziekte van Kawasaki – primaire CZS-vasculitis	– eosinofiele granulomatosis met polyangiitis* – granulomatosis met polyangiitis* – hypersensitiviteit vasculitis – Henoch Schönlein (IgA-vasculitis) – microscopische polyangiitis* – vasculitis bij bindweefselziekten – vasculitis bij virale infecties – cryoglobulenische vasculitis

*Antineutrofiele cytoplasmatische antilichamen (ANCA)geassocieerde vasculitis.

cidieven komen veel voor. De oorzaak van lage rugpijn blijft in meer dan 90% van de gevallen onbekend. Als eerste screening voldoen over het algemeen een goede anamnese, lichamelijk onderzoek en een beperkt laboratoriumonderzoek.

16.5 Vasculitis (tab. 16.6)

De diagnose vasculitis kan uitsluitend op histologische gronden definitief worden gesteld. Er zijn verschillende klinische situaties die deze diagnose suggereren:
- algemene verschijnselen zoals koorts, malaise en vermagering;
- de betrokkenheid van verschillende organen in een ziekteproces;
- glomerulonefritis;
- ischemieverschijnselen zonder evidente andere verklaring;
- purpura;
- mononeuritis multiplex.

16.5 · Vasculitis

Vasculitis kan zich op vele manieren manifesteren; de diagnostische procedures zijn afhankelijk van de ziekteverschijnselen. De analyse van vasculitis houdt in:
- het bepalen van de uitbreiding van het proces;
- het bepalen van het type vasculitis door middel van histologisch onderzoek van de aangedane organen;

16.5.1 Anamnese en lichamelijk onderzoek

De anamnese omvat koorts, algemene malaise, vermagering, stijfheid, krachtverlies, hoofdpijn, epistaxis, sinusitis, hemoptoë, dyspnoe, buikpijn, artralgieën, sensibele of motorische zenuwuitval, haaruitval, fotosensibiliteit of andere huidafwijkingen, oogklachten, doofheid en medicijngebruik. Bij de presentatie van reuscelarteriitis (arteriitis temporalis) is er vaak sprake van pijn en stijfheid in de schouder- en bekkengordel, vaak gepaard met hoofdpijn, kaakclaudicatie en soms met visusverlies.

Bij het lichamelijk onderzoek let men in het hoofd-halsgebied op haaruitval of vlindervormig exantheem (SLE), zadelneus of oorschelpmisvorming (granulomatosis met polyangiitis of polychondritis). Bij reuscel arteriitis kan er sprake zijn van pijnlijke palpatie met afwezigheid van pulsaties van de arteriae temporalis. Met betrekking tot hart en longen kunnen zich infiltratieve afwijkingen, pleuritis of pericarditisverschijnselen voordoen. De extremiteiten tonen artritis, motorische of sensibele uitvalsverschijnselen van zenuwen, en als huidafwijkingen ziet men nagelrieminfarcten, purpura, exantheem, ulcera of livedo reticularis.

16.5.2 Laboratorium- en aanvullend onderzoek

- Nierfunctie: bij de meeste bovengenoemde vasculitissyndromen kunnen glomerulonefritis en nierinsufficiëntie voorkomen.

- Reumafactoren zijn bij reumatoïde vasculitis bijna altijd aanwezig, en in wisselende frequentie ook bij SLE, MCTD, PAN, cryoglobulinemie, granulomatosis met polyangiitis, infectieuze endocarditis en chronische infecties.
- Antinucleaire factoren zijn bij SLE bijna altijd aanwezig, vaak ook bij reumatoïde vasculitis, MCTD en systemische sclerose.
- Bij granulomatosis met polyangiitis, eosinofiele granulomatosis met polyangiitis en microscopische polyangiitis zijn meestal antineutrofiele cytoplasmatische antilichamen (ANCA) aantoonbaar.
- Cryoglobulinen ziet men bij vasculitis op basis van cryoglobulinemie.
- Hepatitis B surface antigen (HBsAg): infecties met hepatitis-B-virus kunnen gepaard gaan met cutane necrotiserende vasculitis. Bij PAN en essentiële cryoglobulinemie wordt de aanwezigheid van HBsAg in het serum als wisselend opgegeven.
- Complementprofiel: in eerste instantie is het bepalen van het CH50- en C3-gehalte voldoende. Activatie van het complementsysteem kan optreden bij SLE en cryoglobulinemie.
- Circulerende immuuncomplexen zijn aantoonbaar bij PAN, MCTD, reumatoïde artritis, purpura van Henoch-Schönlein en cryoglobulinemie.
- Röntgenonderzoek: op de thoraxfoto ziet men pleuravocht, een diffuus nodulair of interstitieel beeld, infiltraten of grote cavernes. Een normale opname sluit vasculitis niet uit.
- PET-CT kan op indicatie worden gebruikt voor het aantonen van een vasculitis en indien aanwezig nuttig zijn voor het lokaliseren van de ontsteking.
- Angiografie: PAN kan het typische beeld geven van microaneurysmata in abdominale vaten. Bij vasculitis kan ook een kralensnoerconfiguratie van arteriën worden gezien.
- Biopsieën: een huidbiopt van een laesie kan lichtmicroscopisch en met immunofluorescentie worden onderzocht. Bij verdenking granulomatosis met polyangiitis zal men neus- en bijholten inspecteren. De diagnostische opbrengst van biopten uit ulce-

rerend weefsel is vrij hoog. Men gaat slechts over tot het nemen van longbiopsieën als op andere wijze geen diagnose kan worden gesteld. Het onderscheid tussen granulomatosis met polyangiitis en eosinofiele granulomatosis met polyangiitis is duidelijk door het ontbreken van bloed- en weefseleosinofilie bij het eerste en een anamnese van allergie of astma bij het laatste ziektebeeld. Bij patiënten met mononeuritis multiplex kan in een n. suralisbiopt een vasculitis van de vasa vasorum worden aangetroffen. De kans op positieve bevindingen is groter als een elektromyogram (EMG) afwijkingen laat zien. Een huidspierfasciebiopsie is zinvol bij verdenking op PAN en reumatoïde vasculitis. Bij nierfunctiestoornissen en sedimentafwijkingen ontstaat de verdenking op glomerulonefritis als uiting van vasculitis. In verschillende klinische situaties zal ter beoordeling van diagnose en therapie een nierbiopsie geïndiceerd zijn.

16.6 Het fenomeen van Raynaud

Het fenomeen van Raynaud wordt gekenmerkt door een trifasische verkleuring van vingers of tenen bij blootstelling aan koude of andere prikkels, en wordt veroorzaakt door vasoconstrictie van kleine arteriolae. De primaire vorm komt voornamelijk voor bij jonge vrouwen en heeft over het algemeen een weinig ernstig beloop. De oorzaken zijn weergegeven in ◘ tab. 16.7.

16.6.1 Anamnese en lichamelijk onderzoek

Tijdens een aanval worden de vingers eerst bleek, vervolgens blauw en dan rood. De blauwe en rode fase gaan vaak gepaard met pijn en een doof gevoel. Bij de functionele vaatspasmen zijn er tussen de aanvallen in geen abnormale bevindingen. De andere aandoeningen veroorzaken voornamelijk cyanose en hyperemie als gevolg van een vertraagde bloedstroom, maar de witte fase ontbreekt vaak. Het

> **Tabel 16.7** Oorzaken van raynaudfenomeen.

- primair raynaudfenomeen of ziekte van Raynaud (geen onderliggende oorzaak)
- secundair raynaudfenomeen (bij bindweefselziektes o.a. systemische sclerose, SLE, dermatomyositis)
- medicamenteus (bètablokkers)
- langdurige blootstelling aan vibraties (drilboor)
- roken
- structurele vaatafwijkingen (vasculitis, atherosclerose, thoracic outlet syndrome)
- cryoglobulinemie, paraproteïnemie, hyperviscositeit, polycytemie

verdere onderzoek is voornamelijk gericht op het vinden van aanwijzingen voor bindweefselziekten en circulatiestoornissen.

16.6.2 Laboratorium- en aanvullend onderzoek

Het laboratoriumonderzoek omvat Hb, trombocyten, cryoglobulinen, koude-agglutininen en immuno-elektroforese. De aanwezigheid van antinucleaire factoren helpt bij het differentiëren tussen patiënten met een primair raynaudfenomeen en patiënten die een bindweefselziekte ontwikkelen.

Hoe ernstiger de klachten hoe meer zekerheid men zal willen hebben omtrent het idiopathische karakter. Bij twijfel kan een provocatietest met koud water het trifasische beloop van het raynaudfenomeen demonstreren. Het aantonen van permanente circulatiestoornissen kan met ultrageluidonderzoek en in tweede instantie met angiografie. Het fenomeen van Raynaud kan de eerste uiting zijn van een bindweefselziekte, in het bijzonder van een systemische sclerose. De incidentie van het primaire raynaudfenomeen is echter veel hoger dan die van systemische sclerose. Om beter te kunnen vaststellen of er sprake kan zijn van een bindweefselaandoening wordt gebruikt gemaakt van capillaroscopie, hiermee kan men de haarvaatjes rond de nagelriem visualiseren.

16.7 Amyloïdose

Het klinische beeld van amyloïdose is variabel, omdat veel organen in het proces betrokken kunnen zijn. De meest voorkomende ziekte-uitingen die een gegeneraliseerde amyloïdose suggereren zijn:
- proteïnurie of hepatosplenomegalie ontstaan in het beloop van een chronisch ontstekingsproces (bijv. reumatoïde artritis (RA)).
- een of meer van de volgende verschijnselen bij een patiënt met plasmaceldyscrasie: macroglossie, cardiomyopathie, artralgieën, gastro-intestinale of neurologische stoornissen, carpaletunnelsyndroom.

Daarnaast zijn er vormen die zich tot een orgaan kunnen beperken en die voorkomen bij veroudering of diabetes mellitus. Er wordt onderverdeling gemaakt tussen gegeneraliseerde (systemische) of lokale amyloïdose en tevens tussen verworven of erfelijke amyloïdose. De vorm van amyloïdose wordt vervolgens aangegeven met een A en als tweede letter de afkorting van het eiwit dat neerslaat; bijvoorbeeld AL betekent amyloïdose waarbij de lichte ketens van immunoglobulinen neerslaan De meest voorkomende vormen van amyloïdose zijn vermeld in ◘ tab. 16.8. Niet vermeld zijn de ongeveer 20 andere moleculen die de voorloper eiwitten kunnen zijn van familiaire, lokale of gegeneraliseerde vormen van amyloïd neerslag.

16.7.1 Anamnese en lichamelijk onderzoek

De anamnese moet gericht zijn op koorts, gewichtsverlies, spierzwakte, een dikke, stijf aanvoelende tong, pijn en stijfheid van de gewrichten, sensibele polyneuropathie, carpaletunnelsyndroom, orthostatische hypotensie en buikklachten.

Bij lichamelijk onderzoek ziet men lymfadenopathie, cardiomegalie, decompensatio cordis, purpura en huidinfiltraten.

◘ Tabel 16.8 Amyloïdneerslagen en geassocieerde ziekten.

voorloper eiwit	geassocieerde ziekte
lichte ketens van immuunglobulinen (AL)	plasmacel dyscrasie, multipele myeloom
zware ketens van immuunglobulinen (AH)	ziekte van Waldenström
serumamyloïd A (AA)	chronische ontsteking (RA), infecties, maligniteiten, autoinflammatoire syndromen (FMF, TRAPS, MWS)
A3-proteïnevoorloper	ziekte van Alzheimer
β_2-microglobuline	dialyse

RA = reumatoïde artritis; FMF = familial mediterranean fever; TRAPS = tumor necrosis factor receptor associated periodic syndrome; MWS = Muckle Wells syndrome.

16.7.2 Laboratorium- en aanvullend onderzoek

Een nierfunctiestoornis of proteïnurie kan de reden zijn om diagnostiek te verrichten naar amyloïdose. De diagnose amyloïdose is gebaseerd op het aantonen van groen, dubbelbrekend materiaal in weefselbiopten gekleurd met congorood. Niet-invasieve methoden om amyloïd aan te tonen zijn minder betrouwbaar.

Biopten uit organen waar men amyloïdneerslag vermoedt, hebben de hoogste sensitiviteit voor de diagnose amyloïdose. Omdat dergelijke biopsieën voor de patiënt risicodragend of belastend kunnen zijn, wordt vaak als eerste diagnostische stap een rectum- of buikvetbiopsie verricht. Met dit eenvoudig te verkrijgen materiaal kan bij 60–80 % van de patiënten met gegeneraliseerde amyloïdose de diagnose worden gesteld.

Tabel 16.9 Cryoglobulinemie.

indeling
- monoklonale cryoglobulinen
- gemengde cryoglobulinen

oorzaken
- lymfoproliferatieve aandoeningen
- auto-immuunziekten
- virale infecties (voornamelijk hepatitis C, ook hepatitis B en hiv)

verschijnselen
- urticaria, ulcera, gangreen
- raynaudfenomeen
- artralgieën
- neuropathie
- pericarditis, pleuritis

16.8 Cryoglobulinemie (tab. 16.9)

Cryoglobulinen zijn immunoglobulinen die precipiteren in de koude. Ze kunnen monoklonaal, polyklonaal of gemengd zijn. Monoklonale cryoglobulinen komen vooral voor bij lymfoproliferatieve ziekten, polyklonale antilichamen zijn vaak voorbijgaand en gemengde cryoglobulinen komen vaak voor bij auto-immuunziekten. De frequentie waarmee cryoglobulinen bij deze aandoeningen worden aangetoond, is sterk afhankelijk van de zorgvuldigheid waarmee het onderzoek wordt uitgevoerd. De meerderheid van de patiënten met circulerende cryoglobulinen heeft klinische verschijnselen. Omdat cryoglobulinen kunnen worden beschouwd als circulerende immuuncomplexen zijn de meeste klinische verschijnselen uitingen van vasculitis. Alle cryoprecipitaten zijn samengesteld uit verschillende immunoglobulinen en bevatten reumafactoractiviteit.

16.8.1 Anamnese en lichamelijk onderzoek

De anamnese is gericht op het raynaudfenomeen, koude-urticaria, pijn en stijfheid van de gewrichten.

Bij het lichamelijk onderzoek ziet men palpabele purpura, urticaria, ulcera, gangreen, livedo reticularis, polyneuropathie, hepatosplenomegalie, lymfadenopathie, pericarditis en pleuritis.

16.8.2 Laboratorium- en aanvullend onderzoek

De aanwezigheid van monoklonale-immunoglobulineproductie wordt vastgesteld met immuno-elektroforese van patiëntenserum. Tevens wordt de aanwezigheid van reumafactoren bepaald.

Beenmergonderzoek vindt plaats ter beoordeling van een plasmaceldyscrasie; huid- en nierbiopsieën worden verricht voor het vaststellen van een eventuele vasculitis of glomerulonefritis.

Serologie hepatitis B, C en hiv.

16.9 Classificatiecriteria

16.9.1 Reumatoïde artritis

De diagnose RA kan worden gesteld als er sprake is van minstens één gezwollen gewricht en indien van de in ◘ tabel 16.10 genoemde criteria zes of meer punten worden behaald (◘ tab. 16.10).

16.9.2 Systemische lupus erythematosus (SLE)

Voor de diagnose SLE moet worden voldaan aan ten minste vier van de in ◘ tab. 16.11 genoemde criteria.

> **Tabel 16.10** Diagnostische criteria reumatoïde artritis (EULAR/ACR 2010-criteria).

domein: aantal betrokken gewrichten

- 1 middelgroot gewricht (0 punt)
- 2–10 middelgrote gewrichten (1 punt)
- 1–3 kleine gewrichten (2 punten)
- 4–10 kleine gewrichten (3 punten)
- meer dan 10 kleine gewrichten (5 punten)

domein: serologie

- zowel negatieve reumafactor als anti-CCP-antistoffen (0 punten)
- minstens één test positief met lage titer, d.w.z. hoger dan de bovengrens van normaal, maar niet hoger dan driemaal de bovengrens van normaal (2 punten)
- minstens één test positief met hoge titer, d.w.z. hoger dan driemaal de bovengrens van normaal (3 punten)

domein: duur van de synovitis

- minder dan 6 weken (0 punt)
- 6 weken of langer (1 punt)

domein: acute fase reactie

- zowel CRP als BSE normaal (0 punten)
- afwijkende CRP of BSE (1 punt)

CCP = cyclisch gecitrullineerd peptide; CRP = C-reactief proteïne; BSE = bezinkingssnelheid van erytrocyten.

16.9.3 Axiale spondylartropathie (spondylitis ankylopoetica)

De diagnose axiale spondylartropathie kan worden gestelde bij patiënten met ≥ 3 maanden bestaande lage rugpijn en een leeftijd van < 45 jaar (bij het begin van de klachten) en indien er voldaan wordt aan de criteria uit ◘ tab. 16.12.

16.9.4 Ziekte van Still

De diagnose Ziekte van Still kan worden gesteld wanneer bij een patiënt minstens vijf van de in ◘ tabel 16.3 genoemde criteria aanwezig zijn,

◘ **Tabel 16.11** Classificatiecriteria systemische lupus erythematosus (SLE) (ACR revised criteria 1997).

criterium	definitie
vlinderexantheem	diffuus erytheem over de wangen en/of de neus
discoïde huidafwijkingen	verheven erythemateuze plekken of atrofische plekken van langer bestaande laesies
zonlichtovergevoeligheid	abnormale huidreactie na blootstelling aan zonlicht
orale ulcera	zweertjes in de slijmvliezen van de mond
artritis	kapselzwelling of hydrops van ten minste twee perifere gewrichten, door een arts waargenomen; er mogen geen erosies te zien zijn op de röntgenfoto's
pleuritis of pericarditis	a. pleuritis – overtuigende anamnese van pijn passend bij pleuraprikkeling, vastgesteld pleurawrijven of pleuravocht b. pericarditis – vastgesteld door middel van ecg, pericardwrijven of aangetoond pericardvocht
renale betrokkenheid	proteïnurie van meer dan 0,5 g/etmaal (of 3+ kwalitatief) of urinesedimentafwijkingen (cellular casts)
neurologische afwijkingen	epilepsie of psychose
hematologische afwijkingen	hemolytische anemie of leukopenie ($\leq 4,0 \times 10^9$/l) of lymfopenie ($\leq 1,5 \times 10^9$/l) of trombopenie ($\leq 100 \times 10^9$/l), indien ten minste tweemaal gemeten
immunologische afwijkingen	aanwezigheid van anti-DNA-antistoffen of anti-Sm-antistoffen of antifosfolipiden antistoffen
antinucleaire factoren	de op enig moment aantoonbaarheid van antinucleaire antilichamen in het serum met iedere daarvoor geschikte methode in de afwezigheid van medicamenteus geïnduceerde antistoffen

Tabel 16.12 ASAS-classificatiecriteria voor axiale spondylartropathie (SpA).

sacro-iliitis bij afbeeldend onderzoek (conventioneel of MRI) en ≥ 1 ander SpA kenmerk*

of

positief HLA-B27 antigen en ≥ 2 andere SpA-kenmerken*

*SpA-kenmerken: inflammatoire lage rugklachten, artritis, enthesitis, uveïtis, dactylitis, psoriasis, Crohn/colitis, goede reactie op NSAID's, positieve familie anamnese voor SpA, HLA-B27, verhoogd CRP.

Tabel 16.13 Diagnostische criteria voor ziekte van Still (yamaguchi-criteria).

major criteria	minor criteria
– koorts ≥ 39 °C gedurende > 1 week – artralgie of artritis gedurende > 2 weken – zalmkleurige huiduitslag op borst en/of extremiteiten gedurende de koortsepisode – leukocytose > 10,000/mm3 of > 80 % granulocyten	– keelpijn – lymfadenopathie – hepatosplenomegalie – verhoogde waarde van ASAT, ALAT of LDH – afwezigheid van ANA en reumafactor

ASAT = aspartaataminotransferase; ALAT = alanineaminotransferase; LDH = lactaatdehydrogenase; ANA = antinucleaire antistoffen.

waarvan minstens twee major criteria (tab. 16.13). Tevens moet een infectieuze of paramaligne oorzaak van de klachten zijn uitgesloten.

16.9.5 Polymyalgia rheumatica

De diagnose polymyalgia rheumatica kan gesteld worden indien alle criteria (tab. 16.14) aanwezig zijn en bij uitsluiting van andere aandoeningen zoals RA, vasculitis, maligniteit of bacteriële endocarditis.

> **Tabel 16.14** Eular/ACR 2012-classificatiecriteria voor polymyalgia rheumatica.

- patiënt ouder dan 50 jaar
- nieuw ontstane bilaterale schouderklachten (en waarvoor geen andere verklaring is)
- verhoogde BSE en/of CRP
- ochtendstijfheid langer dan 45 min
- nieuw ontstane bilaterale heupklachten

> **Tabel 16.15** American College of Rheumatology 1990 classificatiecriteria voor arteriitis temporalis.

- symptomen en verschijnselen starten > 50 jaar
- nieuw ontstane hoofdpijn
- afwijkende palpatie arteriae temporalis; pijnlijk of verminderde/afwezige pulsaties
- verhoogde BSE > 50 mm/uur
- afwijkend biopt van de arteria temporalis: vasculitis, mononucleaire infiltratie, reuscellen

16.9.6 Arteriitis temporalis (tab. 16.15)

De diagnose arteriitis temporalis (reuscelarteriitis) kan worden gesteld indien drie van de criteria uit tabel 16.15 aanwezig zijn.

Literatuur

An American College of Rheumatology/European League Against Rheumatism Collaborative Initiative. 2010 Rheumatoid Arthritis Classification Criteria. Arthritis Rheum. 2010;62:2569–81.

Bijlsma JWJ, Geusens PPMM, Kallenberg CCM, et al. Redacteur. Reumatologie en klinische immunologie. Houten: Bohn Stafleu van Loghum; 2004.

Dasgupta B, Cimmino MA, Maradit-Kremers H, et al. 2012 provisional classification criteria for polymyalgia rheumatica: a European League Against Rheumatism/American College of Rheumatology collaborative initiative. Ann Rheum Dis. 2012;71(4):484–92. doi:10.1136/annrheumdis-2011-200329.

Hochberg MC. Updating the American College of Rheumatology revised criteria for the classification of systemic lupus erythematosus [letter]. Arthritis Rheum. 1997;40:1725.

Hunder GG, Arend WP, Bloch DA, et al. The American College of Rheumatology 1990 criteria for the classification of vasculitis. Introduction. Arthritis Rheum. 1990;33:1065–7.

Jennette JC, Falk RJ, Bacon PA, et al. 2012 revised International Chapel Hill Consensus Conference Nomenclature of Vasculitides. Arthritis Rheum. 2013;65:1–11.

Sieper J, Rudwaleit M, Baraliakos X, et al. Assessment of SpondyloArthritis international Society (ASAS) handbook: a guide to assess spondyloarthritis. Ann Rheum Dis. 2009;68(Suppl II):ii1–44. doi:10.1136/ard.2008.104018.

Tan EM, Cohen AS, Fries JF, et al. The 1982 revised criteria for the classification of systemic lupus erythematosus. Arthritis Rheum. 1982;25:1271–7.

Yamaguchi M, Ohta A, Tsunematsu T, Kasukawa R, Mizushima Y, Kashiwagi H et al. Preliminary criteria for classification of adult Still's disease. J Rheumatol. 1992;19:424–30.

Websites

▶ www.uptodate.com. Op deze website kan recente informatie worden gezocht over de genoemde ziektebeelden, inclusief differentiële diagnose, etiopathologie en behandeling.

Huidverschijnselen

R.I.F. van der Waal, J.J.E. van Everdingen

17.1 Erythemateuze huidaandoeningen

17.1.1 Inleiding

Erythemateuze huidaandoeningen worden gekenmerkt door roodheid van de huid en/of slijmvliezen die berust op vaatverwijding. Een belangrijk kenmerk van een erytheem is dan ook dat de huid verbleekt wanneer de vaatjes met een voorwerpglaasje of vergrootglas (diascopie) worden dichtgedrukt. Erytheem is in principe vluchtig. Erythemen die langer blijven bestaan (erythema perstans), berusten vaak niet meer alleen op hyperemie, maar ook op een vorm van vasculitis, waarbij veelal sprake is van erytrocytenextravasatie. In dat laatste geval bevat het erytheem een purpuracomponent en is de roodheid niet meer wegdrukbaar.

Een exantheem is een bijzondere vorm van een erythemateuze eruptie. Meestal wordt hiermee een vluchtig erytheem aangeduid met een acuut begin en een verspreiding over een groot huidoppervlak. Exanthemen beginnen vaak (primair) met erythemateuze maculae en kunnen in een later stadium meer (papulo)squameus of eczemateus worden. Indeling van huidaandoeningen geschiedt op basis van de primaire efflorescentie(s). Roodvonk en zonnebrand behoren volgens deze definiëring tot de groep van erythemateuze huidaandoeningen (de schilfering ontstaat in aansluiting op de fase van roodheid), terwijl pityriasis rosea wel tot de erythemato(papulo)squameuze erupties wordt gerekend (roodheid en schilfering treden gelijktijdig op). Er zijn echter ook huidaandoeningen – zoals geneesmiddeleneruptie en secundaire syfilis – die in beide groepen kunnen worden ingedeeld.

Dezelfde indelingsproblematiek geldt voor de onderverdeling van erythemateuze dermatosen in gelokaliseerde, gegeneraliseerde en anulaire/gegyreerde erythemen, zoals die in dit hoofdstuk wordt gehanteerd (◼ tab. 17.1).

Het erythema chronicum migrans (lymeborreliose) blijft vaak beperkt tot een erythemateuze ring, maar kan zich later verspreiden op verschillende plaatsen. Daarentegen is secundaire syfilis meestal een gegeneraliseerd exantheem, dat echter ook beperkt kan blijven tot enkele laesies in de handpalmen en/of op de voetzolen. Het moge duidelijk zijn dat elke indeling per definitie gekunsteld en onvolledig is. Toch zijn dergelijke indelingen voor de praktijk van groot belang, alleen al om aan de hand daarvan bepaalde aandoeningen snel in een leerboek of internetapplicaties te kunnen vinden. Het belangrijkste is echter dat indelingen het gestructureerde denken bevorderen alsook de communicatie tussen artsen onderling en tussen arts en patiënt.

Van de in ◼ tab. 17.1 genoemde ziektebeelden worden in dit hoofdstuk die dermatosen besproken die van belang kunnen zijn voor de diagnostiek van interne aandoeningen. Dat zijn in het bijzonder het erythema palmare, erythema perstans, erythema nodosum, erythema chronicum migrans en erythema exsudativum multiforme. Het geneesmiddelenexantheem, urticaria en erythema anulare centrifugum komen in aparte paragrafen van dit hoofdstuk aan de orde. Aan de meer zeldzame erythemen zoals het erythema marginatum rheumaticum of het maculopapuleuze exantheem bij endocarditis of het Löffler-syndroom (eosinofiele pneumonie) wordt verder geen bespreking gewijd.

> **◘ Tabel 17.1** Indeling van erythemateuze dermatosen in gelokaliseerde en gegeneraliseerde erythemen.
>
> *gelokaliseerde erythemen*
> - erythema palmare
> - erythema faciale
> - erythema intertrigo
> - erythema perstans
> - erytheem als onderdeel van het raynaudfenomeen
> - erysipelas
> - erytheem door fysische oorzaken (zonnebrand enz.)
> - erythema exsudativum multiforme
> - erythema nodosum
> - erythema induratum (Bazin)
>
> *gegeneraliseerde erythemen*
> - geneesmiddelenreacties
> - exanthemateuze infectieziekten
> - erytrodermie
> - secundaire syfilis
>
> *anulaire/gegyreerde erythemen*
> - erythema anulare centrifugum
> - erythema marginatum rheumaticum
> - erythema chronicum migrans (lymeborreliose)
> - erythema exsudativum multiforme
> - urticaria
> - erythema gyratum repens
> - erythema gyratum perstans

17.1.2 Erythema palmare

Klinisch beeld en etiologie

Het erythema palmare is meestal een diffuse of vlekvormige roodheid van de handpalm en de voorste vingerkootjes, waarbij het midden van de palm vrij kan blijven. De voetzolen kunnen dezelfde vlekkige roodheid vertonen, maar gewoonlijk zijn alleen de handpalmen aangedaan. Het komt zonder klinische betekenis bij gezon-

> **Tabel 17.2** 'Oorzaken' van erythema palmare.
>
> – zwangerschap
> – leveraandoeningen
> – cardiopulmonale afwijkingen
> – auto-imuunaandoeningen (vasculitis, lupus erythematosus, reumatoïde artritis)
> – maligniteiten
> – hereditair

den voor, in combinatie met spider naevi soms bij zwangerschap en bij leverziekten. Ook ziet men erythema palmare bij systeemaandoeningen en bestaat er een hereditaire variant (tab. 17.2). Eczeem, psoriasis en andere huidaandoeningen moeten worden uitgesloten.

Anamnese en onderzoek
Indien er bij anamnese en lichamelijk onderzoek aanwijzingen worden gevonden voor een interne ziekte, is nader onderzoek geïndiceerd: bloedmorfologie, leverenzymen, eiwitspectrum, reumareacties en serologie op auto-immuunziekten.

17.1.3 Erythema perstans

Klinisch beeld
Erythema perstans is een matig tot vrij scherp begrensde, soms geïnfiltreerde, erythemateuze laesie die weken tot maanden kan persisteren. Het is meestal een uiting van een geneesmiddelenreactie (fixed drug eruption). Andere aandoeningen waarbij een gelokaliseerde erythemateuze plek kan ontstaan, zijn lupus erythematosus, dermatomyositis, sarcoïdose, lepra, mycosis fungoides, cutaan lymfoom en granuloma faciale (eosinophilicum).

Anamnese en onderzoek
Onderscheid tussen de verschillende vormen van erythema perstans kan worden gemaakt op grond van histopathologisch onder-

zoek. Bij een fixed drug eruption is het recidiverende karakter op één bepaalde plek na herhaalde toediening of gebruik van een geneesmiddel in wezen voldoende voor het stellen van de diagnose. Op een willekeurige plaats van de huid of slijmvliezen ontstaat een min of meer scherp begrensde, rode plek, soms met centraal een bulla die na het staken van het geneesmiddel (bijv. carbamazepine) in de loop van enkele weken tot maanden verdwijnt en bij herhaald innemen op dezelfde plaats recidiveert. De laesie verdwijnt gewoonlijk met achterlating van enige pigmentatie. Ook het histologisch beeld is vrij karakteristiek, maar niet pathognomonisch. Bij bepaalde geneesmiddelen kan de diagnose worden bevestigd met plakproeven. Deze moeten worden verricht op de plaats van de laesie. Soms is het nodig een vehiculum te gebruiken dat de penetratie van het geneesmiddel in de huid bevordert. Als de plakproef niets oplevert, kan men overwegen over te gaan tot een orale provocatieproef, waarbij overigens rekening moet worden gehouden met een uitgebreide huidreactie.

17.1.4 Erythema nodosum

Klinisch beeld en etiologie
Erythema nodosum is een nodulaire (= diepe) ontstekingsreactie van de huid, veelal gelokaliseerd aan de strekzijde van de onderbenen. In korte tijd ontstaan enkele of tientallen pijnlijke erythemateuze nodi met een doorsnede van enkele centimeters. De laesies zijn soms niet of nauwelijks verheven, waardoor het erytheem het belangrijkste uiterlijke kenmerk kan zijn. De aandoening gaat veelal gepaard met algemene ziekteverschijnselen zoals koorts, hoofdpijn, malaise en artralgieën. Na verloop van tijd worden de laesies donkerder van kleur. Deze verkleuring kan na genezing nog lange tijd blijven bestaan. Genezing treedt op na ongeveer 3-6 weken, zonder atrofie en verlittekening. Zie voor een afbeelding van deze aandoening: extras.springer.com en het colofon.

Tabel 17.3 Oorzaken van erythema nodosum.

- sarcoïdose
- streptokokkeninfectie
- infecties met o.a. *Yersinia* spp., *Mycoplasmata*, *Chlamydia*, schimmelinfecties
- medicamenten (o.a. sulfonamiden, orale anticonceptiva, omeprazol)
- tuberculose
- inflammatoire darmziekten (ziekte van Crohn, colitis ulcerosa)
- maligniteiten (ziekte van Hodgkin, leukemie)

Klinische beelden die op erythema nodosum kunnen lijken, zijn onder andere flebitis of oppervlakkige veneuze trombose (spontaan dan wel na trauma of sclerotherapie), panniculitis bij pancreatitis, erythema induratum, erythema nodosum leprosum en polyarteriitis nodosa. Erythema nodosum kan op elke leeftijd voorkomen met een piek rond de leeftijd van 30 jaar. De aandoening wordt bij vrouwen driemaal zo vaak gezien als bij mannen. Vrij algemeen wordt aan een immunologische oorzaak gedacht, ook al zijn daarvoor geen directe bewijzen. Bij histopathologisch en immunofluorescentieonderzoek zijn er immuuncomplexdeposities gevonden in en rond de dermale venulen. Er zijn vele antigene stimuli bekend: bacteriële, virale en mycotische infecties, geneesmiddelen en maligniteiten (tab. 17.3).

Anamnese en onderzoek

In de anamnese moeten vragen worden gesteld over tuberculose, andere infecties of ontstekingen, perioden van tromboflebitis, claudicatioklachten en geneesmiddelengebruik. Ook het recidiverende karakter kan een belangrijk aanknopingspunt zijn. Bij een recidief moet men in eerste instantie denken aan geneesmiddelenovergevoeligheid.

Indien de anamnese geen aanwijzingen geeft voor de oorzaak, kunnen oriënterend bloedonderzoek (Hb, leukocyten, bezinking, eiwitspectrum, serumcalcium en -fosfaat, alanineaminotransferase (ALAT), antistreptolysinetiter (AST)), een keelkweek en een thoraxfoto uitsluitsel geven, of richting aan verder onderzoek. Vaak wordt echter geen oorzaak gevonden. Bij twijfel aan de diagnose kan histologisch onderzoek worden verricht.

17.1.5 Erythema migrans

Klinisch beeld en etiologie
Erythema migrans (EM) is een (anulair) erytheem dat na enkele dagen tot maanden (gemiddeld 17 dagen) na een tekenbeet ontstaat door infectie met de spirocheet *Borrelia burgdorferi*. EM is de eerste uiting van lymeborreliose. Zonder behandeling verdwijnt EM gemiddeld na 4 weken. Na enkele weken tot maanden kunnen verschillende organen worden aangetast. In dit tweede stadium komen behalve koorts, griepachtige verschijnselen en gezwollen lymfeklieren ook neurologische, reumatologische en cardiale stoornissen voor. Het meest kenmerkend zijn meningoradiculitis en verspringende artritiden. Wanneer deze stoornissen een permanent karakter krijgen als uiting van een persisterende infectie, is het derde stadium aangebroken. De neurologische verschijnselen in dit stadium zijn onder andere geheugen-, concentratie- en loopstoornissen en urine-incontinentie. Er bestaat ook een chronische huidaandoening als derde stadium van lymeborreliose: acrodermatitis chronica atrophicans die aanvankelijk wordt gekenmerkt door een pijnlijke rode nodulus of plaque, meestal op de voeten, de benen of de armen, en dan moeilijk te onderscheiden is van EM. De laesie breidt zich langzaam uit, vooral in proximale richting. Na weken tot maanden gaat de ontstekingsfase over in atrofie en sclerose en wordt de huid dun, doorschijnend en rimpelig.

Zie voor een afbeelding van deze aandoening: extras.springer.com en het colofon.

EM begint als een erythemateuze papel die zich geleidelijk uitbreidt tot een macula of plaque en na verloop van tijd uitgroeit tot een ringvormige laesie met centrale genezing. Volgens de richtlijn Lyme kan de diagnose EM bij een doorsnede van >5 cm worden gesteld. Bij een laesie ≤5 cm, verdient het aanbeveling na een week te controleren of er uitbreiding heeft plaatsgevonden. De laesie moet namelijk onderscheiden worden van een – vaak sterk jeukende – papel of plaque als gevolg van de tekenbeet zelf. EM is meestal gelokaliseerd aan de benen en/of in de liezen en gaat gepaard met zwelling van de regionale lymfeklieren. Soms vindt men in het centrum een steekopening, eventueel met resterende onderdelen van de teek.

Anamnese en onderzoek

De diagnose EM wordt meestal gesteld op grond van anamnese (ontstaan na tekenbeet, centrifugale uitbreiding) en klinisch beeld. Als het klinisch beeld typisch is, is het bepalen van *Borrelia*-antistoffen in het bloed niet geïndiceerd. Als de diagnose niet klinisch kan worden gesteld (bijv. geen tekenbeet bekend) moeten ook andere huidafwijkingen worden uitgesloten (met KOH-preparaat, histopathologisch onderzoek). Slechts de helft van de patiënten herinnert zich overigens de tekenbeet. Andere anulaire erythemen die verwarring kunnen geven, zijn erythema anulare centrifugum, erythema anulare rheumaticum en anulair erytheem bij lupus erythematosus. Ook verwisseling met oppervlakkige schimmelinfecties en insectenbeten komt vaak voor. Als geen andere diagnose gesteld kan worden bij een voor EM atypische huidafwijking, kan serologie, kweek of polymerase chain reaction (PCR) van een biopt van de huidlaesie uitkomst bieden. Indien er bij anamnese en lichamelijk onderzoek aanwijzingen voor lupus erythematosus zijn, is serologisch onderzoek (antinucleaire antistoffen (ANA)) geïndiceerd. De symptomen van het tweede en derde stadium van lymeborreliose zijn vaak moeilijker te herkennen dan die van het eerste stadium, omdat allerlei andere ziekten zich op dezelfde wijze kunnen presenteren. De kweekresultaten van materiaal dat afkomstig is van aangedaan weefsel, zijn in deze fasen vaak teleurstellend. Alleen kweken van EM-laesies leveren in een hoog percentage positieve bevindingen op. De productie van antistoffen tegen *B. burgdorferi* komt meestal pas laat op gang. Afhankelijk van de methode (enzymimmunoassay (EIA), immunofluorescentie assay (IFA), Western Blot enz.) is de test bij patiënten die alleen EM hebben, in 10–60 % van de gevallen positief. Bij patiënten met een systemische infectie ligt het percentage hoger, maar het komt voor dat de test pas na een ziekteduur van een halfjaar positief wordt. Serologische tests meten de immunologische respons op *B. burgdorferi* en tonen dus niet direct ziekteactiviteit aan. Hiermee moet bij de interpretatie van serologische uitslagen rekening gehouden worden.

17.1.6 Erythema (exsudativum) multiforme

Klinisch beeld en etiologie
Erythema exsudativum multiforme (EEM, zie voor een afbeelding van deze aandoening: extras.springer.com en het colofon) is een acute reactie van huid en/of slijmvliezen die in enkele weken tot maanden spontaan geneest, maar waarbij vaak recidieven ontstaan. Zoals de naam al zegt, kan het erytheem zich in vele vormen presenteren met maculae, papels, anulaire en vesiculobulleuze laesies, die in verschillende stadia naast en na elkaar kunnen voorkomen. Het meest karakteristiek zijn echter de schietschijflaesies (target lesions): in het centrum van een erythemateuze papel ontwikkelt zich een cyanotisch blaasje met daaromheen een bleke, oedemateuze hof, die op zijn beurt wordt begrensd door een verheven rode rand. De laesies zijn symmetrisch gerangschikt, veelal aan de strekzijde van de onderarmen en benen, polsen, handen, mond en genitaliën.

Op basis van het al dan niet bestaan van huidlaesies, de uitgebreidheid en eventuele betrokkenheid van slijmvliezen onderscheidt men verschillende varianten van erythema multiforme: de klassieke EEM minor-vorm met schietschijflaesies aan de acra zonder slijmvliesbetrokkenheid en de EEM major-vorm met vaak uitgebreider aangedaan lichaamsoppervlak (<10%) en met slijmvliesafwijkingen erbij. Stevens-johnsonsyndroom (SJS) is geen EEM-variant, maar wordt tegenwoordig beschouwd als een milde variant van toxische epidermale necrolyse (TEN). De SJS/TEN-groep) kent altijd slijmvliesafwijkingen en indeling binnen deze groep geschiedt op basis van aangedaan lichaamsoppervlak (◘ tab . 17.4).

Tabel 17.4 Klinisch spectrum van erythema exsudativum multiforme (EEM) tot en met stevens-johnsonsyndroom (SJS)/toxische epidermale necrolyse (TEN).

naam	kliniek	+/−	aangedaan% lichaamsoppervlak	oorzaak
EEM minor	schietschijflaesies slijmvliesafwijkingen self-limiting	+ −	<10%	vnl. infectieus, soms geneesmiddelen
EEM major	schietschijflaesies slijmvliesafwijkingen self-limiting, soms echter met schade aan slijmvliezen	+ +	<10%	vnl. infectieus, soms geneesmiddelen
SJS	huidafwijkingen <10% slijmvliesafwijkingen	+ +	<10%	vnl. geneesmiddelen
SJS/TEN	huidafwijkingen slijmvliesafwijkingen	+ +	10–30%	vnl. geneesmiddelen
TEN	huidafwijkingen slijmvliesafwijkingen	+ +	>30%	vnl. geneesmiddelen

> **Tabel 17.5** Differentieeldiagnostische aandoeningen in spectrum van EEM tot en met SJS/TEN.
>
> *EEM-minor-variant*
> - viraal exantheem
> - chronische urticaria
> - lupus erythematosus
> - erythema anulare centrifugum
> - geneesmiddelenexantheem
>
> *EEM-major-variant op volwassen leeftijd*
> - pemphigus
> - bulleus pemfigoïd
> - toxische epidermale necrolyse
> - herpes stomatitis
>
> *EEM-major-variant op kinderleeftijd*
> - staphylococcal scalded skin syndrome
> - impetigo bullosa
> - ziekte van Kawasaki

Daarnaast dienen andere klinische beelden in het spectrum van EEM tot en met SJS/TEN in de differentiële diagnose te worden meegenomen (tab. 17.5).

Hoewel over de pathogenese van EEM veel onzekerheid bestaat, wordt deze aandoening algemeen beschouwd als een toxisch-allergische reactie op met name bacteriële en virale infecties (tab. 17.6). Bij de infecties neemt het herpesvirus de belangrijkste plaats in. Bij ruim een derde van de patiënten die veel last hebben van EEM-aanvallen, is gemiddeld 10 dagen voorafgaand aan de eruptie een recidief van herpes simplex aantoonbaar. Daarentegen is de SJS/TEN-groep vooral gekoppeld aan geneesmiddelgebruik. Het onderscheid tussen de verschillende klinische beelden kan moeilijk zijn en wordt soms pas duidelijk in de loop van de tijd. Bij EEM major die moeilijk te onderscheiden is van SJS/TEN, moet men dan ook rekening blijven houden met (verdere) ontwikkeling in die richting en ook alert zijn op een geneesmiddelreactie.

> **Tabel 17.6** Oorzaken van erythema exsudativum multiforme tot en met SJS/TEN.
>
> - herpessimplexvirusinfectie
> - andere virusinfecties (zoals hepatitis B, mononucleosis infectiosa)
> - andere infecties (o.a. door streptokokken, *Yersinia* spp, *Mycoplasma*, *Histoplasma*)
> - maligniteiten
> - geneesmiddelen (zoals penicilline, salicylaten en sulfonamiden)
> - auto-imuunziekten (lupus erythematosus, dermatomyositis, reumatoïde artritis)
> - diversen (voedselallergenen, contactagentia)

17.1.7 Anamnese en onderzoek

Aan de huidaandoeningen gaan vaak prodromen vooraf zoals koorts, algemene malaise, hoofdpijn, keelpijn, neusverkoudheid en gewrichtsklachten. Verder moet altijd worden gevraagd naar de ontstaanswijze en de mogelijkheid van een recidief. De diagnose wordt meestal gesteld op grond van anamnese en klinisch beeld. Soms is er een kenmerkend histopathologisch beeld met subepidermale blaarvorming, splijting in het bovenste deel van de dermis, en secundaire necrose van het epitheel. Eventueel kan serologisch onderzoek naar het herpessimplexvirus verricht worden.

17.2 Geneesmiddelenexantheem

17.2.1 Klinisch beeld en etiologie

Het woord exantheem (letterlijk: huiduitslag) wordt, zoals eerder gezegd, meestal gebruikt voor een erytheem van de huid dat vluchtig is, acuut begint en vaak een groot oppervlak van de huid beslaat. Voor de beschrijving van erytheem wordt wel onderscheid gemaakt in macu(lopapu)leuze (roseoliforme), partieel confluerende (morbilliforme) en diffuus confluerende (scarlatiniforme) erupties, symmetrisch verspreid over het lichaam. De vorm en lokalisatie van

Tabel 17.7 Differentiële diagnose van exantheem.

- viraal exantheem (rubeola, morbilli, erythema infectiosum, exanthema subitum, mononucleosis infectiosa, coxsackie- en enteric cytopathogenic human orphan- (ECHO-) virusinfecties enz.)
- bacterieel exantheem (scarlatina, secundaire syfilis)
- urticaria (erythema fugax)
- pityriasis rosea (zie voor een afbeelding van deze aandoening: extras.springer.com en het colofon)
- zonnebrand
- interne ziekten (endocarditis, löfflersyndroom, hepatitis, reumatoïde artritis, lupus erythematosus)

het exantheem hebben overigens geen diagnostische betekenis. De differentiële diagnose van exantheem is weergegeven in tab. 17.7.

Een geneesmiddelenexantheem is een uitgebreide schadelijke huidreactie op een geneesmiddel, die ontstaat bij voor de mens gebruikelijke doseringen (toxicodermie, zie voor een afbeelding van deze aandoening: extras.springer.com en het colofon).

Reacties op penicilline, ACE-remmers, sulfapreparaten, thiaziden en NSAID's komen regelmatig voor. Geneesmiddelenexanthemen berusten voor een deel op allergische fenomenen, waarbij een of meerdere immunologische reactietypen volgens Gell en Coombs aan de symptomen ten grondslag liggen. De huid is het orgaan dat bij geneesmiddelenovergevoeligheid het meest frequent is aangedaan. Bij 2–3% van de in een ziekenhuis opgenomen patiënten komen allergische huidreacties voor. In bijna de helft van de gevallen betreft het erythemateuze reacties. Andere door geneesmiddelen veroorzaakte huidafwijkingen zijn onder meer urticaria, erythema perstans, erythema exsudativum multiforme, exfoliatieve dermatitis, purpura, vasculitis, stevens-johnsonsyndroom en toxische epidermale necrolyse (tab. 17.8).

Een geneesmiddelenexantheem is gewoonlijk een symmetrische eruptie die vaak beperkt blijft tot de romp, maar zich soms ook uitbreidt over armen, benen en gelaat. Staken van het geneesmid-

> **Tabel 17.8** De meest voorkomende reactiepatronen van de huid bij overgevoeligheid voor geneesmiddelen.
>
> - erythemat(opapulosquam)euze erupties (exantheem)
> - erythema perstans
> - (urticariële) vasculitis
> - urticaria
> - erythema (exsudativum) multiforme
> - angio-oedeem
> - lichenoïde erupties
> - vesiculobulleuze erupties
> - eczemateuze erupties
> - purpura
> - exfoliatieve dermatitis

del leidt meestal binnen enkele dagen tot verdwijnen van het exantheem, terwijl voortzetting van de therapie de huiduitslag kan doen verergeren. Het exacte mechanisme is niet bekend. Speciale vermelding verdient ampicilline, waarvan bekend is dat het 5 tot 14 dagen na aanvang van de behandeling een maculeus of maculopapuleus exantheem kan veroorzaken. Soms is de kuur dan al beëindigd. Dit exantheem kan bij continuering van de behandeling ook weer verdwijnen. Wanneer ampicilline is gegeven voor tonsillitis kan het exantheem ten onrechte worden aangezien voor huidafwijkingen bij mononucleosis infectiosa.

17.2.2 Anamnese en onderzoek

De anamnese is essentieel voor het stellen van de diagnose. De volgende vragen zijn belangrijk.
- Heeft de patiënt dit geneesmiddel (of deze geneesmiddelgroep) eerder gebruikt?
- Wat is de voorafgaande ervaring met het geneesmiddel (de groep van geneesmiddelen)?
- Heeft de patiënt eerder last gehad van dergelijke bijwerkingen?

- Is het beloop in de tijd in overeenstemming met de veronderstelde causaliteit?
- Heeft het (≥ 6 weken) staken van het middel de klachten verminderd?
- Zijn er aanwijzingen voor een virale of bacteriële infectieziekte of voor een interne ziekte?

Indien de anamnese onvoldoende aanknopingspunten biedt of men de vermoede geneesmiddelenovergevoeligheid wil bevestigen, kan in-vivo- en in-vitro-onderzoek worden verricht. Tot het in-vivo-onderzoek kunnen behoren: epicutaan en/of intracutaan allergologisch onderzoek en een provocatietest. Met een provocatietest kan de diagnose soms met een vrij grote mate van zekerheid worden gesteld. Men moet hier echter uiterst voorzichtig en terughoudend mee zijn. Het belang van voortgezet en/of mogelijk toekomstig hernieuwd gebruik van het geneesmiddel voor de patiënt moet worden afgewogen tegen de gevaren van de test (anafylaxie, die soms moeilijk te bestrijden is, toxische epidermale necrolyse enz.). Indien men tot een provocatietest besluit, moet dit klinisch gebeuren met adequate voorzorgsmaatregelen (IC-bed bij nood beschikbaar). Behalve dat het in-vivo-onderzoek lang niet altijd de gewenste informatie oplevert, heeft een positieve uitslag ook een geringe voorspellende waarde wat betreft een toekomstige reactie. Het in-vitro-onderzoek (o.a. lymfocytentransformatietest en macrofageninhibitietest) levert nog minder betrouwbare informatie op en wordt om die reden nog maar weinig uitgevoerd.

17.3 Urticaria

17.3.1 Klinisch beeld en etiologie

Urticaria (netelroos) is een vluchtige huideruptie die uit (erythemateuze) maculae of kwaddels ('galbulten') bestaat. Kenmerkend zijn laesies met een bleek palpabel centrum, omgeven door een erythemateuze halo. Soms zijn er grote plaques. Een enkele maal zijn er uitgebreide zwellingen die zich ringvormig uitbreiden (erythema anulare centrifugum, zie voor een afbeelding van deze aandoening: extras.springer.com en het colofon). Er is geen voorkeurslocatie. Het aantal urticaria kan sterk variëren. In het karakteristieke geval ontstaan ze vrij plotseling en gaan ze gepaard met intensieve jeuk. Een fijne papuleuze, hevig jeukende vorm van urticaria ziet men soms binnen enkele minuten na inspanning, warmte of emotionele spanning ontstaan. Men spreekt dan wel van cholinergische urticaria. Bij alle vormen van urticaria, ook de inspanningsurticaria, kan de reactie zich uitbreiden naar andere orgaansystemen, zoals de tractus circulatorius, respiratorius en gastro-intestinalis. De belangrijkste verschijnselen die zich daarbij voordoen, zijn bloeddrukdaling, bronchospasme en larynxoedeem. Op het moment dat de patiënt voor onderzoek komt, zijn er vaak geen laesies aanwezig.

Bij verdenking op urticaria kan men een indruk krijgen van het vasculaire reactiepatroon door met een stomp voorwerp stevig over de huid te strijken. Hierbij kan een reactie (de triple response van Lewis) optreden, waarbij achtereenvolgens zichtbaar worden: een rode lijn (capillaire verwijding), een zich uitbreidend erytheem (arteriolaire verwijding ten gevolge van axonreflex) en ten slotte een urticariële lijn (exsudatie van vocht door de verwijde capillairen). Indien de lineaire urticaria verder reikt dan de axonreflex is de reactie niet meer fysiologisch en spreekt men van dermografie. Daarbij kan de grens tussen fysiologisch en pathologisch (urticaria factitia) niet scherp worden aangegeven. Een bijzondere vorm van urticaria is urticariële vasculitis. Deze kan worden beschouwd als een immuuncomplexziekte waarbij circulerende antigeen-antilichaam-complexen in de bloedvatwanden neerslaan en histologisch een leukocytoclastische vasculitis veroorzaken met het klinisch beeld van urticaria. De verschillende morfologische varianten van urticaria zijn samengevat in ❏ tab. 17.9.

Urticaria kan worden beschouwd als een vasculair reactiepatroon, waarbij het dermale oedeem en het erytheem het gevolg zijn van verhoogde vasculaire permeabiliteit respectievelijk vasodilata-

Tabel 17.9 Morfologische varianten van urticaria.

- cholinergische urticaria
- urticaria factitia
- erythema fugax
- anulaire urticaria
- angio-oedeem

Tabel 17.10 De belangrijkste 'oorzaken' van urticaria en jeuk.

- fysische factoren (warmte, kou, druk, inspanning, zonlicht)
- medicamenten (m.n. salicylaten, NSAID's, opiaten, penicilline)
- voedingsmiddelen (schaaldieren, aardbeien)
- infecties
- contact met planten (brandnetels)
- insectenbeten (bij, wesp, mug)
- erfelijke factoren (atopische constitutie, hereditair angioneurotisch oedeem)
- interne aandoeningen (auto-immuunaandoeningen, maligniteiten)

tie onder invloed van diverse mediatoren, zoals histamine, kininen, prostaglandinen, neuropeptiden, fibrinolytische enzymen en complementfactoren. Aan urticaria kunnen vele verschillende oorzaken ten grondslag liggen, zoals voedingsmiddelen (als zodanig of door toegevoegde conserveringsmiddelen of kleurstoffen), geneesmiddelen (door aspecifieke histamine-release bij salicylaten, NSAID's en opiaten), infectieuze agentia, inhalatieallergenen en fysische factoren. En urticaria kan ook een symptoom zijn van een onderliggende ziekte zoals lupus erythematosus, polycytemie, maligniteiten en endocriene stoornissen (◘ tab. 17.10). Meestal wordt er niets gevonden.

Vaak is sprake van een multifactoriële pathogenese. Zo kan inspanningsurticaria samengaan met overgevoeligheid voor specifieke voedingsmiddelen of geneesmiddelen, zoals acetylsalicylzuur, terwijl koude-urticaria onder andere in verband is gebracht met verschillende virusinfecties, zoals mononucleosis infectiosa en hepatitis B. Ook niet-virale infecties zoals toxoplasmose, *Mycoplasma*- en *Yersinia*-infecties kunnen met urticaria gepaard gaan. Urticariële vasculitis kan het gevolg zijn van onderliggende infecties, het gebruik van medicamenten, en kan voorkomen in het kader van een systemische lupus erythematosus en de ziekte van Sjögren. Urticariele vasculitis komt echter ook idiopathisch voor.

17.3.2 Anamnese en onderzoek

Bij acute urticaria is een oorzaak vaak door anamnese te achterhalen. Moeilijker is dit bij chronische urticaria (≥ 6 weken bestaande klachten). Het afnemen van een uitgebreide anamnese is het belangrijkst voor het vinden van een oorzaak. Men besteedt vooral aandacht aan fysische factoren, voedings- of geneesmiddelen in relatie tot de klachten en symptomen van infecties, interne ziekten of erfelijke factoren. De vraag waar iedere arts vroeg of laat mee wordt geconfronteerd bij een patiënt die langdurige klachten van urticaria heeft, is of het zinvol is laboratorium- of ander onderzoek te verrichten indien de anamnese en het lichamelijk onderzoek geen aanknopingspunten opleveren.

Het antwoord is nee. Uit verschillende grotere onderzoekingen is naar voren gekomen dat screenend onderzoek op maligniteiten, infecties en endocriene stoornissen weinig of niets oplevert. Het meest zinvol zijn de fysische tests zoals provocaties met warmte, kou, inspanning, mechanische druk, eventueel water en licht. Daarmee is niet dé oorzaak gevonden, maar men heeft dan wel een aangrijpingspunt voor de therapie. Als de anamnese daartoe aanknopingspunten oplevert, kan een algemeen screenend onderzoek worden verricht met Hb, bezinking, leverfunctiebepalingen, eiwitspectrum, totaal IgE en Phadiatop™. Afhankelijk van de uitslag daarvan kan nader onderzoek worden verricht zoals de radioallergosorbenttest (RAST), ANA, anti-DNA, thyroïdstimulerend hormoon (TSH) en virusserologie (epstein-barrvirus (EBV), cytomegalovirus (CMV), hepatitis B). Bij mogelijke aanwijzingen voor urticariële vasculitis is een biopsie voor histologisch en immunofluorescentieonderzoek wel geïndiceerd.

> **◘ Tabel 17.11** Met jeuk geassocieerde interne ziekten (ezelsbruggetje: Huidpasta).
>
> – Hodgkin en andere hematologische maligniteiten zoals leukemie, multipel myeloom, en tumoren van het centraal zenuwstelsel
>
> – uremie (chronische nierinsufficiëntie)
>
> – icterus (leverziekten; galwegobstructie (vooral primaire biliaire cirrose), zwangerschap (intrahepatische cholestase), medicamenteus (o.a. morfine, cocaïne, fenothiaziden))
>
> – diabetes mellitus en andere stofwisselingsziekten zoals hyperthyreoïdie en jicht
>
> – psychogeen
>
> – anemie (ijzergebrek) en andere bloedziekten zoals polycythemie en mastocytose
>
> – senilitas (ouderdom)
>
> – toxicodermie (geneesmiddeleneruptie)
>
> – ankylostoma en andere worminfecties

17.4 Pruritus

17.4.1 Etiologie

Pruritus is jeuk zonder zichtbare huidafwijking (sine materia), met uitzondering van krabeffecten. Het moet onderscheiden worden van prurigo dat wordt omschreven als een groep van papuleuze dermatosen waarbij jeuk kenmerkend is. Pruritus komt voor bij een aantal dermatosen zoals constitutioneel eczeem, dermatitis herpetiformis, geneesmiddelenreacties, lichen ruber planus, urticaria en epizoönosen. Gegeneraliseerde pruritus wordt ook gezien bij interne aandoeningen (ezelsbruggetje: Huidpasta, ◘ tab. 17.11). Soms is jeuk daar zelfs het enige symptoom van.

Bij veel van deze aandoeningen is jeuk door een droge huid een begeleidend verschijnsel (bijv. chronische nierinsufficiëntie) of is dit zelfs de verklaring van de jeuk (bijv. hypothyreoïdie). Anders dan wordt aangenomen, komt gegeneraliseerde jeuk niet vaak voor bij diabetes mellitus. Wel hebben diabetici vaak last van een gelokaliseerde jeuk waarbij *Candida*-overgroei, zoals bij pruritus vulvae, een rol speelt.

17.4.2 Anamnese en onderzoek

Indien er geen sprake is van een huidaandoening, zijn een uitgebreide anamnese en lichamelijk onderzoek nodig om een systemische oorzaak te vinden. Daarvoor is geen speciale richtlijn te geven. Vaak is algemeen bloed-, urine- en eventueel fecesonderzoek en oriënterend onderzoek naar lever-, nier- en schildklierfuncties noodzakelijk.

De oorzaak van jeuk is vaak niet direct duidelijk. Een uitgebreide anamnese, lichamelijk en laboratoriumonderzoek zijn noodzakelijk voordat de diagnose psychogene jeuk kan worden overwogen. Ook dan kan in de follow-up blijken dat toch een organische oorzaak aanwezig is (◘ tab. 17.10).

Literatuur

Kuiper H. Erythema migrans in Nederland; klinisch en epidemiologisch onderzoek bij 77 patiënten. Ned Tijdschr Geneeskd. 1995;139:1537–41.
Mekkes JR. Diagnostiek en behandeling van jeuk. ▶ www.huidziekten.nl.
Mekkes JR. Erythema nodosum. ▶ www.huidziekten.nl.
Mekkes JR, Kozel MMA, Bos JD. Diagnostiek bij chronische urticaria. ▶ www.huidziekten.nl.
Richtlijn Lymeziekte 2013. ▶ http://richtlijnendatabase.nl.
Roujeau JC. Stevens-Johnson syndrome and erythema exsudativum multiforme are different disorders. Ned Tijdschr Dermatol Venereol. 1995;5:346–8.
Sillevis Smitt JH, Everdingen JJE van, Starink TM, Haan M de. Pruritus, urticaria en erythemateuze dermatosen. In: Dermatovenereologie voor de eerste lijn. Houten: Bohn Stafleu van Loghum; 2014.
Vivier A du. Atlas of clinical dermatology. Londen: Churchill Livingstone; 2002.
Vloten WA van. Urticaria en erythemen. In: Vloten WA van, Degreef HJ, Stolz E, et al. (red). Dermatologie en venereologie. 3e herziene druk. Maarssen: Elsevier; 2000.

Inflammatoire aandoeningen van het oog

P.M. van Hagen, K. van Bilsen, G.S. Baarsma

18.1 Wat is uveïtis?

Uveïtis is strikt genomen een ontsteking van de uvea (iris, corpus ciliare en choroidea), maar vaak zijn ook de omliggende weefsels, zoals retina, corpus vitreum (glasvocht) en sclera bij het ontstekingsproces betrokken. De jaarlijkse incidentie in westerse landen ligt tussen de 17 tot 53 per 100.000; de prevalentie wordt geschat op 38 tot 115 per 100.000. Het is dus een vrij zeldzame aandoening. De hoogste frequentie komt voor in de leeftijdsgroep van 25 tot 44 jaar en de ziekte komt vaker voor bij mannen dan bij vrouwen. Het betreft dus vaak een ziekte die optreedt in de werkzame periode van het leven, met als gevolg een fors sociaal economisch effect. De morbiditeit is hoog door irreversibele schade aan de retina, lens en door glaucoom. Het ziektebeloop kan hierdoor chronisch worden, met frequente exacerbaties die weer kunnen leiden tot cumulatieve schade. Het spreekt vanzelf dat hierdoor de kwaliteit van leven ernstig nadelig beïnvloed wordt.

Er bestaan meerdere manieren om een uveïtis te classificeren. De meest gebruikte classificaties zijn:

1. Anatomische lokalisatie van de ontsteking (opgesteld door de International Uveïtis Study Group (IUSG)):
    - uveïtis anterior = iridocyclitis (iris, corpus ciliare);
    - intermediaire uveïtis (pars plana);

- uveïtis posterior (choroidea, retina);
- panuveïtis.

In de meeste studies komt uveïtis anterior als de meest frequente lokalisatie naar voren (56%), gevolgd door uveïtis posterior (17–30%), panuveïtis (10–20%) en intermediaire uveïtis (10%). Andere, vaak toegepaste indelingen zijn:

2. Beloop:
   - acuut – snel begin of beloop van <3 maanden;
   - chronisch – langdurig en recidief binnen 3 maanden;
   - recidiverend – herhaalde aanvallen met rustige tussenperiodes >3 maanden.
3. Wel of niet granulomateus, waarbij granulomateuze uveïtis wordt gekenmerkt door 'vet' beslag van het membraan van Descemet (de binnenste cellaag van het hoornvlies) en granulomen van de iris en/of kamerhoek (zie voor een afbeelding van deze aandoening: extras.springer.com en het colofon). Niet-granulomateuze uveïtis wordt gekenmerkt door een fijncellig beslag van de membraan van Descemet.
4. Uveïtis kan ook worden onderverdeeld in vier subgroepen op basis van de oorzaak van de ontsteking.
   - Infectieus:
     - bacterieel (tbc, lues);
     - viraal (herpes);
     - mycotisch (*Candida albicans*);
     - parasitair (*Toxoplasma, Onchocerca volvulus, Toxocara*).
   - Niet-infectieus:
     - associatie met bekende systeemziekte (sarcoïdose, ziekte van Behçet);
     - geen ziekteassociatie: bekend oogheelkundig syndroom (pars planitis, Birdshot enz.), en idiopathisch.
   - Maskeradesyndroom (groep afwijkingen die gepaard gaat met intraoculaire ontsteking):

- neoplasme (vitreoretinaal lymfoom, non-hodgkinlymfoom (NHL));
- andere aandoeningen (vasculair, ischemie).

Alle vier de indelingen dragen ertoe bij – voor zowel oogarts als internist – om tot de juiste diagnose en behandeling te komen. In ongeveer 40% van de inflammatoire oogaandoeningen wordt een onderliggende systemische inflammatoire aandoening gevonden. De meest passende relaties gebaseerd op locatie en oorzaak voor frequent voorkomende uveïtiden zijn samengevat in ◘ tab. 18.1. Syndromen die zich beperken tot het oog, zijn samengevat in ◘ tab. 18.2. Maskeradesyndromen zijn retina-afwijkingen die een op uveïtis gelijkende ontsteking kunnen veroorzaken, maar die het gevolg zijn van een maligniteit zoals een NHL, leukemie of melanomen. Ook ischemie kan leiden tot maskerade.

Het is van belang uveïtis te onderscheiden van scleritis, een inflammatoire aandoening van de sclera. Scleritis is een zeer zeldzame aandoening met een incidentie van 3,4:100.000 en een prevalentie van 5:100.000. Er kan sprake zijn van een oppervlakkige ontsteking die vaak vanzelf overgaat (episcleritis) of een diepere ontsteking die als een vasculitis wordt beschouwd (scleritis). Een scleritis kan op zich staan of onderdeel zijn van een systeemziekte, zoals reumatoïde artritis of 'granulomatosis met polyangiitis'. In ◘ tab. 18.3 worden de met scleritis, geassocieerde systeemziekten genoemd.

18.2 Klinische presentatie van uveïtis

De verschijnselen en symptomen waarmee de patiënt komt, zijn sterk afhankelijk van de lokalisatie en van het type uveïtis, deze moet differentieeldiagnostisch worden onderscheiden van andere oorzaken van het 'rode oog' (trauma, chemicaliën, infectie, allergie, systemische oorzaak). Bij een acute uveïtis anterior is sprake van een rood en pijnlijk oog, overgevoeligheid voor licht (fotofobie) en een eventuele visusdaling. Letterlijk is uveïtis een ontsteking van

Hoofdstuk 18 · Inflammatoire aandoeningen van het oog

Tabel 18.1 Uveïtis: lokalisatie, oorzaak en relatie met systeemziekten.*

lokalisatie	betrokken oculaire structuren	niet-infectieuze oorzaak	infectieus agens
uveitis anterior	iris, corpus ciliare	– HLA-B27-geassocieerd – ziekte van Reiter – ziekte van Crohn – psoriasis – juveniele idiopathische artritis (JIA) – ziekte van Behçet – sarcoïdose	– herpessimplexvirus (HSV) – varicellazostervirus (VZV) – cytomegalovirus (CMV) – *Treponema pallidum* – *Mycobacterium tuberculosis* – *Onchocerca volvulus*
uveitis posterior	retina, choroidea, N. opticus	– sarcoïdose – birdshot chorioretinopathie – ziekte van Crohn – auto-immuunaandoeningen – ziekte van Behçet	– *Toxoplasma gondii* – VZV – HSV – *Treponema pallidum* – *Mycobacterium tuberculosis* – *Borrelia burgdorferi* – *Bartonella henselae* – hiv – HTLV-1
intermediaire uveïtis	perifere retina en glasvocht	– multipele sclerose – sarcoïdose	– *Borrelia burgdorferi*
panuveïtis	gehele inwendige oog	– ziekte van Behçet – ziekte van Vogt-Koyanagi-Harada – ziekte van Kawasaki – TINU-syndroom[†] – vasculitis	– *Toxoplasma gondii* – VZV – HSV – *Treponema pallidum* – *Toxocara* – fungus

*Afgeleid van J.T. Rosenbaum, Utdol.com, 2014 en van J.A. van Laar, NTvG 2014.
[†]Tubulo-interstitiële nefritis en uveïtis.

> **Tabel 18.2** Syndromen die zich beperken tot het oog.

- acute retinanecrose (ARN)
- birdshot chorioretinopathie
- pars planitis
- Fuch's heterochrome cyclitis
- serpigineuze chorioretinopathie
- sympathische oftalmie

> **Tabel 18.3** Systeemziekten gerelateerd aan scleritis.

- reumatoïde artritis
- granulomatosis met polyangiitis
- relapsing polychondritis
- sarcoïdose
- tuberculose
- herpes
- alle andere vormen van vasculitis

de uvea (het vaatvlies) van het oog, echter alle weefsels binnen het oog, inclusief retina, glasvocht en de nervus opticus, kunnen in het ontstekingsproces betrokken zijn en bepalen dus mede het klinisch beeld. Bij een uveïtis posterior en een intermediaire uveïtis staan de visusdaling en het zien van vlekken (troebelingen en mouches volantes) op de voorgrond en zijn de pijnklachten meestal minder uitgesproken. Bij scleritis staat de pijn voorop. Ook is hierbij vaak sprake van fotofobie. De pijn is met name 's nachts vaak heel hevig en wordt door de patiënt omschreven als een 'hevige kiespijn' in de orbita.

18.3 Onderzoek van de patiënt met uveïtis

Bij het onderzoek wordt afhankelijk van de anamnese, de oogheelkundige bevindingen en de ernst van de uveïtis, de strategie van het verdere onderzoek bepaald. Behalve een oogheelkundige anamnese dient een speciële anamnese afgenomen te worden waar ten minste de in ◘ tab. 18.1 genoemde aandoeningen aan de orde komen. In deze speciële anamnese wordt gevraagd naar trauma, operaties, voorafgaande koortsende ziekten, inflammatoire rugklachten (spondylitis ankylopoetica), gewrichtsklachten (reumatoïde artritis, de ziekte van Reiter), klachten van neus en longen (granulomatosis met polyangiitis, sarcoïdose), darmklachten (de ziekte van Crohn, ziekte van Whipple), aften en ulcera (de ziekte van Behçet), huidafwijkingen zoals psoriasis, tekenbeten en erythema chronicum migrans (de ziekte van Lyme) en neurologische afwijkingen (meningo-encefalitis zoals bij de ziekte van Voght-Koyanagi-Harada en neurologische verschijnselen, zoals bij multipele sclerose).

18.4 Diagnostiek bij uveïtis

Indien een lichte niet-granulomateuze unilaterale uveïtis anterior voor het eerst voorkomt, kan verder onderzoek achterwege blijven. Er is aangetoond dat slechts een beperkt aantal laboratoriumbepalingen en onderzoeken nuttig zijn bij de routine-'work-up' van patiënten met uveïtis anterior. Vanwege de belangrijke klinische consequenties en eenvoudige behandeling wordt wel bijvoorbeeld routinematig lues diagnostiek bepaald. Bij een ernstige en/of dubbelzijdige recidiverende uveïtis is daarentegen verdere diagnostiek aangewezen in de richting van een inflammatoire systeemziekte zoals aangegeven in ◘ tab. 18.1 . Bepaling van het HLA-B27 is bijvoorbeeld wel van waarde omdat dit eventuele recidiverende uveitis anterior voorspelt evenals positieve antinucleaire antistoffen (ANA) bij juveniel idiopathische artritis. Initieel onderzoek dat door de oogarts wordt ingezet en gebruikt voor de verdere behandelingsstrategie, is samengevat in ◘ tab. 18.4.

Als anamnese, lichamelijk onderzoek of aanvullend onderzoek sterk wijzen in de richting van een specifieke etiologie, is toegespitst onderzoek aangewezen. Hierbij kan het serologisch onderzoek naar

> **Tabel 18.4** Bloedonderzoek bij uveïtis.

algemeen screenend onderzoek
- bezinkingssnelheid van erytrocyten (BSE) of C-reactieve proteïne (CRP), leukocytenaantal en differentiatie
- Venereal Disease Research Laboratory (VDRL); *Treponema pallidum*-hemagglutinatiereactie (TPHA)
- angiotensin-converting enzyme (ACE)
- Mantoux
- quantiferontest

specifiek onderzoek
- laboratoriumonderzoek, afhankelijk van anamnese, lichamelijk onderzoek en gericht op aandoeningen zoals genoemd in tab. 18.1
- afbeeldend onderzoek
  - X-thorax of CT-thorax bij verdenking op tuberculose of sarcoïdose

lokale productie van antilichamen behulpzaam zijn. Hiervoor wordt gebruikgemaakt van de zogeheten goldmann-witmercoëfficiënt (C), waarbij zowel de microbiële antistoftiters als het IgG-gehalte in de voorste oogkamer en in het serum worden bepaald.

$$C = \frac{\text{antilichaamtiter in het oog}}{\text{antilichaamtiter in het serum}} : \frac{\text{totaal IgG in het oog}}{\text{totaal IgG in het serum}}$$

Er is sprake van lokale productie van antilichamen indien deze coëfficiënt hoger is dan 3. Daarnaast wordt met behulp van een polymerase chain reaction (PCR) de aanwezigheid van DNA van het micro-organisme in het oog bepaald.

Verder systeemonderzoek wordt meestal verricht in samenwerking met andere specialisten, zoals internist, longarts, kinderarts of neuroloog. De oogarts staat centraal in dit proces, omdat de afwijkingen in het oog sturend moeten zijn naar een mogelijke etiologie of associatie.

18.5 Onderzoek naar frequente oorzaken van uveïtis

Uit diverse studies blijkt dat ook na uitgebreid klinisch en laboratoriumonderzoek bij slechts 40 tot 50 % van de patiënten een etiologie of geassocieerd ziektebeeld kan worden aangetoond.

18.5.1 Infectieuze oorzaken

Mogelijke verwekkers van uveïtis zijn bacteriën (lues, tbc, ziekte van Lyme, kattenkrabziekte en de ziekte van Whipple), virussen (cytomegalovirus, herpes simplex en varicella zoster), parasieten (*Toxoplasma gondii*, *Toxocara canis* en *Onchocerca volvulus*) en schimmels (*Candida albicans*).

Bacteriële oorzaken
Een bacteriële infectie na een perforerend trauma, een intraoculaire operatie of ten gevolge van een sepsis wordt een endoftalmitis genoemd. Bij deze patiënten zijn de diagnostiek en de therapie primair gericht op isolatie/kweek en doden van het oorzakelijke micro-organisme.

Bacteriële infecties met een specifiek oogheelkundig beeld:
- *Lues* onderzoek naar deze infectie moet altijd verricht worden in verband met de directe klinische en therapeutische consequenties.
- *Tuberculose* is in ons land (nog) een zeldzame oorzaak van oogontsteking. Er komen echter steeds meer aanwijzingen dat patiënten met een mantoux-positieve of quantiferon-positieve uveïtis baat kunnen hebben bij een volledige behandeling met tuberculostatica. De reden hiervan is niet geheel duidelijk, maar er wordt verondersteld dat er toch zeer kleine aantallen tuberkelbacteriën de retina bereiken en een retinitis veroorzaken. Een andere mogelijkheid is dat de immunologische respons op mycobacteriën ook een immunologische respons tegen retinale an-

tigenen genereert. In diermodellen, bijvoorbeeld, kan systemisch toedienen van lipopolysacchariden een uveïtis veroorzaken.
- *De ziekte van Lyme* veroorzaakt door een beet van een met *Borrelia* spp. geïnfecteerde teek. In Nederland komen tekenbeten zeer frequent voor (ca. 120.000 per jaar), desalniettemin is een borrelia uveïtis erg zeldzaam en lastig aan te tonen. Een erythema chronicum migrans in de anamnese is niet obligaat voor de diagnose omdat dit zich slechts bij 40 % van de infecties voordoet.
- *Kattenkrabziekte*, veroorzaakt door *Bartonella henselae*, gaat vaak gepaard met een retinitis, met exsudaten en papiloedeem (neuroretinitis van Leber).
- *De ziekte van Whipple* wordt veroorzaakt door *Tropheryma whipplei*. Deze ziekte had een fataal beloop vóór de invoering van antibiotica. De definitieve diagnose kan alleen worden gesteld na het aantonen van para-aminosalicylzuur- (PAS-)positieve macrofagen met niet zuurvaste grampositieve bacteriën in een dunnedarmbiopsie en PCR. Kwantitatieve PCR van speeksel en ontlastingmonsters kan worden uitgevoerd als een eerstelijnsonderzoek bij een klassieke ziekte Whipple. De PCR kan ook uit een voorste oogkamerpunctie bepaald worden.

Virale oorzaken
- Cytomegalovirus (CMV) komt vooral voor bij patiënten met een gestoorde afweer. Bij aidspatiënten bijvoorbeeld was een CMV-retinitis de belangrijkste oorzaak van blindheid, maar door de komst van combinatie-antiretrovirale therapie (cART) is de frequentie van deze aandoening sterk gereduceerd (zie voor een afbeelding van deze aandoening: extras.springer.com en het colofon). Bij een immuundeficiëntie is altijd alertheid vereist, omdat bij deze ernstig visusbedreigende aandoening in het beginstadium vaak weinig symptomen optreden (visusdaling en zwarte vlekken) en vroegtijdig starten met antivirale therapie een gunstig effect heeft op het ziektebeloop en de visus.

- Andere herpesvirussen, herpessimplexvirus (HSV), varicellazostervirus (VZV) en zelden CMV, zijn de verwekkers van acute retinanecrose (ARN), een specifiek oogheelkundige aandoening die kan optreden bij overigens gezonde, meestal jongvolwassen patiënten. Onbehandeld leidt deze ARN vaak tot blindheid. Er kan een verband bestaan met herpes meningitis. De aandoening gaat gepaard met een pijnloze visusdaling, veel glasvochttroebelingen en met een typisch fundusbeeld, gekenmerkt door witte velden van necrose, meestal in de periferie van het netvlies.

Ook bij verdenking op een virale oorzaak is het vroegtijdig herkennen van groot belang voor de diagnostiek en met name ook voor de therapie. Bij twijfel wordt bij deze ernstige visusbedreigende aandoeningen materiaal uit het oog afgenomen via een voorste-oogkamerpunctie of een vitrectomie.

Zeldzame virale oorzaken van uveïtis zijn West Nile virus, Rift Valley fever, Dengue fever, chikungunya en Influenza A. Deze diagnoses kunnen eveneens worden gesteld met behulp van bovengenoemde Goldmann-Witmer en PCR van de voorste oogkamer, gericht op het te verwachten micro-organisme. Men moet echter steeds bedacht zijn op de specificiteit en sensitiviteit van de voorste oogkamer PCR. De specificiteit en sensitiviteit van de goldmann-wittmercoëfficiënt zijn alleen aangetoond bij toxoplasmose en de herpesinfecties (HSV, VZV, CMV).

Parasitaire oorzaken

Het klinische beeld bij een oculaire toxoplasmose is een focale retinochoroiditis, waarbij vaak ook 'oude' gepigmenteerde littekens worden aangetroffen (zgn. satelliethaarden, zie voor een afbeelding van deze aandoening: extras.springer.com en het colofon). Dit beeld is specifiek en min of meer pathognomisch, maar bij twijfel kunnen ook hier door middel van een voorste oogkamerpunctie de goldmann-witmercoëfficiënt en de PCR worden bepaald. Serologie van het perifere bloed heeft weinig aanvullende waarde bij de diagnostiek van oculaire toxoplasmose. Een hoog positieve IgG en een positieve IgM kunnen wijzen op een primaire infectie. Het is nog niet duidelijk hoe vaak oculaire toxoplasmose van congenitale of van postnatale origine is. In het verleden werden de meeste gevallen van oculaire toxoplasmose als een uiting van een congenitale infectie beschouwd; tegenwoordig worden steeds meer gevallen als gevolg van een postnatale infectie gediagnosticeerd. Hiervoor hoeft de patiënt, zover bekend, niet per se immuungecompromitteerd te zijn.

Oculaire toxocariasis is veel zeldzamer en heeft eveneens een vrij specifiek klinisch beeld met granulomen in de periferie van het netvlies of in de macula. De serologie is evenmin weinig behulpzaam.

Mycotische oorzaken
Zoals hierboven besproken komen schimmelinfecties zoals *Candida albicans* vrijwel alleen voor bij chronisch zieke patiënten met afweerstoornissen. *Candida*-uveïtis is tevens berucht bij ernstig zieke patiënten met verblijfskatheter, langdurig parenterale vocht- of voedingtoediening en antibioticagebruik.

18.5.2 Endogene uveïtis

Hierbij spelen auto-inflammatoire of auto-immuunreacties een rol. Het kan een specifieke oogheelkundige entiteit zijn, maar vaak komt de afwijking voor in samenhang met systeemziekten (◘ tab. 18.1).

18.5.3 Systeemaandoeningen

HLA-B27-geassocieerde anterior uveïtis
Dit is de meest voorkomende vorm van uveïtis met een karakteristiek klinisch beeld: een eenzijdige, verspringende (links of rechts), soms heftige en/of fibrineuze acute uveïtis anterior, vooral bij jonge mannen. Een belangrijk deel van de HLA-B27-positieve patiënten met uveïtis blijkt een spondylartropathie te hebben (SpA). Ankyloserende spondylitis en reactieve artritis zijn veel voorkomende

inflammatoire systeemziekten geassocieerd met uveïtis in het Westen. De combinatie van uveïtis samen met spondyloarthritis komt tweemaal zo vaak voor bij mannen als bij vrouwen. Dit impliceert dat de pathofysiologie eerder een auto-inflammatoire component heeft dan dat het een auto-immuun component bevat. Bij aanwezigheid van inflammatoire rugklachten (kenmerkend zijn nachtelijke en ochtendrugpijn en of -stijfheid) moet aan een spondylartropathie gedacht worden.

Sarcoïdose

Sarcoïdose is een granulomateuze ziekte van onbekende origine met een life-time risico van 1 tot 2%. Bij 3 tot 7% van alle patiënten met uveïtis kan sarcoïdose als oorzaak worden aangetoond. Uveïtis kan overigens meer dan een jaar voorafgaand aan de algemene verschijnselen van sarcoïdose ontstaan. Bij ongeveer 5 tot 20% van de patiënten zijn oogsymptomen een eerste verschijnsel van sarcoïdose, maar uveïtis kan ontstaan gedurende het hele ziektebeloop onafhankelijk van actieve ziekte in andere organen. Er is discussie over het wel of niet bestaan van solitaire oculaire sarcoïdose (dus zonder andere orgaanbetrokkenheid). Belangrijkste punt in deze discussie is de uitgebreidheid van analyse die verricht wordt om andere locaties van ziekteactiviteit aan te tonen (bijv. wel of geen scintigrafie). Het oog kan op vele manieren betrokken zijn bij sarcoïdose: naast uveïtis kunnen siccaklachten ontstaan door speekselklierbetrokkenheid, de nervus opticus kan ontstoken raken (neuritis optica) en ook de conjunctivae en oogleden. Ook inflammatoire orbita processen (IOP) en vasculitis kunnen ontstaan. De incidentie van oogheelkundige afwijkingen bij patiënten met sarcoïdose is ongeveer 25%. De getallen verschillen echter nogal per land, specialisatie van instelling en ras. Oculaire sarcoïdose wordt in een significant hogere frequentie waargenomen bij vrouwen en negroïde patiënten.

Van belang is dat veel sarcoïdosepatiënten met oogheelkundige afwijkingen weinig of geen symptomen vertonen. Periodiek oogheelkundig onderzoek (bijv. eenmaal per jaar), is nodig ook indien de patiënt geen klachten heeft. Het is van belang om oculaire sar-

18.5 · Onderzoek naar frequente oorzaken

coïdose vroegtijdig op te sporen en eventuele complicaties te voorkomen. De meest voorkomende oogcomplicatie is uveïtis anterior (iridocyclitis). In 40 % van de gevallen is er dan sprake van een acute iridocyclitis en in 60 % van een chronische vorm. Typisch, maar lang niet altijd aanwezig hierbij is het granulomateuze karakter van de ontsteking (zie voor een afbeelding van deze aandoening: extras.springer.com en het colofon).

In het achtersegment kan (peri)flebitis optreden, waarbij vooral in de periferie van het netvlies vaatscheden zichtbaar zijn met meer of minder glasvochttroebelingen. Dit is de meest voorkomende afwijking in de fundus. Typisch zijn de kaarsvetexsudaten; dit zijn wit-gelige perivasculair gelegen laesies. Bij ernstige vormen kan het beeld van een occlusie van een tak van de vena centralis retinae ontstaan, met bloedingen en oedeem. Een enkele maal kunnen de vaatafwijkingen leiden tot neovascularisaties, waardoor glasvochtbloedingen en een netvliesloslating (ablatio retinae) kunnen optreden. Het glasvocht kan meer of minder troebel zijn, bevat cellen en soms 'snowballs', ronde witte bolletjes ontstekingsmateriaal in het glasvocht. De laesies in de choroïdea kunnen variëren van kleine granulomen onder het pigmentepitheel tot (zelden) grote choroïdale granulomen. Bij resolutie van de granulomen ontstaan scherp omlijnde littekens met pigmentepitheelveranderingen. Deze vaak ronde littekens zien we vooral in de onderste kwadranten van de periferie van de fundus.

Vermeldenswaardig zijn de volgende aan sarcoïdose gerelateerde specifieke syndromen:

- het syndroom van Heerfordt: koorts, zwelling van de glandula parotis en andere speekselklieren, uveïtis, paresen van de gezichtszenuwen (met name de nervus facialis);
- het syndroom van Löfgren, een combinatie van bihilaire lymfadenopathie, erythema nodosum en artritis. Dit syndroom kan gecompliceerd worden door acute iridocyclitis.

Het aantonen van hoge plasmaconcentraties van angiotensin-converting enzyme (ACE) en interleukine-2 receptor kunnen bij uveïtis de waarschijnlijkheidsdiagnose sarcoïdose ondersteunen, maar leveren geen apert bewijs. In aanvulling op de thoraxfoto, zelfs indien deze normaal is, kan een CT-scan of scintigrafie (FDG-PET- of OctreoScan) nuttig zijn om de uitgebreidheid van ziekte vast te stellen en een mogelijke biopsieplaats te detecteren. De gouden standaard voor het aantonen van sarcoïdose is PA-materiaal met granulomen na uitsluiting van andere oorzaken van granulomen. Mediastinale klierbiopten worden tegenwoordig meestal verricht met behulp van een EUS (esophageal endoscopic ultrasound) of EBUS (endobronchial ultrasound). Deze biopten hebben een hogere sensitiviteit dan 'blinde' transbronchiale biopsieën. Andere frequente biopsieplaatsen zijn lever, lymfeklier of huid. Het is van groot belang altijd goed de huid te inspecteren op een verdachte laesie, omdat dan een invasiever biopt voorkomen kan worden. Ook een biopt van follikels van de conjunctiva kan worden genomen om de diagnose te stellen.

De ziekte van Behçet

Patiënten met de oculaire vorm van de ziekte van Behçet komen weinig voor in Nederland. De frequentie van de ziekte van Behçet in Nederland wordt geschat op 2–4 per 100.000. Patiënten zijn veelal afkomstig uit landen rond de Middellandse Zee; binnen de patiëntenpopulatie van het Oogziekenhuis Rotterdam is circa 25% van Nederlandse afkomst. Oculaire Behçet is overigens de meest voorkomende oorzaak van uveïtis in Japan. De ziekte van Behçet is geassocieerd met HLA-B51, maar dit is niet van belang voor het stellen van de diagnose. Centraal in de diagnose staan recidiverende orale aften en/of ulcera. De diagnostische criteria van dit syndroom staan samengevat in ◘ tab. 18.5. Het oogheelkundig ziektebeeld wordt gekenmerkt door een dubbelzijdige panuveïtis, waarbij verschillende afwijkingen kunnen voorkomen zoals vasculitis retinae, vitritis, uveïtis anterior (hypopyon), papillitis en cystoïd maculaoedeem. Een uveïtis met vasculitis dient actief behandeld te worden omdat dit anders leidt tot blindheid.

Tabel 18.5 Internationale criteria voor de ziekte van Behçet.

1. recidiverende orale afteuze laesies of ulcera
   - >3 maal in een periode van 12 maanden

en twee andere criteria:

2. recidiverende genitale ulcera
   - aften of littekens

3. oogziekten
   - uveitis anterior of posterior
   - cellen in het glasvocht
   - retinale vasculitis

4. huidziekten
   - erythema nodosum
   - papulopustuleuze laesies
   - pseudofolliculitis
   - acneiforme laesies

5. positieve pathergietest (met steriele naald veroorzaakte ontstekingsreactie van de huid)
   - aflezen na 24–48 uur

18.5.4 Specifieke vormen van uveïtis zonder systeemaandoening

Bij deze typisch oogheelkundige ziektebeelden worden zelden afwijkingen gevonden bij algemeen onderzoek; de aandoening lijkt beperkt te zijn tot het oog.

- *Heterochrome cyclitis van Fuchs* wordt gekenmerkt door een geringe, chronische, niet-granulomateuze uveïtis. Virale ontstekingen zoals rubella liggen waarschijnlijk hieraan ten grondslag.
- Bij de *ziekte van Posner-Schlossmann* is sprake van episoden met een zeer milde iritis gepaard gaand met een acute, vaak sterke stijging van de oogdruk. Mogelijk is deze aandoening het gevolg van een (virale) infectie.
- Bij een *pars planitis* is vooral de periferie van de retina aangedaan en is er in principe sprake van een vasculitis retinae (cave MS en sarcoïdose).

- *'Birdshot'-retinochoroïdopathie* is een descriptieve benaming, gebaseerd op de over de fundus verspreide gelige vlekken als bij een schot hagel. Er wordt een zeer hoge associatie met HLA-A29 gevonden (96 % is HLA-A29 positief, met een relatief risico van 225).
- *Serpigineuze choroïditis* is een zeldzame, sterk visusbedreigende aandoening, gekenmerkt door een laesie ter hoogte van de choriocapillaris, die als het ware over de fundus kruipt. Mogelijk is er een verband met tbc.
- *Sympathische oftalmie* is vrijwel zeker een auto-immuunaandoening en treedt specifiek op na een trauma van het contralaterale oog. De ontsteking kan al ongeveer 10 dagen na het trauma optreden.

18.5.5 Maskeradesyndroom

Sommige ziektebeelden kunnen afwijkingen geven die lijken op uveïtis. Bij de differentiële diagnostiek moet met name in de oudere leeftijdsgroep (> 50 jaar) gedacht worden aan de mogelijkheid van een non-hodgkinlymfoom in het oog. De oogheelkundige afwijkingen worden hier gekenmerkt door uitgebreide troebelingen en cellen in het glasvocht, soms met gelige subretinale infiltraten en/of retinale bloedingen en oedeem. Andere op uveïtis gelijkende beelden zijn samengevat in ◘ tab. 18.6. Er kan in het oog ook een paraneoplastisch verschijnsel optreden, een zogenoemde carcinoma-associated retinopathie (CAR). Dit is een visusdaling ten gevolge van antiretinale antistoffen. Een CAR kan optreden bij verschillende soorten tumoren elders in het lichaam (bijv. bij een kleincellig longcarcinoom). Opvallend is dat oogheelkundig onderzoek geen afwijkingen oplevert.

Het intraoculaire lymfoom komt meestal bilateraal voor en reageert slecht op glucocorticosteroïden. Het is in principe een oculocerebrale aandoening, waarbij slechts zeer zelden viscerale lymfomen worden gevonden. Het onderzoek moet dan ook gericht zijn op de

Tabel 18.6 Differentiële diagnostiek bij op uveïtis gelijkende aandoeningen.

maskeradesyndroom
- non-hodgkinlymfoom = vitreoretinaal lymfoom en gaat vaak gepaard met primair centraal zenuwstelsellymfoom
- leukemie
- retinoblastoom bij kinderen
- choroideamelanoom

ablatio retinae

intraoculair corpus alienum

ischemische vaataandoeningen:
- oculair ischemisch syndroom
- ernstige ischemische vasculaire stoornissen
- diabetische retinopathie
- retinale vasculaire occlusies
- juveniel xanthogranuloom (< 15 jaar, spontaan hyphaema)

detectie van cerebrale afwijkingen. Uiteindelijk zal een vitrectomie met immunocytologische analyse of een biopsie van het glasvocht moeten worden verricht om de diagnose te bevestigen. Ook bij vasculaire stoornissen in het oog kan sprake zijn van uitgebreide ischemie en dit kan ook met ontstekingsverschijnselen gepaard gaan, die soms vrij hevig zijn, zoals bij een oculair ischemisch syndroom. Een juveniel xanthogranuloom komt vooral op jonge leeftijd voor. Deze patiënten hebben vaak een spontane bloeding in de voorste oogkamer (een zgn. hyphaema). Lokale behandeling met corticosteroïden heeft meestal snel een gunstig effect.

18.6 Tot slot

In dit hoofdstuk wordt de differentiële diagnostiek beschreven van patiënten met uveïtis. De oogarts is hier vanzelfsprekend richtinggevend in. De rol van de internist bij het stellen van de differentiële diagnose (en behandeling) van patiënten met uveïtis is evident gezien de sterke relatie met systeemziekten en infectieziekten. Dit vraagt een nauwe samenwerking tussen oogarts en internist om te komen tot een optimaal behandelingsresultaat.

Literatuur

Baarsma GS. The epidemiology and genetics of endogenous uveitis: a review. Curr Eye Res. 1992;11:1–9.

Bartheld MB von, Dekkers OM, Szlubowski A, et al. Endosonography vs conventional bronchoscopy for the diagnosis of sarcoidosis: the GRANULOMA randomized clinical trial. JAMA. 2013;309:2457–64.

Distia Nora R La, Velthoven ME van, Dam-van Loon NH ten, et al. Clinical manifestations of patients with intraocular inflammation and positive QuantiFERON-TB gold in-tube test in a country nonendemic for tuberculosis. Am J Ophthalmol. 2014;157:754–61.

Honik G, Wong IG, Gritz DC. Incidence and prevalence of episcleritis and scleritis in Northern California. Cornea. 2013;32:1562–6.

Laar JA van, Velthoven ME van, Missotten T, et al. Diagnose en behandeling van uveïtis; niet beperkt tot de oogarts. Ned Tijdschr Geneeskd. 2013;157:A5703.

Lee FF, Foster CS. Pharmacotherapy of uveitis. Expert Opin Pharmacother. 2010;11:1135–46.

Nussenblatt RB, Whitcup SM. Uveitis; fundamentals and clinical practice. 4e druk. Philadelphia: Mosby; 2010 (ISBN 0-323-02237).

Rosenbaum JT. Uveitis: Etiology, clinical manifestations, and diagnosis. Utdol.com, juli 2014.

Rothova A, Buitenhuis HJ, Meenken C, et al. Uveitis and systemic disease. Br J Ophthalmol. 1992;76:137–41.

Neurologische afwijkingen

S.E. Hoogers, S.F.T.M. de Bruijn

19.1 Hoofdpijn

Er zijn veel aandoeningen die gepaard gaan met hoofdpijn. Er wordt onderscheid gemaakt in primaire en secundaire hoofdpijn. Primaire hoofdpijn komt veruit het meeste voor. De primaire hoofdpijn bestaat uit een aantal hoofdpijnsyndromen; er ligt geen onderliggende aandoening aan ten grondslag. Wij zullen hieronder de meest voorkomende bespreken.

De secundaire hoofdpijn is een uiting van een onderliggende neurologische of interne aandoening en behoeft vaak snelle diagnostiek en behandeling. Hierbij is van belang de alarmsymptomen te onderkennen.

Onderstaande vragen helpen onderscheid te maken en kunnen richting geven aan de onderliggende aandoening.

Bij de differentieeldiagnostische benadering van hoofdpijn is een aantal anamnestische gegevens van belang (❏ tab. 19.1). Wanneer er sprake is van een nieuwe hoofdpijn voor de patiënt en/of deze gepaard gaat met andere kenmerken (❏ tab. 19.2), moet aan een secundaire vorm van hoofdpijn worden gedacht.

Tabel 19.1 Anamnese bij hoofdpijn van belang voor differentieeldiagnostische benadering.

- begin en beloop van de hoofdpijn
- aanvallen (paroxysmaal) of continue pijn
- duur van de aanvallen
- lokalisatie
- aard van de pijn
- bijverschijnselen: braken, visusstoornissen, uitvalsverschijnselen

Tabel 19.2 Alarmsymptomen waarbij aan secundaire hoofdpijn gedacht moet worden.

- nieuwe hoofdpijn
- tekenen van verhoogde intracraniële druk zoals braken, papiloedeem en verlaagd bewustzijn
- acute hoofdpijn (hersenbloeding, subarachnoïdale bloeding)
- gedragsveranderingen (tumor)
- cognitieve stoornissen (tumor)
- uitvalsverschijnselen zoals een hemiparese of afasie (tumor)
- maligniteit in de voorgeschiedenis (tumor, metastasen)
- koorts (meningitis)
- ouderen (boven de 50 (maar vooral boven de 65 jaar)) (arteriitis temporalis)
- trauma (subduraal haematoom)
- anticoagulantia (subduraal haematoom)

19.1.1 Secundaire hoofdpijn

Intracraniële aandoeningen

Een aantal intracraniële aandoeningen gaat gepaard met hoofdpijn (◘ tab. 19.3). Elk ruimte-innemend proces kan hoofdpijn geven. Echter vaak staan andere klachten op de voorgrond zoals uitvalsverschijnselen of insulten. Tumoren (zowel primaire hersentumoren als metastasen) zijn in verhouding tot andere oorzaken van hoofdpijn relatief zeldzaam als primaire oorzaak van hoofdpijn. Andere ruimte-innemende processen die aanleiding kunnen geven tot hoofd-

Tabel 19.3 Oorzaken secundaire hoofdpijn.

intracraniële aandoeningen
- primaire hersentumoren en metastasen
- intracraniële bloeding: epiduraal, subduraal, subarachnoïdaal, intraparenchymateus
- infectie
- idiopathische intracraniële hypertensie
- cerebrale vasculitis
- cerebrale veneuze trombose

extracraniële aandoeningen
- ernstige hypertensie, arteriitis temporalis, algemene (niet-cefale) infectie
- metabole en medicamenteuze oorzaken
- afwijkingen van oog, oor, kaak of gebit
- afwijkingen van de halswervelkolom of de schedel

Tabel 19.4 Oorzaken acute hoofdpijn.

- subarachnoïdale bloeding (vanuit aneurysma of veneus (= perimesencefaal))
- intraparenchymateuze bloeding
- cerebrale sinustrombose
- dissectie a. carotis interna of a. vertebralis
- reversibel vasoconstrictiesyndroom

pijn, zijn het subduraal hematoom, waarbij de anamnese meestal een trauma vermeldt of een intraparenchymateuze bloeding.

Bij peracute hoofdpijn moet altijd (zonder uitzondering) aan een subarachnoïdale bloeding (SAB) gedacht worden door een gerupktureerd aneurysma. Door ruimte-inname en compressie op de hersenen kunnen uitvalsverschijnselen ontstaan en een verlaagd bewustzijn. Een SAB kan echter ook alleen gepaard gaan met hoofdpijn. In de regel dient bij elke patiënt met peracute hoofdpijn een subarachnoïdale bloeding te worden uitgesloten via een CT-cerebrum en, indien deze normaal is, een lumbaalpunctie (LP) om bloedpigmenten aan te tonen (als teken van een doorgemaakte bloeding). Deze LP moet ten minste 12 uur na de ictus worden verricht om differentiatie met een traumatische punctie mogelijk te maken. Andere belangrijke oorzaken van acute hoofdpijn (tab. 19.4) zijn een perimesencefale SAB (veneuze bloeding), andere hersenbloedingen (in het parenchym), cerebrale sinustrombose, dissectie van de halsslagaders en het recidiverend cerebraal vasoconstrictiesyndroom.

Intracraniële infecties, bijvoorbeeld bacteriële meningitis of virusencefalitis, gaan bijna altijd gepaard met hoofdpijn. Daarbij is er meestal sprake van gedragsverandering en cognitieve stoornissen. Bij neurologisch onderzoek vindt men vaak een verlaagd bewustzijn, koorts en meningeale prikkeling. Bij een patiënt met hoofdpijn, koorts en een bewustzijnsverandering moet altijd een meningitis worden overwogen.

Ook een verhoogde liquordruk gaat vaak gepaard met hoofdpijn. Deze liquordrukverhoging kan het gevolg zijn van resorptie- en afvloedbelemmering van liquor, bijvoorbeeld door een infectie (meningitis). Ook kan sprake zijn van zogenoemde idiopathische intracraniële hypertensie. Deze laatste diagnose wordt gesteld per exclusionem (normale CT-scan en liquorsamenstelling) en komt vooral voor bij jonge en vaak adipeuze vrouwen. Naast hoofdpijn komen visusklachten door druk op de nervus opticus (wazig zien, kortdurend niets zien vooral na bukken) frequent voor. Bij neurologisch onderzoek worden vaak onscherpe papillen in fundo (stuwingspapillen) gevonden. Bij de LP is de liquordruk verhoogd (> 22 cm H_2O).

Bij verlaagde liquordruk (meestal ontstaan na een LP, maar soms spontaan) hebben de patiënten houdingsafhankelijke hoofdpijn die veelal gepaard gaat met misselijkheid en braken. De hoofdpijn neemt toe bij zitten of staan en neemt af bij liggen.

Cerebrale vasculitis gaat vaak gepaard met een herseninfarct/ischemie en kan zo naast hoofdpijn een breed spectrum aan neurologische klachten en verschijnselen tot gevolg hebben.

Cerebrale veneuze trombose gaat vrijwel altijd gepaard met hoofdpijn en kan gepaard gaan met veneuze infarcten, bloedingen en een verhoogde intracraniële druk door liquorafvloedbelemmering. De kliniek kan variëren van geïsoleerde hoofdpijn (al dan niet) met papiloedeem en visusklachten (wazig zien, dubbelzien) tot neurologische uitvalsverschijnselen, insulten of coma.

Bij verdenking op secundaire hoofdpijn bestaat aanvullend onderzoek vaak allereerst uit beeldvorming van de hersenen (CT-cerebrum bij acute presentatie, op indicatie MRI) en indien geïndiceerd een lumbaalpunctie. Bij verdenking op intracraniële laesies en de noodzaak tot lumbaalpunctie moet voor de LP eerst beeldvorming worden verricht om structurele laesies uit te sluiten. Een LP is gecontra-indiceerd bij structurele laesies in cerebro en kans op hersenverplaatsing. Bij idiopathische liquordrukverhoging of sinustrombose zonder structurele laesies kan een LP soms echter juist noodzakelijk zijn om de liquordruk te verlagen.

Extracraniële aandoeningen
Hoofdpijn is een veel voorkomend symptoom bij ernstige hypertensie; anderzijds hebben verreweg de meeste patiënten met hypertensie geen hoofdpijnklachten. Hoofdpijn bij hypertensie kan zich in de ernstigste vorm uiten in een PRES: posterieur reversibel encefalopathiesyndroom. Bij neurologisch onderzoek kan sprake zijn van bradyfrenie, cognitieve stoornissen en een verlaagd bewustzijn (beeld van een 'encefalopathie'). Meestal worden oogfundusafwijkingen gezien, zoals papiloedeem, bloedingen en exsudaten, en er is vaak een ernstig gestoorde nierfunctie. Op MRI-cerebrum vindt men in de posterieure gebieden oedeem.

Bijna elke vorm van metabole encefalopathie (bijv. hyper- of hyponatriëmie, uremie of hyperammoniëmie) kan gepaard gaan met hoofdpijn. Daarnaast vindt men dan ook eerder genoemde verschijnselen passend bij een encefalopathie.

Hoofdpijn is ook een centraal symptoom bij arteriitis temporalis. Deze aandoening uit zich klassiek met kaakclaudicatie en pijn bij het haren kammen, maar dit is zeker geen voorwaarde. Als regel geldt, dat bij elke nieuwe hoofdpijn bij een patiënt boven de 50 jaar arteriitis temporalis overwogen moet worden. De bezinkingssnelheid van erytrocyten (BSE) en C-reactieve proteïne (CRP) dienen in dit geval bepaald te worden. Indien er een verdenking is op een arteriitis temporalis dient een biopt van de a. temporalis genomen te worden. Ook wordt direct gestart met prednison gedurende enkele weken en langzame afbouw gedurende maanden. Blindheid ten gevolge van trombose van de a. ophthalmica is de allerbelangrijkste complicatie en dient voorkomen te worden door snelle start met prednison.

Oogafwijkingen zoals refractieafwijkingen, glaucoom en iridocyclitis zijn een veelvoorkomende oorzaak van hoofdpijn.

Afwijkingen van het oor, de kaakbijholten en het gebit kunnen in de vorm van 'referred pain' tot hoofd- of aangezichtspijn aanleiding geven, waarbij de lokalisatie en het uitstralingspatroon aanwijzingen kunnen vormen voor de oorzaak.

Schedelafwijkingen, zoals de ziekte van Paget, kunnen ook hoofdpijn veroorzaken.

Ten slotte een belangrijke, want zeer vaak voorkomende aandoening is de medicatieafhankelijke hoofdpijn. Dit wordt met name gezien bij paracetamolgebruik (reeds mogelijk bij meer dan 2 × 2 tabletten/week), maar ook bij andere pijnmedicatie, bijvoorbeeld triptanen (= aanvalsbehandeling migraine) en cafeïnegebruik (incl. cola en energiedrankjes).

19.1.2 Primaire hoofdpijn

Er zijn zeer veel primaire hoofdpijnsyndromen, ofschoon incidenteel ook bij deze syndromen een onderliggende oorzaak mogelijk is. Het is van belang om de juiste diagnose te stellen aangezien een aantal van deze syndromen een specifieke behandeling behoeft met een zeer goed effect. In deze paragraaf zullen wij de vier meest voorkomende vormen kort bespreken.

Migraine wordt gekarakteriseerd door recidiverende, 4–72 uur durende aanvallen van hoofdpijn en autonome ontregeling (braken, foto- en fonofobie en verhoogde slaapbehoefte). Soms gaan passagère focale neurologische verschijnselen aan de hoofdpijn vooraf (migraine met aura). Onderscheid met een TIA is doorgaans goed mogelijk door het migrerend karakter van de uitval en de kenmerkende hoofdpijn na de uitval.

Clusterhoofdpijn bestaat klassiek uit relatief kortdurende aanvallen (15-180 min) van eenzijdige (peri)orbitale of temporale hevige borende pijn. De pijn gaat gepaard met bewegingsdrang en het ipsilateraal optreden van minstens een van de volgende verschijnselen: zwelling van het gelaat, roodheid van het oog, tranend oog, hypersecretie van het neusgat, verstopte neus of een hornersyndroom.

Spanningshoofdpijn. Er zijn twee vormen van spanningshoofdpijn: episodische spanningshoofdpijn (minimaal 10 episodes, <15/maand of <180/jaar) en chronische spanningshoofdpijn (>15 dagen/maand en >6 maanden durend). De duur van de hoofdpijn is 30 min tot 7 dagen, de pijn is matig ernstig, drukkend, bilateraal, diffuus gelokaliseerd maar kan ook eenzijdig zijn en gepaard gaan met misselijkheid.

Trigeminusneuralgie is aangezichtspijn in een van de takken van de n. trigeminus (de vijfde hersenzenuw). Meestal is de tweede of derde tak aangedaan. Patiënten hebben hevige kortdurende schietende pijn in een deel van hun gelaat die vaak kan worden uitgelokt door kauwen of aanrakingen van het gelaat.

19.2 Duizeligheid

De klacht 'duizeligheid' moet met behulp van de anamnese zo goed mogelijk worden omschreven. Er wordt getracht onderscheid te maken tussen draaiduizeligheid (vertigo), een licht gevoel in het hoofd/het gevoel flauw te vallen, en een instabiel gevoel zonder vertigo. Een licht gevoel in het hoofd wijst doorgaans op een niet-neurologische oorzaak; als enkele mogelijke oorzaken gelden cardiale aritmie, orthostase, angstaanvallen, hyperventilatie, (pre)syncope. Vertigo omschrijven patiënten als het gevoel dat hun hoofd draait of de omgeving om hen heen draait. Ook kan men het gevoel hebben een kant op te worden getrokken. Meestal gaat vertigo gepaard met misselijkheid en braken. De oorzaak bij vertigo is perifeer gelegen (in het evenwichtsorgaan, of de aansturende hersenzenuw (nervus vestibulocochlearis) of centraal (in het cerebellum of de hersenstam). Daarnaast kan sprake zijn van paroxismale of persisterende

> **◘ Tabel 19.5** Oorzaken vertigo.
>
> *centrale aandoeningen*
> – cerebrovasculair accident (CVA) (infarct/bloeding) cerebellum/hersenstam
> – ruimte-innemend proces (RIP)
> – demyelinisatie
> – migraine
>
> *perifere aandoeningen*
> – benigne paroxismale positieveranderingsduizeligheid (BPPD)
> – neuritis vestibularis
> – ziekte van Menière
> – brughoektumor

klachten. Begeleidende verschijnselen kunnen helpen om het onderscheid tussen een perifere en centrale oorzaak te maken.

Bij onderzoek kan sprake zijn van een nystagmus, waarbij het soort nystagmus onderscheidend kan zijn (als de snelle component van de nystagmus verandert met de blikrichting, wijst dit op een centrale oorzaak; verdere beschrijving hiervan valt buiten bestek van dit hoofdstuk). Ook kan er sprake zijn van diplopie, dysartrie, hersenzenuwuitval en/of piramidebaanstoornissen. In ◘ tab. 19.5 staan de meest voorkomende oorzaken van vertigo. Een patiënt met 'vertigo' en een ander uitvalsverschijnsel (moeizame spraak, gevoelsstoornissen arm en been, dubbelzien enz.) heeft waarschijnlijk een 'centrale oorzaak' van de klachten. Ook balansstoornissen of een onzekere gang disproportioneel ten opzichte van de vertigoklachten wijzen op een centrale oorzaak.

19.3 Wegrakingen

Een wegraking is een kortdurende daling in het bewustzijn die spontaan herstelt. Een wegraking gaat gepaard met abnormale motoriek (vallen) en een periode van amnesie. Een wegraking wordt gelokaliseerd in de cortex (dubbelzijdig) of in de stam. In de praktijk betekent dit dat bij een geïsoleerde wegraking (zonder

> **Tabel 19.6** Differentiële diagnose van wegrakingen.

epileptische aanvallen
– gegeneraliseerde aanvallen (tonisch, klonisch, tonisch-klonisch, atoon)

syncope
– reflexsyncope (vasovagaal, mictie, hoest)
– cardiale syncope (ritmestoornis, adams-stokesaanvallen)
– orthostase

functioneel

transient ischaemic attack (TIA) (zeldzaam)

andere stamverschijnselen) een TIA als onderliggende oorzaak zeer onwaarschijnlijk is. De differentiële diagnose wordt in ◘ tab. 19.6 weergegeven. Er wordt met name onderscheid gemaakt tussen epilepsie en syncope. Een syncope heeft meerdere oorzaken. Aanvullend onderzoek is afhankelijk van de richting die door anamnese, heteroanamnese en bevindingen van het neurologisch onderzoek wordt aangegeven. Nader onderzoek kan bestaan uit een eeg, ecg (eventueel 24-uursregistratie), hyperventilatieprovocatietest, MRI van de hersenen en laboratoriumonderzoek (waaronder bloedglucose, calcium, natrium en de nierfunctie) (◘ tab. 19.6).

19.3.1 Epileptische insulten

Er zijn meerdere vormen van epilepsie waarbij lang niet altijd sprake is van een wegraking. Bij partiële aanvallen kan het bewustzijn intact blijven of valt de patiënt niet (staren). Bij een aantal vormen van focale in plaats van gegeneraliseerde epilepsie is wel sprake van een wegraking. Bij gegeneraliseerde insulten zijn beide hemisferen betrokken. De meest voorkomende (en bekende) is het tonisch-klonisch insult dat wordt gekenmerkt door ritmische schokken aan armen en benen of verstijfd op de grond vallen, stotende ademhaling, soms een tongbeet en incontinentie voor urine of feces. De postictale fase wordt gekenmerkt door slaperigheid en verwardheid. Sommige gegeneraliseerde insulten kenmerken zich alleen door een klonische (= schokken) of tonische (= verstijven) fase.

De meest voorkomende oorzaken zijn (onthouding van) alcohol of barbituraten, metabole stoornissen (hypoglykemie, uremie) of cerebrale oorzaken (tumor, abces of een cerebrovasculair accident (CVA)). Vaak echter kan er geen oorzaak worden aangetoond.

Als uitgangspunt geldt dat na een eerste insult beeldvorming (meestal MRI-cerebrum) wordt verricht om structurele oorzaken uit te sluiten.

19.3.2 Syncope

Syncope ontstaat door een plotselinge cerebrale hypoperfusie, met als gevolg een bewustzijnsverlies van meestal vrij korte duur (minuten). Soms voelt de patiënt de syncope aankomen (zwaktegevoel, licht gevoel in het hoofd, duizeligheid, zwart voor de ogen, gapen, zweten, misselijkheid en braken), maar vaak wordt de patiënt er ook volledig door overvallen. Meestal is de patiënt slap, lijkbleek en heeft een oppervlakkige en rustige ademhaling. Ook bij syncope kunnen urineverlies en enkele, min of meer symmetrische trekkingen of schokken optreden.

Een syncope kan door tal van oorzaken ontstaan. Het meest bekend is de vasovagale syncope en de duizeligheid bij hyperventilatie. Een belangrijke oorzaak zijn cardiale ritmestoornissen. Het klassieke voorbeeld is het adams-stokessyndroom bij een compleet hartblok als gevolg van een kortdurende ventriculaire asystolie. Ook andere ritmestoornissen, zoals paroxismale boezemtachycardie, kunnen aanleiding geven tot syncope. Orthostatische hypotensie met syncope komt voor bij gestoorde innervatie van de perifere vaten zoals voorkomt bij neuropathie ten gevolge van diabetes mellitus of bij neurodegeneratieve aandoeningen zoals de ziekte van Parkinson. Hypovolemie ten gevolge van een te sterk effect van diuretica of van bijnierinsufficiëntie kan eveneens leiden tot orthostatische hypotensie. Mictiesyncope komt vooral voor bij oudere mannen met bemoeilijkte mictie. Orthostatische hypotensie in combinatie met het effect van persen (valsalvamanoeuvre) speelt daarbij een rol. Een dergelijk fenomeen komt ook voor na hevig hoesten. Druk op de sinus carotis kan eveneens aanleiding geven tot syncope.

Het onderscheid tussen een wegraking veroorzaakt door epilepsie of een syncope is soms lastig. Een tongbeet aan de laterale zijde van de tong en de postictale fase zijn eigenlijk de enige echt onderscheidende kenmerken die wijzen op een doorgemaakt epileptisch insult. Overigens kunnen epileptische insulten óók cardiale ritmestoornissen induceren (wel zeldzaam).

19.4 Verlaagd bewustzijn en coma

Het bewustzijn kan slechts gestoord zijn wanneer er sprake is van een diffuse cerebrale disfunctie dan wel van een focale laesie in de hersenstam of compressie op de hersenstam. Men kan onderscheid maken tussen een primaire cerebrale oorzaak en een extracerebrale oorzaak van de bewustzijnsdaling.

Voor de mate van bewustzijnsdaling wordt de Glasgow Coma Scale (GCS) gebruikt, waarbij gescoord worden: het actief openen van de ogen, motorische en verbale reacties (◘ tab. 19.7). In het algemeen verdient het aanbeveling de GCS ook uit te schrijven. Er zijn verschillende stadia van bewustzijnsverandering mogelijk. Bij een delier is het kernsymptoom een aandachtsstoornis met als gevolg desoriëntatie. Vaak is de patiënt motorisch onrustig maar hij kan ook juist erg rustig zijn of slaperig. Een bewustzijnsstoornis is een zeer aspecifiek symptoom met een uitgebreide differentiële diagnose (◘ tab. 19.8). Dit geldt in het bijzonder bij de bejaarde en demente patiënt bij wie uiteenlopende en minder voor de hand liggende omstandigheden, zoals een volle blaas, het gebruik van anticholinergica, een pneumonie of een myocardinfarct, al snel tot een wat veranderd bewustzijn leiden. Wij richten ons nu met name op de patiënt met coma. We spreken van coma bij een GCS-score beneden de 8.

Tabel 19.7 Glasgow Coma Scale.

score	1	2	3	4	5	6
openen ogen (E)	niet	alleen op pijnprikkels	alleen op aanspreken	spontaan	–	–
beste motorische reactie (M)	geen reactie	strekt op pijn	buigt abnormaal op pijn	trekt terug op pijn	lokaliseert pijnprikkels	voert opdrachten uit
beste verbale reactie (V)	geen geluid	geeft alleen geluid	spreekt inadequaat (woorden)	verwarde conversatie (desoriëntatie)	helder en georiënteerd	–

Tabel 19.8 Oorzaken verlaagd bewustzijn en coma.

primair cerebrale oorzaak met diffuse cerebrale betrokkenheid
- infectie (meningo-encefalitis, encefalitis)
- contusio cerebri
- postictaal (na epileptisch insult)

primair cerebrale oorzaak met een focale laesie in de hersenstam of compressie op de hersenstam
- vasculair (intracerebrale bloeding, subarachnoïdale bloeding, cerebraal infarct, epidurale of subdurale hematomen na trauma)
- cerebrale tumor (primair of secundair)
- infectie (hersenabces)

extracerebrale oorzaak (altijd diffuse cerebrale disfunctie door metabole encefalopathie)
- hyp/anoxische encefalopathie (reanimatie, koolmonoxide-intoxicatie)
- hypertensieve crisis
- respiratoire insufficiëntie (hypercapnie en hypoxie)
- endocriene oorzaken (diabetisch hyperglykemisch coma, hypoglykemie, myxoedeemcoma, addison-crisis)
- shock met melkzuuracidose
- water- en elektrolytstoornissen
- uremisch coma
- coma hepaticum
- vitaminedeficiëntie (acute B_1-deficiëntie (= wernicke-encefalopathie))
- intoxicaties (geneesmiddelen, alcohol)
- hypo- en hyperthermie

Bij de analyse van een comapatiënt is een gestandaardiseerde aanpak van belang. Begonnen wordt met het ABCDE (beoordelen luchtweg vrij? Adequate ademhaling? Pols en bloeddruk. Glasgow Coma Score – lichamelijk en neurologisch onderzoek) gevolgd door bloedafname (ook altijd glucose!). Het neurologisch onderzoek geeft richting aan de onderliggende oorzaak. Bij lateralisatie is een primair cerebrale oorzaak waarschijnlijk, indien geen sprake is van lateralisatie is een systemische aandoening (metabool, toxisch, infectieus) wat waarschijnlijker. Meestal zal beeldvorming (CT) worden verricht en bij verdenking op meningitis ook een LP (na de CT-scan!)

19.4.1 Bewustzijnsstoornissen met primair cerebrale oorzaak

Lateralisatie bij neurologisch onderzoek pleit in het algemeen voor een primair cerebrale oorzaak van de bewustzijnsdaling, ofschoon soms ook bij algemene aandoeningen zoals hypoglykemie lateralisatie kan voorkomen.

De heteroanamnese is van groot belang bij de analyse van een comapatiënt. Bij een subarachnoïdale bloeding is veelal sprake van het plotseling ontstaan van een gedaald bewustzijn (tot coma), vaak voorafgegaan door acuut zeer hevige hoofdpijn. Voor een epiduraal hematoom is het symptoomvrije interval tussen het schedeltrauma en het ontstaan van een coma kenmerkend. Bij ouderen kan er zonder dat er een evident schedeltrauma in de anamnese is een subduraal hematoom optreden, vooral tijdens antistollingstherapie. Bij een CVA (herseninfarct, hersenbloeding) is doorgaans sprake van acute uitvalsverschijnselen waarbij soms ook sprake kan zijn van bewustzijnsdaling (bij betrokkenheid van de stam of beide hemisferen; vaak een groot CVA)

Bij het neurologisch onderzoek moet aandacht worden besteed aan focale verschijnselen (links-rechtsverschillen, pupilreacties, oogbewegingen, gelaatssymmetrie, motoriek (reactie op pijn), reflexen) die kunnen wijzen op een laesie in een van de hemisferen of de hersenstam. Daarnaast is eventuele meningeale prikkeling van belang die wijst op een infectie of een bloeding. Bij een verlaagd bewustzijn is het moeilijk meningeale prikkeling vast te stellen (deze kan afwezig zijn). Men moet terughoudendheid zijn om het hoofd te flecteren bij verdenking op een trauma, aangezien er sprake kan zijn van nekletsel. Bij oogfundusonderzoek kan men papiloedeem vinden. Pupilverschil, en zeker een wijde lichtstijve pupil (door druk op de n. oculomotorius) wijst op hersenverplaatsing en/of inklemming en is vanzelfsprekend een alarmsymptoom. Bij ernstige beschadiging van de hersenstam zijn het ademhalingspatroon en de temperatuurregulatie vrijwel altijd gestoord.

19.4.2 Bewustzijnsstoornissen met een extracerebrale oorzaak

Bij bewustzijnsstoornissen met een extracerebrale oorzaak vindt men meestal geen lateralisatie verschijnselen. Een metabole stoornis kan wel gepaard gaan met focale insulten, myoklonieën of asterixis.

Bij het onderzoek zijn er enkele aandachtspunten:
- *Temperatuur*. In het algemeen moet bij een patiënt met een gedaald bewustzijn en koorts altijd een meningo-encefalitis overwogen worden (op indicatie CT, LP) Een verhoogde lichaamstemperatuur kan ook worden veroorzaakt door cerebrale beschadiging, bijvoorbeeld na een schedeltrauma. Hypothermie kan voorkomen bij myxoedeem, ziekte van Addison en hypopituïtarisme, onderkoeling en intoxicaties, zoals door alcohol en barbituraten. Hypothermie door onderkoeling komt vooral bij pasgeborenen en bejaarden voor.
- *Huid*. Petechiën (= puntbloedingen in de huid ten gevolge van een stollingsstoornis) kunnen wijzen op een meningokokkenmeningitis. Cyanose kan een aanwijzing zijn voor hypoxie, een opvallend rode huid voor een CO-intoxicatie. Bij primaire bijnierschorsinsufficiëntie wordt de typische pigmentatie gevonden, terwijl bij panhypopituïtarisme de pigmentatie juist ontbreekt en een opvallend bleke huid aanwezig is. Het vinden

van erythema palmare en spider naevi bij een comapatiënt is verdacht voor het bestaan van een hepatisch coma.
- *Ademhalingstype*. Bij metabole acidose bestaat een ademhalingstype waarbij diep in- en uitgeademd wordt. Bij diabetische ketoacidose wordt dit het ademhalingstype van Kussmaul genoemd. Bij respiratoire insufficiëntie is de ademhaling oppervlakkig en wordt een hoge P_{CO_2} in het arteriële bloed gevonden.
- *Bloeddruk*. Een cerebrale of subarachnoïdale bloeding, een herseninfarct of elke aandoening die aanleiding geeft tot verhoogde intracraniële druk kan leiden tot hypertensie. Ernstige hypertensie op zichzelf kan de oorzaak zijn van hypertensieve encefalopathie, zoals in par. 19.1.1 beschreven staat.

Voor een goede beoordeling en behandeling van comapatiënten is het naast snelle diagnostiek ook van belang de patiënt herhaaldelijk te observeren en te onderzoeken. Sommige verschijnselen die uiteindelijk tot de diagnose kunnen voeren, treden pas in het beloop van het coma op.

19.5 Spierzwakte

Spierzwakte (krachtsverlies, parese) kan men zowel in het centrale als in het perifere zenuwstelsel lokaliseren. Krachtsverlies in het centrale zenuwstelsel wijst op een laesie in de piramidebaan (van cortex tot voorhoorn; de corticospinale banen). Enkele patronen zijn daarbij behulpzaam voor een juiste lokalisatie. Een hemiparese (arm en been) wijst op een lokalisatie in de contralaterale hemisfeer. Daarbij is vaak sprake van een mondasymmetrie (afhangende mondhoek) waarbij het oog wel goed kan worden gesloten. (De oogtak wordt vanuit beide hemisferen geïnnerveerd en blijft bij een centrale aandoening relatief gespaard; dit in tegenstelling tot een perifere aangezichtsverlamming waarbij mond- en oogtak in gelijke mate zijn aangedaan.) Krachtsverlies van alleen de benen (paraparese) moet doen denken aan lokalisatie in het myelum. Bij krachtsverlies door een aandoening van de piramidebaan vindt men in de regel hypertonie en levendige reflexen met een pathologische voetzoolreflex volgens Babinski.

Bij krachtsverlies door een aandoening van het perifere zenuwstelsel (van voorhoorn tot spier) vindt men (niet altijd) hypotonie en lagere reflexen. Van belang is of ook sprake is van bijkomende sensibiliteitsstoornissen. In de regel zijn er bij aandoeningen van de motorische voorhoorn, de neuromusculaire overgang en de spier geen sensibele stoornissen. Bij motorische én sensibele klachten is er – bij een lokalisatie in het perifere zenuwstelsel – sprake van een lokalisatie in wortel, plexus of zenuw. Getracht wordt de uitval te lokaliseren tot een wortel (myotoom (spieren geïnnerveerd door één wortel) en/of dermatoom (huidgebied geïnnerveerd door één wortel), het innervatiegebied van een zenuw of de plexus (vaak uitgebreidere uitval, 'te veel' voor een wortel of zenuw). Aandoeningen van de spieren worden gekenmerkt door spierzwakte, meestal van de proximale spieren, zonder sensibiliteitsstoornissen.

In deze paragraaf zullen wij ingaan op aandoeningen van de perifere zenuwen en spieren.

19.5.1 Perifere zenuwen

Polyneuropathie kan zich op diverse manieren presenteren, mede afhankelijk van de onderliggende oorzaak. De meest voorkomende polyneuropathie – axonaal sensomotorisch – wordt gekenmerkt door een min of meer symmetrische, distaal beginnende aandoening van de perifere zenuwen, waarbij de benen in de regel sterker zijn aangedaan dan de armen. Er zijn veel onderliggende oorzaken voor een dergelijke polyneuropathie, waarbij diabetes mellitus de meest bekende is. Er zijn vaak paresthesieën en/of gevoelsstoornissen aan de voeten, en in mindere mate de handen. Soms is er ook sprake van dysesthesie of pijn, en in ernstige gevallen ook krachtsvermindering, het eerst van de voet- en teenheffers. Bij neurologisch onderzoek is soms sprake van een parese, met name van de voet- en teenheffers (klinisch dan soms een 'klapvoet' of hanentred).

Tabel 19.9 Oorzaken polyneuropathie.

oorzaak	voorbeelden
metabool	diabetes mellitus, nierinsufficiëntie, porfyrie, hyperthyreoïdie, hyperparathyreoïdie, hypothyreoïdie, amyloïdose
systeemziekten	vasculitiden, periarteriitis nodosa, lupus erythematodes, reumatoide artritis, ziekte van Sjögren
deficiënties	vitamine B_1, B_6, B_{12}
toxisch-medicamenteus	alcohol, cytostatica, metronidazol, nitrofurantoïne, vincristine, lood, thallium, arsenicum, amiodaron, ergotamine, isoniazide, colchicine en goudpreparaten
erfelijk	neurofibromatose van Von Recklinghausen, ziekte van Fabry
infectieus	*Borrelia*, hiv, lepra
paraneoplastisch	bij dysproteïnemie (Waldenström, multipel myeloom, MGUS), carcinoom, polycythaemia vera

MGUS = *monoklonale gammopathie van onbekende betekenis*.

Afhankelijk van de duur van de polyneuropathie kan sprake zijn van spieratrofie en trofische stoornissen van de huid. Voorts worden sok- en handschoenvormige gevoelsstoornissen gevonden aan voeten en handen. Reflexen kunnen verlaagd tot afwezig zijn, in eerste instantie de achillespeesreflex.

Bij immuungemedieerde polyneuropathieën (zoals het syndroom van Guillain-Barré) staat krachtverlies vaak meer op de voorgrond, ook proximaal.

Bij de analyse van een polyneuropathie kan aanvullend elektromyo- en neurografie een bijdrage leveren aan de classificatie (axonaal en/of demyeliniserend) en richting geven aan verdere vervolgdiagnostiek (enkele belangrijke oorzaken in ◘ tab. 19.9).

Bij de behandeling van een polyneuropathie dient – indien mogelijk – de onderliggende oorzaak behandeld te worden. Daarnaast is vaak behoefte aan symptomatische therapie, met name gericht op pijnlijke gevoelsstoornissen. Neuropathische pijnmedicatie is wisselend effectief. Bepaalde tricyclische antidepressiva (bijv. amitriptyline) en anti-epileptica (bijv. pregabaline) worden vaak voorgeschreven.

19.5.2 Spieren

Spierziekten kunnen in drie groepen worden verdeeld: erfelijke, inflammatoire en verworven myopathieën. In het kader van dit hoofdstuk komt slechts de differentiële diagnose van de inflammatoire en verworven myopathieën aan de orde.

Inflammatoire myopathieën

De drie meest voorkomende inflammatoire myopathieën zijn dermatomyositis, polymyositis en inclusion body myositis. Bij poly- en dermatomyositis is er een proximale symmetrische spierzwakte. Ook nekbuigers en slikspieren kunnen zijn aangedaan. Bij dermatomyositis wordt er daarnaast een karakteristieke huidafwijking gezien, op met name de ogen en wangen, die zich kan uitbreiden over de rest van het lichaam. Er is spierpijn, hoewel dit laatste niet op de voorgrond staat. In het bloed wordt er een verhoogd creatininekinase (CK) gezien. Ook kan er cardiale betrokkenheid zijn, zich uitend in geleidingsstoornissen of hartfalen op basis van een cardiomyopathie. Bij patiënten met een dermatomyositis bestaat een verhoogd risico op een maligniteit (10-15% van de patiënten binnen 2-3 jaar na presentatie van de myositis). Hier dient met aanvullend onderzoek naar gezocht te worden. Vaak hebben patiënten ook malaise klachten, koorts en anorexie. Eerstekeusbehandeling is prednison in hoge dosering en gedurende langere tijd.

Inclusion body myositis is de meest voorkomende inflammatoire myopathie bij patiënten ouder dan 50 jaar. Hierbij zijn in het begin met name de distale spieren van de arm aangedaan. Ook kunnen de gelaatsspieren betrokken raken en kan er dysfagie optreden. Myalgie komt niet voor. CK is vaak normaal of gering verhoogd.

Tabel 19.10 (Genees)middelen als oorzaak van myopathie (niet uitputtend).

- HMG-coA-remmers
- amfetamine
- heroïne
- diuretica
- laxantia
- drop
- alcohol
- corticosteroïden
- lithium
- cytostatica

Tabel 19.11 Verworven myopathieën.

endocrien
- hyperthyreoïdie
- hypothyreoïdie
- syndroom van Cushing
- hyperparathyreoïdie

infectie
- viraal: hiv, Influenza
- parasitair: toxoplasmose, trichinose

Verworven myopathieën

Verworven myopathieën worden veroorzaakt door endocriene stoornissen, infecties of door (genees)middelen. Ernstige geneesmiddelenmyopathieën zijn gelukkig zeldzaam, maar de minder ernstige vormen van spierzwakte als bijwerking van geneesmiddelen worden vaak miskend. Dikwijls gaat de myopathie op basis van geneesmiddelen samen met een neuropathie. Proximale spierzwakte als gevolg van geneesmiddelengebruik kan subacuut ontstaan maar ook geleidelijk. Bij een acuut beloop zijn de spieren pijnlijk, er kan myoglobinurie optreden en zelfs acute rabdomyolyse. Zie tab. 19.10 voor een aantal (genees)middelen die myopathie kunnen veroorzaken.

Metabole myopathieën betreffen vooral myopathieën in het kader van schildklierdisfunctie en het syndroom van Cushing. Zowel hypo- als hyperthyreoïdie kan leiden tot een (pijnloze) proximale spierzwakte. Bij het syndroom van Cushing ontstaat dezelfde myopathie als de door glucocorticosteroïden geïnduceerde myopathie. Hyperparathyreoïdie geeft naast proximale spierzwakte aanleiding tot spierpijn na inspanning. Enkele infecties kunnen een myopathie veroorzaken (◘ tab. 19.11).

Literatuur

Berg AT, Berkovic SF, Brodie MJ, et al. Revised terminology and concepts for organization of seizures and epilepsies: Report of the ILAE Commission on Classification and Terminology 2005–2009. Epilepsia. 2010;4:676–85.

Bindels PJE, Vermeulen M. Het neurologie formularium – een praktische leidraad. Houten: Bohn Stafleu van Loghum; 2010.

Bradley WG. Neurology in clinical practice. Londen: Butterworths; 2012.

Roos RAC. Neurologische afwijkingen. In: Reitsma WD, Elte JWF, Overbosch D (red.), Differentiele diagnostiek in de interne geneeskunde. Houten: Bohn Stafleu van Loghum, 2005.

Ropper AH, Samuels MA. Adams and Victor's principles of neurology. 9e druk. McGraw-Hill Companies; 2009.

Website
▶ www.neurologie-denhaag.nl.

Somatisch onvoldoende verklaarde lichamelijke klachten (SOLK)

J.H. Bolk

20.1 Inleiding

SOLK-klachten komen veel voor en vormen een belangrijk medisch en maatschappelijk probleem. Voor de patiënten betekenen deze klachten vaak dat er sprake is van een vermindering van de kwaliteit van leven met beperkingen die gevolgen kunnen hebben voor de thuissituatie, de sociale omgeving, maar ook voor de werksituatie. Veelvuldig en soms langdurig ziekteverzuim is dan ook kenmerkend voor deze klachten.

In de SOLK-richtlijn worden SOLK en somatoforme stoornissen beschouwd als een continuüm lopend van enerzijds een enkelvoudige lichamelijke onvoldoende verklaarde klacht die kort bestaat en weinig functionele beperkingen geeft, naar langdurige SOLK met functionele beperkingen en meer klachten naar de somatoforme stoornissen en aan het eind van het spectrum de somatisatiestoornis. Bij patiënten met somatoforme stoornissen komen ook vaker depressie, angststoornissen en persoonlijkheidsstoornissen voor en wel tot 20%.

Voor artsen vormen patiënten met SOLK-klachten een regelrechte uitdaging maar ook vaak een bron van frustratie en irritatie vooral wanneer de consultfrequentie hoog is en er bij herhaling geen lichamelijke aandoening kan worden aangetoond. De presentatie van de klachten is vaak typisch atypisch wat bij de arts al een diagnostisch belletje kan doen rinkelen. Huisartsen voelen zich door deze patiënten nogal eens onder druk gezet om sneller dan ze gewend zijn medicatie voor te schrijven, aanvullend onderzoek aan te vragen of om een verwijzing naar een somatisch specialist in het ziekenhuis te regelen. Nogal eens eisen patiënten specifiek aanvullend onderzoek zoals lyme-serologie, vitamine-B_{12}-bepaling of uitgebreide virusdiagnostiek.

Bij de huisarts blijft 30–50 % van de lichamelijke klachten medisch onverklaard. Ook bij de internist, cardioloog, gynaecoloog, reumatoloog en neuroloog blijft 40–60 % van de lichamelijke klachten medisch onverklaard. Dit betekent dat elke dokter voldoende toegerust moet zijn om op adequate wijze met deze patiënten te kunnen communiceren en ook om somatisatie te voorkomen. Somatisatie wordt in de SOLK-richtlijn als volgt gedefinieerd: dit is de neiging van patiënten om lichamelijke klachten te ervaren en te uiten, deze toe te schrijven aan lichamelijke ziekte en er medische hulp voor te zoeken, terwijl er geen pathologie wordt gevonden die de klachten voldoende verklaart. Deze patiënten hebben de neiging artsen te blijven bezoeken, ondergaan vaak veel medische onderzoekingen en behandelingen zonder dat dit hun klachten verbetert. In het verlengde hiervan wordt ook wel gesproken van somatische fixatie als een proces van voortdurend inadequaat omgaan met en reageren op ziekte, problemen en klachten.

In de Diagnostic and statistical manual of mental disorders (DSM) 4 (de classificatie van psychiatrische ziekten) valt SOLK onder de somatoforme stoornissen en wel meer specifiek onder de 'ongedifferentieerde somatoforme stoornis' als de klachten langer dan 6 maanden bestaan of onder de 'somatoforme stoornis niet anders omschreven' als de klachten niet voldoen aan de criteria voor een van de specifieke somatoforme stoornissen zoals de conversiestoornis, hypochondrie of een gestoorde lichaamsbeleving. Beide vormen tezamen maken 40–45 % uit van alle somatoforme stoornissen.

In de Engelstalige medische literatuur wordt wel onderscheid gemaakt tussen disease en illness. Cassell (1978) heeft dit als volgt beschreven: 'Illness means what the patient feels when he goes to the doctor, disease is what he has the way home from the doctor's office. Disease, then, is something an organ has; illness is something a man has.' Artsen hebben geleerd om te gaan met 'disease' maar vinden het moeilijk om te gaan met 'illness'.

SOLK-klachten worden ook wel omschreven met de term functionele syndromen: bepaalde klachten komen vaak in samenhang voor waardoor ze in diagnostische zin voor de arts beter herkenbaar zijn. Daarbij komt nog dat de verschillende functionele syndromen grote overeenkomsten laten zien in symptomatologie en vaker voorkomen bij één en dezelfde persoon. De patiënten hebben niet slechts één klacht, maar meerder samenhangende symptomen.

20.2 Zijn er kenmerken van de patiënt, de setting, de klacht of het klachtenpatroon en/of de presentatie die voorspellen of de klacht onvoldoende lichamelijk verklaard blijft?

In de literatuur zijn een aantal factoren geïdentificeerd die van toepassing kunnen zijn op het voorkomen van SOLK-klachten bij bepaalde personen (◘ tab. 20.1).

20.3 Analyse van de klachten

Dit begint, zoals het altijd hoort, met een zorgvuldige anamnese waarbij ook de psychosociale anamnese (relatie, familiesituatie, vrienden, werksituatie, omgang met collega's en baas) goed in kaart moet worden gebracht. Er moet aandacht zijn voor psychische aspecten die kunnen duiden op een angst- of paniekstoornis, een depressieve stoornis, burn-out of hypochondrie. Uit onderzoek blijkt dat hiervan in zo'n 20 % van de patiënten sprake is. Hierin ligt besloten dat een arts wanneer hij een patiënt met een vermoede SOLK-klacht op zijn spreekuur krijgt het beste een tweesporenbeleid kan

Tabel 20.1 Factoren die van toepassing kunnen zijn op het voorkomen van SOLK-klachten.

- persoonlijkheidsfactoren/persoonlijkheidsstoornissen
- de beleving van lichamelijke klachten: psychologische dan wel een somatische attributie van de klachten door de patiënt
- de vaak aanwezige overlap met angst- en paniekstoornissen en depressie
- het vrouwelijke geslacht
- het nogal eens familiair voorkomen van de klachten zonder dat er sprake is van een genetische predispositie
- toegenomen ziektegedrag bij ouders verhogen bij kinderen het risico op latere SOLK-klachten
- het op kinderleeftijd doormaken van geweld, misbruik of verwaarlozing
- traumatische gebeurtenissen in het leven, zowel van somatische als van psychische aard
- eerdere organische ziekte, ongevallen of stressvolle gebeurtenissen
- het behoren tot een lagere sociaaleconomische klasse
- het aantal door de patiënt genoemde klachten: met toename van het aantal klachten een grotere kans op een functioneel syndroom of op een psychiatrische diagnose, bijv. een depressief syndroom of een angst- c.q. paniekstoornis

volgen: enerzijds aandacht voor de gepresenteerde klacht(-en) en anderzijds is het van belang de patiënt te leren omgaan met zijn klachten en deze in de tijd te vervolgen. In de huisartsopleiding wordt bij de anamnese aandacht gevraagd voor het uitvragen van de zogenoemde SCEGS. Dit is een acroniem voor somatische aspecten, cognities (opvattingen/gevoelens bij de patiënt), emotionele reacties (angst, bezorgdheid), gedragsmatige aspecten (omgaan met de klachten) en sociale aspecten (relaties met familie, kinderen, vrienden, werksituatie). In de richtlijn wordt als uitgangspunt het daarmee vergelijkbare *biopsychosociale* ziektemodel gehanteerd.

20.4 Veel voorkomende klachten en syndromen

In de anamnese komen vooral de in tab 20.2 genoemde klachten veelvuldig voor:

De lichamelijke klachten worden door de patiënt geïnterpreteerd als uitingen van een serieuze lichamelijke aandoening. Hierdoor

Tabel 20.2 Veel voorkomende klachten bij patiënten met SOLK-klachten.

- vermoeidheid en zwaktegevoel
- conditieverlies/tot niets meer komen
- nervositeit/gespannenheid/angst
- duizeligheid/tintelingen/angst
- spierpijnen/pijn in en om de gewrichten
- overmatig transpireren
- concentratiestoornissen/geheugenstoornissen
- hartkloppingen/pijn op de borst/kortademigheid
- slaapstoornissen
- buikpijnklachten
- veranderde defecatie en mictie

Tabel 20.3 Lijst van de meest voorkomende SOLK-syndromen of functionele syndromen.

- chronisch vermoeidheidssyndroom (CVS)
- fibromyalgie
- chronisch whiplashsyndroom
- prikkelbaredarmsyndroom (PDS) of irritable bowel syndrome (IBS)
- chronische buikpijn bij vrouwen
- chronische hoofdpijn
- chemical sensitivity syndrome
- repetitive strain injury (RSI)
- bekkeninstabiliteit bij vrouwen
- posttraumatische stressstoornis of -syndroom
- hyperventilatie, vaak gebaseerd op een angst- c.q. paniekstoornis
- burn-out

bestaat vaak extra bezorgdheid en angst en treedt er verheviging van de klachten op. Deze vicieuze cirkel zorgt voor een heftiger ziektebeleving, frequent doktersbezoek, ook specialistisch, en een groot ziekteverzuim.

Welke SOLK-syndromen zijn er te onderscheiden? In tab. 20.3 volgt een opsomming.

Bij het uitvragen van de klachten blijkt dat er naast de hoofdklacht die reden is voor het bezoek aan de arts, vaak ook een heleboel andere klachten bestaan die het syndroom mede bepalen (tab. 20.1). Aaron en Buchwald (2001) geven aan dat er tussen de

> **Tabel 20.4** SOLK-klachtenclusters volgens NHG-standaard SOLK.
>
> - gastrointestinaal: buikpijn, defecatiestoornissen
> - cardiopulmonaal: pijn op de borst, hartkloppingen, kortademigheid
> - bewegingsapparaat: pijn in pols, schouder, nek, lage rugpijn
> - algemene aspecifieke klachten: moeheid, hoofdpijn, duizeligheid, concentratieproblemen en geheugenstoornissen

verschillende functionele syndromen een substantiële overlap bestaat in klachtpresentatie en dat de gemeenschappelijke kenmerken ervan belangrijker moeten worden geacht dan de verschillen tussen deze syndromen. Zij geven aan dat deze syndromen kunnen worden gevat in twee klachtenclusters: *pijn-vermoeidheid* met als klachten chronische vermoeidheid, verstoorde slaap, buikklachten, hoofdpijn en pijn in het bewegingsapparaat en *cardiorespiratoir* met als klachten pijn op de borst, hartkloppingen en kortademigheid. In de Nederlandse NHG-standaard SOLK worden vier klachtenclusters benoemd (tab. 20.4).

Een aantal van bovengenoemde syndromen wordt hieronder nader uitgewerkt.

20.4.1 Het chronisch vermoeidheidssyndroom (CVS)

CVS is een van de meest bekende SOLK-syndromen. Moeheidklachten vormen een belangrijk medisch en maatschappelijk probleem. Voor de patiënt betekent deze klacht in het algemeen dat de kwaliteit van leven verminderd is, zeker wanneer er beperkingen zijn in het dagelijks leven. Bij de huisarts is moeheid een veelgehoorde klacht. Zoals blijkt uit de Tweede Nationale Studie naar ziekten en verrichtingen in de huisartsenpraktijk (ns2) lijkt er een toename van vermoeidheidsklachten in Nederland te zijn. Vaak verdwijnen de klachten van vermoeidheid spontaan tot wel 70% na 3 jaar, maar in ongeveer 10% van de gevallen persisteren de vermoeidheids-

> **Tabel 20.5** CDC-criteria van het chronische vermoeidheidssyndroom.
>
> 1. de patiënt heeft ernstige vermoeidheid gedurende ten minste 6 maanden of langer
> 2. andere bekende aandoeningen zijn door klinische diagnostiek uitgesloten
> 3. *er zijn vier of meer van de volgende symptomen aanwezig*:
>   a. aanmerkelijke beperking in het kortetermijngeheugen of concentratie
>   b. pijnlijke lymfeklieren
>   c. spierpijn
>   d. polyartralgie zonder ontstekingsverschijnselen
>   e. nieuw ontstane hoofdpijn
>   f. niet-verkwikkende slaap
>   g. malaise na inspanning die meer dan 24 uur aanhoudt
> 4. de symptomen moeten gedurende zes of meer opeenvolgende maanden (al dan niet continu) aanwezig zijn geweest en mogen niet voorafgegaan zijn aan de vermoeidheid

klachten een halfjaar of langer. Bij de internist wordt de klacht moeheid vaak geuit in de context van andere chronische aandoeningen. Criteria voor het stellen van de diagnose CVS zijn ontleend aan het Amerikaanse Center for Disease Control uit 1994. Deze criteria zijn voor de Nederlandse situatie overgenomen in het rapport van de Gezondheidsraad uit 2005 (tab. 20.5).

Een belangrijk gegeven is de duur van de vermoeidheidsklachten. Er kunnen drie fasen worden onderscheiden, te weten: korter dan 1 maand (acute fase), 2–6 maanden (subacute fase) en langer dan 6 maanden (chronische fase). Voor elke fase zijn er aanbevelingen hoe ver men moet gaan in de diagnostiek. Met name is de prognose voor patiënten die langer dan 6 maanden klachten hebben, ongunstig. Zie hiervoor de herziene CVS-richtlijn van de Nederlandse Internisten Vereniging uit 2013. Voor de internist bestaat er een uitgebreide differentiële diagnose voor de klacht moeheid (tab. 20.6).

Het is niet gemakkelijk de ernst van de vermoeidheid vast te stellen. Indien wenselijk kan men ter ondersteuning van de anamnese de mate van vermoeidheid in kaart brengen met behulp van de verkorte vermoeidheidsvragenlijst (VVV). De VVV is een gevalideerde

Tabel 20.6 Differentiële diagnose van chronische vermoeidheid.

1. *gelokaliseerde orgaandisfunctie*
   - endocrien
     - hypofyse
     - bijnier
     - schildklier
     - bijschildklier
     - diabetes mellitus
   - hart
   - long
   - lever
   - nieren

2. *gegeneraliseerd*
   - infectie
   - niet-infectieuze ontsteking
   - intoxicatie
   - stapelingsziekte
   - neoplasma
   - anemie

3. *neurologisch*
   - narcolepsie
   - multiple sclerose
   - myasthenia gravis

4. *psychologisch/psychiatrisch*
   - slaapstoornis
   - stemmingsstoornis
   - somatoforme stoornis

5. *medicamenteus/intoxicaties*
   - bijwerking van geneesmiddelen (vele mogelijk)
   - sedativa
   - verslavende stoffen

6. *idiopathische chronische vermoeidheid*
   - chronisch vermoeidheidssyndroom

vragenlijst waarvan normgegevens van het CVS, van gezonden en van andere patiëntgroepen bekend zijn.

Conceptueel is het van belang onderscheid te maken tussen de precipiterende factoren (die factoren die de klachten deden ontstaan) en de perpetuerende factoren (de factoren die de klachten in stand houden). De precipiterende factoren kunnen zijn een infectie (bijv. epstein-barr-virus- (EBV-)infectie), een operatie/anesthesie, een bevalling of een (psycho)trauma. Van de perpetuerende factoren zijn vooral psychologische factoren vastgesteld. Sterke lichamelijke attributie (somatisatie), sterk focusseren op de lichamelijkheid van de klachten en het gevoel de klachten zelf niet te kunnen beïnvloeden zijn belangrijke in stand houdende factoren. Bij CVS lijkt vooral de perceptie van lichamelijke signalen gestoord, zich uitend in klachten van moeheid, pijn en klachten over de slaap en over concentratie en geheugen. Het gaat daarbij naar alle waarschijnlijkheid om een disregulatie op het niveau van het centrale zenuwstelsel.

20.4.2 Fibromyalgie

Patiënten met fibromyalgie presenteren zich met chronische pijn in het hele lichaam met daarbij klachten van gestoorde slaap, chronische vermoeidheid en depressieve klachten. De diagnose fibromyalgie is lange tijd een controversiële geweest waarbij sommige experts zich hebben afgevraagd of het hier wel een te onderscheiden ziekte-entiteit betreft. Echter de pijnklachten en het onwelbevinden van de patiënten die zich met deze klachten presenteren, zijn echt, ondanks dat niet goed wordt begrepen hoe de klachten ontstaan. De diagnose wordt op klinische gronden gesteld. Er zijn geen specifieke laboratoriumafwijkingen of röntgenonderzoeken die behulpzaam kunnen zijn bij het stellen van de diagnose.

In de algemene medische praktijk heeft ongeveer 2–10 % van de bevolking last van chronische pijn die ten minste 3 maanden bestaat, beide zijden van het lichaam betreft en zowel boven als onder de gordel aanwezig is. De inmiddels verouderde criteria voor fibromyalgie van de American College of Rheumatology (ACR) uit 1990 waarin de pijn op ten minste 11 van 18 specifieke plekken op het lichaam opwekbaar moest zijn bij palpatie (de zgn. tender points) zijn inmiddels verlaten. Deze drukpijnpunten zijn moeilijk te standaardiseren en ook hebben gezonde personen pijnlijke drukpunten. Recentelijk is hier een nieuwe richtlijn voor verschenen, die is samengesteld uit een pijnscore vanuit 19 lichaamsdelen tot een score tussen de 0 en 19 punten tezamen met een symptoomscore waarin vermoeidheid, gestoorde slaap en cognitieve symptomen worden gescoord tot een score tussen 0 en 12. Hierbij wordt apart nog gescoord voor de aanwezigheid van hoofdpijn, pijn of krampen onder in de buik en depressiviteit. Het maximale aantal te scoren punten is dan 31. Dit betreft een vragenlijst die door patiënten zelf kan worden ingevuld. De cut-offscore voor fibromyalgie ligt daarin bij een pijnscore van 12-13 waarboven de diagnose fibromyalgie kan worden overwogen. Dit is op bevolkingsniveau in Duitsland dan het geval in 2,1 % en in de VS in Minnesota 6,4 %. Er blijft echter een belangrijke overlap bestaan tussen patiënten boven en onder deze cut-offscore. Er wordt ook wel gesteld dat fibromyalgie de bovengrens vormt van een continu spectrum van polysymptomatische stress in de bevolking. Bij veel chronische pijnsyndromen, zoals lage rugklachten, whiplash en fibromyalgie, lijkt er één gemeenschappelijke pathogenese te zijn: sensitisatie van pijnmodulerende systemen in het centrale zenuwstelsel, zowel spinale als supraspinale.

Differentieeldiagnostisch moet er bij patiënten die zich met uitgebreide en al langdurig bestaande pijn presenteren gedacht worden aan inflammatoire artritis of aan osteoarthrosis.

20.4.3 Prikkelbaredarmsyndroom

Chronische buikklachten met verandering van het defecatiepatroon zonder dat er aanwijzingen zijn voor somatische (darm)pathologie kunnen worden aangeduid met prikkelbaredarmsyndroom (PDS) of irritable bowel syndrome (IBS).

De diagnose kan worden gesteld op grond van de zogenoemde Rome-III-criteria:
- ten minste 3 maanden klachten, met een begin van ten minste 6 maanden geleden, van terugkerende pijn of ongemak in de

buik (opgeblazen gevoel) samengaand met twee of meer van de volgende kenmerken
- verbetering na de ontlasting en/of
- het begin is geassocieerd met een verandering in de frequentie van de ontlasting en/of
- het begin is geassocieerd met een verandering van de consistentie van de ontlasting.

Er zijn subtypen beschreven waarbij of obstipatie of diarree op de voorgrond staan of wanneer obstipatie en diarree elkaar afwisselen. Er kan slijm bij de ontlasting zitten, maar geen bloed. De meeste patiënten consulteren voor deze klachten de huisarts maar ook de internist en de maag-, darm- en leverarts zullen met enige regelmaat deze patiënten op hun spreekuur zien.

20.4.4 Chronische buikpijn bij vrouwen

Chronische buikpijn bij vrouwen wordt gedefinieerd als continue of intermitterende pijn die voornamelijk in de onderbuik gelokaliseerd is en die langer dan 6 maanden bestaat en waarbij de pijn niet alleen samenhangt met de menstruatiecyclus (dismenorroe) of het hebben van gemeenschap (dyspareunie). Afwijkingen als endometriosis, adhesies, vleesbomen of cysten worden niet vaker gevonden dan bij vrouwen die niet klagen over buikpijn. Er wordt wel een overlap gevonden met andere SOLK, zoals het prikkelbaredarmsyndroom.

20.4.5 Chemical sensitivity syndroom

Dit syndroom wordt gekenmerkt door een heel scala aan lichamelijke en neurocognitieve en neuropsychologische klachten waarvan de oorzaak wordt gezocht in blootstelling aan zeer lage concentraties van een variëteit aan chemicaliën. Bij deze patiënten zijn er geen afwijkingen bij lichamelijk onderzoek en evenmin afwijkende laboratoriumbevindingen.

In deze groep patiënten wordt in 75% van de gevallen een psychiatrische aandoening gevonden en in 35% een somatoforme stoornis. Angststoornissen komen ook veel voor evenals misbruik van middelen. Patiënten melden nogal eens een overgevoeligheid voor geuren zoals parfums, deodorant en rook. In technische zin zijn er nooit allergische verklaringen gevonden.

20.4.6 Chronisch whiplashsyndroom

Dit kan het gevolg zijn van een letsel aan de nek en/of rug ten gevolge van een plotseling flexie/extensiebeweging van het hoofd. Het meest frequent wordt een whiplash opgelopen bij een kop-staartaanrijding met auto's. Hierbij kan beschadiging optreden van zachte weefsels in de nek en andere structuren in de nek. Bij het grootste deel van de mensen met een whiplash herstellen deze klachten op korte termijn. Lichamelijke klachten kunnen zijn: nekpijn, stijfheid in de nek, hoofdpijn, moeilijk definieerbare pijnen in rug en/of armen of benen. Er kunnen aspecifieke symptomen voorkomen als concentratiestoornissen, vergeetachtigheid, stemmingswisselingen, vermoeidheid en oorsuizingen.

Röntgenonderzoek van de cervicale wervelkolom of een CT-scan of MRI van de nek geven meestal geen afwijkingen te zien. Soms kunnen puntvormige bloedinkjes worden aangetroffen.

Het chronisch whiplashsyndroom, waarin de aspecifieke symptomen de overhand hebben, komt veel vaker voor in landen waar aan het syndroom aandacht wordt besteed in de algemene media en minder in landen waar ziekteverzuim op basis van deze klachten niet wordt gehonoreerd met doorbetaling van loon. Het blijkt dat het herstel van nekklachten ook veel sneller gaat wanneer de arts niet de term whiplash gebruikt. Wanneer patiënten een causale attributie hebben over het ontstaan van de klachten kan dit van grote invloed zijn op het beloop van de klachten en gaat dit vaak samen met meer symptomen en een slechtere prognose. Ook bestaat er dan een disfunctionele denk- of copingstijl waarbij de patiënt uitgaat van het slechtst denkbare scenario voor herstel.

20.4.7 RSI: repetitive strain-injury

In dit syndroom vormen pijnklachten in pols, arm, schouder en/of nek de belangrijkste klachten. Meestal wordt dit syndroom beschreven bij mensen die veel computerwerk verrichten en zich onvoldoende ontspannen en/of lang in één houding werken. In vroeger tijden werden deze klachten wel benoemd met schrijfkramp of telegrafistenarm en nog later als cervicobrachiaal syndroom. Merkwaardigerwijs is dit pijnsyndroom min of meer 'uit de mode geraakt'.

20.4.8 Posttraumatische stressstoornis (PTSS)

Dit syndroom komt veel voor bij soldaten die in Vietnam, Cambodja, Irak of Afghanistan hebben gediend. Ook mensen die op andere wijze met zeer traumatische gebeurtenissen zijn geconfronteerd, kunnen hier lange tijd klachten van ondervinden, bijvoorbeeld personen die de Bijlmerramp of de vuurwerkramp in Enschede hebben meegemaakt. Centraal in dit syndroom staan de volgende klachten:
- *flashbacks*: herbeleving van stressvolle momenten met 's nachts nachtmerries;
- *vermijdingsgedrag*: uit de weg gaan van zaken of situaties, die herinneringen oproepen aan de traumatische ervaringen;
- *prikkelbaarheid en verhoogde waakzaamheid* met een voortdurende staat van paraatheid, en daardoor ook vaak lichte en verstoorde slaap.

Er is overlap met angst- en paniekstoornis wanneer deze patiënten in situaties geraken die herinneringen oproepen aan eerdere ervaringen.

20.4.9 Burn-out

Hierbij bestaan persisterende klachten van lichamelijke en geestelijke vermoeidheid ten gevolge van jarenlange (over)belasting op het werk. Er bestaat daarbij een individuele gevoeligheid om hier last van te krijgen. Naast de vermoeidheid zijn er twee of meer van de volgende klachten: spierpijn in nek en/of rug, hoofdpijn, duizeligheid, slaapstoornissen, moeite met ontspannen, last van het maagdarmstelsel en toegenomen prikkelbaarheid. Ook kan er sprake zijn van zich geestelijk afgestompt voelen en cynisme. Het prestatieniveau is gedaald.

Werkstress, overspannenheid en burn-out liggen in elkaars verlengde.

20.4.10 Hyperventilatie

Er zijn klachten in wisselende samenstelling: zweetaanvallen, kortademigheid, pijn/druk op de borst, duizeligheid, tintelingen in handen, voeten en in de mond, angst voor een hartaanval of om dood te gaan, bewustzijnsverlies. Deze klachten zijn vaak een uiting van een onderliggende angst- of paniekstoornis. Deze klachten kunnen gepaard gaan met agorafobie waarbij de desbetreffende persoon bepaalde situaties gaat vermijden in de vrees dat dan de klachten zullen ontstaan. Voorbeelden hiervan zijn claustrofobie (bijv. in liften), pleinvrees, vliegangst, hoogtevrees, sociale fobie.

In het algemeen kan worden gesteld dat klachten als pijn, chronische vermoeidheid of disfunctie van bepaalde orgaansystemen kunnen worden beschouwd als kristallisatiepunt van algemene klachten van onwelbevinden en vaak inherent zijn aan de persoonlijkheid van betrokkenen. Klachten ontstaan door overbelasting of door ontevredenheid met het huidige bestaan en er is behoefte aan erkenning en genoegdoening. Er is vaak sprake van onzekerheid over het eigen lichamelijk functioneren en er worden toenemend zelfdiagnoses gesteld door herkenning van de klachten in de media of op internet en/of in de kennissenkring.

20.5 Pathofysiologie van SOLK-syndromen

Hier is helaas weinig over bekend. Aangezien veel van deze syndromen een common final pathway aan klachten hebben, vooral neuropsychologische klachten of pseudoneurologische klachten, is lange tijd gedacht aan een verband met een niet goed functionerende hypofyse-bijnier-cortisol-as. Dit omdat stressvolle gebeurtenissen en veranderde leefomstandigheden (financieel, relationeel of arbeidsgerelateerd) aanleiding kunnen zijn voor het optreden van SOLK. Een duidelijk pathogenetisch verband is nooit aangetoond. In later jaren is gesuggereerd dat er via het autonome zenuwstelsel sympathische en parasympathische zenuwvezels geactiveerd worden die in verbinding staan met diverse organen (hart, longen, maagdarmstelsel en urinewegen) waardoor ook de lichamelijke klachten van patiënten met SOLK beter begrepen kunnen worden zoals pijn op de borst, hartkloppingen, kortademigheid, buikklachten, mictieklachten. Het limbische systeem zou hierbij centraal staan. Bij veel patiënten is er een disbalans ontstaan tussen draagkracht en draaglast.

Bij patiënten met SOLK kan ook het boven reeds genoemde sensitisatiemodel een rol spelen bij het ontstaan en onderhouden van de klachten. De drempel waarboven de klachten ontstaan, is als het ware te laag afgesteld.

20.6 De aanpak en behandeling van patiënten met SOLK en somatoforme stoornissen

De behandeling van patiënten met SOLK en somatoforme stoornissen wordt door artsen vaak extreem moeilijk gevonden. Carson et al. (2004) vonden dat dit bij 50% van de artsen (neurologen in dit geval) het geval was.

Patiënten en artsen hebben een verschillend perspectief aangaande beleving en uitleg c.q. behandeling van de gepresenteerde klachten. Patiënten willen zich primair gehoord voelen en zich serieus genomen voelen. Het maakt voor patiënten veel uit hoe de arts de klachten benoemt. Wanneer artsen de klachten als psychisch afdoen of aangeven dat de klachten 'tussen de oren' zitten dan voelen vrijwel alle patiënten zich niet serieus genomen en ook beledigd. Met de term psychosomatisch voelt één op de drie patiënten zich niet serieus genomen. Wanneer de arts de klachten als stressgerelateerd benoemt, zullen veel patiënten hierin mee kunnen gaan aangezien stress vaak een medebepalende factor is in het ontstaan van de klachten. Met de term functionele klachten zijn patiënten het meest tevreden als de arts maar kan uitleggen dat de ontstaanswijze van de klachten goed via een pathofysiologisch model is te verklaren.

Allereerst is het van belang dat de arts de klachten van de patiënt serieus neemt en erkent dat de patiënt de klachten heeft zoals die worden gemeld. Goed luisteren en exploreren van het biopsychosociale model zijn van groot belang. Het verrichten van een volledig lichamelijk onderzoek kan al heel geruststellend werken. Ook de uitleg dat aan een orgaan of orgaansysteem niets hoeft te mankeren maar dat ditzelfde orgaan wel een gestoorde functie kan hebben, kan positief uitwerken. Uitleg kost tijd maar dit kan later kosteneffectief blijken. De huisarts of medisch specialist kan besluiten een beperkt laboratoriumonderzoek te laten verrichten. Dit om een anemie, infectieziekte, diabetes mellitus of een schildklierfunctiestoornis uit te sluiten. In de herziene CVS-richtlijn uit 2013 wordt het volgende bloedonderzoek geadviseerd: hemoglobine, hematocriet, leukocytenaantal en -differentiatie, bezinkingssnelheid erytrocyten, ferritine, schildklier stimulerend hormoon en fT4, glucose, creatinine, alanineaminotransferase (ALAT), bilirubine, gammaglutamyltranspeptidase (γ-GT), alkalische fosfatase en urineonderzoek op leukocyten, eiwit en albumine. Bij jongeren wordt aanbevolen dit aan te vullen met coeliakieserologie, IgA, natrium, kalium, calcium en albumine. Bij volwassenen met een thoraxfoto en een ecg.

Van belang is ook hoe de attributie van de patiënt is ten aanzien van zijn/haar klachten. Patiënten met een psychologische attributie kunnen vaak meegaan in het functionele verklaringsmodel, patiënten met een somatische attributie kunnen zich vaak niet neerleggen bij het feit dat er niets gevonden kan worden ter verklaring van hun klachten en dringen vaak aan op meer onderzoek of verwijzingen. Ook kan shopgedrag ontstaan bij alternatieve genezers die vaak een eigen visie hebben op voor reguliere artsen onbegrepen klachten. Het is een belangrijke verantwoordelijkheid van artsen om op een gegeven moment het diagnostische traject te stoppen en met de patiënt samen naar de toekomst te kijken. Hoe gaan we nu verder?

Het is min of meer een kenmerk van SOLK dat er nauwelijks tot geen reactie is op medicamenteuze interventies. Met name bij het CVS en bij fibromyalgie werken medicamenten niet of nauwelijks. Dit is met name uitgezocht voor pijnstillers en antidepressiva.

De laatste jaren zijn er bij een deel van de patiënten goede resultaten bereikt met cognitieve gedragstherapie (CGT) voor de verschillende SOLK-syndromen. In de tweede lijn wordt geadviseerd CGT onderdeel te laten zijn van het standaard medisch handelen bij SOLK en somatoforme stoornissen niet anders omschreven. Patiënten met een duidelijke somatische attributie of patiënten die in rechtszaken verwikkeld zijn naar aanleiding van hun vaak langdurig ziekteverzuim, profiteren weinig van deze aanpak. Patiënten met ernstige somatoforme stoornissen worden in het algemeen met wisselend succes behandeld in de geestelijke gezondheidszorg door psychologen of psychiaters.

Literatuur

Aaron LA, Buchwald D. A review of the evidence for overlap among unexplained clinical conditions. Ann Intern Med. 2001;134:868-1.

Afari N, Ahumada SM, Wright LJ, et al. Psychological trauma and functional somatic syndromes: a systematic review and meta-analysis. Psychosomat Med. 2014;76:2-11.

Alberts M, Smets EMA, Vercoulen JHMM, et al. Verkorte vermoeidheidsvragenlijst: een praktisch hulpmiddel bij het scoren van vermoeidheid. Ned Tijdschr Geneeskd. 1997;141:1526-30.

Barsky AJ, Bous JF. Functional somatic syndromes. Ann Intern Med. 1999;130:910-21.

Carson AJ, Stone J, Warlow C, et al. Patiënts whom neurologists find difficult to help. J Neurol Neurosur Psychiatry. 2004;75:1776-8.

Cassell EJ. The healer's art: a new approach to the doctor-patient relationship. Harmondsworth: Penguin Books; 1978.

Epstein RM, Shields CG, Meldrum SC, et al. Physician's response to patients' medically unexplained symptoms. Psychosomat Med. 2006;68:1731-9.

Feltz-Cornelis C van der, Swinkels JA, Blankenstein AH, et al. De Nederlandse multidisciplinaire richtlijn 'Somatisch onvoldoende verklaarde lichamelijke klachten en somatoforme stoornissen'. Ned Tijdschr Geneeskd. 2011;155:A1244.

Gezondheidsraad. Het chronische vermoeidheidssyndroom. Den Haag: Gezondheidsraad; 2005. (publicatie no. 2005/02).

Lipowski ZJ. Somatization: the concept and its clinical application. Am J Psychiatry. 1988;145:1358-68.

Mast RC van der. Onverklaarde lichamelijke klachten: een omvangrijk probleem, maar nog weinig zichtbaar in opleiding en richtlijnen. Ned Tijdschr Geneeskd. 2006;150:686-92.

Multidisciplinaire Richtlijn somatisch onvoldoende verklaarde lichamelijke klachten en somatoforme stoornissen. Utrecht: Trimbos-instituut; 2010. Deze GGZ-richtlijn is te vinden op ▶ www.ggzrichtlijnen.nl.

NHG-standaard no. 102: Somatisch onvoldoende verklaarde lichamelijk klachten. Huisarts Wet. 2013;56:222-30.

Rahman A, Underwood M, Carnes D. Fibromyalgia. Br Med J. 2014;348:1224-34.

Stone J, Wojcik W, Durrance D, et al. What should we say to patients with symptoms unexplained by disease? The 'number needed to offend'. BMJ. 2002;325:1449-50.

Talley NJ, Spiller R. Irritable bowel syndrome: a little understood organic bowel disease? Lancet. 2002;360:555-64.

Tuinman PR, Oberink HH, Wierenga-de Waard M, Hoekstra JBL. Geen moeilijke patiënten, wel lastige consulten. Ned Tijdschr Geneeskd. 2011;155:A2821.

Ursin H. Sensitization, somatisation and subjective health complaints. A review. Int J Behav Med. 1997;4:105-16.

Wessely S, Nimnuan C, Sharpe M. Functional somatic syndromes: one or many? Lancet. 1999;354:936-9.

Wilgen CP van, Keizer D. Het sensitisatiemodel: een model om een patiënt uit te leggen wat chronische pijn is. Ned Tijdschr Geneeskd. 2004;148:2535-8.
Wolfe F, Clauw DJ, Fitzgerald M-A, et al. Fibromyalgia criteria and severity scales for clinical and epidemiological studies: A modification of the ACR preliminary diagnostic criteria for fibromyalgia. J Rheumatol. 2011;38:1113-22.

Website
► www.internisten.nl. zie richtlijn CVS 2013.

Bijlagen

Afkortingenlijst – 689

Register – 699

Afkortingenlijst

β-HCG	bèta-humaan choriongonado-trofine	AFP	alfa-1-foetoproteïne
11-β-HSD	11-β-hydroxysteroïddehydro-genase	aids	acquired immunodeficiency syndrome
γ-GT	gammaglutamyltranspeptidase	AIN	intra-epitheliale neoplasie
17-OHP	17-hydroxyprogesteron	AITL	angioimmunoblastic T cell lymphoma
AAAA	acuut aneurysma van de abdominale aorta	AKI	acute kidney injury
ABCDE	de volgorde waarin een slachtoffer beoordeeld en behandeld moet worden: airway; breathing; circulation; disability; exposure	AL	amyloïdose
		ALAT	alanineaminotransferase
		ALCL	anaplastic large cell lymphoma
ACE	angiotensineconverterend enzym/angiotensin-converting enzyme	ALK	anaplastic lymphona kinase
		ALL	acute lymfatische leukemie
aCML	atypische chronische myeloïde leukemie	AML	acute myeloïde leukemie
		ANA	antinucleaire antistoffen
ACNES	anterior cutaneous nerve entrapment syndrome	ANCA	antineutrofiele cytoplasmatische antilichamen/antistoffen
ACR	American College of Rheumatology		
		ANF	antinucleaire factor
ACTH	adrenocorticotroop hormoon	anti-ds-DNA	anti-dubbelstrengs-desoxyribonucleïnezuur
ADA	adenosinedeaminase		
ADA	American Diabetes Association	anti-n-RNP	anti-extraheerbaar kernantigeen
ADH	antidiuretisch hormoon	AP	anterior posterior

APTT	geactiveerde partiële tromboplastinetijd
ARDS	acute respiratory distress syndrome
ARFO	anorectaal functieonderzoek
ARN	acute retinanecrose
AS	aortastenose
ASA	acetylsalicylzuur
ASAT	aspartaataminotransferase
AST	antistreptolysinetiter
AT II	angiotensine II
ATN	acute tubulusnecrose
ATP III	Adult Treatment Panel III
AV	atrioventriculair
AVNT	atrioventriculaire nodale tachycardie
AVRT	atrioventriculaire re-entry-tachycardie
BAL	bronchoalveolaire lavage
BE	base excess (=overschot)
BMI	body mass index; ook bekend als de queteletindex; gewicht/lengte2 (gewicht uitgedrukt in kg en lengte in meters)
BNP	B-type natriuretisch peptide
BPPD	benigne paroxismale positieveranderingsduizeligheid
BRIC	benign recurrent intermittent cholestasis
BSE	bezinkingssnelheid van erytrocyten
CA-125	cancer antigen 125
CABG	coronaire bypasschirurgie/coronary artery bypass grafting
CAG	coronaire angiografie
c-ANCA	cytoplasmatisch fluorescentiepatroon
CAP	community acquired pneumonie
CAR	carcinoma-associated retinopathie
cART	combinatie-antiretrovirale therapie
CCP	cyclisch gecitrullineerd peptide
CDC	Center for Disease Control and Prevention
CEA	carcino-embryonaal antigeen
CFR	case fatality rate
CFU	colony forming units
CGT	cognitieve gedragstherapie
CIIP	chronische idiopathische intestinale pseudo-obstructie
CK	creatininekinase
CK-MB	uit het myocard afkomstige fractie van creatinefosfokinase
CLL	chronische lymfatische leukemie
CML	chronisch myeloïde leukemie
CMML	chronische myelomonocytaire leukemie
CMT	circus movement tachycardia
CMV	cytomegalovirus
CNS	central nervous system

Afkortingenlijst

CNS	coagulase-negatieve stafylokokken
CO	cardiac output
CO	koolstofmonoxide
COPD	chronic obstructive pulmonary disease/chronisch obstructief longlijden
CPK	creatinefosfokinase
CRAB	calcium, renale insufficiëntie, anemie en botlaesie
CREST	calcinosis, Raynaud, esophagus stenosis, sclerodactylie, teleangiectasie
CRH	corticotropin-releasing hormoon
crp	C-reactieve proteïne
CS	klinische stadiëring
CT	computertomogram
CT-IVP	computertomogram-intraveneuze pyelografie
CVA	cerebrovasculair accident
CVS	chronische vermoeidheidssyndroom
CZS	centraal zenuwstelsel
DBP	diastolische bloeddruk
DCM	gedilateerde myocardiopathie/ dilated cardiomyopathy
DD	differentiële diagnose
DDAVP	desamino-8D-arginine-vasopressine
DDT	dichloordifenyltrichloorethaan
DEXA	dual-energy-X-ray-absorptiometrie
DHEA	dehydro-epiandrosteron
DHEAS	dehydro-epiandrosteronsulfaat
DHT	dihydrotestosteron
DIS	diffuse intravasale stolling
DKA	diabetische ketoacidose
DLBCL	diffuse large B cell lymphoma
DLCO	diffusiecapaciteit voor CO
DNA	desoxyribonucleïnezuur
DO_2	zuurstoftransport naar de weefsels
DSM	diagnostic and statistical manual of mental disorders
DVT	diepe veneuze trombose
EATL	enteropathy associated T cell lymphoma
EBUS	bronchoscopie, al dan niet gecombineerd met echografie/ endobronchial ultrasound
EBV	epstein-barrvirus
ecg	elektrocardiografie
ECHO	enteric cytopathogenic human orphan
EDTA	ethyleendiaminotetra-azijnzuur
EEM	erythema exsudativum multiforme
eGFR	estimated glomerulaire filtratiesnelheid
EHDP	etidronaat/ ethane-1-hydroxy-1, 1-diphosphonate
EIA	enzymimmunoassay
EL	elevated leverenzymen

ELISA	enzyme-linked immunosorbent assay	FSH	follikelstimulerend hormoon
EM	erythema migrans	FT_3	vrije T3-concentratie
EMA	anti-endomysium	FT_4	vrije T4-concentratie
EMG	elektromyogram	G6PD	glucose-6-fosfaat-dehydrogenase
ENA	extraheerbaar kernantigeen	GAD	glutaminezuurdecarboxylase
ENL	erythema nodosum leprosum	GAVE	gastric antral vascular ectasia
ERCP	endoscopische retrograde cholangio- en pancreatografie	GBM	glomerulair basaalmembraan
ET	essentiële trombocytose	G-CSF	granulocyte colony-stimulating factor
EUS	oesofagoscopie met echografie/ esophageal endoscopic ultrasound	GFR	glomerulaire filtratiesnelheid/ glomerular filtration rate
FAB	French-American-British	GHRH	growth hormone-releasing hormone
FD	familiaire dysbètalipoproteïnemie	GIST	gastro-intestinale stromaceltumor
FDB	familial defective apoB	GM-CSF	granulocyte-macrophage colony-stimulating factor
$FeNa^+$	fractionele natriumexcretie	GRA	glucocorticoid-remediable aldosteronism
FGF	fibroblast growth factor	HAART	highly active antiretroviral therapy
FGH	familiaire gecombineerde hyperlipidemie	HACEK	Haemophilus, Actinobacillus, Cardiobacterium, Eikenella, Kingella
FH	familiaire hypercholesterolemie		
FHA	familiair hyperaldosteronisme		
FHH	familiaire hypocalciurische hypercalciëmie	HAMP	hepcidin antimicrobial peptide (= hepcidine)
FHTG	familiaire hypertriglyceridemie	HAV	hepatitis-A-virus
flip	fosfolipiden	Hb	hemoglobine
FMF	familiale mediterrane koorts/ familial mediterranean fever	HBV	hepatitis-B-virus
FNH	focale nodulaire hyperplasie	HCG	humaan choriongonadotrofine
FSGS	focale segmentale glomerulosclerose	HCL	hairy cell leukemia

HCV	hepatitis-C-virus	IBD-U	inflammatory bowel disease unclassified
HDL	high density lipoproteïnen	IBS	prikkelbaredarmsyndroom
HELLP	hemolysis, elevated-liver enzymes, low platelet count	ICA	antilichamen tegen eilandjes/islet cell antibodies
HHO	hyperosmolaire hyperglykemische ontregeling	ICUS	idiopathic cytopenia of undetermined significance
HHV	human herpesvirus	IDF	International Diabetes Federation
HIDS	hyper IgD syndroom	IDL	intermediate density-lipoproteïnen
HL	hodgkinlymfoom		
HLA	humaan leukocytenantigeen	IFA	immunofluorescentie assay
HMV	hartminuutvolume	IFG	gestoorde nuchtere glucose
HMWK	hoogmoleculair kininogeen/ high molecular weight kininogen	IGF	insulin-like growth factor
		IGT	gestoorde glucosetolerantie
H(O)CM	hypertrofisch (obstructieve) cardiomyopathie	IIA	aortasluitingstoon
		IIP	idiopathische interstitiële pneumonieën
HOVON	Hematologie voor Volwassenen Nederland	IIP	pulmonalissluitingstoon
HPA	hypothalame hypofyse (pituitary) bijnier (adrenal)	IKNL	Integraal Kankercentrum Nederland
HRCT	high resolution computertomografie/ hogeresolutiecomputertomografie	IL	interleukine
		IMT	intima-media thickness
		IN	positieve inotropie
HS	high sensitivity	INH	isonicotinezuurhydrazide (=isoniazide)
HSD	hydroxysteroïddehydrogenase		
HSV	herpessimplexvirus	IOP	inflammatoire orbita processen
HTLV	humaan T-cell lymfotroop virus	IPF	idiopathische pulmonale fibrose
HTP	hydroxytryptofaan	IPI	internationale prognostische factor index
HU	Houndfield Units		
HUS	hemolytisch uremisch syndroom	IRS	immuunreconstitutiesyndroom

ITT	insulinetolerantietest	MALT	mucosa-associated limphoid tissue
IUSG	International Uveïtis Study Group	MAO	monoamineoxidase
JAK-2	Janus kinase 2	MCH	mean corpuscular hemoglobin
JCV	John Cunningham virus	MCHC	mean corpuscular hemoglobin concentration
JIA	juveniele idiopathische artritis	MCN	minimal change nefropathie
LADA	latent auto-immune diabetes of the adult	MCTD	mixed-connective-tissue disease
LAM	lymfangioleiomyomatose	MCV	mean corpuscular volume
LAP	leukocyten alkalische fosfatase	MDL	maag, darm en lever
LBTB	linkerbundeltakblok	MDRD	modification of diet in renal disease
LDH	lactaatdehydrogenase	MDS	myelodysplastisch syndroom
LDL	low density lipoproteïnen	MDS-U	myelodysplastisch syndroom – unclassified
LGV	lymphogranuloma venereum	MEN	multipele endocriene neoplasie
LH	luteïniserend hormoon	MGN	membraneuze glomerulopathie
LHRH	luteïniserend hormoon-releasing hormoon	MGUS	monoclonal gammopathy of undetermined significance/ monoklonale gammopathie van onbekende betekenis
LP	laag aantal plaatjes		
LP	lumbale punctie		
Lp(a)	lipoproteïne (a)	MIBG	123I-m-iodebenzylguanidine
LPL	lipoproteïnelipase	MIBI	methoxy-isobutyl-isonitile
LPS	lipopolysacharide	MM	multipel myeloom (ziekte van Kahler)
LV	linkerventrikel		
LVEDD	einddiastolische druk in linker-ventrikel	MN	metanefrine
		MODY	maturity-onset diabetes of the young
LVEDP	linkerventrikeleinddiastolische druk		
		MPGN	membranoproliferatieve glome-rulonefritis
LVEF	linkerventrikelejectiefractie		
MAI	Mycobacterium avium-intracellulare	MPO	myeloperoxidase

Afkortingenlijst

MRCP	magnetische resonantiecholangiopancreatografie	OS	openingsnap
MRI	magnetic resonance imaging	PA	pathologisch(-anatomisch) onderzoek
MRSA	meticillineresistente Staphylococcus aureus	PaCO2	arteriële koolzuurspanning
MS	mitralisstenose	PAI	plasminogeenactivatorinhibitor
MSH	melanocyt stimulerend hormoon	PAN	polyarteriitis nodosa
MSM	men who have sex with men	p-ANCA	antistoffen tegen proteïnase 3
MVP	mitralisklepprolaps	PaO2	arteriële zuurstofspanning
MWS	muckle wells syndrome	PAS	para-aminosalicylzuur
NASH	niet-alcoholische steatosis hepatis	PAS	periodic acid Schiff
NHG	Nederlands Huisartsen Genootschap	PCFCL	primary cutaneous follicle centre lymphoma
NHL	non-hodgkinlymfoom	PCR	polymerase chain reaction/polymerasekettingreactie
NK	natural killer	PDE	fosfodi-esterase
NKR	Nederlandse Kanker Registratie	PDGF	platelet-derived growth factor
NLPHL	nodular lymphocyte predominant Hodgkin lymphoma	PDS	prikkelbaredarmsyndroom
NMN	normetanefrine	PEG	polyethyleenglycol
NOS	not otherwise specified	PET	positronemissietomografie
ns2	Tweede Nationale Studie naar ziekten en verrichtingen in de huisartsenpraktijk	PET-CT	positron emissie tomografie in combinatie met CT-scan
NSAID's	niet-steroïde anti-inflammatoire geneesmiddelen	PFA	platelet function analysis
NTI	non thyroidal illness	PH	pulmonale hypertensie
NYHA	New York Heart Association	PHA	primair hyperaldosteronisme
o, p'DDD	ortho, para'dichlorodiphenyldichloroethane	PIE	pulmonary infiltration with eosinophilia
		PJP	Pneumocystis jiroveci-pneumonie
		PK	pyruvaatkinase

PKDL	post-kala-azar-dermale leishmaniasis	PTT	protrombinetijd
PLL	prolymphocytic leukemia	PTU	propylthiouracil
plz	punt (apex) linkerzijligging	PV	polycythaemia vera
PMBCL	primary mediastinal large B cell lymphoma	RA	refractaire anemie
		RA	reumatoïde artritis
PMF	primaire myelofibrose	RAAS	renine-angiotensine-aldosteronsysteem
PML	progressieve multifocale leuko-encefalopathie	RAEB	refractaire anemie met excess blasten
PPD	purified protein derivative	RARS	refractaire anemie met ringsideroblasten
PPGL	feochromocytoom-paraganglioom	RAST	radioallergosorbenttest
PRA	plasmarenineactiviteit	RBTB	rechterbundeltakblok
PRC	plasmarenineconcentratie	RCMD	refractaire cytopenie met multilineage dysplasie
PRES	posterieur reversibel encefalopathiesyndroom/ posterior reversible encephalopathy syndrome	RCUD	refractaire cytopenie(en) met unilineaire dysplasie
PS	pathologische stadiëring	REE	resting energy expenditure
PS	pulmonalisstenose stade	RF	reumafactoren
PSA	prostaatspecifiek antigeen	RIP	ruimte-innemend proces
PSB	protected specimen brush	RIVM	Rijksinstituut voor Volksgezondheid en Milieu
PSC	primair scleroserende cholangitis	RN	refractaire neutropenie
PSI	pulmonary severity index	RNA	ribonucleïnezuur
PTCL	peripheral T cell lymphoma	RS	respiratory syncytial
PTH	parathormoon (bijschildklierhormoon)	RSI	repetitive strain injury
PTH-rp	PTH-related peptide	RT	refractaire trombopenie
PTLD	post-transplant lymphoproliferative disorder	RV	rechterventrikel
PTSS	posttraumatische stressstoornis		

SAAG	serum ascites albumine gradient	SpA	spondylartropathie
SAB	subarachnoïdale bloeding	SPIS	bemonstering van de sinus petrosus inferior
SaO$_2$	zuurstofsaturatie van het hemoglobine	StOEH	Stichting Opsporing Erfelijke Hypercholesterolemie
SARS	severe acute respiratory syndrome	SU	sulfonylureum
SBP	spontane bacteriële peritonitis	SvO2	zuurstofsaturatie van het centraal veneuze bloed
SBP	systolische bloeddruk	SVT	supraventriculaire tachycardie
SCAD	segmentele colitis geassocieerd met diverticulose	T3	trijodothyronine
SCEGS	acroniem voor Somatische aspecten, Cognities, Emotionele reacties, Gedragsmatige aspecten en Sociale aspecten	T4	thyroxine
		TBE	tick borne encephalitis
		TBG	thyreoïd-hormoonbindend globuline/ thyroid binding globulin
SD	standaarddeviatie	TCRBCL	T-cell/ histiocyte rich large B cell lymphoma
sgot	serum glutamaatoxalaattransaminase	TE	totaal eiwit
sgpt	serum glutaminepyrodruivenzuurtransaminase	TEN	toxische epidermale necrolyse
SHBG	sexhormone binding globulin	Tg	thyreoglobuline
S-I, II,I, IV	eerste, tweede, derde, vierde harttoon	TGF	tissue growth factor
		TIA	transient ischaemic attack
SI	sacro-iliacaal	TINU	tubulo-interstitiële nefritis en uveïtis
SIADH	syndroom van 'inappropriate' ADH-secretie	TLA	traveller-location-activity
SJS	stevens-johnsonsyndroom	TNF	tumornecrosefactor
SLE	systemische lupus erythematodes	TPHA	treponema-pallidum-hemagglutinatiereactie
sm	soortelijke massa	TPO	thyroïd peroxidase
SOLK	somatisch onvoldoende verklaarde lichamelijke klachten		

TRALI	transfusion related acute lung injury	**WBC**	aantal witte bloedlichaampjes/ white bloodcell count
TRAPS	tumor necrosis factor receptor associated periodic syndrome	**WHO**	Wereldgezondheidsorganisatie
TRH	thyrotropin-releasing hormoon	**WPW**	wolff-parkinson-white(syndroom)
TS	tricuspidalisstenose		
TSH	thyroïdstimulerend hormoon		
TSS	toxic shock-like syndrome		
tTG	anti-tissue-transglutaminase		
TTP	trombotische trombocytopenische purpura		
UGT1AI	het enzym uridine glucuronyltransferase		
UIP	usual interstial pneumonia		
VATS	video-assisted-thoracoscopic-surgery		
VC	vena cava		
VDRL	Venereal Disease Research Laboratory		
VES	ventriculaire extrasystole		
VLDL	very low density-lipoproteïnen		
VLK	vrije lichte ketens		
VMA	vanillylamandelzuur		
VP	ventilatie perfusie		
VT	ventriculaire tachycardie		
VVV	vermoeidheidsvragenlijst		
vWF	von willebrand-factor		
VZV	varicellazostervirus		

Register

1,25(OH)2-vitamine D3 **290, 293, 301**
11-betahydroxylasedeficiëntie **326**
11-β-hydroxylase **323**
- deficiëntie **326**
17-hydroxyprogesteron **340**
21-hydroxylasedeficiëntie **326, 340**
21-α-hydroxylasedeficiëntie **326**
24-uurs-ecg **74**
24-uursmeting **170**
5-alfa-reductasedeficiëntie **333**
99mtechnetium-sestamibi (MIBI)-scintigrafie **59**

A

aanvallen, adams-stokes- **78**
ABCDE-protocol **241**
abces **370**
abdominale pijn, functionele **371**
ablatie **75**
accessoire bundel **76**
aceton **242, 243**
acetongeur **37**
acetylazijnzuur **242**
achalasie **346, 348, 349, 351**
acidemie **35, 45**
acroniem voor somatische aspecten, cognities, emotionele reacties, gedragsmatige aspecten en sociale aspecten (SCEGS) **670**
acute aneurysma van de abdominale aorta (AAAA) **378**
acute buik **377**
acute buikpijn **368**
acute cholecystitis **372**
acute dyspnoe **107**
acute glomerulonefritis **224, 225**
acute hepatitis **386, 387**
acute hoofdpijn **649**
acute leukemie **446, 448**
acute lymfatische leukemie (ALL) **448, 450**
acute myeloïde leukemie (AML) **448, 449**
acute necrotiserende pancreatitis **372**
acute nierinsufficiëntie **218–220**
acute pancreatitis **369, 372**
acute respiratory distress syndrome (ARDS) **12, 13**
acute retinanecrose (ARN) **633, 638**
acute tubulusnecrose (ATN) **6, 7, 10, 19, 26**
adams-stokes-aanvallen **78**
addison-crisis **346, 370**
ademfrequentie **110**
adenomen, hormonaal niet-actieve **192**
adenoom in de hypofysevoorkwab **308**
adipositas **48, 50**
adrenerge symptomen **239**
adrenocorticotroop hormoon (ACTH) **314, 316, 317, 322, 324, 326**
- productie, ectopische **314**
- sampling **317**
- stimulatietesten **319**
adson-test **60**
African tick bite fever **578**
afterload **95**
afweerstoornis **130**

aids, neurologische complicaties 535
albumine 293
albuminurie 252
albustixtest 215
alcohol 70
aldosteron 3, 189
- antagonisten 28
- producerend adenoom 187
- spiegels 190
aldosteron-cortisolratio 192
alkaliëmie 35, 47
alkalose 297
allergische alveolitis 136
allo-immuunhemolytische anemieën 417
amenorroe 311, 337
amiodarone 287
amoebenleverabces 547, 551
amoebiasis 541
amylase 372
amyloïd 67, 460
amyloïdose 464, 599
anafylaxie 164
anale intra-epitheliale neoplasie
  (AIN) 377
anale klachten 374, 375
anaplastisch schildkliercarcinoom 283
androgeenongevoeligheid 332
androgeenresistentie 331
androsteendion 340
anemie 402–404
- allo-immuunhemolytische 417
- aplastische 418
- frequentie van voorkomen in de
  huisartspraktijk 405
- hemolytische 412, 415
- hypochrome microcytaire 403
- macrocytaire 403, 409
- normochrome normocytaire 403
- pernicieuze 409
- van de chronische ziekte 408
- verworven hemolytische 417
aneurysma 309

aneurysma aortae abdominalis 370, 372
aneurysma van de abdominale aorta
  (AAAA), acute 378
angina pectoris 57, 58
angiodysplasie 356, 359
angio-oedeem 625
angiotensineconverterende enzym-
  (ACE-)remmers 27
angst- en paniekstoornis 680
angulus Ludovici 100
anion-gap 38
anorchie 331
anorectaal functieonderzoek
  (ARFO) 363, 377
anorexia nervosa 52–54, 346
anovulatie 338
anterior cutaneous nerve entrapment
  syndrome (ACNES) 371, 372
antidiuretisch hormoon (ADH) 1, 9, 15
antimicrobiële behandeling 513
antirefluxoperatie 351
antrax 578
anuscarcinoom 359
aortasclerosesouffle 87
aortastenose 59
aortodigestieve fistel 354, 355, 358
aorto-enterale fistel 356
apixaban 476
aplastische anemie 418
apo(lipoproteïne)-E2 266
apo-B 258
apo-CII-deficiëntie 261
apolipoproteïnen 256
apoplexie 319
appendicitis 346, 372
arbovirussen 551, 553
arteria gastroduodenalis 357
arteria lusoria 351
arteria subclavia, aberrante rechter- 351
arteriitis temporalis 523, 606, 651
arteriodigestieve fistel 359
arterioveneuze malformatie 356, 359

Register

artralgie 583, 584
artritis
- intra-articulaire oorzaak 584
- mono- 585
ASAS-classificatiecriteria voor axiale spondylartropathie 605
ascites 384, 395
- chyleuze 397
aspartaataminotransferase (ASAT) 64
aspergilloom 125
asterixis 660
asthma cardiale 97
atrioventriculair (AV-)blok 74
atrioventriculaire (AV-)dissociatie 74
atrioventriculaire nodale tachycardie (AVNT) 69
attributie 675
auscultatie 84
auto-immuunpancreatitis 369
autonome disfunctie 170
autonome neuropathie 256
autonome zenuwstelsel 681
axiale spondylartropathie 593
azijnzuur 377

B

backward failure 95
bacteriële endocarditis 523
bacteriële overgroei 365
bacteriën 501
ballonenteroscopie 358, 361
baroreceptor pacing 175
Bartter 32, 40
beenmergaandoeningen 304
Begleitsystolikum 89
Behçet, ziekte van 642, 643
bekkenbodem 363
- hypertonie 375
bekkenbodemhypertonie 376
bekkenfysiotherapie 377

benigne familiaire hypercalciurische hypercalciëmie 295
beriberi 94
beroepskeuze 503
bètablokkers 63
bètahydroxyboterzuur 242
bicuspide aortaklep 60
biguanide 245
bijnierincidentaloom 321, 322
bijnierinsufficiëntie 20, 23
- primair 9
bijniermerg (feochromocytoom) 319
bijnierschorscarcinoom 320
bijnierschorshyperplasie 314
- congenitale 326
bijnierschorshyperplasie, bilaterale 187
bijnierschorsinsufficiëntie 323
bijnierschorsinsufficiëntie, primair 324
bijniervenebemonstering 192
bijschildklierhormoon (PTH) 290, 298
bilaterale bijnierschorshyperplasie 187
bilirubine 380, 385
bindweefselziekten 594
biofeedback-ballontraining 377
biopsychosociale ziektemodel 670
birdshot-retinochoroïdopathie 644
blaaskrampen 370
blaasontstekingen 503
blaasstenen 370
Blatchford, risicoscore bij proximale bloeding in de tractus digestivus 355
bloedbraken 354
bloeddruk, grenzen van normale en verhoogde 168
bloeddrukmeters, gevalideerde 170
bloeding in cyste 283
bloeding in de proximale tractus digestivus 356
bloedingstijd 470
bloedingstijd, verlengde 478, 480
bloedkweken 522
bloedverlies, shock als gevolg van 159

blue bloater 115
body mass index (BMI) 46, 47, 201
boeren 344, 352
boerhaavesyndroom 356
borborygmi 344
Borrelia
– antistoffen 616
– burgdorferi 615
Borrelia burgdorferi 616
borreliosis 541
botdensitometrie 305
boulimie 346
bradycardie 79, 80
– relatieve 507, 511
braken 345, 346
– cannabis- 345
– chronisch 347
– cyclisch 347
bronchiale hyperreactiviteit 108
bronchiëctasieën 123
bronchoalveolair celcarcinoom 135
bronchuscarcinoom 128
brucellose 551
B-type natriuretisch peptide (BNP) 15
buikomvang 48
buikoverzichtfoto 362
buikpijn 368, 369
buiktyfus 542, 547
– roseolen 552
buikwandpijn, functionele 371
buismaagreconstructie 351
burn-out 680
buruli-ulcus 574

C

cafeïne 70
calcinosis, Raynaud, esophagus stenosis, sclerodactylie, teleangiëctasie (CREST) 348
calcitonine 290
calcium 290
– geïoniseerd 290
calciumantagonisten 63
calprotectine 360, 367, 373
Cameronse laesies 356
Campylobacter 556, 558, 562, 564
cancer antigen 125 (CA-125) 493
cannabisbraken 345
carcinoïd 126, 359, 365, 368
cardiac output (CO) 93, 96
cardiacarcinoom 350
cardiatumor 351
cardiogene shock 159
cardiovasculair risico 198
carnet-test 372
carotismassage 70
carotispols 70
catecholaminen 322
CD4+-T-lymfocyten 529, 530
Center for Disease Control and Prevention- (CDC-)criteria van chronisch vermoeidheidssyndroom (CVS) 673
centraalveneuze druk (CVD) 98, 100
centrale hypothyreoïdie 284
cerebrale complicaties 199
cerebrale vasculitis 649, 650
cerebrale veneuze trombose 649, 650
cerebrovasculair accident 253
chemical sensitivity syndrome 677
chemotherapie 499
chikungunya 541, 542, 547, 551
cholangitis 369
cholecystitis 346, 369
– teken van Murphy 372
cholesterol 256
chordaruptuur 91
choroïditis, serpigineus 644
chronisch braken 347
chronisch vermoeidheidssyndroom (CVS) 672
chronisch whiplashsyndroom 678
chronische buikpijn bij vrouwen 677
chronische diarree 364

chronische dyspnoe 109
chronische hepatitis 388, 390, 392
chronische idiopathische intestinale pseudo-obstructie (CIIP) 365
chronische lymfatische leukemie (CLL) 454-456
chronische myeloïde leukemie (CML) 444, 446
chronische nierinsufficiëntie 219, 224, 226, 227, 296
chronische vermoeidheidsvragenlijst 673
Chvostek, teken van 39, 43, 297
chylopericard 67
chylothorax 150
cirkeltachycardie 77
cirrose 388
CK-myocardband (CK-MB) 64
classificatiecriteria SLE 604
clonidinetest 187
clusterhoofdpijn 653
coagulase-negatieve stafylokokken (CNS) 514
coarctatio aortae 175
coeliakie 365, 367
cognitieve gedragstherapie 683
coin lesion 128
colitis 358, 367
- ischemische 359
- microscopische 365, 367
colitis ulcerosa 359, 365, 368, 369, 562
collaps 62, 81
colloïdosmotische druk 97
coloncarcinoom 369, 562
colorectaal carcinoom 359, 361
coma 658
- hepatisch 661
community acquired pneumonia (CAP) 116
concealed bypass tract bij tachycardie 68
condylomata acuminata 375

congenitale bijnierschorshyperplasie 326
Conn 18, 22, 32, 40
cord colitis 359
coronary artery bypass grafting (CABG) 63
corpus alienum 348, 351
cortisolreceptorresistentie 316
costochondritis 61
costoclaviculaire compressie 60
Courvoisier 372
C-peptide 234
craniofaryngioom 310
C-reactive protein (CRP) 270
creatininekinase (CK) 64
creeping eruptions 566
crescendo-decrescendo geruis hart, uitgesproken 89
CRH-dexamethasonsuppressietest 315
CRH-toediening 317
Crohn, ziekte van 348, 356, 359, 365, 368, 369, 562
cryoglobulinemie 601
cryoglobulinen, gemengde 601
cryptorchisme 331
Cryptosporidium parvum 560
CT-colografie 360
CURB-65 120
Cushing 18, 22, 32, 40, 50, 314, 316, 317
cyanose 41, 660
cyclisch braken 347
cystitis 206, 207, 370
cytokines 505
cytomegalovirus 506

D

dabigatran 476
darmafsluiting 371
darmlijden, inflammatoir 359, 368
darmobstructie 346
decompensatio cordis 14, 23

defecatie 344
defecografie 363, 377
défense musculaire 371, 377
degeneratieve veranderingen wervelkolom 593
dehydro-epiandrosteronsulfaatwaarde (DHEAS) 329
delier 657
dengue 547
dermatomyositis 664
diabetes insipidus 5–7, 9
diabetes mellitus 6, 7, 61, 662
- netvliesafwijkingen 253
- oogafwijkingen 253
diabetische gastropathie 346
diabetische ketoacidose (DKA) 237, 242, 243, 246, 299, 661
diarree 364, 365, 537
- osmotische 364
- overloop- 362
diepe veneuze trombose (DVT) 481, 482
- klinische beslisregel van Wells voor 483
Dieulafoy 359
dieulafoy-laesie 356
diffuse intravasale stolling (DIS) 479, 480
diffuse longafwijkingen 134
digitalis 65
digitalisintoxicatie 74
dihydrotestosteron (DHT) 340
dislipoproteïnemie 261
dissectie 60
distributieve shock 163
diurese
- osmotische 7, 10, 22, 23, 243
diuretica 30
diverticulitis 359, 363, 368, 369
diverticulose 364
divertikelbloeding 358, 359, 361
divertikels 361
dorst 6, 243
dorstproef 7

dressler-syndroom 67
drophypertensie 193
drugsgebruikers 525
dual-energy-X-ray-absorptiometrie (DEXA) 305
dubbelzijdige nierarteriestenose 179
dunnedarmcarcinoom 369
dunnedarmdiarree 559
duodenoscopie 349
dupuytrencontractuur 251
dwangmatig baden 345
dwarslaesie 165
dysfagie 350
- functionele 351, 352
dysfibrinogenemie 472, 473
dyshydrotisch eczeem 375
dyslipidemie 264
dysmorfe erytrocyten 211
dyspepsie 344
- functionele 371
dyspnoe 105, 106
- chronisch 109
dyspnoe, acute 107
dysurie 204

E

ebolakoorts 543
ecg 66
echocardiografie 66, 156, 525
- stress- 104
ectopische adrenocorticotrope hormoon- (ACTH-)productie 315
ectopische slag 76
edoxaban 476
eetstoornissen 351
Ehlers-Danlos, ziekte van 60
eiwitbehoefte 52
elastase 367
elektrofysiologisch onderzoek 83
encefalopathie, metabole 651
endocarditis 91, 92, 523

- kweeknegatieve 525
- roth-spots 524

endocriene hypertensie 175
endogene depressie 315
endometriose 359, 370
endoscopie 498
energiebehoefte 52
Entamoeba dispar 562
Entamoeba histolytica 552, 556, 562, 565
enterocele 375, 377
enterokokken 514
enterotoxinen 365
eosinofiele granulomatosis met polyangiitis 594, 596
eosinofiele oesofagitis 351, 352
eosinofilie 449, 451
Epstein-Barr 541
erectiele disfunctie 256, 334
ergometrie 63, 83
eruptieve xanthomen 261
erythema exsudativum multiforme (EEM) 617, 618
- major 617
- minor 617

erythema migrans (EM) 615
erythema multiforme 617
erythema nodosum 613, 614
erythema palmare 611, 612, 661
erythema perstans 612
erythemen 611
erytroblasten 412
erytrocytaire enzymdeficiënties 414
erytrocytencilinders 211
erytrocyturie 213
Escherichia coli 541
essentiële trombocytose (ET) 459
euthyreotisch struma 279
exantheem 620, 621
exsudatieve ascites 397
exsudatieve diarree 366
extra-articulaire symptomen 589
extrinsieke allergische alveolitis 134

F

falciparum malaria 547
familiaire auto-immune polyendocrinopathiesyndromen 324
familiaire dysbètalipoproteïnemie 266
familiaire gecombineerde hyperlipoproteïnemie (FGH) 267
familiaire hypercholesterolemie (FH) 259
familiaire hypertriglyceridemie (FHTG) 265
familiaire hypocalciurische hypercalciëmie (FHH) 292
familial defective apo-B (FDB) 263
familiale mediterrane koorts (FMF) 370, 374, 520
fausse diarrhée 365
febris
- continua 507, 508
- e causa ignota 516, 521
- factitia 520
- intermittens 507, 508
- inversa 507, 509
- recurrens 507, 510
- remittens 507, 509
- undulans 507, 510

feochromocytoom 181, 321, 322
feochromocytoom-paraganglioom (PPGL), symptomen 182
ferroportinekanalen 408
fibreuze thyreoïditis 284
fibromyalgie 675
fièvre boutonneuse 553
filariasis 572
fissura ani 359
fissuur 375
fistel 375, 377
flitsoedeem 179
flowsouffle 87
focale segmentale glomerulosclerose (FSGS) 216
foliumzuur 409
foliumzuurdeficiëntie 367

follikelstimulerend hormoon (FSH) 340
forward failure 95
fosfatase, verhoogde serumalkalische 308
fosfor 290
fractional flow reserve 63
fractionele natriumexcretie (FeNa+) 19
Friedewald, formule van 258
Fuchs, heterochrome cyclitis van 643
functionele abdominale pijn 371
functionele buikwandpijn 371
functionele dysfagie 351, 352
functionele dyspepsie 371
functionele klachten 368
functionele obstipatie 361
functionele pijn 348, 373
functionele syndromen 669
functionele tenesmus 375
fundoplicatie 351

G

galactorroe 311
galblaas 61
galopritme 86
galsteenlijden 369
galzuren 365
gammopathieën, monoklonale 460
gastheerweerstand 501
gastric antral vascular ectasia (GAVE) 356
gastric bypass 247
gastritis 346, 369
gastro-enteritis 346
gastro-intestinale stromaceltumor (GIST) 356
gastro-oesofageale overgang 348
gastro-oesofageale reflux 344, 346, 348
– ziekte 349
gastroscopie 349
geactiveerde partiële tromboplastinetijd (APTT) 472, 474
gecombineerde hyperlipidemieën 266

geelzucht 379, 383
geleidingsstoornissen 70
gemaskeerde hypertensie 170
gemengde cryoglobulinen 601
geneesmiddelenexantheem 620, 622
geneesmiddelenmyopathieën 665
genexpressieprofielen 499
Giardia intestinalis 367, 556, 559, 560, 564
Glasgow Coma Scale (GCS) 657, 658
glasvochtbloedingen 253
globalisering 503
globusgevoel 344, 350, 351
glomerulaire hematurie 211
glomerulonefritis 14, 175
– acute 224, 225
glucagon 234
glucocorticoïd-suprimeerbare hyperaldosteronisme 188
glucosebelastingstest 232
glucosestofwisseling, gestoorde 231
glucosetolerantie 231
glucosetolerantietest, orale 313
glucosewaarden in bloed 230
glucosurie 231
goldmann-witmercoëfficiënt 635
gootsteengeruisen 371
graft-versus-host disease 359
granulomateuze aandoeningen 292
granulomatosis met polyangiitis 130, 594
Graves
– oftalmopathie 279, 280
– oogverschijnselen van 279, 285
– ziekte van 279, 285
Grey Turner, teken van 372
groei, vertraagde en toegenomen 328
groeidiagrammen 327
groeihormoonbepaling 313
growth hormone-releasing hormone- (GHRH-)producerende tumor 313
Guillain-Barré, syndroom van 663
gynaecomastie 331, 334, 336

H

HACEK-endocarditis **525**
haematothorax **150**
handlijnxanthomen **262**
harris-benedict-formule **51**
hart- en vaatziekten, risico op **231**
hartfalen **90, 93, 94**
hartgeruis
- hoog-, mid- en/of laagfrequent **87**
- luidheid **87**

hartkloppingen **67, 69**
harttonen **84, 85, 87–89, 88**
- openingssnap **86**
- ventrikelwandtoon **86**

Hashimoto, ziekte van **283**
hashimoto-thyreoïditis **286**
HbA1c **231**
heavy chain disease **464**
Heerfordt, syndroom van **641**
HELLP-syndroom **197**
hematemesis \t Zie bloedbraken **354**
hematurie **204, 209**
- glomerulaire **211**
- macroscopische **210**
- niet-glomerulaire **211**

hemiparese **661**
hemochromatose **94**
hemofilie A **474**
hemofilie B **475**
hemoglobinopathie **407, 416**
hemolytische anemie **412, 415**
- verworven **417**

hemolytisch-uremisch syndroom **172**
hemoptoë **122, 123**
hemorroïd **359, 360, 375**
heparine **475**
hepatisch coma **661**
hepatitis **346, 369**
- acute **386, 387**
- geneesmiddelen/toxische **383**

hepatitis A **548**

hepatitis B **548**
hepcidine **408**
hereditaire elliptocytose **414**
hereditaire sferocytose **414**
hernia **371**
hernia diaphragmatica **369**
herseninfarct **172**
heterochrome cyclitis van Fuchs **643**
hiatus hernia **350**
- oesofagi **348, 351**

high density lipoproteïnen (HDL) **256**
high output failure **94**
hikken **352, 353**
Hirschsprung **375**
- zuigbiopsie **377**

hirsutisme **339**
histiocytose-X **139**
histoplasmose **575**
hiv-gerelateerde infecties **528**
hiv-infectie **531**
hobby, in de anamnese **128, 134, 503, 513**
Hodgkin **421**
hodgkinlymfoom (HL) **421, 423**
hoofdpijn
- acute **649**
- anamnese **648**
- braken en somnolentie **515**
- cluster- **653**
- medicatieafhankelijke **652**
- peracute **649**
- primaire **647**
- secundaire **648, 651**
- spannings- **653**

hoogmoleculair kininogeen (HMWK) **474, 476**
hormonaal niet-actieve adenomen **192**
hormoonproducerende ovariumtumor **337**
huidbloeding **515**
huidinfecties **503**
Huidpasta, acroniem voor DD bij pruritus **627**

hydrostatische druk 97
hyperaldosteronisme
- idiopathisch 187
- primair 32, 181, 187, 188, 191
hyperbilirubinemie 380, 381
hypercalciëmie 6, 7, 10, 291, 292, 294, 301, 346
hypercapnie 41, 111
hypercortisolisme 314
hyperfosfatemie 299, 300
hyperglykemie 230
hypergonadotroop hypogonadisme 329, 332, 337
hyperkaliëmie 21, 25, 26, 28
hyperlipidemie secundair 267
hypermagnesiëmie 302
hypernatriëmie 4, 6, 16, 22
hyperosmolaire hyperglykemische ontregeling (HHO) 237, 246
hyperostose 303
hyperparathyreoïdie 295, 365, 666
- primaire 292
- secundaire 296
hyperprolactinemie 312, 318, 338
hypertensie 176
- complicaties 198
- definities 171
- geïsoleerde systolische 167
- gemaskeerde 170
- idiopathische intracraniële 650
- maligne 171
- middelen die hypertensie tot gevolg hebben 194
- orgaanschade door 197
- primaire 175
- renovasculaire 179
- secundaire 175, 177
- spreekkamerbloeddruk 168
- therapieresistente 188
- white coat effect 170
- zwangerschaps- 195
hypertensief noodgeval 171, 172

hypertensieve crisis 171
hypertensieve urgentie 171
hyperthyreoïdie 59, 285, 299, 666
- subklinische 279, 287
hypertriglyceridemie 264
- familiaire 265
- primaire 261
hyperventilatie 61, 298, 348, 656, 680
hypoalbuminemie 98
hypoaldosteronisme 24, 27
hypocalciëmie 39, 296–298
hypocapnie 43, 111
hypochrome microcytaire anemieën 403
hypofosfatemie 300, 301, 307
hypofyse
- adenomen 308
- bijnier-cortisol-as 681
- insufficiëntie 319
- metastase 309
- tumor 308–310, 319
hypofysitis 319
hypoglycemia unawareness 238, 240
hypoglykemie 247, 658, 659
- bij diabetes mellitus 241
hypogonadisme 311
hypogonadotroop hypogonadisme 311, 329, 332, 337
hypokaliëmie 6, 7, 25, 29
hypomagnesiëmie 297, 299
hyponatriëmie 5, 6, 16, 18
hypoparathyreoïdie 296, 298
hypopituïtarisme 660
hypotensie, orthostatische 656
hypothermie 660
hypothyreoïdie 281, 666
- centrale 284
- perifere 284
- primaire 284
hypovolemie 2, 6, 9, 10
hypovolemische shock 9, 157
hypoxemie 111, 114

I

icterus 380
idiopathisch hyperaldosteronisme 187
idiopathisch inflammatoir darmlijden 368
idiopathisch oedeem 12, 14
idiopathische intracraniële hypertensie 650
idioventriculair ritme 78
ijzergebrekanemie 367
ileus 361
immunosuppressiva 559
immuuncomplexglomerulonefritis 524
immuunreconstitutiesyndroom (IRS) 529, 531
incidentaloom bijnier 320
inclusion body myositis 664
incontinentia alvi 374
incontinentie 375
incubatietijd importziekten 547, 549
ineffectieve slokdarmmotoriek 351, 352
infectieuze (entero)colitis 359
infectieuze colitis 365
infectieuze endocarditis 526
infectieuze oesofagitis 348, 351
infectieziekte 501
infiltratieve aandoeningen van de lever 384, 385
inflammatoir darmlijden 359, 562
- idiopathisch 368
inflammatoire myopathieën 664
inflammatoire of niet-inflammatoire klacht 584
influenza 506
insectenbeten 542
- persisterende 567, 570
inspannings-ecg 75
insulinedeficiëntie 233
insulineresistentie 233
insulinetolerantietest 318, 323
insulin-like growth factor (IGF) 250, 313
insulinoom 247
intermediate density lipoproteïnen (IDL) 256
interstitiële longafwijkingen 134
intima-media thickness (IMT) 200
intrathoracaal struma 143, 144
intrinsic factor 410
irritabel colonsyndroom 562
irritable bowel syndrome (IBS) 671, 676
ischemische colitis 359

J

janewaylaesies, bij endocarditis 92, 524
Janus kinase 2- (JAK-2-)gen 457
Japanse encefalitis 541, 542
jodiumdeficiëntie 284

K

Kahler, ziekte van 19, 23, 460
kalium 2, 21
Kallmann, syndroom van 319, 329
katayamasyndroom 571
kerley-B-lijnen 102, 103
ketoacidose 38
ketonzuren 35, 242
kiemceltumor 145
kikkerfenomeen 71
klachten, functionele 368
klepafwijkingen 91, 523
klepringdilatatie 91
Klinefelter, syndroom van 304, 328, 329, 332
klinische beslisregel van Wells voor diepe veneuze trombose (DVT) 482, 483
koolhydraatmalabsorptie 365
koorts 505
- typen 508
koude rillingen 505
kristalartropathie 585

Kussmaul 36, 661
- teken van 107
kussmaulademhaling 234, 246
kweeknegatieve endocarditis 525

L

lactaat 154
lactaatdehydrogenase (LDH) 64
lagere sociaaleconomische klasse 670
lang QT-syndroom 77
L-argininetest 319
larva migrans 569
lassakoorts 543
latent auto-immune diabetes of the adult- (LADA-)type van diabetes mellitus 233
laxantiamisbruik 367
L-dopa 319
Legionella 541
legionellose 547
leiomyomen 356
Leishmania 566
Leishmania donovani 553
leishmaniasis 548, 576
- viscerale 553
lepra 579
leptospirose 551
leukemie, acute 446, 448
leukocyten 433, 434
leukocytose 439
lever
- abces 369
- cirrose 12–14, 23, 392, 397
- demping, opgeheven 378
- metastasen 369
- stigmata 355
- tumor 397
libidoverlies 334
lichaamssamenstelling 3, 46
lichaamstemperatuur 505
lichaamswater 1

limbisch systeem 681
limited joint mobility 251
linkerbundeltakblok (LBTB) 72
linkerventrikelhypertrofie 65
linksdecompensatio 12, 13
linksfalen 95
lipase 372
lipemia retinalis 261
lipodystrofie 233
lipolyse 245
lipoproteïne (a) (Lp(a)) 257
lipoproteïnelipase (LPL) 256
lipoproteïnen 256
Loa loa 572
locus minoris resistentiae 514
Löfgren, syndroom van 641
loiasis 572
long
- abces 129
- afwijkingen, diffuse 133
- afwijkingen, interstitiële 134
- carcinoom 132
- embolie 60, 160, 486–488
- embolie, klinische beslisregel van Wells voor 488
- emfyseem, pink puffers 112
- fibrose 137
- oedeem 13
- tuberculose 130
LOOP-recorder/Reveal 75
loslaatpijn, abdomen 377
low density lipoproteïnen (LDL) 256
lungsliding 162
lupus anticoagulans 473
luteïniserend hormoon (LH) 340
Lyme, ziekte van 67
lymfadenitis mesenterica 370
lymfangioleiomyomatose 140
lymfatische leukemie (ALL), acute 448, 450
lymfekliervergroting 419
- in de hals 281
- persisterende 420

lymfocytose 450, 453
lymfoomcategorieën 426
lymfoplasmocytair lymfoom 462

M

maagcarcinoom 346, 356, 369, 371
macroalbuminurie 252
macroangiopathie 250, 251
macroglobulinemie (ziekte van Waldenström) 460
magnesium 290
malabsorptie 559
malabsorptie van vitamine D 307
malaria
- apen 544
- knowlesi 544
- ovale 547
- quartana 544, 547
- tertiana 544
- tropica 544

maligne hypertensie 171
mallory-weiss-laesie 356
Marfan, syndroom van 60
mariscus 375
markers 144, 151, 450, 497
maskeradesyndroom bij uveïtis 631, 644, 645
maturity-onset diabetes of the young (MODY) 233
McBurney 371
mean corpusculair volume (MCV) 403
mean corpuscular hemoglobin concentration (MCHC) 407
Meckels divertikel 369
mediasclerose 255
mediastinitis 144, 349
medullair schildkliercarcinoom 365, 368
melena 354
melkzuuracidose 37, 38, 45, 245
membranoproliferatieve glomerulonefritis (MPGN) 216

MEN-II-syndroom 281
meningeale prikkeling 660
meningitis 536, 650
menstruatie
- irregulair 311
- pijn 370

mesenteriale ischemie 344, 370
mesothelioom 370, 371
meta-123I-benzyl-guanide-SPECT-scanning (MIBG) 186
metabole acidose 35, 37, 38, 45, 243, 346
metabole alkalose 36, 37, 39, 40, 47
metabole encefalopathie 651
metabole myopathieën 665
metabool syndroom 48, 268, 271
- volgens de ATP-III-definitie 49
- volgens de IDF-definitie 49

metanefrine 183, 186, 322
metastase, hypofyse 309
metformine 245
metopirontest 324
microalbuminurie 251
microaneurysmata 253
microangiopathie 250, 251
mictiesyncope 657
middelen die hypertensie tot gevolg hebben 194
middelomtrek 48
migraine 652
- abdominale 370

miltinfarct 370
miltruptuur 370
mineralocorticoid excess 22
mineralocorticoïdtekort 10
minimal change nefropathie (MCN) 216
misselijkheid 345, 346
mitraliskleppprolaps 62
Mobitz 74
modification of diet in renal disease (MDRD) 218
monoartritis 585
monoclonal gammopathy of undetermined significance (MGUS) 461

monocytose 450, 452
monoklonale gammopathieën 460
morbide adipositas 46
motiliteitsstoornis 364
MRI van de hypofyse 317
MRI-defecografie 377
multinodulair struma 286
- toxisch 285
multipel myeloom (MM) 460, 463, 464
- diagnostische criteria 465
- stadiëring 466
Murphy, teken van, bij cholecystitis 372
musculus puborectalis 376
mutaties in het KCNJ-5-gen 193
myastheniesyndroom 143
Mycobacterium ulcerans 574
mycose 375, 575
myelodysplastisch syndroom (MDS) 438, 440
myelofibrose 445, 447
myeloïde leukemie (AML), acute 448, 449
myiasis 568
myocardbiopten 104
myocardinfarct 63, 66, 253, 347
myocardischemie 63, 346, 371
myocarditis 94
myocardscintigrafie 63
myoglobinurie 665
myoklonieën 660
myopathieën
- metabole 665
myositis, inclusion body 664
myxoedeem 660
myxoma cordis 85

N

natriuretisch peptide (BNP) 102
necrotiserende pancreatitis, acute 372
nefritisch syndroom 212
nefritische nierziekten 209
nefrolithiasis 204, 205
nefrologische formules 218
nefropathie 251, 252
nefrotisch syndroom 12–14, 23, 148, 212, 215
nefrotische nierziekten 209
nervus vagus 70
nesidioblastose 247
netvliesloslatingen 253
neuro-endocriene tumor 356, 368
neuroglycopene symptomen 239
neuropathie 250, 251
neutrofiele granulocytose 443
neutropenie 434, 435
New York Heart Association (NYHA) 93
nierafwijkingen 199
nierarteriestenose, dubbelzijdige 179
nierbiopsie 217
nierinsufficiëntie 23, 298, 306
- acute 218, 220
- chronische 219, 226, 227
nierinsufficiëntie, acute 219
niersteenkoliek 205
nierstenen 204, 370
niet-steroïde anti-inflammatoire geneesmiddelen (NSAID's) 26, 27
nitraten 63
nitroglycerine 63
noduli van Osler 92, 524
non thyroidal illness (NTI) 282
non-high density lipoproteïnen (non-HDL) 258
non-hodgkinlymfoom (NHL) 421, 423, 529
- risicofactoren 429
nonthyroidal illness (NTI) 287
normetanefrine 183
normochrome normocytaire anemieën 403
nosocomiale pneumonia 116
nystagmus 654

O

obesitas 331
obesitas-hypoventilatiesyndroom 42, 50
obstipatie 346, 361, 363, 369, 373
– functionele 361
obstructie van lymfevaten 14
obstructie van venen 14
obstructief slaapapnoesyndroom 175
obstructieve shock 160
occult bloedverlies 358
odynofagie 350, 351
oedeem 11
– idiopathisch 12, 14
oesofagitis 350, 356, 369
– eosinofiele 351
oesofagogastroduodenoscopie 349
oesofagus 61, 348
oesofagus/cardiatumor 348
oesofaguscarcinoom 350, 356, 369, 371
oesofagusspasmen 349
oesofagustumor 351
oftalmopathie van Graves 279, 280
Ogilvie 362
Onchocerca volvulus 571
onchocerciasis 571
ondervoeding 52, 53
ontsteking, chronisch 600
ontstekingsreactie 504, 505
oogverschijnselen van Graves 279, 285
opboeren 344
openingssnap van de mitralisklep 85
opportunistische infecties 529
oprispingen 344
orale glucosetolerantietest (100 g glucose) 313
orthopnoe 97, 106
orthostase 256
orthostatische hypotensie 169, 656
orthostatische syncope 78
osler-noduli 524
osmoregulatie 2, 4

osmotische diarree 364
osmotische diurese 7, 10, 22, 23, 243
osteïtis deformans (ziekte van Paget) 302
osteogenesis imperfecta 305
osteomalacie 306
osteoporose 303, 304
osteosclerose 303
ovariumcyste 370
overloopdiarree 362
ovulatiebloeding 370

P

pacemakerdraden 523
pacemakers 74
Paget, ziekte van 302
pancreascarcinoom 369
pancreasinsufficiëntie 367
pancreatitis 233, 261, 346
– acute 369, 372
– chronisch 356, 369
paniekaanval 348
papillair schildkliercarcinoom 281
papillairspierruptuur 98
papiloedeem 660
paraoesofageale hernia diaphragmatica 351
paraparese 661
paraproteïnen 460, 461
parasieten 501
paroxismaal 76
pars planitis 643
partiële tromboplastinetijd (APTT) 470
passageklachten 344, 350, 352
pathogene micro-organismen 502
peesxanthomen 260
pelletstudie 362
peptische stenose 351
peracute hoofdpijn 649
perianale fistel 359, 375
peri-articulaire oorzaak 584
pericardial knock 85

pericarditis 64
- constrictiva 85
perifere hypothyreoïdie 284
perifere vaataandoeningen 253
perihepatitis 369
peritonitis 346, 378, 395, 397
- carcinomatosa 370, 372
pernicieuze anemie 409
persisterende insectenbeet 567
persoonlijkheidsfactoren bij SOLK 670
petechiën 136, 223, 470, 524, 570, 589, 660
pH 34, 37
Pickwick 50
pickwicksyndroom 42
pijn op de borst 348
pijn, functionele 348, 373
pil ulcus 348
pink puffer bij longemfyseem 115
plasmaosmolaliteit 4, 6, 7, 246
plasmarenineactiviteit (PRA) 190
plasmarenineconcentratie (PRC) 190
plasmavolume 12
plasminogeen activator inhibitor (PAI-1) 270
Plasmodium
- falciparum 545
- knowlesi 544
- malariae 544
- ovale 544
- vivax 544
Plasmodium falciparum 556, 558
platelet function analysis (PFA) 470, 480
pleuravocht 146, 147, 149
pleuritis 61
Plummer, ziekte van 279, 285
Pneumocystis jerovecii 141
pneumonie 120
pneumothorax 62
poliep 356, 359
pols
- deficit 83

- irregulaire 82
polyartritis 587, 588
polycysteusovariumsyndroom 51, 326, 337, 340
polycytemie 41, 455
polycythaemia vera (PV) 457
polydipsie 21, 23
polyglobulie 455, 458
polyklonale antilichamen 601
polymyalgia rheumatica 605, 606
polymyositis 664
polyneuropathie 250, 662
- immuungemedieerde 663
polyurie 2, 6, 75, 243
porfyrie 370
portale hypertensie 355
positron emissie tomografie in combinatie met CT-scan (PET-CT) 496, 497
positronemissietomografie 522
Posner-Schlossmann, ziekte van 643
post sectio pseudo-obstructie 362
posterieur reversibel encefalopathiesyndroom (PRES) 651
postpartumthyreoïditis 286
postradiatiestenose 351
posttraumatische stressstoornis (PTSS) 679
prayers sign bij complicaties van diabetes mellitus 251
precipiterende factoren bij CVS 674
pre-eclampsie 196
pre-excitatie bij hartritmestoornissen 76
prekallikreïne 474, 476
preload 62, 95
pretibiaal myxoedeem 285
prikkelbaredarmsyndroom (PDS) 365, 676
primair hyperaldosteronisme (PHA) 32, 181, 187, 188, 191
primair hypogonadisme 332
primair raynaudfenomeen 598
primaire bijnierinsufficiëntie 9

primaire bijnierschorsinsufficiëntie 324
primaire biliaire cirrose 391, 392
primaire hoofdpijn 647
primaire hyperparathyreoïdie 292
primaire hypertensie 174, 175
primaire hypertriglyceridemie 261
primaire hypothyreoïdie 283, 284
primaire myelofibrose (PMF) 445, 447
primaire polydipsie 21
proctitis 375
proctoscopie 360, 377
prolactine 311, 340
prolactinegehalte 338
prolaps 60, 359, 375
propgolven bij ritmestoornissen 71
prostaatcarcinoom 370
prostaatspecifiek antigeen (PSA) 493
prostatitis 207, 370
protein-losing enteropathy 14, 98
proteïnurie 209, 214, 252
protonpompremmers 559
protrombinetijd (PTT) 470, 472, 476
proximale tractus digestivus, bloeding in 356
pruritus 627
pseudoachalasie 351
pseudo-cushing-beeld 317
pseudogynaecomastie 331, 334
pseudohermafroditisme 326
pseudohyperkaliëmie 24, 28, 29
pseudohypokaliëmie 33
pseudohyponatriëmie 21, 23
pseudohypoparathyreoïdie 298, 300
pseudomelanose 367
pseudomelena 354
pseudo-obstructie, post sectio 362
pseudopubertas praecox 331
pseudosyndroom van Cushing 314
psoasabces 370
psoasbloeding 370
psoasteken 372
psychische aspecten 669

psychogene polydipsie 23
psychologische attributie 683
PTH-related peptide (rp) 293, 294
PTH-vitamine-D3 301
pubertas praecox 330
pulmonale complicaties bij aids 534
pulmonale hypertensie (PH) 81
pulmonalissluitingstoon (IIP) 84
pulmonalisstamdilatatie 91
pulmonalisstenose (PS) 81
pulmonalisuitdrijvingssouffle 87
pulmonary severity index- (PSI-) score 120
pulsus alternans 101
pulsus paradoxus 161
pyelonefritis 207, 346, 370, 372

R

rabdomyolyse 665
radialispols 60
radiatieproctitis 359
rapidly progressive glomerulonephritis 226
Raynaud
– fenomeen van 220, 462, 597
– primair (ziekte van) 598
reactief hyperinsulinisme 247
reactieve hypoglykemie 249
rechterbundeltakblok (RBTB) 72
rechterkamerinfarct 160
rechtsdecompensatie 11, 12, 346
rechtsfalen 95
recidiverende pneumonieën 119
recidiverende urineweginfecties 209
rectaal
– bloedverlies 358, 359
– ulcussyndroom 359
rectale endo-echografie 377
rectoanale inhibitiereflex 377
rectocele 375, 377
rectumulcus, solitair 375

redistributie 102
re-entry 75
refeedingsyndroom 54
refluxoesofagitis 351
regurgitatie 344, 354
reinheid 503
relatieve bradycardie 507, 511
remnants 257
renale denervatie 175
renale osteodystrofie 302
Rendu-Osler-Weber 356
renine 189
renine-angiotensine-aldosteronsysteem (RAAS) 2, 95, 97
reninespiegels 190
renovasculaire hypertensie 178, 179
repetitive strain-injury (RSI) 679
resistentie tegen schildklierhormoon 288
respiratoir falen 114
respiratoire acidose 37, 40, 41, 45
respiratoire alkalose 36, 37, 42, 43, 47
respiratoire insufficiëntie 42
respiratory distress syndrome (ARDS), acute 12, 13
reticulocyten 406, 413
retinanecrose (ARN), acute 633, 638
retinopathie 251
retroperitoneaal fibrose 370
retrosternale pijn 348
reumatoïde artritis (RA) 587
– diagnostische criteria 603
Rickettsia africae 553, 578
Rickettsia conorii 553
rickettsiosen 541, 542, 551, 577
rillingen en extreme pijn aan weke delen van extremiteit 515
risicofactoren 117
ritmestoornissen 70, 656
– pre-excitatie 76
– propgolven 71
rivaroxaban 476

Rockall, risicoscore bij proximale bloeding in de tractus digestivus 355
Rome-III-criteria bij obstipatie 676
roseolen bij buiktyfus 552
roth-spots bij endocarditis 524
ructus 344
rugpijn 592
ruiter- of zadelembolus 60
ruminatiesyndroom 344, 346
rumineren 347

S

Salmonella 556, 558, 560, 562, 564
salpingitis 370
salt-losing nephritis 6
sarcoïdose 136, 295, 640
schietschijflaesies 617
schildklier 283
– antistoffen 276
– carcinoom 281, 365, 368
– functiestoornis 275
– hormoonhuishouding 282
– maligniteit 278
– nodus 281, 288
schimmels 501
Schistosoma 556
– haematobium 571
– japonicum 571
– mansoni 562, 571
schistosomiasis 542, 548, 570
scleritis 631, 633
sclerodermie 348
secretoire diarree 364
secundair hypogonadisme 332
secundair raynaud-fenomeen 598
secundaire hoofdpijn 651
secundaire hyperlipidemie 268, 272
secundaire hyperparathyreoïdie 296
secundaire hypertensie 175, 177
segmentele colitis geassocieerd met diverticulose (SCAD) 369

seksuele rijping 327
sensitisatie van pijnmodulerende systemen 676
sensitisatiemodel 681
sepsis 163, 513
septische artritis 585
septische shock 513
serologisch onderzoek 536
serpigineuze choroïditis 644
serumamyloïd A 600
serumfosfaat 293
sfincterspanning 376
Shigella 556, 558
shock 153, 155
sick-cellsyndroom 23
sicksinus 81
S-II (tweede harttoon) 84
S-III (derde harttoon) 85
sikkelcelanemie 414
singultus 352
sinoatriaal blok 79
sinusaritmie 70
sinusarrest 73, 79
sinusbradycardie 72
sinusknoop 81
sinustachycardie 69
Sister Mary Joseph, nodule van 372
S-IV (vierde harttoon) 85
SJS/TEN-groep 618
skeletleeftijd 328
S-I (eerste harttoon) 85
slagpijn in de nierloge 203, 212, 372, 514, 515
slagvolume 95
slijmvliesafwijkingen bij stevens-johnson-syndroom (SJS) 617
slijmvliezen 617
slikklachten 350
slokdarmkanker 350
slokdarmspasmen 348, 349, 351
small dense LDL 254, 257
solitair rectaal ulcussyndroom 359

somatisch onvoldoende verklaarde lichamelijke klachten (SOLK) 374, 667, 671
- klachtenclusters 672
- ongedifferentieerd 668
- pathofysiologie 681
- persoonlijkheidsfactoren 670
- somatisatiestoornis 667
- somatische attributie 683
- somatoforme stoornissen 667
- syndromen, meest voorkomende 671
spanningshoofdpijn 653
spanningspneumothorax 162
sperma-analyse 333
spider naevi 661
splenomegalie 430, 431, 524
splinterbloedingen 92, 515
spondylartropathie 588, 589, 591, 593, 603
spontane bacteriële peritonitis (SBP) 397
spreekkamerbloeddruk 168
stadiumindeling voor hodgkinlymfoom (HL) en non-hodgkinlymfoom (NHL) 424
steatorroe 367
steeldraai ovarium 370
stevens-johnsonsyndroom (SJS) 617, 618
stevens-johnsonsyndroom/toxische epidermale necrolyse-(SJS/TEN-) groep 617
stollingsschema 471
strain 65
stress 70, 315
stressechocardiografie 104
struma 277, 278
- intrathoracaal 143, 144
- multinodulair 280, 285, 286, 288
stuwingspapillen 650
subacute thyreoïditis 278, 283, 286
subarachnoïdale bloeding (SAB) 649
subfebriele temperatuur 507
subklinisch cushingsyndroom 321
subklinische hyperthyreoïdie 279, 287

sulfonylureumderivaat **240**
sympathische oftalmie **644**
syncope **78, 655**
- vasovagale **656**
syndroom
- functioneel **669**
- X **59**
syndroom van
- Cushing **314**
- de inappropriate ADH-secretie (SIADH) **299**
- Dressler **149**
- Guillain-Barré **663**
- Heerfordt **641**
- Horner **143**
- inappropriate ADH-secretie (SI-ADH) **16, 17**
- Kallmann **319, 329**
- Klinefelter **304, 328, 329, 332**
- Löfgren **641**
- Marfan **60**
- Meigs **148**
- Tietze **61**
- Wolff-Parkinson-White- **68**
systemische lupus erythematodes (SLE) **348**

T

tache noire **577**
tachycardia
- concealed bypass tract **68**
tachycardie **71, 72**
tachycardiomyopathie **94**
tachypnoe **105**
tamponnade **161**
target lesions **617**
targeted therapy **500**
teken van Romaña **577**
tekenencefalitis **547**
tekenkoorts **547**
tenesmus, functionele **375**

teratoom **142**
testosteron **340**
tetanie **296, 297**
thalassemie **414, 416**
thalliumscintigrafie **104**
therapieresistente hypertensie **188**
thuismeting van de bloeddruk **170**
thymoom **142**
thyreoglobulinespiegel **277**
thyreoïditis **278, 284–286**
- pijn in de hals **281**
- subacute **283, 286**
thyreotoxicose **94, 283–285**
thyreotoxicosis factitia **286**
thyroïdstimulerend hormoon (TSH) **275, 276, 282**
tick bite fever, African **578**
tick borne encephalitis (TBE) **542**
Tietze, syndroom van **61**
Torsades de pointes **77**
torsio testis **370**
toucher anus **376**
toxisch (multi)nodulair struma **285**
toxisch multinodulair struma **285**
toxische epidermale necrolyse (TEN) **617, 618**
toxische hepatitis **383**
tractus digestivusbloeding
- proximaal **356**
- risicoscore van Blatchford **355**
- risicoscore van Rockall **355**
transient ischaemic attack (TIA) **655**
trapped lung **152**
tricuspidalisklepsluiting **84**
trigeminusneuralgie **653**
triglyceriden **256**
trijodothyronine **276**
trombocytose **458**
trombopenie
- oorzaken **479**
trombose, diepe veneuze **481, 482**

trombotische trombocytopenische purpura 172
tropische spruw 541, 561
troponinen 64
Trousseau, teken van 39, 43, 297
trypanosomiasis 547, 548
T-score bij osteoporose 303
tuberculose 370, 541, 548
tubulusnecrose (ATN), acute 6, 7, 10, 19, 26
tumor necrosis factor receptor associated periodic syndrome (TRAPS) 520
tumoren 593
tumorplop 85
tungiasis 566, 568
type 1-diabetes 233

U

ulcus
- buruli- 574
- difterie- 574
- duodeni 355, 357, 369
- lijden 346
- pepticum 356
- pil ulcus 348
- tropicus 574
- ventriculi 355, 369

unknown primary 491
uremie 346
urineosmolaliteit 5, 6, 8, 16, 22
urineweginfectie 206, 208
urinothorax 150
urticaria 571, 623, 625
uterus myomatosus 370
uveïtis 629, 632, 645

V

vaatnieuwvorming 253
valsalvamanoeuvre 70

varices 356
vasculaire malformatie 309
vasculitis 594
veneuze boog 99
ventriculaire extrasystole 74
ventrikelfibrilleren 68
ventrikelflutter 68
ventrikelseptumruptuur 98
ventrikelwandtoon 86
verklikkertekenen 513, 515
verlaagd bewustzijn 658
verlaagd bewustzijn en nekstijfheid 515
vermoeidheidsvragenlijst (VVV) bij chronische vermoeidheid 673
vertigo 653, 654
vertraagde puberteit 337
vervoerspijn 377
verwekkers van
- pneumonie 118
- sepsis 517
- urogenitale infecties 208

very low density lipoproteïnen (VLDL) 256
vet-constant dieet 367
vetstofwisseling 260
vetverdeling 46
vetzucht 315
videocapsule 358, 361
vipoma 365, 368
virale hemorragische koorts 541
Virchow
- klier van 371
- teken van 505

virilisatie 339
viriliserende syndromen 330
viscerale leishmaniasis 553
vitamine B12 409
vitamine D 290
- deficiëntie 296, 298, 307
- metabolisme 296, 307
- perifere resistentie 307
- tekort 306

vitamine K 472
- deficiëntie 472
voedselintolerantie 347
voetulcera 255
volumeregulatie 4
volvulus 362
vrije T4-concentratie (FT4) 276

W

Waldenström, ziekte van 462, 463
wegraking 81, 654, 655
Wells
- klinische beslisregel voor diepe veneuze trombose (DVT) 483
- klinische beslisregel voor longembolie 488
Wenckebach, geleidingsstoornis 74
wet van Frank-Starling 95
whiplashsyndroom, chronisch 678
Whipple 367
white coat effect, bij hypertensie 170
windketelfunctie van de aorta 177
wolff-parkinson-white-syndroom 68
Wuchereria bancrofti 572

X

xanthomen 260, 261, 264
x-dal in de vena jugularis gedurende de systole 100

Z

zadelembolus 60
zadelkoorts 507, 511
zenker-divertikel 351
ziekte van
- Behçet 642, 643
- Chagas 577
- Crohn 348, 356, 359, 365, 368, 369, 562
- Cushing 317
- Ehlers-Danlos 60
- Graves 279, 285
- Hashimoto 283
- Hirschsprung 363, 375
- Hodgkin 421
- Kahler 460
- Paget 302
- Plummer 279, 285
- Posner-Schlossmann 643
- Rendu-Osler-Weber 477
- Still 605
- Von Willebrand 475
- Waldenström 462, 463
zollinger-ellisonsyndroom 365, 368
Z-score 303
zuur-base-evenwicht 35
zuurbranden 344, 348, 349
zuurstoftransport 156
zwangerschap 289
zwangerschapsdiabetes 237
zwangerschapshypertensie 195

GPSR Compliance
The European Union's (EU) General Product Safety Regulation (GPSR) is a set of rules that requires consumer products to be safe and our obligations to ensure this.

If you have any concerns about our products, you can contact us on

ProductSafety@springernature.com

In case Publisher is established outside the EU, the EU authorized representative is:

Springer Nature Customer Service Center GmbH
Europaplatz 3
69115 Heidelberg, Germany

www.ingramcontent.com/pod-product-compliance
Lightning Source LLC
LaVergne TN
LVHW010251260326
834688LV00044B/1234